高级卫生专业技术资格考试指导用书

口腔内科学

高级医师进阶
（副主任医师/主任医师）

主　编　刘　洋

编　者（按姓氏笔画排序）：

于　涛	于秋霞	马　凯	王红微	王丽娟
王媛媛	方丽娟	邓丽丽	付那仁图雅	
刘　悦	刘　堃	刘冬梅	刘亚莉	刘艳君
齐丽娜	孙石春	孙丽娜	李　东	李　瑞
肖丽媛	何　影	张　龙	张　彤	张　楠
张黎黎	邵　沫	周胜楠	聂　跃	黄　慧
隋晓玉	董　慧	董丹凤		

中国协和医科大学出版社

图书在版编目（CIP）数据

口腔内科学·高级医师进阶/刘洋主编.—北京：中国协和医科大学出版社，2018.1
ISBN 978 - 7 - 5679 - 0949 - 6

Ⅰ.①口…　Ⅱ.①刘…　Ⅲ.①口腔内科学 - 资格考试 - 习题集　Ⅳ.①R781 - 44

中国版本图书馆 CIP 数据核字（2017）第 262066 号

高级卫生专业技术资格考试指导用书

口腔内科学·高级医师进阶

主　　编：刘　洋
策划编辑：吴桂梅
责任编辑：吴桂梅

出版发行：中国协和医科大学出版社
　　　　　（北京东单三条九号　邮编 100730　电话 65260431）
网　　址：www. pumcp. com
经　　销：新华书店总店北京发行所
印　　刷：北京玺诚印务有限公司

开　　本：787×1092　1/16 开
印　　张：31
字　　数：700 千字
版　　次：2018 年 1 月第 1 版
印　　次：2018 年 1 月第 1 次印刷
定　　价：78.00 元

ISBN 978 - 7 - 5679 - 0949 - 6

（凡购本书，如有缺页、倒页、脱页及其他质量问题，由本社发行部调换）

前　言

　　近年来，医学科学飞速发展，临床上新理论、新技术和新方法不断出现。同时，高级技术资格考试制度逐渐完善，但考试用书却极其匮乏。为了加强口腔医务人员对学科知识的系统了解和掌握，提高医疗质量，同时也为了满足考生需要，我们组织了从事临床工作多年、在本学科领域内具有较高知名度的副主任医师职称以上的专家学者，共同编写了此书。

　　目前，口腔内科学研究领域得以不断深入，新知识、新技术、新成果层出不穷。本书内容紧扣考试要求，根据大纲对专业知识"了解""熟悉""掌握""熟练掌握"的不同层次要求，详略得当，重点突出，及时地反映了现代口腔内科学的新理论和新治疗。全书共分5篇30章，具体内容包括口腔内科检查与医疗文件书写、牙体牙髓疾病、牙周疾病、儿童口腔医学、口腔黏膜疾病。

　　本书内容具有实用性、权威性和先进性，是拟晋升副高级和正高级职称考试人员的复习指导用书，同时也适用于主治医师以上的高年资医师，具有很强的临床实用性和指导意义。

　　限于时间及编者水平，书中不妥和疏漏之处，恳请读者批评指正。

编　者

2017 年 10 月

目　录

第三篇　牙周疾病

第四篇　儿童口腔医学

第五篇　口腔黏膜疾病

第一篇
口腔内科检查与医疗文件书写

第一章　口腔内科检查

第一节　检查前准备

知识点1：诊室的准备　　　　　　　　副高：熟练掌握　正高：熟练掌握

诊室环境应自然采光充分，光线明亮；要保持清洁整齐，物品摆放有序，要严格区分无菌区、清洁区、污染区；诊室要有良好通风以保持空气清新，必要时应安装空气过滤装置；检查环境要安静、舒适，以利于缓解患者的紧张或焦虑情绪。诊疗室应定期用紫外线照射消毒。

知识点2：医师的准备　　　　　　　　副高：熟练掌握　正高：熟练掌握

医师要态度和蔼，行为举止规范，衣着整洁，检查前洗手，戴手套、帽子、口罩，避免交叉感染。

知识点3：椅位的准备　　　　　　　　副高：熟练掌握　正高：熟练掌握

口腔检查时，医师坐在治疗椅的右前方或右后方。为了便于检查，口腔检查前应先调节椅位。目前医院多使用综合治疗台，卧式手术椅为电动开关，易于操作。患者一般取仰卧位，手术椅靠背应调节呈水平位或抬高7°~15°，患者上颌平面与地面约呈90°角，头部由矢状位可左右转动。医师操作时常有助手配合，即四手操作法。医师和助手均采用坐姿，其位置以时钟钟点号表示，医师位于 9：30 至 12：30 点间；助手位于 12：30 至 2：30 点间。

知识点 4：检查器械的准备	副高：熟练掌握　正高：熟练掌握

口腔检查的基本器械有口镜、探针和镊子。用前应经过灭菌消毒，消毒与未消毒器械需分开放置。为避免交叉感染，现多用一次性口腔检查器械。

（1）口镜：由口镜头与柄组成。镜面分平面和凹面两种，平面镜反映影像真实，临床上常用；凹面镜可以放大影像，医师根据需要选用。检查时左手执口镜，用口镜牵引或推压唇、颊、舌等软组织，以利于检查和治疗；用口镜反射并聚集光线于被检查部位，增加局部光度；不能直视的部位（如磨牙远中面）可借助口镜反射来观察被检查部位的影像，有些治疗也需要借助口镜反射协助操作；口镜柄还可作叩诊使用。

（2）探针：有尖头和钝头两种。尖头探针两端弯曲形状不同，均有锐利的尖端，用于检查牙面点隙、裂沟及邻面有无龋坏；检查牙本质暴露区的敏感性；探查牙周袋位置及牙周袋内牙石的数量和分布；也可检查充填体有无悬突、与牙体组织的密合度。钝头探针为牙周探针，探针末端为球形，针颈部有毫米刻度，用于探测牙周袋深度。

（3）镊子：口腔镊子为反角形，尖端闭合严密。用于夹持棉球、敷料、诊疗用小型物品等。如拭净窝洞或手术区；夹持药物，涂擦患处；夹取腐败组织和异物，使患处和手术区清洁；根管治疗时夹持根管内小型器械和牙胶尖等。也可用于牙齿松动度的检查；镊子柄端还可用于叩诊。

此外，口腔检查时还有一些辅助器材，如挖匙，用于除去龋洞食物残渣和龋坏牙本质；水冲用于冲洗窝洞；气冲用于吹干牙面或窝洞；蜡片和咬合纸用于检查咬合关系；牙线用于检查牙邻接关系和清除嵌塞的食物等。

知识点 5：口腔特殊检查器械的准备	副高：熟练掌握　正高：熟练掌握

用于牙髓活力测验的器械及物品有牙髓活力测定仪、冰棒、冷热水、牙胶棒等；用于根管长度测量的根管长度测量仪。此外，用于口腔 X 线检查的还有牙片机、口腔全景 X 线机、口腔 CT 机等。

第二节　口腔检查

一、一般检查

知识点 1：问诊	副高：熟练掌握　正高：熟练掌握

问诊的方式、方法和内容要围绕口腔疾病诊疗这一核心需要进行。不询问与患者疾病无

关的个人隐私以及与疾病相关的个人隐私。

问诊时医师态度要真诚和蔼，条理清楚。用通俗易懂、简明扼要的语言进行询问。以严谨仔细的工作态度取得患者和家属的信任。

（1）主诉：是患者就诊的主要原因，也是患者最明显、最痛苦的主观感觉。询问内容包括主要症状、部位及患病时间。因特殊需求而就诊者，要仔细询问其就诊目的及最终需求标准。

（2）现病史：问诊应围绕患者的主诉进行，应仔细询问症状发生的部位、发病时间，诱发、加重及缓解因素，治疗经过及目前情况等。牙痛是口腔内科患者就诊最常见的原因，问诊可围绕疼痛部位、疼痛性质（自发痛或刺激痛）、疼痛程度、疼痛时间、有无放射痛等内容进行。

（3）既往史：重点询问与主诉有关疾病的既往史。

（4）家族史：询问家族中有无类似疾病的患者。有些遗传性疾病可有明显的家族史。牙周炎、口腔溃疡性疾病等也可有明显的家族高患病率倾向。对氟牙症患者，要询问幼年时的居住地及当地氟牙症流行情况。

（5）患者需求：询问患者诊治需求，如解除病痛、恢复功能、美容及服务需求等。

知识点2：视诊　　　　　　　　　　　　　　　　副高：熟练掌握　正高：熟练掌握

（1）颌面部：观察患者神志（清醒或昏迷）、表情（自然、痛苦或呆滞）及颌面部发育是否正常；观察患者双侧颌面部是否对称，有无肿胀、肿物及窦道。必要时，嘱患者做闭目、皱眉、吹口哨等动作，观察眼睑能否闭合，鼻唇沟是否消失，口角有无歪斜，以检查面神经功能。嘱患者做开闭口运动、下颌前伸及侧向运动，观察开口度及开口型。

（2）牙齿：首先应检查与主诉有关的牙齿。着重观察牙体的色泽、龋洞、缺损、畸形、隐裂及磨损等。牙齿数目、有无缺失牙或额外牙、牙列是否完整及义齿修复情况等。观察牙齿的排列、咬合与接触关系。通常情况下，死髓牙呈暗黑色，斑釉牙为白垩色或黄褐色，四环素牙呈黄色或灰褐色，牙内吸收牙呈粉红色。

（3）牙周组织：观察牙龈的色、形、质有无改变。正常牙龈呈粉红色，龈缘薄，沿牙颈部呈连续弧形，龈乳头充塞牙间隙，质地坚韧，表面有点彩。当牙龈发生炎症时，牙龈色变鲜红或暗红，龈缘及龈乳头肿胀变圆钝，点彩消失。贫血时牙龈色苍白。慢性汞、铅、铋中毒时，牙龈缘组织内有色素沉着线。必要时应做血液检查以确诊。此外，还应观察附着龈宽度，唇、颊系带情况；观察牙龈有无增生或退缩，有无溃疡、坏死、溢脓、窦道，有无牙周袋及袋内分泌物情况，有无龈上结石等。

（4）口腔黏膜：重点观察口腔黏膜色泽、外形、完整性和功能改变。应观察口腔黏膜有无伤口、溃疡、糜烂、疱疹、瘢痕、肿物，有无特殊的白色斑块或线纹状损害等。某些人在颊黏膜后部及下唇内侧，有许多针尖大小的黄色斑点或小颗粒，为皮脂腺异位，称为迷脂症。口腔黏膜病变可能与全身疾病有关，如白血病或血小板减少性紫癜患者，口腔黏膜可见出血点、淤斑及牙龈出血。麻疹患儿颊黏膜处出现 Koplik 斑。猩红热患儿口周出现苍白圈和杨梅舌。对口腔黏膜溃疡，视诊时应注意其部位、大小、形态、数目、边缘和基底。

（5）舌：应注意舌质和舌苔的颜色、厚薄，舌面有无裂纹、溃疡；舌乳头有无消失、肿胀；舌体有无畸形；舌缘有无齿痕；运动和感觉功能是否正常等。舌是许多疾病出现口腔内表征的部位，如核黄素缺乏、贫血可引起舌乳头萎缩；舌缘创伤性溃疡、结核、白斑、血管瘤、上皮癌等。

知识点 3：探诊	副高：熟练掌握　正高：熟练掌握

探诊是利用探查器械进行检查和诊断的方法。探诊时应有支点，动作轻柔，防止损伤口腔黏膜和牙周软组织，避免触痛牙髓产生剧痛。探诊着重探查龋齿、牙周袋、窦道等病变的部位、范围并观察探诊反应情况。

（1）龋齿：探查龋洞时选用尖锐探针，通过探查确定其范围、深度、敏感性、洞底软硬度及有无露髓；对于邻面颈部龋需仔细探查，以防遗漏。龋洞已行充填者，应检查充填物边缘密合度，有无悬突和继发龋。

（2）牙周袋：用有刻度的钝头牙周探针对牙周袋进行探查，了解牙周袋的范围、深度及袋内牙石情况。应按牙的颊（唇）、舌（腭）面牙颈部近中、中、远中三点做测量，检查和记录龈缘到袋底深度及探诊出血情况等。

（3）窦道：用圆钝质软的窦道探针探查窦道的方向、深度及来源，以确定患牙。探测时应缓慢顺势推进，避免穿破窦道壁。必要时可结合 X 线检查。

知识点 4：叩诊	副高：熟练掌握　正高：熟练掌握

用镊子或口镜柄端叩击牙冠，根据患者的反应和叩击声音来判断患牙根尖部及牙根侧方牙周膜的反应。叩诊方法分为垂直叩诊和侧向叩诊。

垂直叩诊的叩击方向与牙长轴一致，主要检查根尖周牙周膜反应；侧向叩诊的叩击方向和牙长轴垂直，用于检查根侧牙周膜的反应。

叩诊时应以健康的对侧同名牙或邻牙作为对照牙，先叩对照牙，后叩患牙。先轻轻叩击，如无反应再逐渐加力。叩诊力度要适中，以对照牙叩诊不痛的最大力度为上限。

正常牙叩诊时无疼痛反应；根尖周及牙周膜有炎症时，叩诊可诱发程度不同的疼痛。如急性根尖周炎患牙，轻叩即可引起疼痛，叩诊时应避免重叩，以免增加患者痛苦。根据叩诊时有无疼痛及疼痛的轻重程度分别记录为：叩痛（-）代表叩诊无痛；叩痛（±）代表叩诊有可疑疼痛或不适感；叩痛（+）代表叩诊有轻度疼痛；叩痛（++）代表叩诊有中度疼痛；叩痛（+++）代表叩诊有重度疼痛。

知识点 5：扣诊　　　　　　　副高：熟练掌握　正高：熟练掌握

扣诊也称触诊，是利用医师手指的触觉和患者对触压的反应来进行诊断。借助扣诊，可了解病变的部位、大小、范围、形状、活动度、有无扣痛、有无波动感等。扣诊时操作应轻柔，以免给患者增加不必要的痛苦。

（1）根尖部检查：用示指扣压可疑患牙根尖部，如有疼痛则提示根尖周组织有炎症存在。

（2）咬合创伤检查：嘱患者做叩齿和咬合运动，医师将手指置于可疑患牙龈缘处，手感震动较大表示有创伤性咬合关系存在。

（3）淋巴结检查：应检查下颌下、颏下和颈部的浅表淋巴结，注意其大小、数目、硬度、压痛、有无粘连。检查时，嘱患者头部略向下低，使组织松弛，以利检查。正常淋巴结体积小、左右对称、质软、无压痛、可移动。口腔颌面部炎症时，下颌下、颏下淋巴结明显肿大、触痛、质软。肿瘤转移的淋巴结为渐进性增大、质硬、固定、无压痛。淋巴结核时，淋巴结大、有粘连、呈串珠状。

（4）口内外联合扣诊：可了解肿物或肿胀的大小、范围、硬度、有无触痛、波动感和动度。此方法多用于唇、颊、舌及口底检查。

（5）颞下颌关节检查：医师站在患者前方，用双手示指和中指置患者耳屏前，嘱患者做开闭口、前伸和侧向运动，检查髁突运动是否协调、有无运动受限，并触压关节及其周围组织，了解有无压痛。同时要观察患者开口度和开口型。

知识点 6：牙齿松动度检查　　　　副高：熟练掌握　正高：熟练掌握

用镊子夹住前牙切端或用闭合的镊尖抵住后牙粭面窝沟，轻轻向颊（唇）舌（腭）向或近远中向摇动，判断牙齿的松动度。常用的牙松动度记录方法为：

（1）以牙冠松动方向计算

Ⅰ°松动：只有颊（唇）舌（腭）方向松动。

Ⅱ°松动：颊（唇）舌（腭）方向松动，伴有近远中方向松动。

Ⅲ°松动：颊（唇）舌（腭）方向松动，伴有近远中方向松动和垂直向松动。

（2）以松动幅度计算

Ⅰ°松动：松动幅度在 1mm 以内。

Ⅱ°松动：松动幅度为 1~2mm。

Ⅲ°松动：松动幅度 >2mm。

知识点 7：咬诊　　　　　　　副高：熟练掌握　正高：熟练掌握

咬诊用于检查患牙有无早接触和咬合创伤。常用的方法有：

（1）空咬法：嘱患者咬紧上下牙或做前伸、侧向咀嚼运动，询问患者有无疼痛，同时观察牙齿动度和牙龈颜色的改变。

（2）咬实物法：嘱患者咬棉签或其他实物，询问有无疼痛。如发生疼痛，表明根尖周组织或牙周组织有病变，或存在牙隐裂。有时牙本质敏感者，咬实物时也可有酸痛感。

（3）咬脱色纸法：将咬合纸置于上、下牙间，嘱患者做正中、前伸和侧向咬合运动，从牙面上所染色痕迹确定早接触部位。

（4）咬蜡片法：将蜡片烤软，置患牙咬合面，嘱患者做正中咬合，待蜡片冷却后取出，蜡片最薄或穿孔处即为早接触部位。

| 知识点8：嗅诊 | 副高：熟练掌握　正高：熟练掌握 |

通过嗅觉协助诊断。牙髓坏疽和坏死性龈口炎均有腐败性恶臭；感染根管有时亦有恶臭；牙周溢脓及多龋者口臭较明显；糖尿病酮症酸中毒患者，口腔有丙酮味；某些消化道和呼吸道疾病，口腔内均可发出异样臭味。嗅诊仅作为辅助诊断方法。

| 知识点9：染色法 | 副高：熟练掌握　正高：熟练掌握 |

染色法用以检查牙隐裂。吹干牙面，用碘酊涂于可疑隐裂处，片刻后再用75%酒精棉球擦洗脱碘，如有隐裂，可因染料渗入而显色。

二、特殊检查

| 知识点1：牙髓活力电测试法 | 副高：熟练掌握　正高：熟练掌握 |

牙髓活力电测试法是通过观察牙齿对不同强度电流刺激的耐受程度对牙髓状态进行判断的方法。

原理与温度测试相似，只是测试的刺激源不同。检查时，有活力的牙髓在不同强度电流刺激下，患者可感觉到牙齿有刺麻感。不同的个体，牙齿对电流刺激强度的耐受程度存在一定差异，为防止这种差异的干扰，应先测试健康的对照牙，后测试可疑牙。将测试结果进行比较，推断患牙牙髓的活力。

电活力测试器种类很多，使用时应先阅读产品说明书，熟悉仪器性能及具体操作方法。操作前向患者说明检查目的，嘱患者有"刺麻感"时举手示意。操作时先隔离唾液，擦干被试牙面。在探头上涂以薄层牙膏或用小棉球蘸生理盐水放置于被测牙面上作为电流导体，将牙髓活力电测仪的工作端放于测试牙齿唇（颊）面颈1/3处，逐渐加大电流强度，当患者有感觉时，将工作端移离牙面并记录读数。一般重复2~3次，取平均值。

测试结果判读：

（1）测试电流强度与对照牙相同，表示牙髓活力正常。

（2）测试电流强度低于对照牙，表示牙髓敏感，牙髓耐受性减弱。

（3）测试电流强度高于对照牙，牙髓反应迟钝，表示牙髓有变性改变。

（4）若测试电流强度达最高读数仍无反应，表示牙髓无感觉，牙髓已经坏死。临床记录分别为："电测试反应正常""电测试反应敏感""电测试反应迟钝""电测试无反应"。

一般认为，牙髓活力电测试在判断牙髓是死髓还是活髓时，较可靠。

牙髓电测仪会干扰心脏起搏器的工作而诱发心律失常，安装心脏起搏器者禁用。

知识点 2：诊断性备洞　　　　副高：熟练掌握　正高：熟练掌握

若临床上难以准确判断牙髓状况，可采用此诊断方法。有活力的牙髓，对备洞时钻磨牙本质的刺激会产生酸痛感，越接近牙髓腔疼痛越明显。牙髓坏死时，则无反应。此方法诊断结果还应结合其他检查方法进行进一步诊断。

知识点 3：局部麻醉法　　　　副高：熟练掌握　正高：熟练掌握

急性牙髓炎产生放射性疼痛，当无法确定患牙位于上颌还是下颌时，可行某一支三叉神经阻滞麻醉。如疼痛停止，则可确定患牙位置。临床上难以定位三叉神经痛的神经支时，也可用分支麻醉法鉴别。

知识点 4：激光龋齿探测仪　　　　副高：熟练掌握　正高：熟练掌握

激光龋齿探测仪是新近出现的一种便携式诊断龋齿仪器，其具有的 A 型探头末端较尖，可对牙面的窝沟进行点探测并将龋损程度数值化，对早期殆面龋的探测更为精确，有助于诊断无洞型龋损。

知识点 5：穿刺检查　　　　副高：熟练掌握　正高：熟练掌握

穿刺检查是用注射器刺入肿胀物抽出其中的液体等内容物进行检查的方法。穿刺检查一般在局部麻醉和常规消毒处理后进行，抽取物通常需要进行肉眼和显微镜检查。

（1）肉眼观察：通过对抽取物颜色与性状的观察，初步确定是脓液、囊液还是血液等。

（2）显微镜检查：在显微镜下，脓液主要为中性粒细胞，慢性炎症多为淋巴细胞，囊液可见胆固醇结晶和少量炎细胞，血液主要为红细胞。

知识点 6：X 线检查　　　　副高：熟练掌握　正高：熟练掌握

X 线检查是一项重要的辅助检查手段，在口腔医学各科均有广泛应用，主要有根尖片、咬翼片、全口牙位曲面体层 X 线片以及锥形束 CT（CBCT）。

其应用范围如下：

（1）牙体牙髓病：隐匿性龋、邻面龋、充填物继发龋等在临床上难以发现的龋洞，牙内吸收、牙髓钙化、畸形中央尖等；髓室及根管形态；牙根纵裂；根尖周破坏等情况。

（2）牙周病：牙槽骨吸收破坏程度与类型。

（3）口腔颌面外科疾病：阻生牙、先天性缺牙、恒牙萌出状态等。颌骨囊肿、肿瘤。

（4）牙颌畸形：观察颌骨与牙的关系、牙齿的倾斜度等。

（5）治疗过程中监测：根管治疗过程中应充分运用 X 线片检查根管预备情况及根管充填是否完满；治疗后观察根尖周病损愈合情况。

知识点 7：实验室检查　　　　　　　　　　副高：熟练掌握　　正高：熟练掌握

所有医学检验如血、尿、粪检也适用于口腔医学中的检查，根据需要进行选择。

（1）血液检查：需了解机体对某些口腔疾病的反应，确定某些口腔病变性质时可做血液检查。急性化脓性炎症、较严重的口腔黏膜溃疡，应做血常规检查，包括白细胞计数及分类计数，以了解炎症状态及机体对炎症的反应，指导全身用药。牙龈出血、口腔黏膜或皮肤上有出血点、淤斑，应做血常规、出凝血时间、血小板计数检查，以排除其他血液系统疾病。根尖外科手术前常需进行血常规及凝血系列检查，出现不宜手术指标，如中性粒细胞计数和百分比增高、血小板减少、凝血时间异常等，则不能或暂缓手术治疗。

（2）细胞学检查：根据细胞形态的改变特征，协助诊断。细胞学检查结果仅能作为活体组织检查的补充，即使获得阴性结果，也不能就此否定肿瘤存在，仍须做活体组织检查。

（3）活体组织检查：对口腔及颌面部可疑病变，无法确诊可采用活体组织检查。适用于口腔肿瘤、口腔黏膜疾病、术后标本等。取材方法同外科小手术，切取的组织必须避开已坏死组织，否则无法做出诊断。活检结果与临床印象不符时，应充分考虑各种因素，谨慎判断。

（4）细菌学检查：包括涂片、细菌培养、药敏试验等。有些口腔黏膜病变需做细菌学检查确定诊断。例如口腔黏膜和牙龈出现糜烂、溃疡、假膜、坏死时，可做细菌涂片和培养检查，明确诊断；同时做药物敏感试验，以便选用有效药物提高疗效。

第二章　口腔内科医疗文件书写

第一节　病历记录

| 知识点 1：一般项目 | 副高：熟练掌握　正高：熟练掌握 |

一般项目包括姓名、性别、年龄、民族、职业、工作单位、婚否、住址和电话号码、门诊号以及药物过敏史等。这些项目与疾病的发病率、职业病、流行病的发生有一定的关系，要准确记录在病历首页上。

| 知识点 2：主诉 | 副高：熟练掌握　正高：熟练掌握 |

主诉是指就诊时的主要症状、发生部位及发生的时间，要简单扼要记录。例如：左下后牙疼痛 2 天。

| 知识点 3：现病史 | 副高：熟练掌握　正高：熟练掌握 |

现病史的记录是根据主诉，按症状发生的时间顺序，记录本次疾病的发生、发展的过程、目前状况、曾做过的治疗及疗效，有意义的阴性结果也应记录。要求文字简洁，有逻辑性。

| 知识点 4：既往史和家族史 | 副高：熟练掌握　正高：熟练掌握 |

既往史和家族史记录内容是指与现有口腔疾病的诊断和治疗有关的既往史和家族史。如个别前牙变色，要了解有无外伤史；氟斑牙要记录生活史，牙颌畸形要记录家族史等。此外，还应记录有无药物过敏史。

| 知识点 5：口腔检查记录 | 副高：熟练掌握　正高：熟练掌握 |

首先重点记录主诉和现病史所反映的体征，按顺序记录口腔检查的结果，注意常见病和多发病。记录顺序为先颌面，后口腔；先牙体后牙周、黏膜。记录主诉牙应先记录牙位，再记录一般检查结果，如视诊、探诊、叩诊、扪诊及咬诊、松动度的情况；然后再描述所选择的特殊检查结果，如牙髓活力测试及 X 线片的表现。结合病史也应记录有意义的阴性所见。

知识点 6：诊断   副高：熟练掌握   正高：熟练掌握

根据病史和检查结果做出诊断，将主诉牙的牙位和疾病名称记录在病历右下方。疾病名称要以全国科学技术名词审定委员会公布的医学名词为准，不可将患者的主诉或症状，如牙痛、龋洞、出血等作为诊断名称记录。

如果患者存在多种口腔疾病，要把与主诉相关的疾病列为第一诊断写在最前，其他诊断根据严重程度顺序排列写在其后。如第一次不能确诊时，可暂写初步诊断或印象，并根据需要做进一步检查、观察或会诊，确定诊断后重新记录。

知识点 7：治疗计划   副高：熟练掌握   正高：熟练掌握

明确诊断后，根据病情及患者需求制订治疗计划。先解决主诉问题，再解决功能、美容问题。初步治疗计划是依据现有病情及患者需求所制订，但病情是发展变化的，患者的需求也可能发生变化。因此，在整个治疗过程中，还应对治疗计划进行适时修改。

知识点 8：知情同意书   副高：熟练掌握   正高：熟练掌握

知情同意书签署前，要进行充分的医患交流。医患关系是平等的，医生有责任和义务让患者及家属了解患者病情现状、治疗需求、可选择的治疗方案、价格、预期治疗效果等，以取得患者的配合治疗。

不同情况、不同治疗方法其知情同意书内容各异。知情同意书填写要完善，要有"以上内容本人已全部理解"。最后，患者或家属要在"同意配合治疗"或"不同意继续治疗"一栏签字。

知识点 9：治疗记录   副高：熟练掌握   正高：熟练掌握

治疗记录是重要的病历资料，应记录诊治过程中的关键步骤及其所见、下次复诊时间及拟行治疗方法等。

龋病治疗应记录去除腐质情况（腐质的量、干湿状况、达到深度、敏感程度、有无露髓）、所用材料及所做治疗等。牙髓疾病应记录是否麻醉、开髓情况、出血情况（有无、出血量及颜色）、取出牙髓外观、根管情况（数目、通畅度、根管预备情况）等。牙周病应记录治疗方法、操作过程中的出血情况及患者反应、治疗中所见的其他情况等。口腔黏膜疾病应记录治疗方法或药物、注意事项等。

复诊治疗记录项目应包括日期、牙位、前次治疗的反应、病情变化及检查结果，本次治疗的措施、所用药物和剂量、下次复诊的时间和拟采用的治疗方法。记录要完整清楚，内容应简明扼要。

第二节　牙位记录

知识点1：符号法	副高：熟练掌握　正高：熟练掌握

符号法也称 Palmer 符号法，是我国在临床上常用的牙位记录方法之一。

以符号"十"将全口牙按象限分为四组，1、2、3、4 象限区分别代表右上、左上、左下、右下。

知识点2：符号法的恒牙式	副高：熟练掌握　正高：熟练掌握

（1）恒牙式象限内区的各个恒牙用阿拉伯数字 1~8 表示。1 代表中切牙；2 为侧切牙；3 为尖牙；4、5 分别为第一、第二前磨牙；6 为第一恒磨牙；7 为第二恒磨牙；8 代表第三恒磨牙。记录时需要先写出符号"十"再在相应的象限区写上相应的阿拉伯数字。如右侧上颌中切牙记为 1⌐ ；左侧下颌第一磨牙记为 ⌐6 。

```
            右上              左上
   8 7 6 5 4 3 2 1 │ 1 2 3 4 5 6 7 8
  ─────────────────┼─────────────────
   8 7 6 5 4 3 2 1 │ 1 2 3 4 5 6 7 8
            右下              左下
```

知识点3：符号法的乳牙式	副高：熟练掌握　正高：熟练掌握

乳牙式象限内区的各个乳牙用罗马数字 I 到 V 或英文 A 到 E 表示，I 或 A 代表乳中切牙；II 或 B 为乳侧切牙；III 或 C 为乳尖牙；IV 或 D 为第一乳磨牙；V 或 E 代表第二乳磨牙。记录时需要先写出符号"十"再在相应的象限区写上相应的罗马数字或英文字母。如右侧上颌乳中切牙记 I⌐ ；左侧下颌第一乳磨牙记为 ⌐IV 。

```
   V IV III II I │ I II III IV V
  ───────────────┼───────────────
   V IV III II I │ I II III IV V


   E D C B A │ A B C D E
  ───────────┼───────────
   E D C B A │ A B C D E
```

知识点 4：符号法的优缺点	副高：熟练掌握 正高：熟练掌握

优点是数字和字母数目少，一目了然，尤其是同名牙的相似性表现很好。缺点是打字和排版不方便。

知识点 5：通用法	副高：熟练掌握 正高：熟练掌握

通用法也称通用数字法。在美国等国家应用较普遍。也是以符号"十"将全口牙按象限分为四组。

知识点 6：通用法的恒牙式	副高：熟练掌握 正高：熟练掌握

象限区内各牙从右上第三磨牙起，顺时针方向旋转至右下第三磨牙止，分别用阿拉伯数字 1~32 表示。

1	2	3	4	5	6	7	8	9	10	11	12	13	14	15	16
32	31	30	29	28	27	26	25	24	23	22	21	20	19	18	17

牙位记录时不再书写符号"十"，直接用阿拉伯数字表示。如右侧上颌中切牙记录为"8"；左侧下颌第一磨牙记录为"19"。

知识点 7：通用法的乳牙式	副高：熟练掌握 正高：熟练掌握

乳牙象限区内各牙从右上第二乳磨牙起，顺时针方向旋转至右下第二乳磨牙止，分别用大写英文字母表示。

A	B	C	D	E	F	G	H	I	J
T	S	R	Q	P	O	N	M	L	K

牙位记录时直接用英文字母表示。如右上颌乳尖牙记录为"C"；左下颌第一乳磨牙记录为"L"。

知识点 8：通用法的优缺点	副高：熟练掌握 正高：熟练掌握

优点是记录时取消了符号"十"，方便书写与排版，各个牙齿均为特定数字或字母表

示，不易混淆。但未能够显示同名牙相似性特点。

知识点9：FDI记录法   副高：熟练掌握   正高：熟练掌握

FDI记录法是目前世界卫生组织推荐的牙位记录方法。该方法获ISO认可（1903950），也得到世界卫生组织（WHO）批准。

该方法采用的是二位数牙位标志法，即每个牙齿都用两个数字表示，第一位数字（十位数）代表象限区，第二位数字（个位数）代表牙齿的名称。

知识点10：FDI记录法的恒牙式   副高：熟练掌握   正高：熟练掌握

恒牙的象限区编号为1~4，从右上象限区为1开始，按顺时针依次为2、3、4象限区。恒牙的各个牙，由中切牙依次向后编号为1~8，由中线向后为序。

18 17 16 15 14 13 12 11	21 22 23 24 25 26 27 28
48 47 46 45 44 43 42 41	31 32 33 34 35 36 37 38

牙位记录时只需记录代表相应牙位的阿拉伯数字即可。如右侧上颌中切牙记录为"11"；左侧下颌第一磨牙记录为"36"。

知识点11：FDI记录法的乳牙式   副高：熟练掌握   正高：熟练掌握

乳牙的象限区编号为5~8，从右上象限区开始按顺时针依次为5、6、7、8四个象限区。乳牙的各个牙由乳中切牙依次向后为1~5，由中线向后为序。

55 54 53 52 51	61 62 63 64 65
85 84 83 82 81	71 72 73 74 75

牙位记录时只需记录代表相应牙位的阿拉伯数字即可。如右上颌第一乳磨牙记录为"54"；左下颌第一乳磨牙记录为"74"。

知识点12：FDI记录法的优缺点   副高：熟练掌握   正高：熟练掌握

优点是既方便打字排版，也能够很好地体现同名牙的相似性特点。缺点是其直观性较符号法稍差。

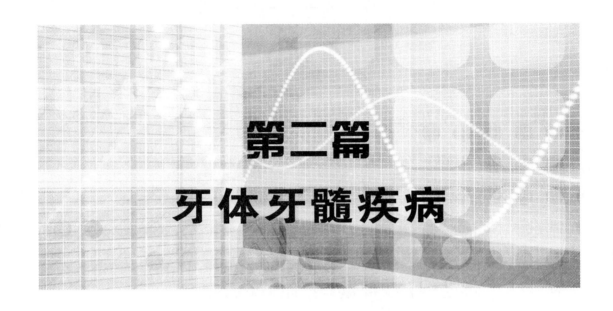

第二篇
牙体牙髓疾病

第一章　龋　病

第一节　概　述

一、龋病的定义与特征

知识点1：龋病的定义	副高：熟练掌握　正高：熟练掌握

　　龋病是在以细菌为主的多种因素影响下，牙体硬组织发生慢性进行性破坏的一种疾病。

　　致龋的多种因素主要包括细菌和牙菌斑、食物，牙所处的环境及涎（唾液）情况等。最主要的因素是细菌因素，因此龋病也可称为发生在牙体硬组织的慢性细菌性疾病。

知识点2：龋病的临床特征	副高：熟练掌握　正高：熟练掌握

　　主要表现为牙体硬组织在色、形和质三个方面均发生变化。初期龋坏部位的牙体硬组织发生脱矿、微晶结构改变，牙齿透明度下降，釉质呈白垩色。继之病变部位有色素沉着，局部呈黄褐色或棕褐色。随着牙体中无机物脱钙、有机成分破坏分解不断进行，釉质、牙骨质和牙本质的疏松软化，组织坏死脱落，出现缺损或缺如，最终龋洞形成。龋洞一旦形成，则缺乏自身的修复能力。

二、龋病的流行病学

知识点 1：评价方法　　　　　　　　　　　　　　副高：熟练掌握　正高：熟练掌握

（1）患龋率：表示龋病存在或流行的频率。是在调查或检查时点一定人群中的患龋情况。要尽可能缩短观察时间，一般不超过 1 个月。

（2）龋病发病率：表示在某一特定观察期间内，可能发生龋病的特定人群新发病的频率。龋病的"观察期间"一般为"年"。

（3）龋均：每个患者所患龋齿的均数，是检测龋病严重程度的指数。每个人的患龋牙均数包括正在发展中的龋齿、已充填过的龋齿和因龋已经拔除的牙齿 3 种情况。

（4）龋失补指数（DMF）：DMF 即龋齿数、因龋失牙数、因龋补牙数的总和，是反映龋均的指数。分为 DMFT 和 DMFS 指数。DMFT 指数反映患者口腔中罹患龋病的牙数，"T"为 tooth 的缩写。一组人的 DMFT 指数就是受检人群中平均每个个体罹患龋齿的牙数。DMFS 指数可以更为准确的反映龋病流行的严重程度，"S"代表受龋病累及的牙面数。DMFS 指数较 DMFT 指数更具敏感性，特别适用于在较短的时间内观察龋病的预防效果。乳牙可采用 dmf 指数，其意义与 DMF 指数相同。

知识点 2：龋病的好发部位　　　　　　　　　　　副高：熟练掌握　正高：熟练掌握

（1）恒牙：下颌第一磨牙 > 下颌第二磨牙 > 上颌第一磨牙 > 上颌第二磨牙 > 前磨牙 > 第三磨牙 > 上颌前牙 > 下颌前牙。

（2）乳牙：下颌第二乳磨牙 > 上颌第二乳磨牙 > 第一乳磨牙 > 乳上颌前牙 > 乳下颌前牙。

（3）好发牙面：咬合面 > 邻面 > 颊面。

知识点 3：现代人龋病流行情况　　　　　　　　　副高：熟练掌握　正高：熟练掌握

龋病的流行病史可以追溯到百万年前。龋病发病率随着人类进化及经济活动的发展，特别是食物摄入量的增加而增加。

（1）从古代至现代逐渐增多，从 2% 升至 90%。

（2）20 世纪 70 年代以前，富裕国家高于贫穷国家，10～12 岁 DMFT 指数分别为 5.6 和 2.6。

（3）发达国家自 20 世纪 70 年代后开始下降，近 20 年发病率下降了 50% 以上。

（4）发展中国家自 20 世纪 80 年代开始呈上升趋势，如肯尼亚上升了 17 倍。

（5）中国稳中有升，发病率 50% 左右，城市高于农村，农村升幅大于城市。

（6）中国居民患龋率高、就诊率低，应加强龋病预防及老年人的龋病防治工作。

| 知识点4：龋病流行趋势 | 副高：熟练掌握　正高：熟练掌握 |

自20世纪70年代开始，一些发达国家的龋病流行情况开始出现下降趋势。氟化水及含氟牙膏、含氟食盐、氟化牛奶等方式使居民每日摄入的氟量增加，加之其他口腔预防保健措施的普及，使龋病发病率下降。近30年来，发达国家龋病发病一直处于下降趋势，一般国家处于稳定状态；但在一些发展中国家，由于糖消耗的增加和防龋措施的不完善，龋病发病仍呈缓慢上升趋势。

综合这些报道可以看出，龋病的流行模式是可以逆转的，具体表现在无龋个体增加，龋坏牙数减少，龋坏的牙面数减少，特别是平滑面患龋率下降等。

第二节　龋病的发病因素

一、牙菌斑

| 知识点1：牙菌斑的定义 | 副高：熟练掌握　正高：熟练掌握 |

牙菌斑是牙面菌斑的总称，依其所在部位可分龈上菌斑和龈下菌斑。龈上菌斑位于龈缘上方，在牙周组织相对正常的情况下，革兰阳性菌占61.5%。龈下菌斑位于龈缘下方，以革兰阴性菌为主，占52.5%。

| 知识点2：平滑面菌斑 | 副高：熟练掌握　正高：熟练掌握 |

为了描述方便，通常人为地将平滑面菌斑分为3层，即菌斑-牙界面、中间层和菌斑表层。

（1）菌斑-牙界面：最常见的排列是细菌位于获得性膜上方。获得性膜可以是完整的一层，并有相当厚度和连续性，细菌细胞呈扇贝状排列于获得性膜表面。获得性膜也可为一菲薄不连续的电子稠密层，有些部位看不见获得性膜，微生物与釉质羟磷灰石晶体直接接触。釉质表面呈扇贝状外观，表明细菌对釉质呈活动性侵犯状态。

（2）中间层：包括稠密微生物层和菌斑体部。在界面外方有稠密的球菌样微生物覆盖，又称稠密微生物层，该层为3~20个细胞深度。虽然有时可见一些细菌细胞壁较厚，表明这些微生物繁殖率很低，但活性分裂细胞多见。有些微生物呈柱形外观，可能是由于侧向生长受限或营养供应不足，只能垂直生长所致。

稠密微生物层外方为菌斑体部，占菌斑的最大部分。由各种不同的微生物构成，通常呈丛状。有时丝状微生物排列呈栅栏状，垂直于牙面。

（3）菌斑表层：菌斑表层较其他部分更为松散，细胞间间隙较宽，菌斑的表面微生物差异很大，可能是球菌状、杆菌状、玉米棒或麦穗样形式的微生物。

牙菌斑中除了细胞成分外，还有细胞间基质。基质可以呈颗粒状、球状或纤维状，由蛋白质和细胞外多糖构成，其中一些在细菌附着过程中具有重要作用。在菌斑-牙界面，菌斑基质与获得性膜连续。

知识点3：窝沟菌斑　　　　　　　　　　　　　　副高：熟练掌握　正高：熟练掌握

窝沟中的菌斑与平滑面菌斑显著不同，窝沟中滞留有微生物和食物分子，微生物类型更为有限。在均质性基质中以革兰阳性球菌和短杆菌为主，偶尔可见酵母菌。缺少栅栏状排列的中间层，分枝丝状菌罕见，在一些区域仅见细胞躯壳，在细菌细胞内及其周围可能发生矿化。

知识点4：牙菌斑的组成　　　　　　　　　　　　副高：熟练掌握　正高：熟练掌握

牙菌斑由约80%水和20%固体物质构成。固体物质包括糖类、蛋白质、脂肪及无机成分，如钙、磷和氟等。蛋白质是其主要成分，它占菌斑干重的40%~50%，糖类为13%~18%，脂肪为10%~14%。

（1）糖类：在菌斑的水溶性抽提物中，葡萄糖是主要的糖类成分。另外，可检测出一定数量的阿拉伯糖、核糖、半乳糖和岩藻糖。许多糖类以胞外聚合物形式存在，如葡聚糖、果聚糖和杂多糖。

葡聚糖和果聚糖均用作菌斑代谢的糖类贮库，同时，葡聚糖还具有促进细菌附着至牙面及细菌间选择性黏附的功能。除胞外聚合物外，菌斑糖类也以细菌细胞壁肽聚糖和细胞内糖原形式存在。在外源性可发酵糖类缺乏时，微生物通过降解其胞内多糖产酸。

（2）蛋白质：菌斑中的蛋白质来源于细菌、涎、龈沟液。从菌斑中已鉴定出一些涎蛋白质如淀粉酶、溶菌酶、IgM、IgA、IgG 和清蛋白等。IgG、IgA 和 IgM 主要来源于龈沟液。

通过免疫荧光抗体技术或菌斑中的酶活性试验，人们对菌斑中的细菌蛋白质已有所认识。细菌酶包括葡糖基转移酶、葡聚糖水解酶、透明质酸酶、磷酸酶和蛋白酶。抗体可能具有免疫功能，蛋白质有缓冲能力。

（3）无机成分：菌斑中无机成分的含量取决于菌斑的部位和年龄。菌斑中含有钙、磷酸盐和高浓度的氟。菌斑中氟化物浓度为 14~20ppm（1ppm = 1mg/L），大大高于涎中浓度（0.01~0.05ppm）和饮水中浓度（0~1ppm）。大多数氟化物与无机成分或细菌结合。细菌发酵糖类时，菌斑 pH 下降，释放出游离的氟离子，这将阻止 pH 进一步下降和（或）形成氟磷灰石，有利于龋病停滞。

知识点 5：牙菌斑的形成和发育　　　　　　副高：熟练掌握　正高：熟练掌握

牙菌斑的形成和发育是一个复杂的动态过程，从组织学上观察菌斑的形成大致分 3 个阶段：获得性膜形成和初期凝聚；细菌迅速生长繁殖；菌斑成熟。这 3 个阶段呈连续性，很难截然分开。

（1）获得性膜的形成和初期凝聚：牙面菌斑形成最早期是一层来自涎中的涎蛋白或糖蛋白在牙面上形成的一层薄膜，此膜即为获得性膜。获得性膜的形成部位不仅限于牙，也可在玻璃表面、修复材料表面等。其形成速度因人而异，大致情况是：一般在牙面清洁后，20 分钟内牙面即可由无结构物质形成拱形团块，厚度为 5~20μm，这便是获得性膜；大约 4 小时后开始有细菌吸附；1 小时后拱形沉积物数量增加，互相融合；24 小时后散在沉积物完全融合，覆盖牙面。其厚度个体差异较大，一般为 30~60μm。获得性膜的形成为细菌在牙面上定居创造了条件。

（2）细菌附着：获得性膜形成后，细菌吸附其上，并在其中生长、繁殖，形成小菌落；另一些细菌通过细菌间的相互黏附而吸附到牙面上共同组成牙菌斑。最初吸附到获得性膜上的细菌多为球菌，后期有丝状菌、杆状菌和其他形态的细菌。细菌选择性吸附，主要原因是由于细菌表面成分中有与获得性膜互补的受体。

（3）菌斑的成熟：细菌吸附到获得性膜上后开始生长、繁殖，细菌数量越来越多，密度越来越大。从最初获得性膜形成，经过 5~6 天菌斑发育进入成熟阶段，此时菌斑内的细菌数量和种类保持稳定。成熟菌斑结构致密，通透性低，菌斑内部有害物质增加，菌斑深处氧化还原电势（EH）降低，呈厌氧状态。在此环境内，不同细菌表现出不同代谢活性和生理特性。

知识点 6：菌斑微生物　　　　　　　　　　副高：熟练掌握　正高：熟练掌握

（1）链球菌：在牙菌斑中链球菌的数目最多。变异链球菌的致龋能力最强。变异链球菌有与致龋关系密切的生物学特征：能将蔗糖合成不溶性的葡聚糖；产酸快而强且耐酸，可以使 pH 下降到 5.5 以下；能在坚硬的牙面上生存；能在菌斑内无氧的环境中生存。

（2）放线菌：在菌斑中也是常见的，也能产生细胞外多糖，黏附于牙齿的表面，特别是牙根面。

（3）乳酸杆菌：在龋洞内也大量存在，且具有相当强的发酵能力，在龋病的发生过程中起一定的作用。其致龋性次于变异链球菌，更多涉及牙本质龋，同时与牙面的亲和力甚低。

菌斑结构和微生物组成受到局部微环境因素影响，平滑面和窝沟内菌斑的微生物组成不尽相同。前者以球菌和杆菌为主，其中大多数为革兰阳性菌，后者以短杆菌为主，且缺少栅栏状排列的中间层。

| 知识点7：牙菌斑的物质代谢 | 副高：熟练掌握 正高：熟练掌握 |

菌斑中的物质代谢，包括糖代谢、蛋白质代谢和无机物代谢。这些代谢活动可能对牙的各种成分造成影响，其中最重要的是糖代谢。

菌斑细菌致龋的基础是糖代谢。变异链球菌等致龋菌以糖作为能源，通过分解代谢和合成代谢两条途径致龋。

| 知识点8：牙菌斑的致龋作用 | 副高：熟练掌握 正高：熟练掌握 |

牙菌斑是细菌在牙面代谢和致病的微生态环境，它在龋病发生中具有重要作用。

（1）菌斑为细菌定居、生长、繁殖提供了稳定环境。细菌生长、繁殖达到一定程度，菌斑致密度增加，通透性下降，内部处于缺氧状态，无氧酵解过程加快，各种有机酸生成增加。当菌斑内 pH 下降到引起局部釉质脱矿值（临界值 pH = 5.5）时，牙体硬组织开始脱矿。

（2）菌斑内多糖，尤其细胞外水不溶性多糖为胶状物，是菌斑组成重要的基质，它的存在为菌斑内酸性物质不被外界唾液稀释，为酸对牙面脱矿破坏提供了有利条件。

（3）菌斑内水溶性多糖是细菌代谢的底物，因为成熟的菌斑结构致密，外界营养物质、糖类不易进入其中，菌斑内水溶性多糖被细菌分解成单糖，这些是维持菌斑内细菌生长代谢所必需的能量来源。

二、饮食因素

| 知识点1：食物的种类 | 副高：熟练掌握 正高：熟练掌握 |

（1）糖类：人们每天摄入的 50%~60% 热量来自糖类。糖类与龋病的发生关系密切。单糖（葡萄糖、果糖）和双糖（蔗糖）可以被细菌发酵产酸破坏牙齿。不同种类的糖被细菌发酵速度和产生有机酸种类和量不同，引起菌斑内 pH 下降水平不同。糖致龋能力由强至弱排序为：蔗糖＞葡萄糖＞麦芽糖＞乳糖＞果糖＞山梨醇＞木糖醇。含糖量高的食品如面包、蛋糕、米饭等，在咀嚼过程中其中淀粉在涎淀粉酶的作用下水解成单糖或双糖。

纤维素性食物（如蔬菜、豆类）、鱼肉等不含糖类，致龋作用较低。含纤维素多的食物在咀嚼过程中对牙面进行有效摩擦，有助于去除菌斑，还可因为咀嚼刺激涎分泌，对预防龋齿的发生有利。

（2）蛋白质：其对牙的影响主要体现在牙萌出前的生长发育期。萌出后对牙面局部的影响缺乏足够的研究。

（3）脂类：在动物饮食中补充脂肪可减少龋病的发生。

（4）维生素：是生长和代谢所必需的微量有机物。维生素 D 与体内钙化组织和器官的发育、代谢密切相关。在牙齿发育期，维生素 D 缺乏可使牙齿钙化发生障碍；维生素 A 缺乏会影响发育中釉质的角蛋白样物质的代谢；维生素 C 缺乏会影响牙本质中的胶原代谢。均会使牙齿的抗龋能力下降。

（5）无机盐：又称矿物质。对骨和牙齿发育最重要的无机盐是磷和钙，其一方面可以促进牙面再矿化，从而增强牙齿的抗龋能力，另一方面可以缓冲菌斑内的 pH。此外与龋病关系密切的是氟元素，其抗龋机制主要是在牙齿表面形成氟磷灰石，具有更强的抗龋能力；局部涂氟也有助于龋病釉质的再矿化，降低牙齿对致龋菌的敏感性，干扰细菌代谢，抑制龋病。茶和大蒜等食物也具有一定防龋作用。

知识点 2：食物的物理性状	副高：熟练掌握　正高：熟练掌握

食物物理性状与致龋也有关系。

（1）黏稠度：黏稠性食物较硬性或脆性食物致龋力强。

（2）食物精细度：加工精细食物比初加工食品致龋力强，同样是麦制品、面粉制品如面包、蛋糕等就比麦片致龋力强。

（3）食物在口内溶解度：咀嚼过程中食物在口腔内溶解程度与致龋也有关系。咀嚼充分，颗粒细小的食物易附在牙面进入牙间隙，易被细菌利用产酸。食物在口腔停留时间越长，致龋性能越大。

（4）唾液量：唾液量多，食物易于搅拌，充分溶解易于吞噬。口干症或唾液减少者，食物在口腔内停留时间长，危害性大。

知识点 3：进食频率与时间	副高：熟练掌握　正高：熟练掌握

同样的食物进食频率不同致龋力不同。

（1）少食多餐或爱吃零食的人比定时有规律进食者易患龋病。

（2）进食顺序对菌斑内 pH 有一定影响，先食糖类食品，再吃不含糖或纤维素食品，与单纯吃糖类食品比较，菌斑内 pH 下降少。

（3）日间人处于活动状态，唾液腺分泌及颊、舌黏膜处于正常活动之中，进食后食物残渣易被清除或吞咽。夜间进食后，由于唾液分泌停止，口腔处于静止状态，食物残渣易附在牙面形成菌斑，增大对牙齿危害。

三、宿主

知识点 1：牙	副高：熟练掌握　正高：熟练掌握

发育良好的牙，即使其他致龋因素很强也不会发病。缺陷很少的牙，一般也不会发生龋

齿。牙的形态、结构、排列等因素在龋病发病过程中有重要影响。

（1）牙的形态、排列：牙齿形态与龋的发生密切相关，具有较多窝、沟、裂、隙的牙易患龋。因为口腔中的食物残渣和细菌易滞留在窝、沟、裂、隙中，易形成菌斑。反之，牙面光滑处则患龋率低。牙排列拥挤、不整齐、重叠等，易出现不易清洗的间隙，利于龋病的发生。

（2）牙的结构、组成：在牙齿的发育时期，如果营养不良，缺乏蛋白质、维生素A、维生素D、维生素C或钙、磷、矿物盐等可使牙的结构和钙化受到影响，使牙齿的抗龋能力降低，有利于龋病的发生。

知识点2：涎　　　　　　　　　　　　　**副高：熟练掌握　正高：熟练掌握**

龋病的发生与涎的分泌量、流速、流量、成分等密切相关。

（1）涎是一种混合性液体，主要成分是水，含量达99%~99.5%，固体成分不足0.7%，包括有机物和无机物，有机物主要包括各种蛋白质、少量脂肪等，其中蛋白质与龋病发病有密切关系。

（2）涎是牙生存的外环境，对牙的代谢有重要影响。涎对牙面有清洗作用，而且涎中的某些成分，对龋病的发生有抑制作用。

（3）涎分泌量越多，其中重碳酸盐的含量越高，这有利于牙面的清洗，而且也增强了缓冲作用，能中和菌斑内的酸性产物，增强抗龋能力。

（4）涎中溶菌酶、免疫球蛋白等抗菌因子对龋病的发生产生一定的影响。

知识点3：免疫　　　　　　　　　　　　**副高：熟练掌握　正高：熟练掌握**

口腔免疫可分为特异性免疫和非特异性免疫两类。特异免疫性包括体液免疫和细胞免疫，不能遗传。口腔非特异性免疫成分除黏膜屏障外，主要是涎中的一些抗菌蛋白。

目前已经公认，变异链球菌是龋病的主要致病菌，与人类龋病相关的细菌还有黏性放线菌和乳杆菌。由于致病菌明确，免疫防龋已成为可能。人类自身的免疫状态以及人工主动免疫和被动免疫都将影响龋病的发生和发展。

（1）变异链球菌抗原：目前已鉴定出大量抗原，包括细胞壁表面抗原和一些蛋白质，如葡糖基转移酶等。

以变异链球菌各种抗原成分作为疫苗主动免疫防龋，在这一领域已进行了大量研究。经历了全菌疫苗、亚单位疫苗，如变异链球菌主要表面蛋白抗原（AgⅠ/Ⅱ或PAc、SpaA等）及葡糖基转移酶等。进一步发展为多肽疫苗、基因重组疫苗及核酸疫苗。

为了避免疫苗可能产生的不良反应，也有大量被动免疫防龋的研究报道。

（2）人体抗龋免疫反应：人体自身的免疫状态对龋病发病有重要影响。通过人工免疫方法增强机体免疫防御能力，亦可影响龋病发病。

（3）细胞免疫反应：有关细胞免疫反应与龋病关系的报道尚不多见，但变异链球菌可以刺激人类淋巴细胞增殖并释放细胞因子，如巨噬细胞移动抑制因子，说明细胞免疫在龋病过程中具有一定作用。

四、其他影响因素

知识点1：年龄	副高：熟练掌握　正高：熟练掌握

龋病在儿童中甚为流行，牙萌出后很快即可能患龋。一些因素可能导致变异链球菌在牙面聚集，聚集的时间越早，引起龋病发病的危险性越大。虽然在婴幼儿和儿童时期均可通过不同途径产生免疫保护，但保护力度甚微，因此儿童时期患龋率一直很高。

第一恒磨牙萌出后，由于有较深的窝沟，患龋病的概率很高。在一些地区第一磨牙患龋率可达50%。10岁时第二磨牙亦开始患龋，年龄在11~15岁时，龋病活性急剧增加，DMF记录随年龄增长而上升，直到24岁时趋于稳定。

进入青年后，随着年龄增长，牙龈逐渐退缩，牙根面外露，菌斑易于聚集，常造成根面龋，因此老年人龋病发病率又趋回升。

知识点2：性别	副高：熟练掌握　正高：熟练掌握

一般情况下，女性牙萌出时间早于男性，由于牙萌出较早，牙与口腔环境接触时间相对延长，感染龋病概率随之增加。

知识点3：种族	副高：熟练掌握　正高：熟练掌握

对种族与龋病的关系进行过较多研究，但这些研究存在着一定的困难，如怎样排除环境因素的影响。目前多数学者认为，龋病的种族差异是存在的，但不能排除环境因素，特别是饮食习惯的影响。同时指出即使这种差异存在，但与社会因素和文化因素相比较，种族差异仅属次要因素。

知识点4：家族与遗传	副高：熟练掌握　正高：熟练掌握

目前广泛认为，在同一家族中龋病以相类似的模式流行，然而很难区分造成这种相同模式的原因是遗传因素还是早期就具有相同的生活习惯，或对口腔保健持有相同的态度所致。

知识点5：地理因素	副高：熟练掌握　正高：熟练掌握

目前的流行病学研究已经证实，在国家与国家之间以及一个国家内的各不同地区之间，

其龋病流行情况有很大差异，这反映出地理变化的影响。但是由于地理因素中包含了大量的其他因素，因此，研究地理因素与龋病发病的关系存在着一定困难。

第三节 龋病的病因学说

知识点 1：内源性理论　　　　　　　　　　　副高：熟练掌握　正高：熟练掌握

（1）体液学说：公元前 4 世纪希波克拉底提出龋病发病的体液学说。此学说认为，人体有 4 种基本的液体，即血液、痰液、黑胆汁和黄胆汁，并认为"龋病是由于辛辣和腐蚀性液体的内部作用而发生"。体液学说是龋病病因学研究的萌芽阶段。

（2）活体学说：此学说认为，牙为人体组成部分之一，其结构受到人体健康的影响，龋病和骨病一样，由牙内部发生，当然这种看法偏颇，将现象看成本质，但毕竟发现了一些现象，仍具有一定的意义。

知识点 2：外源性学说　　　　　　　　　　　副高：熟练掌握　正高：熟练掌握

（1）化学（酸）学说认为牙破坏是由于口腔中形成的酸造成的，最先提出了酸的作用，推动了龋病研究的进一步发展。

（2）寄生腐败学说提出牙是被微生物所生成的化学物质破坏。从而推翻了活体理论。并指出龋病过程与微生物有关，初步接触到龋病病因的实质性问题。

知识点 3：蛋白溶解学说　　　　　　　　　　副高：熟练掌握　正高：熟练掌握

该学说认为龋病损害是在轻度碱性条件下，通过蛋白质溶解活动造成，提出由于蛋白质的溶解作用，微生物通过釉质的有机途径侵入并使龋病过程开始等。显然此学说也是不完整的。

知识点 4：蛋白溶解-螯合学说　　　　　　　　副高：熟练掌握　正高：熟练掌握

该学说由 Schatz 和 Martin 等于 1955 提出的。他们认为细菌造成牙破坏首先从釉质中的有机成分开始，破坏后的有机物具有螯合特性，可溶解釉质中的矿物质。没有可靠的证据支持龋病是从蛋白溶解开始的。然而这一理论提供的重要生物学现象在龋病病因学方面所起的作用还有待进一步研究。

知识点 5：Miller 化学细菌学说　　　　　　　副高：熟练掌握　正高：熟练掌握

在 Miller 化学细菌学说提出之前，没人将酸和细菌学说结合起来解释龋病的发病原因。

化学细菌学说内容：口腔中的微生物，能通过酶的作用，降解能发酵的碳水化合物从而产酸。发酵过程中形成的酸主要包括乳酸、丁酸、甲酸、乙酸、琥珀酸等。附着在牙面和牙之间的碳水化合物是酸的来源，酸能使牙齿脱矿。釉质穿透后，微生物可沿牙本质小管进入，使牙本质溶解。在分泌蛋白溶解酶的作用下，牙本质有机基质溶解，使牙本质崩溃，最后洞腔形成。

总之，Miller 化学细菌学说提出，龋病是由两个阶段组成的化学细菌过程，首先是组织的脱钙、软化，再次是为软化残存的溶解。尽管 Miller 化学细菌学说有一些不尽完善，但是在龋病病因研究上，具有很重要的贡献。在此学说的基础上，到 20 世纪 60 年代才发展成为迄今为人们广泛接受的四联因素理论。

知识点 6：龋病病因四联因素理论　　　　　副高：熟练掌握　正高：熟练掌握

龋病是一种多因素性疾病，有 3 种相互作用的主要因素在疾病发生过程中起作用，这 3 种因素包括宿主、微生物和饮食，只有 3 种因素并存的前提下龋病才有可能发生，这便是三联因素理论。除此之外，有学者认为第 4 种因素即时间因素也必须考虑在内，从而将三联因素理论发展成为四联因素理论。换言之，龋病发生要求有敏感的宿主、口腔致龋菌群的作用及适宜的底物，而这些底物又必须在口腔滞留足够的时间。

知识点 7：广义龋病生态学假说　　　　　　副高：熟练掌握　正高：熟练掌握

近年来的一些学者认为，龋病发生并非是少数几种致龋菌作用的结果，菌斑生物膜形成是一个细菌交替的动态过程，其综合影响最终导致龋病发生。龋病发生要经历下述 3 个阶段。

（1）动态稳定阶段：临床上完整牙面上形成牙菌斑的很多微生物，能摄取糖类食物以产生酸，这些酸能使口腔硬组织脱矿。但是如果酸化过程的发生轻微且为偶发，菌斑中的自稳机制可以很容易修复，实现矿化平衡并朝矿物质净沉积的过程转化，有利于"再矿化"。这个动态环境将菌群带入一个稳定阶段，居于主导地位的是非变异链球菌群的各种链球菌和放线菌。

（2）产酸阶段：当糖类被频繁摄入或者涎分泌太少以至于无法中和产生的酸，则菌斑中的 pH 会降低，酸化环境变得更加严重和持续。这可使非变异链球菌群的产酸性和耐酸的适应性增强。目前已证实，当非变异链球菌群中的细菌，包括血链球菌、口腔链球菌、戈登链球菌和轻唾链球菌暴露在酸性环境一段时间后，它们的产酸性会增加。

（3）耐酸阶段：尽管"低 pH"非变异链球菌能增加自己的耐酸性和产酸性，并且在龈上菌斑中接管了优势菌的位置，但变异链球菌和乳杆菌在极端的酸性条件下更有竞争力。此外，当非变异链球菌和放线菌首先经 pH 4.0 的生长培养基处理，然后回到 pH 7.0 时，它们又继续开始生长。在这些条件下，除了一些非变异链球菌和放线菌中的耐酸菌株外，一般的非变异链球菌和放线菌将被淘汰。这将导致一个明显的矿化物净减少和快速的病变进程。由于双歧杆菌也具有产酸性和耐酸性，类似于乳杆菌，甚至超过变异链球菌，它们也可以在竞争中领先并增加其在菌群中的比例，此时龋病病变过程加速。

这一假说的提出者认为，龋病是一种内源性疾病，由于牙面生态系统中共生和寄生微生物，通过产酸和耐酸阶段的适应和选择而发生变化，在微生物的综合作用下开始龋病过程。

第四节 龋病的临床病理与分类

一、临床病理

> **知识点 1：釉质龋**　　　　　　　　　　　　　　副高：掌握　正高：掌握

龋病的早期，釉质表面层的损坏很少，而釉质表面层下方有明显的脱矿现象。龋病的进展是一个连续的过程，釉质龋最初的病理改变是表层下出现透明带，但临床和 X 线检查均不能发现，透明带会逐步扩大，部分区域有再矿化现象，其中心部出现暗带，脱钙的现象继续发展，在暗带中心出现病损体部，病损体部相对透明，在临床上表现为龋白斑，外源性的物质如食物、烟等，可使病损体部着色。在临床上龋斑为棕色，同时可有龋洞形成，后期龋病发展到釉牙本质界时，病势呈现侧向扩展，出现潜行龋，可形成龋洞。

> **知识点 2：牙本质龋**　　　　　　　　　　　　　副高：掌握　正高：掌握

龋损可穿透釉质，沿釉牙本质界向侧方扩展，对釉质进行潜行性破坏，随着龋损的进一步发展，龋损可沿牙本质小管方向侵入牙本质，形成基底在釉牙本质界处，尖端指向牙髓的锥形损害。

牙本质龋的早期，在成牙本质细胞层下方能看到炎细胞，首先是龋损的前沿开始脱矿，并且有细菌的入侵，在光镜下观察可看到牙本质龋损的变化，可分为若干区域，主要包括坏死区、细菌侵犯区、牙本质脱矿区、高度矿化区（硬化区）以及修复牙本质层。坏死区质软、易于去除，由已遭受坏死的牙本质小管、各种口腔细菌和被降解的基质构成。坏死区下方为细菌侵入区，该层中的细菌已渗透到牙本质小管，但管周的牙本质破坏不严重，细菌侵犯区的下方为脱矿区，在其表层有少量细菌存在，但深层未发现细菌，该层中的矿物盐已被溶解，留下相对完整的牙本质小管。此外，当牙本质深龋进展较慢时，在脱矿区的下方可以形成硬化层。硬化层的牙本质小管管径狭小，且可钙化而使其安全闭合，使该层的渗透性降低，而矿化水平增高。在硬化层的下方又可形成一层修复性的牙本质，既增加了牙本质的厚度，又使成牙本质细胞退到牙髓腔中远离损坏区的部位，从而降低牙髓的感染概率。

知识点3：牙骨质龋　　　　　　　　　　　　　　　　副高：掌握　正高：掌握

临床上牙骨质龋呈浅碟形，易发生在牙龈严重退缩、而根面的自洁性又较差的部位。牙骨质龋与牙本质龋的龋损过程相同。但在临床上则极少发现单纯的牙骨质龋。在接近釉牙骨质界处，牙骨质通常仅为 $20\sim50\mu m$ 厚度，若发生龋损很快便会波及牙本质，因此称为根部龋。根部牙本质发生进行性龋坏时，牙本质小管被细菌感染，其主管和侧支均被累及，与冠部牙本质龋一样有硬化性反应，矿物质晶体部分或全部封闭牙本质小管。

知识点4：脱矿和再矿化　　　　　　　　　　　　　　副高：掌握　正高：掌握

在酸的作用下，牙矿物质发生溶解，钙和磷酸盐等无机离子由牙中脱出称为脱矿。蛋白质、脂肪和水构成了釉质扩散通道，在牙釉质脱矿和再矿化过程中，化学物质经该通道扩散。随着钙和磷酸盐向外扩散，釉质表层可出现再矿化，导致釉质外层似有完整外观，厚度为 $20\sim40\mu m$ ，此处的矿物质含量高于损害体部。若菌斑微生物不断产酸，则釉质表面下脱矿仍继续进行，修复过程不能与之同步，脱矿大于再矿化，导致晶体结构广泛损伤、崩溃，形成龋洞。

人牙龋损的形成不是一个简单的持续性脱矿过程，而是脱矿与再矿化的连续性动力学反应。下列因素有利于阻止龋病发展，促进再矿化过程。

除去致龋底物，减少有机酸形成和酸向釉质扩散。通过减少糖类的摄入频率也可避免或减少菌斑产酸，从而减轻脱矿程度。

仔细刷牙，牙表面不形成厚的菌斑，在菌斑液体-获得性膜-釉质界面维持钙和磷酸盐的一定浓度，有利于保护牙。

牙发育和再矿化期间，经常规律性地使用含低水平氟的饮水，含氟牙膏和（或）含氟漱口液，能增强唾液源性再矿化作用。

二、分类

知识点1：按龋病发展速度分类　　　　　　　　　　副高：熟练掌握　正高：熟练掌握

（1）急性龋：多见于青少年恒牙或儿童乳牙。发展速度快，病变组织颜色较浅，呈浅棕色，质地较软而且湿润，容易用挖器大片挖出。牙髓组织来不及形成修复性牙本质，易受感染，产生牙髓病变。

猖獗龋是急性龋的一种类型，表现为在短时间内全口多个牙发生较严重龋坏。龋损内有大量软化牙本质，呈浅黄或灰白色。猖獗龋多见于全身系统性疾病累及了口腔局部环境。如头颈部肿瘤放射治疗后，破坏了涎腺，引起涎的质和量的改变。患有 Sjögren 综合征患者易患猖獗龋。

(2) 慢性龋：发展速度缓慢，持续数年而不累及牙髓。龋坏组织染色深，呈棕褐色或棕黑色，病变组织较干硬，用挖匙不易剔除，也称干性龋。髓腔内造成牙本质细胞受到长期慢性刺激，修复性牙本质形成量多，成人和老年人龋病多属此种。慢性龋在一定条件下可以变成急性龋。

(3) 静止龋：龋病发展过程中，局部环境条件的改变，使原来隐蔽的龋坏暴露于口腔。细菌和食物残渣易被进食、漱口或刷牙所去除。菌斑不能形成，失去了代谢产酸的条件，龋病发生停止。静止龋牙本质呈黑褐色、坚硬，多见于牙齿浅而平坦的牙合面和邻面的龋损，典型的例子是第三磨牙拔除后，第二磨牙远中邻面浅龋或中龋往往停止发展而成为静止龋。

(4) 继发龋：是指治疗后在原龋洞治疗周围又出现龋病。这种情况常见于修复材料与牙体组织不密合、充填物或周围牙体组织破裂、病变组织未去净等。在周围形成菌斑滞留区，因而产生继发龋。继发龋较为隐蔽，单纯临床检查不易被查出。

知识点 2：按解剖部位分类　　　　副高：熟练掌握　正高：熟练掌握

(1) 窝沟龋：指发生于磨牙和前磨牙咬合面窝沟或磨牙颊面沟和上颌前牙舌面沟处的龋病。这些不规则的表面，由于先天性特征，缺少自洁作用，对龋病更具敏感性。发生龋坏时，损害首先在窝沟侧壁产生损害，最后扩散到基底。龋损沿着釉柱方向发展，达到牙本质后沿釉牙本质界扩散。窝沟龋常为口小底大，表面呈黑色或墨浸状。

临床上根据窝沟形状分为 V 型、U 型、I 型、IK 型、Y 型和其他形状，常见窝沟形态。窝沟形状与龋病发生发展有关，细而深的窝沟较平坦和浅的窝沟易潴留食物残渣且不易清洁易发生龋病。

(2) 平滑面龋：指除窝沟外的牙面发生的龋病损害。发生于近远中触点处的损害称邻面龋；发生在牙齿颊面或舌面，靠近釉牙骨质界处的损害为颈部龋。釉质平滑面龋损害呈三角形，底朝向釉质表面，尖向牙本质。当损害达釉牙本质界时，损害沿釉牙本质界部位向侧方扩散，在正常釉质下方逐渐发生潜行性破坏。

(3) 根面龋：指发生于釉牙骨质界以下根面的龋坏。中老年人牙龈退缩，牙根暴露患根面龋较多。根面牙骨质化学组成和结构完全不同于釉质和牙本质，推测致病菌和病理过程与釉质龋和牙本质龋不同。

(4) 隐匿性龋：好发于磨牙沟裂下方或邻面。釉质脱矿常从釉质表面下层开始，具有隐匿性，易漏诊。应仔细检查，有时用探针尖可探入洞中，X 线片可确诊。

知识点 3：按深度分类　　　　副高：熟练掌握　正高：熟练掌握

(1) 浅龋：一般指釉质龋和牙骨质龋，浅龋一般无明显牙体缺损或仅有牙面局部色泽改变。

（2）中龋：指龋病发展到牙本质浅层，中龋一般可见龋洞形成。由于龋坏通常沿釉牙本质界发展，临床往往出现表面范围小，而实际内部龋损已很广泛，𬌗面窝沟龋多形成潜行性龋坏。

（3）深龋：指已发展到牙本质中层或深层的龋坏。深龋临床上多有明显龋洞形成，龋洞内含有大量软化牙本质或食物残渣。

第五节　龋病的临床表现、诊断与鉴别诊断

一、临床表现

知识点 1：浅龋　　　　　　　　　　　　　　副高：熟练掌握　正高：熟练掌握

牙冠部浅龋病变范围仅限于釉质层；牙颈部及根部浅龋病变范围仅限于牙骨质层或牙本质层。

患者一般在体检时发现口腔内有牙齿疾患，能明确指明患牙位置等。一般无主观症状。牙颈部牙骨质龋或牙本质浅龋，遇冷热或酸甜等化学刺激有轻微酸软或不适感。视诊可见光滑面的浅龋呈白垩色、褐色或黄褐色斑点改变；早期窝沟龋可见窝沟边缘呈黑色或棕褐色。探针检查时可有粗糙感，发生在窝沟时，可感到窝沟侧壁粗糙或回拉探针时有阻滞感。如龋病继续发展，可有卡住针尖的感觉。摄 X 线片可准确查出龋坏部位及深度。牙髓活力反应正常。光透照检查可准确查出龋坏部位及深度。

浅龋患者多无自觉症状或仅有轻微酸软不适，临床检查不易被发现，容易忽略。发现可疑龋坏时应跟踪检查，或采用荧光投照法，染料涂布显示法和 X 线照片等方法检查。

知识点 2：中龋　　　　　　　　　　　　　　副高：熟练掌握　正高：熟练掌握

中龋指已发展到牙本质浅层的龋病。

一般无临床症状。少数患者在进食冷热、酸甜时会产生一过性疼痛或不适感，这种疼痛或不适感是由于刺激物进入龋洞所致。典型症状是对甜酸刺激反应比对冷热刺激反应更敏感。视诊有可见龋洞，病变达牙本质浅层。窝沟处中龋除向牙本质深层纵向发展外，往往沿釉牙本质界横向发展，临床上常常见到口小底大的龋坏。发生于窝沟处中龋，窝沟周围颜色加深，多呈黑色或棕黑色。在接触点上方的邻面龋坏，咬合面边缘嵴可见颜色加深，呈黑色或墨浸色。邻面接触点下方的中龋不易被视诊直接发现。通过探诊、牙线提拉方式检查，探针进入龋洞探查可有酸痛或不适感。X 线片检查发现龋损部位密度减低，少数病例需改变 X 线投照角度或条件，对接触点下方视诊不易发现的邻面中龋，X 线片检查对诊断更有效。牙髓活力一般反应正常。对不易发现的部位，通过光透照检查可发现一些隐蔽部位的龋坏，检查前牙邻面常用。

知识点3：深龋　　　　　　　　　　　　　　副高：熟练掌握　正高：熟练掌握

深龋龋病进展到牙本质深层。

患者有明显的冷热酸甜的敏感症状。食物嵌塞引起短暂疼痛症状，遇冷、热和化学刺激时，产生的疼痛较中龋时强烈，但无自发痛。视诊一般可见明显的龋洞。探诊可探及明显龋洞，敏感，去净龋坏后不露髓。临床上位于邻面和充填体下方的深龋以及有些隐匿性龋洞，洞口很小，外观仅有色泽改变，而病变进展很深，临床难以发现，应仔细探查，必要时需先去除无基釉后再做探查。X线片检查发现龋损部位密度减低。常规温度检查无明显不适，牙髓活力仪检测正常或阈值偏低，化学或物理刺激时引起疼痛，解除刺激后疼痛立即消失。光透照检查可准确查出龋坏部位及深度。

深龋的临床检查以判断牙髓健康状况最为重要，需根据患者主观症状、体征，认真检查，必要时拍X线片和其他辅助检查予以确诊，但应注意与可复性牙髓炎和慢性牙髓炎相鉴别。

二、诊断方法

知识点1：视诊　　　　　　　　　　　　　　副高：熟练掌握　正高：熟练掌握

观察牙面的颜色有无改变，有无变黑或有无黑褐等；观察有无失去光泽的白垩色斑点；有无龋洞形成；当怀疑有邻面龋时，从𬌗面观察邻近的边缘嵴有无变暗的黑晕出现。

知识点2：探诊　　　　　　　　　　　　　　副高：熟练掌握　正高：熟练掌握

利用尖探针探测龋损部位，有无粗糙、勾拉或插入的感觉。探测洞底或牙颈部的龋洞时注意是否变软、敏感、酸痛，是否出现剧烈的疼痛。此外，还可以探测龋洞的部位、深度、大小和有无穿髓等情况。

早期邻面龋，探针检查难以发现，可采取以下方法进行。用牙线从咬合面滑向牙间隙，然后从牙颈部将牙线拉出，如果牙线有拉毛或撕断情况，说明可能有龋病病损。

知识点3：温度的冷、热试验　　　　　　　　副高：熟练掌握　正高：熟练掌握

龋损到达牙本质后，对冷、热刺激反应敏感，甚至出现酸痛或难以忍受的疼痛。因此，医师可以用冷或热刺激进行检查，也可以用电活力测定。

知识点4：X线检查　　　　　　　　　　　　　副高：熟练掌握　正高：熟练掌握

对患龋病的牙齿进行X线检查，可了解龋洞的大小、深度及其与髓腔的关系，特别是邻面龋、继发龋或隐匿龋，用通常的视诊、探诊等方法不易被发现，此时可行X线检查。

知识点5：透照　　　　　　　　　　　　　　　副高：熟练掌握　正高：熟练掌握

用光导纤维装置进行龋损牙的检查效果更好，能直接看出龋损的部位、范围大小及龋洞的深度，特别是对前牙邻面龋洞。

知识点6：激光荧光法　　　　　　　　　　　　副高：熟练掌握　正高：熟练掌握

激光龋齿诊断仪利用正常和龋坏牙体组织激发的荧光有着明显的区别诊断恒牙和乳牙的早期龋，特别是窝沟隐匿龋。

三、诊断标准与鉴别诊断

知识点1：浅龋的分类诊断标准　　　　　　　　副高：熟练掌握　正高：熟练掌握

龋病损仅限于牙齿表层，发生于牙冠部者为釉质龋，如发生于牙颈部者，则为牙骨质龋和（或）牙本质龋。位于牙冠的浅龋又可分为窝沟龋和平滑面龋。

（1）平滑面浅龋：最易发生在邻面接触点的根方，其次为颊舌侧颈部。最初是釉质表面粗糙，形成白垩色或深浅不一的黄褐色，无光泽、不透明的龋斑。龈缘处顺龈缘呈弧形，邻面龋斑呈肾形。龋斑的形成是平滑面浅龋的初期表现，此期表面观察无组织缺如。若龋损继续发展，则可形成浅的龋洞，用探针检查时有粗糙感或能钩住探针尖端。釉质平滑面龋在临床上患者常无主观症状，无任何的不适，因此不易被发现。

（2）点隙裂沟浅龋：龋坏沿釉柱方向发展，从窝沟底或侧方开始，呈口小底大的潜行性破坏。最初临床表现为窝沟四周的釉质颜色发生改变，呈墨浸状。探针探之有粗糙感，有时探针尖可卡在窝沟内，不易取出，随着龋坏的进一步发展，龋坏范围变大，形成浅的龋洞，在临床上患者无不适表现。

（3）牙骨质龋：是指龋坏仅限于牙骨质内。临床上单纯的牙骨质龋很难观察到，由于牙骨质呈层板状，薄而多孔，因此，牙骨质龋发生后龋坏很快就发展到牙本质。牙骨质龋通常发生在牙颈部，损害呈肾形，一般情况下不影响釉质。在临床上一般无症状。

知识点 2：浅龋的鉴别诊断　　　　　　　　副高：熟练掌握　正高：熟练掌握

浅龋诊断应与釉质钙化不全、釉质发育不全、氟斑牙等相鉴别。

（1）釉质钙化不全：釉质钙化不全与浅龋的共性是两者都有白垩色的斑块。但是釉质钙化不全的白垩色斑块，其表面光滑有光泽。相反，浅龋的白垩色斑块其表面粗糙无光泽。另外，早期龋常发生在牙的易感部位，而釉质钙化不全可发生在牙面的任何部位。

（2）釉质发育不全：釉质发育不全是指牙在发育过程中，造釉器的某一部分受到损害所致，造成釉质表面不同程度的缺陷，甚至牙冠的缺损，是牙发育的缺陷。釉质发育不全时也可出现牙齿变黄或变褐的情况，但探诊时硬而光滑，而浅龋探诊时硬度减小、不光滑。釉质发育不全常发生在同一时期萌出的牙上，具有对称性。

（3）氟斑牙：又称氟牙症或斑釉症，是一种地方性疾病，多发生在饮水中氟含量较高的地区，这一流行特点是与浅龋鉴别的重要因素，氟斑牙以前牙发病最多，常出现在同一时期发育的对称牙上，釉质是呈白垩色或黄褐色的斑点或条纹。严重者可出现整口牙呈黄褐色且有釉质的缺损，探诊光滑、坚硬。

此外，邻面龋要和牙石、牙颈自然形态凹陷进行鉴别。牙石探诊时粗糙而坚硬，邻面龋探诊时不仅有凹陷感，而且质地较软。

知识点 3：中龋的分类诊断标准与鉴别诊断　　　副高：熟练掌握　正高：熟练掌握

中龋龋损坏达牙本质的浅层，而且形成龋洞，即为中龋。探诊、视诊可见龋洞内有变性坏死的牙本质，一般呈棕色、深褐色改变。患者对冷、热、酸、甜等刺激敏感有时会引起反应性酸痛，特别是冷刺激，刺激去除后症状会立即消失。患者无其他不适。当然由于个体反应的差异，有的患者可完全没有主观症状，此外龋洞内还可存有食物残渣和细菌等。中龋有其典型的临床特征，因此诊断并不困难。

知识点 4：深龋的分类诊断标准与鉴别诊断　　　副高：熟练掌握　正高：熟练掌握

深龋龋损坏到达牙本质的深层。龋病进展到达牙本质深层时发展成为深龋。深龋具有较深的龋洞，洞内有软化的牙本质、食物残渣和细菌等，龋洞着色很深。对冷、热、酸、甜等刺激比中龋更为敏感，有出现明显的反应性酸痛，尤其是食物嵌入洞内后，食物压迫使洞内压力增加，出现更明显的疼痛，但无自发性疼痛。去除刺激后症状会立即消失。此外，如果深龋进展缓慢，髓腔内有修复性牙本质的形成，也可能不出现上述症状。

根据深龋典型的临床特点，结合 X 线检查诊断并不困难，但应注意与慢性牙髓炎和可复性牙髓炎进行鉴别。

第六节　龋病的非手术治疗

一、药物治疗

知识点1：龋病药物治疗的定义	副高：熟练掌握　正高：熟练掌握

药物治疗是指用化学药物处理使病变终止或消除的方法。

知识点2：龋病药物治疗的适应证	副高：熟练掌握　正高：熟练掌握

（1）乳牙浅龋：乳前牙邻面及乳磨牙𬌗面广泛性浅龋，1年内被恒牙替换。

（2）恒牙釉质早期龋：尚未成龋洞，特别是易于清洁的平滑面龋。

（3）静止龋：如𬌗面点隙龋损，由于咀嚼磨耗，将点隙磨平后使龋损环境消失。

知识点3：龋病的常用药物	副高：熟练掌握　正高：熟练掌握

（1）氟化物：75%氟化钠甘油糊剂、8%氟化亚锡溶液、酸性磷酸氟化钠（APF）溶液、含氟涂料、含氟凝胶等。

（2）硝酸银：10%硝酸银、氨硝酸银。

知识点4：龋病药物治疗的作用机制	副高：熟练掌握　正高：熟练掌握

（1）防腐杀菌。

（2）堵塞牙本质小管口。

（3）增强抗龋力。

知识点5：龋病药物治疗的方法	副高：熟练掌握　正高：熟练掌握

（1）暴露病变部位

（2）清洁牙面。

（3）隔湿，吹干牙面。

（4）涂布药物：包括氟化物：将氟化物涂于患区，反复涂擦1~2分钟；硝酸银：将硝酸银涂于患区，热空气吹干后，再涂还原剂，重复几次，直至出现黑色或灰白色沉淀。

二、再矿化治疗

知识点1：再矿化疗法定义　　　副高：熟练掌握　正高：熟练掌握

用人工方法使已经脱矿变软的釉质或牙骨质再矿化变硬，终止或消除早期龋损的方法。

知识点2：再矿化疗法的适应证　　　副高：熟练掌握　正高：熟练掌握

光滑面早期釉质龋、龋易感者预防用。

知识点3：再矿化液的组成　　　副高：熟练掌握　正高：熟练掌握

不同比例的钙、磷、氟。钙磷之比为 1：1.63 时效果较好。氟可以促进脱矿釉质再矿化，不仅可以促进钙磷在釉质中的沉积，还可以抑制其溶解。

再矿化液 pH 值一般调至 7。酸性环境可减弱矿化液对釉质的再矿化作用。

知识点4：治疗方法　　　副高：熟练掌握　正高：熟练掌握

配制成漱口液，局部应用。

三、预防性树脂充填术

知识点1：预防性树脂充填术的定义　　　副高：熟练掌握　正高：熟练掌握

预防性树脂充填是仅去除窝沟处的病变牙釉质或牙本质，根据龋损的大小，采用酸蚀技术和树脂材料充填早期窝沟龋，并在殆面上涂一层封闭剂，这是一种窝沟封闭与窝沟龋充填相结合的预防性措施。

知识点2：预防性树脂充填术的适应证　　　副高：熟练掌握　正高：熟练掌握

窝沟内的微小龋坏，未累及牙本质；窝沟可疑龋。

知识点3：预防性树脂充填术的封闭剂　　　副高：熟练掌握　正高：熟练掌握

窝沟封闭剂主要由树脂、稀释剂、引发剂及填料、氟化物等辅助成分组成。

> 知识点4：预防性树脂充填术的治疗方法　　　　副高：熟练掌握　正高：熟练掌握

（1）清洁牙面。

（2）隔湿。

（3）酸蚀。

（4）涂布封闭剂。

（5）固化封闭剂。

第七节　牙体修复性治疗

一、牙体修复性治疗的生物学基础

> 知识点1：釉质　　　　　　　　　　　　　副高：熟练掌握　正高：熟练掌握

釉质是全身最硬组织，按重量比无机成分占95%、水占4%，有机物占1%。釉质无细胞结构，无循环系统，营养和支持来源于牙本质，牙体缺损时形成无基釉，易脆和崩裂。釉质的组成单位为釉柱，釉柱的排列方向自釉牙本质界向外伸展。釉柱的排列方向，特别是近牙齿表面的釉柱方向对各洞非常重要。在较平坦的牙面，釉柱垂直于牙面；在点隙裂沟处，釉柱从釉牙本质界处向点隙裂沟底部聚合，呈人字形排列；在牙尖和轴角处，釉柱由釉牙本质界处向表面呈放射状排列。釉质在不同牙及不同牙面厚度不一，𬌗面切缘厚，颈部最薄。

釉质与治疗的关系：

（1）产热：组织硬，磨除使产热多易焦化，致牙本质牙髓损伤。

（2）无基釉：失去支持及营养，脆弱易折。

（3）釉质壁：应与釉柱方向平行，避免形成无基釉。

（4）黏接效果：与树脂黏接力强。

> 知识点2：牙髓牙本质复合体　　　　　　　副高：熟练掌握　正高：熟练掌握

牙髓和牙本质均来源于牙乳头未分化间叶细胞，对外界刺激的应答有互联效应，是一个生物整体，被称为牙髓牙本质复合体。牙本质受到外界的任何刺激，无论是生理的或病理的都能产生感觉，并引起牙髓的相应反应。越接近髓腔，单位面积的小管数越多，直径大密度高，通透性强，对外界刺激的反应也越强，更容易造成对牙髓的损伤。

切割牙本质时的变化：

（1）疼痛：致牙本质小管内液体快速流动、成牙本质细胞突和细胞体移位、激惹神经末梢，引起疼痛。

（2）修复性牙本质形成。

（3）成牙本质细胞的变化：空泡变、排列紊乱、核移位、死亡。

（4）牙髓变化：充血、出血、炎症、坏死。所以备洞时切忌对牙髓牙本质复合体造成过大刺激。

牙髓牙本质复合体有增龄性变化及牙髓修复性反应：继发性牙本质、修复性牙本质、硬化牙本质和死区形成。

| 知识点 3：牙骨质 | 副高：熟练掌握 正高：熟练掌握 |

含较多（50%~55%）有机物和水，较松软。5%~10%釉牙骨质界不相接，对刺激敏感。牙骨质呈板层结构、矿化度低，酸蚀黏接效果差。

| 知识点 4：牙周组织 | 副高：熟练掌握 正高：熟练掌握 |

修复体外形异常、充填物悬突、充填高度异常、接触关系异常、手术损伤等都可以造成牙周组织的损伤，影响牙周组织健康。

二、牙体修复的基本原则与步骤

（一）窝洞准备

| 知识点 1：窝洞的定义 | 副高：熟练掌握 正高：熟练掌握 |

窝洞是指采用牙体外科手术的方法去除龋坏组织，并按要求制备成的洞形。窝洞具有一定的形状，能容纳和支持充填材料，达到恢复牙齿形态和功能的目的。

| 知识点 2：窝洞的 Black 分类 | 副高：熟练掌握 正高：熟练掌握 |

1908 年 G. V. Black 根据龋损发生的部位将龋洞分为 5 类，用罗马数字表示。此分类法为目前国际上普遍采用的窝洞分类法。

Ⅰ类洞：为发生在所有牙面上的点隙、裂、沟龋损所备成的窝洞，包括磨牙和前磨牙的𬌗面洞、上颌前牙腭面洞、上颌磨牙和下颌磨牙颊面𬌗 2/3 的颊面洞及颊𬌗面洞、上颌磨牙腭面𬌗 2/3 的腭面洞和腭𬌗面洞。

Ⅱ类洞：为发生于磨牙和前磨牙邻面龋损所制备的窝洞，包括磨牙和前磨牙的邻面洞、邻𬌗面洞、邻颊面洞、邻舌面洞和邻𬌗邻洞。

Ⅲ类洞：为切牙和尖牙邻面未累及切角的龋损所备成的窝洞，包括切牙和尖牙的邻面洞、邻舌面洞和邻唇面洞。

Ⅳ类洞：为切牙和尖牙邻面累及切角的龋损所备成的窝洞，包括切牙和尖牙的邻切洞。

Ⅴ类洞：所有牙的唇（颊）、舌（腭）面颈 1/3 处的龋损所制备成的窝洞，包括前牙和后牙唇（颊）、舌（腭）面的颈 1/3 部位的洞。

由于龋损部位的多样化，Black 分类法不能把临床上所有的龋损包括在内，后来有人又提出了Ⅵ类洞（此种命名是后来学者为满足临床需要而提出的）。

Ⅵ类洞：发生在前牙切嵴和后牙牙尖等自洁区的龋损所备成的窝洞。

知识点 3：窝洞涉及的牙面数分类	副高：熟练掌握　正高：熟练掌握

根据窝洞涉及的牙面数将窝洞分为单面洞、双面洞和复杂洞。仅限于一个牙面的洞称单面洞，包括两个牙面的洞称为双面洞，包括三个及以上牙面的洞称复杂洞。

知识点 4：窝洞的命名	副高：熟练掌握　正高：熟练掌握

窝洞的命名以所在牙面命名，如位于𬌗面的洞叫𬌗面洞，位于颊面的洞叫颊面洞，位于邻面和𬌗面的复面洞叫邻𬌗面洞，位于近中邻面、𬌗面、远中邻面的复面洞叫邻𬌗邻洞。临床为了便于记录，以牙面的英文第一个字母的大写表示：切缘 I、唇面 La、舌面 L、颊面 B、𬌗面 O、近中面 M、远中面 D、腭面 P。唇面和颊面又可统一以 F 表示。例如颊面洞记录为 B，远中邻𬌗面洞记录为 DO。

知识点 5：窝洞的结构	副高：熟练掌握　正高：熟练掌握

窝洞由洞壁、洞角和洞缘组成。

（1）洞壁：洞的内侧壁分侧壁和髓壁。侧壁：与牙面垂直的洞壁，包括冠部的釉质壁和牙本质壁、根部的牙骨质壁和牙本质壁。侧壁以所在的牙面命名，位于近中面的壁称近中壁，位于远中面的壁称远中壁，位于颊面的壁称颊壁、近龈缘的壁称龈壁，位于舌面的壁称舌壁等。

位于洞底覆盖牙髓的洞壁称底壁，包括髓壁和轴壁，与洞侧壁垂直的壁称髓壁，与牙长轴平行的壁称轴壁。

（2）洞角：洞壁相交形成的角，分线角和点角，两壁相交构成线角，三壁相交构成点角，洞角以构成它的各壁联合命名，如颊壁与髓壁相交构成的线角称颊髓线角，由舌壁、轴壁和龈壁三壁相交构成的点角称舌轴龈点角。

（3）洞缘：窝洞的侧壁与牙面相交成的边缘。它实际上是由洞侧壁与牙面相交形成的线角，即洞缘角或洞面角。

𬌗面洞由 4 个侧壁和 1 个髓壁（洞底）构成，侧壁与髓壁相交形成 4 个线角，但由于各侧壁相交较圆钝，故点角不清晰。

　　双面洞的结构较复杂，以邻殆面洞为例来说明。它由殆面洞和邻面洞两部分组成，殆面部分的结构与殆面洞相同，只是与邻面相交处的侧壁是敞开的；邻面部分由侧壁、轴壁以及由它们相交所构成的线角和点角组成。殆面洞的洞底（髓壁）与邻面洞的洞底（轴壁）相交形成阶梯，此线角称为轴髓线角。

知识点6：窝洞预备的生物学原则　　　　　　副高：熟练掌握　正高：熟练掌握

　　（1）去净龋坏组织：龋坏组织即腐质和感染的牙本质，其中含有许多细菌及其代谢产物。要终止龋病过程，原则上必须去净龋坏组织。临床上一般根据牙本质的硬度和着色两个标准来判断龋坏组织是否去净。

　　硬度标准主要通过术者的触觉来判断，即术者用挖器、探针及钻针钻磨时的感觉。

　　着色标准主要是通过术者观察龋损部位的着色情况来判断。脱矿是最早的改变，其后是着色，细菌入侵在最后。因此，在临床上应视具体情况而定，不必去除所有着色的牙本质：如慢性龋时，病变进展缓慢，修复反应强，脱矿、着色的早期病变组织随着再矿化的修复可重新变硬，此种再矿化的牙本质的颜色较正常牙本质深，但质硬，应予保留。但是，急性龋时病变进展快，脱矿层较厚，着色较浅，很难判断龋坏组织是否去干净。临床上判断有困难时，可用染色法识别。如用1%酸性品红丙二醇溶液染色，龋坏组织被染成红色，正常牙本质不被染色。

　　（2）保护牙髓组织：备洞时，用车针切割牙体组织对牙髓牙本质复合体可产生机械、压力和温度等刺激。切割牙本质越深，刺激越强。窝洞预备过程中应尽量减少对其刺激，以避免造成不可逆的牙髓损伤。因此，备洞时要做到：①应清楚了解牙体组织结构、髓腔解剖形态及增龄变化，以防止意外穿髓；②选用锐利的车针，选择适宜的转速；③间断磨除，并用冷水冷却；④动作要轻巧，不向髓腔方向加压，尤其是在深龋时，最好用手持器械去腐或用较大的球钻以先四周后中央的方式逐步去腐。

　　（3）尽量保留健康牙体组织：保存健康牙体组织不仅对充填材料的固位很重要，而且可使剩余的牙体组织有足够强度，以承担咀嚼功能。此外，现代修复材料的进展使洞形预备也更趋于保守。保留健康牙体组织应注意：①洞形做最小程度扩展，特别在颊舌径和牙髓方向；②窝洞的龈壁只扩展到健康牙体组织，尽量位于牙龈边缘的殆方或切方；③尽量不做预防性扩展，平滑面龋的扩展只限于龋损范围，而有发育缺陷的殆面点隙裂沟可采用釉质成形术、窝沟封闭或预防性树脂充填等处理，以保存更多的牙体组织。

　　（4）注重患者身心健康：牙体手术过程会造成疼痛反应，术前应做好必要的解释工作，缓解患者的紧张情绪，最好在局部麻醉下进行。对年老体弱者应注意全身变化，预防血压升高和心脏病发作。

知识点7：窝洞预备的力学原则　　　　　　副高：熟练掌握　正高：熟练掌握

　　制备抗力形和固位形，由于修复材料性能的限制，备洞时应按机械力学和生物力学原理预备抗力形和固位形，以防止修复材料松动、脱落和修复体及牙折裂。

（1）抗力形：是使充填体和余留牙获得足够的抗力，在承受正常咬合力时不折裂的形状。抗力形涉及充填体和牙体组织两方面，它与充填体承受咬合力后应力的分布有关。如咬合力分布不均匀，出现应力集中，并经反复疲劳过程而达到相当程度时，充填体和（或）牙齿就有可能折裂。所以，抗力形预备应使应力均匀分布于充填体和牙体组织上。

窝洞的抗力形结构主要包括洞深、盒状洞形、窝洞外形、去除和避免形成无基釉、薄壁弱尖的处理、阶梯结构、牙尖、峰。

（2）固位形：是防止修复体在侧向或垂直方向的力量作用下移位、脱落的形状。窝洞的固位形必须具有三维的固位作用方能保持充填体的稳固。窝洞的基本固位形有侧壁固位、倒凹固位、鸠尾固位和梯形固位4种。

知识点8：机动类制洞器械　　　　　　副高：熟练掌握　正高：熟练掌握

机动器械：所谓机动器械是借助电机转动或空气压缩机产生的高速气流推动钻牙机内的钻针转动的器械。前者称为电动钻牙机，后者称为气涡轮机。

电动钻牙机由电动机、传动部分和机头组成："机头"又称手机，有直、弯两种。备洞多用弯手机。

钻针是直接切割牙体组织的部分。工作时把钻针安装在手机上，其样式和品种多样，临床应用时应根据备洞需要选择。用于制备窝洞的钻针分裂钻、球钻和倒锥钻3种。裂钻的钻头有柱状和锥状，裂钻的刃口互相平行，平行的刃口有的和钻针方向一致，有的则倾斜，有的刃口呈锯齿状，工作头长4~5mm，常用于扩大洞形，修整洞壁。倒锥钻的钻头顶端直径大于柄端，侧面有刃达顶端，钻头较短，0.5~1.5mm长，常用于制作倒凹、磨平洞底、扩大洞形等。球钻有倾斜单刃和锯齿刃两种，常用于去除龋坏、开扩洞口、制作圆弧形倒凹等。各种钻针均有不同大小和型号。

知识点9：手用类制洞器械　　　　　　副高：熟练掌握　正高：熟练掌握

手用器械常用的是挖匙，其工作头呈匙形，边缘为刃口，一般是双头，调整工作头的方向则可以左右两个方向进行剔刮。深龋近髓时使用挖匙，比较安全，不易引起意外穿髓。

知识点10：制备窝洞的基本步骤　　　　副高：熟练掌握　正高：熟练掌握

（1）扩大开口进入龋洞：根据龋洞的位置、形态等不同情况采取不同的方式。如位于殆面或唇（颊）、舌（腭）侧面的龋洞，洞口开放时器械较易进入。但对窝沟龋、隐匿性龋则需将洞口扩大，使龋洞充分暴露。当龋洞位于邻面，未破坏边缘峰时，则需磨除少部分健康牙体组织以暴露病变区。在前牙，如龋洞靠唇侧，则应从唇面进入，可保留健康的舌侧边缘嵴，当龋洞位于近舌（腭）侧，应从舌（腭）侧进入而保留完整的唇面以利美观。在后牙，应从𬌗面进入，磨除边缘嵴，进入龋洞。

（2）去净龋坏组织：用球钻或挖匙去净龋洞内的软化牙本质。

（3）制备洞外形：窝洞的洞缘构成了洞外形。外形的建立，应最大限度保存牙体组织和减少继发龋的发生。其原则为尽量避开牙尖和嵴，沿点、隙、裂沟做适当预防性扩展，外形曲线圆缓，以减少应力集中，邻面洞的外形线应达自洁区。

（4）具备固位形和抗力形：在洞外形基本形成侧壁和洞底后，经修整，制备具抗力形和固位形的盒形洞，并用球钻或裂钻制备清晰圆钝的线角和洞底的倒凹。

（5）检查、修整、清洁窝洞：根据窝洞预备的原则，全面检查窝洞的外形、大小、深度、点、线角、洞壁、洞缘、洞底等部位是否符合要求，如有欠缺，应进一步修整。对深的洞底，再用尖锐探针仔细探查，有无微小露髓孔，进一步判断牙髓状态。将窝洞清洗干净。

| 知识点 11：减轻疼痛的方法 | 副高：熟练掌握 正高：熟练掌握 |

在预备窝洞时，切割牙本质常使患者产生难以忍受的酸痛。为了减轻磨牙时的疼痛，可选用下列方法。

（1）使用锋利器械和正确手法：用锋利器械高速、间断切割牙本质，操作准确而轻柔。这样，可减少对牙髓的刺激，使疼痛时间缩短，且程度减轻。

（2）脱敏药物处理：选用脱敏药物处理洞壁。此法作用表浅，需反复使用。

（3）局部麻醉：用上述方法效果不佳和一些紧张的患者可行局部浸润麻醉或外周牙槽神经阻滞麻醉。

（4）化学机械去龋：用特殊的化学药物制剂（如单氯甘氨酸溶液）处理窝洞，可使软化牙本质中的胶原解体而容易被去除。

（二）术区隔离

| 知识点 1：棉卷隔湿法 | 副高：熟练掌握 正高：熟练掌握 |

将消毒棉卷置于患牙颊（唇）侧前庭处和舌侧口底，吸去术区附近的唾液，从而达到隔湿目的。此方法简便易行，不需特殊设备，但隔湿维持时间短，术中要注意随时更换棉卷。

| 知识点 2：吸涎器 | 副高：熟练掌握 正高：熟练掌握 |

利用水流和抽气产生的负压，吸出口腔内的涎。用时将吸涎管置于患者口底，注意勿紧贴黏膜，以避免损伤黏膜和封闭管口。口腔科综合治疗机都有吸涎装置。吸涎器常与棉卷隔离配合使用。

知识点3：橡皮障隔湿　　　　　　　　　　　副高：熟练掌握　　正高：熟练掌握

橡皮障隔湿是用一块橡皮膜，经打孔后套在牙上，利用橡皮的弹性紧箍牙颈部，使牙与口腔完全隔离开来。此法一般需要在四手操作下进行，操作复杂，但具有较多优点：将术区与口腔完全分隔开来，不仅使术区不被涎污染，并且不受口腔湿气影响；防止手术过程中对牙龈、口腔黏膜和舌的损伤；避免手术器械、切削的牙体组织碎屑及修复材料等吞入或吸入食管、气管，确保手术安全；避免医师手接触患者的涎，减少医源性交叉感染，特别是防止乙型病毒性肝炎和艾滋病的传播。

知识点4：选择性辅助隔离法　　　　　　　　副高：熟练掌握　　正高：熟练掌握

选择性辅助隔离法如排龈线的使用，适用于接近龈缘或深达龈下的牙颈部窝洞充填前的隔离。也可采用开口器，可维持恒定的张口度，减轻患者张口肌的疲劳。必要时可用药物（如阿托品）使涎分泌减少。

（三）窝洞的消毒

知识点1：常用的消毒药　　　　　　　　　　副高：熟练掌握　　正高：熟练掌握

有25%麝香草酚乙醇溶液、樟脑酚及75%酒精等。

知识点2：消毒方法　　　　　　　　　　　　副高：熟练掌握　　正高：熟练掌握

隔湿手术区，用棉球擦干或气枪吹干窝洞，再用小棉球蘸少许消毒药物，涂布于窝洞约1分钟，再用气枪轻轻吹干。

（四）窝洞封闭、衬洞及垫底

知识点1：窝洞封闭　　　　　　　　　　　　副高：熟练掌握　　正高：熟练掌握

在窝洞洞壁涂一层封闭剂，以封闭牙本质小管，阻止细菌侵入，隔绝来自修复材料的化学刺激，但因封闭剂很薄，不能隔绝温度刺激。此外，封闭剂能增加修复材料与洞壁的密合性，减小微渗漏，也可减少银汞合金中的金属离子进入牙本质小管，从而可以防止牙变色。

封闭剂主要有洞漆和树脂黏接剂两种。

封闭剂的使用方法：浅的窝洞，涂布封闭剂后直接充填。中等深度的窝洞，除磷酸锌黏固剂需先涂封闭剂以隔绝其对牙髓的化学刺激外，其他材料在垫底后涂封闭剂。深的窝洞在垫底后方可涂布封闭剂于洞壁和基底上。

知识点2：衬洞　　　　　　　　　　　　　　副高：熟练掌握　正高：熟练掌握

在洞底上衬一层能隔绝化学和一定温度刺激，且有治疗作用的洞衬剂，其厚度一般 <0.5mm。常用的洞衬剂有氢氧化钙及其制剂，玻璃离子黏固剂、氧化锌丁香油黏固剂。

知识点3：垫底　　　　　　　　　　　　　　副高：熟练掌握　正高：熟练掌握

在洞底（髓壁和轴壁）垫一层足够厚度（>0.5mm）的材料，隔绝外界和充填材料的温度、化学、电流及机械刺激，同时有垫平洞底，形成窝洞，承受充填压力和咀嚼力的作用。常用垫底材料有磷酸锌黏固剂、聚羧酸锌黏固剂、玻璃离子黏固剂、氧化锌丁香油黏固剂。

洞衬剂和垫底材料不能完全分开，只是做衬时较薄，垫底时有一定厚度。临床上，根据余留牙本质厚度及充填材料的种类选用不同的封闭剂、洞衬剂及垫底材料。

浅的窝洞，洞底距髓腔的牙本质厚度>1.5mm，不需垫底。中等深度的窝洞，洞底距髓腔的牙本质厚度>1mm，一般只垫一层磷酸锌黏固剂、聚羧酸锌粘固粉或玻璃离子黏固剂。磷酸锌黏固剂垫底需先涂封闭剂。深的窝洞，洞底距髓腔很近，为了保护牙髓需要做双层处理，第一层垫氧化锌丁香油黏固剂或氢氧化钙，第二层垫磷酸锌黏固剂。复合树脂充填时不能采用氧化锌丁香油黏固剂垫底，可选用聚羧酸锌黏固剂或玻璃离子黏固剂垫底。

垫底部位只限于𬌗面髓壁和邻面轴壁，要求底平壁净，留出足够深度（1.5~2mm），使充填体有足够的抗力和固位。

（五）充填

知识点1：充填材料分类　　　　　　　　　　副高：熟练掌握　正高：熟练掌握

有银汞合金、复合树脂和玻璃离子黏固剂3类。

知识点2：充填材料的选择　　　　　　　　　副高：熟练掌握　正高：熟练掌握

从修复体的实际要求出发，为了达到最佳的修复效果，应根据以下具体情况选择适宜的充填材料。

（1）患牙部位：前牙主要考虑美观，应选用与牙颜色一致的牙色充填材料，如复合树脂、玻璃离子黏固剂等；后牙承受咬合力较大，应以机械强度高和耐磨性好为主，可选用银汞合金或后牙复合树脂。

（2）窝洞所在部位和承受咬合力的大小：前牙Ⅳ类洞应选用高强度复合树脂；颈部Ⅴ类洞、后牙颊（舌）面点隙Ⅰ类洞不直接承受咀嚼压力，可选用玻璃离子黏固剂或复合树脂；后牙𬌗面洞和邻𬌗面洞承受咬合力较大，可选用银汞合金。

（3）患者方面：根据患者健康状况、经济状况、职业和对美观的具体要求等选择充填材料。

（4）其他因素：根据所修复的牙在口内保留时间的长短及对颌牙修复材料的种类选择充填材料。

知识点 3：充填所需要的器械　　　　　　　　　　　　　副高：熟练掌握　正高：熟练掌握

（1）黏固剂调和玻璃板、塑料板或纸板：玻璃板表面要光滑，纸板用不吸水者。

（2）黏固剂调拌刀：有金属和非金属两种。

（3）黏固剂充填器：两端工作头式样不同，一端为压器，工作面光滑，用以压紧黏固剂；一端为钝刀，用于持取充填材料和去除过多的充填材料。

（4）双尖雕刻器：工作头呈柳叶状，两边有刃，两端工作头方向相反，用于雕刻或切除未固化的充填材料。

（5）成形片、成形片夹、楔子：用于充填 Ⅱ 类洞、Ⅲ 类洞。其目的是暂时形成侧壁，以承受期于所施加的压力，并使充填材料形成一定的形状。

（6）银汞合金调拌器：有手工调拌器和电动调拌器。

（7）银汞合金输送器：常用弹簧式，将已调拌好的银汞合金送入窝洞内。

（8）银汞合金雕刻器：其工作端呈菱形，两工作端角度不同。用于雕刻银汞合金充填体，恢复患牙的解剖外形。

（9）银汞合金充填器：充填器的工作端有刻纹，用于压紧银汞合金。

（10）手用银汞合金磨光器：工作头一端为球状，表面光滑；一端为钝板；也有两端均为板状。在银汞合金开始凝固后磨光表面。

（11）打磨器械：有银汞合金磨光钻、复合树脂磨光钻、橡皮杯、砂石针等。

知识点 4：充填材料的调制和充填　　　　　　　　　　　副高：熟练掌握　正高：熟练掌握

将选择好的充填材料用适宜的调制工具，按规定的调制比例、时间和方法进行调制，选用合适的充填器械将调制好的充填材料填入窝洞，按不同材料的要求正规操作，使材料与洞壁密合，并初步恢复牙的外形。

知识点 5：充填材料的雕刻、调粭、打磨、抛光　　　　　　熟练掌握　正高：熟练掌握

外形雕刻应在规定时间内完成，要求恢复患牙牙面的解剖形态，注意恢复粭面窝沟、边缘嵴、接触点、楔状隙和牙颈部突度，去除龈缘悬突。塑形过程中要注意手法，正确使用器械，掌握雕刻的方向。塑形后，应对承受咬合力的牙面进行咬合调整。如对颌牙有高陡的牙尖应先调磨。充填完毕后应对充填体进行打磨、抛光（不同的充填材料选择不同的时间）。

以减少牙面菌斑附着和食物滞留，防止继发龋。

三、修复材料与垫底材料

（一）垫底材料

知识点1：理想垫底材料的性能要求   副高：熟练掌握   正高：熟练掌握

减少或控制金属修复体的温度和电流传导；不刺激牙髓组织，并有促进牙髓恢复的作用；不影响充填材料的性能；有足够的强度承担咀嚼力；易于操作。但目前尚无一种材料完全符合这些要求，有时需要联合使用，相互弥补缺点。

目前，临床常用的垫底材料有氧化锌丁香油酚黏固剂、磷酸锌黏固剂、聚羧酸锌黏固剂及玻璃离子黏固剂。

知识点2：氧化锌丁香油酚黏固剂   副高：熟练掌握   正高：熟练掌握

（1）组成：由粉和液两部分组成，粉末中的主要成分是氧化锌、松香，少量的硬脂酸锌和醋酸锌。液体成分中是丁香油和橄榄油。

（2）性能：①氧化锌丁香油酚黏固剂呈微碱性，pH 为 7~8，对牙髓的刺激性小，有镇痛、安抚和轻度的防腐作用，并能促进修复性牙本质的形成；②黏性较大，与洞壁密合，充填后易于去除；③抗压强度差，溶于涎；④凝固时间为 5 分钟左右；⑤与自凝塑料、树脂类材料及玻璃离子黏固剂均不能直接接触。这是因为氧化锌中的丁香油酚对聚合物有阻聚合作用，甚至对已经聚合者也有某种程度的解聚作用。

（3）调制方法：取适量粉、液，调和时将粉逐步加入液体中，达到一定稠度而完成调和。调和板可用纸质或玻璃板，纸质者为一次性。一般粉液比为 6：1~4：1。

（4）用途：①可作为深龋洞的第一层垫底材料；②调成糊状，可用做根管充填剂；③窝洞的暂封；④用于牙槽外科或牙周手术后的塞治剂；⑤黏固修复体及冠桥。

知识点3：氢氧化钙制剂   副高：熟练掌握   正高：熟练掌握

（1）组成：普通型氢氧化钙由基质和催化剂组成，为双糊剂型；光固化的氢氧化钙为单剂型。

（2）性能：①抗压强度低；②对牙髓刺激性小，能促进修复性牙本质形成；③材料为碱性，有一定的抑菌作用；④有良好的隔热性，但不能隔绝电的传导；⑤溶解度大。

（3）调制：一般产品都是基质和催化剂两管，调和时分别挤出等量的基质和催化剂，调和均匀即可使用。光固化氢氧化钙为单组分，直接取出即可。

（4）用途：适用于深龋护髓和盖髓。

知识点4：聚羧酸锌黏固剂　　　　　　　　　副高：熟练掌握　正高：熟练掌握

（1）组成：聚羧酸锌黏固剂由粉和液两部分组成。

（2）性能：①其机械强度不高；②对釉质和牙本质的黏接性较好；③对牙髓的刺激很轻，与氧化锌丁香油酚黏固剂相似，但其不能促进修复性牙本质的形成，对暴露的牙髓会引起不同程度的炎症，故不能用于直接盖髓；④在涎中可释放氟，具有防龋作用；⑤调制后5~8分钟凝固；⑥为不良导体。

（3）调制方法：通常按粉、液比为1.5：1的重量比将其分别置于玻璃板或调和纸上，先取一半粉，与液体反复调拌至均匀，后将剩余的粉剂渐渐加入，调至所需稠度。要求在30~60秒内调和完毕。如用做垫底需调制稠些，黏固修复体可调制稀些。

（4）用途：①中龋洞形和深龋洞形的单层垫底；②暂时性充填；③黏接修复体；④黏接正畸附件。

知识点5：磷酸锌黏固剂　　　　　　　　　　副高：熟练掌握　正高：熟练掌握

（1）组成：磷酸锌黏固剂由粉和液两部分组成。

（2）性能：①能承受一定的咀嚼压力；②有一定的黏接性；③几乎不溶于水，但在涎中可被溶解，因此用磷酸锌固剂垫底时，不能垫到洞侧壁尤其是洞缘部分；④不能作为永久性填充材料；⑤其导热性能差，能阻断电流，是一种很好的绝缘材料；⑥对牙髓有一定的刺激性，深窝洞不应直接用磷酸锌黏固剂垫底，必须先用氧化锌丁香油酚黏固剂覆盖洞底；调制后5~8分钟凝固，如调和时间短，调得浓稠和玻璃板温度高，均可加快其凝固；反之，调和时间长，调得稀薄，流动性大，则可延长凝固时间。

（3）调制方法：取适量的粉、液，分别置于干燥、洁净的玻璃板上，用干燥而洁净的调刀将其分成两份，先将一份混入液中，用调刀平贴玻璃板快速旋转的方式调和均匀，后将另一份逐渐加入，直至达到充填和黏接所需要的黏稠度。调制在1分钟内完成。如用作垫底需调制稠一些，黏固修复体可调制稀些。

（4）用途：①中龋洞形的直接垫底和深龋洞形的第二层垫底；②暂时性充填；③黏接修复体，如冠、桥等；④黏接正畸附件。

（二）充填材料

知识点1：充填材料应具备的性能　　　　　　副高：熟练掌握　正高：熟练掌握

（1）物理和机械性能：有足够的机械强度（包括抗压强度、抗张强度、抗弯强度和抗冲击强度），且耐磨；弹性模量大，受力后变形小；热膨胀系数与牙体组织相近；绝缘性好，不传导温度和电刺激；色泽与牙接近，抛光性好；对X线阻射。

（2）化学性能：化学性能稳定，在口腔内不溶解、不腐蚀、不变色；固化收缩小；对牙体组织有化学黏接性；充填后在适当的时间固化，固化前可塑性好，操作方便。

（3）生物学性能：生物相容性好；对机体无毒、安全；无致癌、致畸、致突变性；对牙龈、牙髓和黏膜无刺激性。

（4）其他：价格便宜，必要时易于去除。

临床常用充填材料有银汞合金、玻璃离子黏固剂、复合树脂。

知识点2：银汞合金	副高：熟练掌握　正高：熟练掌握

（1）组成：银汞合金由银合金粉和汞组成，有胶囊和粉剂型包装。银合金粉包括银、锡、铜、锌4种元素，按组分不同分为低铜银合金粉和高铜银合金粉；按颗粒的形状又可分为不规则形和球形银合金粉。

（2）性能：①在现有的充填材料中，银汞合金具有最大的抗压强度、硬度和耐磨性；②性能稳定，对牙髓无刺激；③硬固前可塑性大，操作方便。但是，银汞合金也有不足之处，如颜色与牙的颜色不一致，多用于后牙窝洞的充填。固化后的银汞合金具有金属的特性，为热和电的良导体，故中、深洞充填前应垫底。对牙体组织无黏接性，要求窝洞有良好的固位形；汞有毒，应注意其防护的问题。

（3）调制：调制方法是电动调制，有全自动封闭式和半自动封闭式两种银汞合金调拌机。前者将汞与银合金粉分别装入调拌机内盛汞及合金粉的瓶中，按不同类型的银合金粉控制汞与银合金粉的量、研磨时间、速度，然后开动机器，即可自动调制。后者将配好的汞与银合金粉装入调拌机的有盖小杯内，小杯置于固定夹上，调节其调拌时间，开机即振动调拌。如用银汞合金胶囊，将胶囊放入调拌机内振荡即可。

电动调制使用方便，调拌出的银汞合金质量好，调制时间短，减少了汞污染。电动调制最长时间不得 >40 秒，因为调拌时间太长，温度升高，就会加重汞污染，且降低银汞合金的性能。

（4）用途：银汞合金主要用于窝洞的充填，特别适用于后牙。

知识点3：玻璃离子黏固剂	副高：熟练掌握　正高：熟练掌握

（1）组成：常规的粉液型由粉、液组成。近年来，玻璃离子黏固剂又开发了一系列的品种，如光固化型、单一粉剂型及含银的新产品。

（2）性能：①机械强度低于银汞合金和复合树脂，含银的玻璃离子黏固剂增加了硬度；②色泽好；③对牙髓刺激性小；较氧化锌丁香油酚黏固剂和聚羧酸锌黏固剂略强，但明显低于磷酸锌黏固剂；④与牙体组织有化学黏接性；⑤热膨胀系数与牙相近；⑥封闭性能好；⑦固化后可持续释放氟，有防龋的作用。因此，玻璃离子黏固剂是一种多用途牙科材料。

（3）调制方法：临用时，粉、液按一定的比例［充填窝洞按 3∶1 质量比，黏接按(1.25~1.5)∶1 质量比］，用塑料调拌刀于涂塑调拌纸或玻璃板上调制。调和时，将粉分成等量的两部分或数份，待第一部分粉调和均匀后，加入第二部分，直至达到充填和黏接所需要的黏稠度。调制应在 1 分钟内完成。调制工具一次性使用。若无条件，可用 75% 酒精棉球清洁擦拭，勿用金属调刀以免着色。

（4）用途：①牙体缺损的修复；②黏接修复体、正畸附件及固位桩、钉等；③窝洞封闭；④衬洞和垫底材料，中等深度的洞可用玻璃离子黏固剂单层垫底。对较深的窝洞，最好先用硬质氢氧化钙垫底。

知识点 4：复合树脂	副高：熟练掌握　正高：熟练掌握

（1）组成：复合树脂主要由树脂基质、无机填料、稀释剂和引发剂等多种成分组成。其品种繁多，分类方法也有多种。按固化方式分类，可分为化学固化型、光固化型、光化学固化型；按填料粒度分类，分为大颗粒型、小颗粒型、超微型和混合型；按应用部位分类，可分为前牙用复合树脂和后牙用复合树脂等。

（2）性能：①其最突出的优点是美观，可提供与天然牙最佳的颜色匹配；②稳定性好，不溶于涎，故可用做永久性充填材料；③复合树脂通过黏接技术黏附到窝洞内，使其洞形预备较银汞合金修复简单而且能保存更多的健康牙体组织。但是，复合树脂也存在不足之处，如对牙髓有刺激性，中、深洞充填前应垫底。聚合收缩，导致修复材料与洞壁之间形成边缘微渗漏。黏接性较差，常用酸蚀法或加钉以增强固位；④耐磨性较银汞合金差；⑤光固化复合树脂操作时所用可见光对视网膜有轻度损害。

（3）调制：化学固化复合树脂多为双糊剂型，两组分的比例应尽量准确（体积比为1:1）。用塑料调刀的两头分别挑取两种糊剂，不可混杂。在涂塑纸或调板上调制，30 秒内完成调和。光固化复合树脂为单组分，直接用塑料工具取出即可。

（4）用途：①牙体缺损的修复；②牙齿贴面修复。

四、银汞合金充填术

知识点 1：银汞合金充填术概述	副高：熟练掌握　正高：熟练掌握

银汞合金作为牙体修复材料已有较长的历史，随着对银汞合金材料性能的不断改进，银汞合金在牙体修复中的应用已得到包括 WHO 在内的多家国际卫生组织的认可。银汞合金具有抗压强度好、硬度、耐磨性强，对牙髓无刺激，可塑性大，操作方便等优点，是后牙的主要充填材料。银汞合金的缺点是颜色与牙不一致，无黏接性，要求固位型高，汞的使用可对环境造成污染。以上缺点限制了银汞合金的使用，逐步被牙色材料所取代。

知识点 2：适应证	副高：熟练掌握　正高：熟练掌握

后牙 I 类洞、II 类洞；后牙 V 类洞，特别是可摘义齿的基牙修复；对美观要求不高患者

的尖牙远中邻面洞，龋损未累及唇面者；大面积龋损时配合附加固位钉的修复；冠修复前的牙体充填。

知识点 3：窝洞预备的要求　　　　　　　副高：熟练掌握　正高：熟练掌握

银汞合金的材料特性要求窝洞必须符合窝洞预备的总原则外，还应具有以下特点：

（1）窝洞必须有一定的深度和宽度，方可使充填体获得足够的固位强度。

（2）银汞合金没有黏接性，窝洞要制备成典型的盒状洞形，必要时增加辅助固位形，以使充填体具有良好的固位。

（3）洞面角应呈直角，不能在釉质的侧壁做短斜面。

知识点 4：调制　　　　　　　　　　　　副高：熟练掌握　正高：熟练掌握

（1）手工调制：将其放入清洁而干燥的磨砂玻璃制的臼中，一手握杵，一手握臼，旋转研磨。研磨的速度 150~200r/min，压力 1~1.5kg，时间 1 分钟。研磨好后将其倾于薄的涤棉布上包好，用手揉搓，挤出多余的汞。

（2）自动调制：目前多使用银汞合金胶囊，用银汞合金调拌机调制。这种调制方法使用简便，调拌出来的银汞合金质量好，且能节约时间，减少汞污染。汞和银合金粉按合适比例装入同一胶囊内，中间借一层薄膜隔开，临用时将胶囊放入电动调拌器内振荡，膜被振破后汞与银合金粉混合成一体。调拌时间不得长于 40 秒。

知识点 5：充填　　　　　　　　　　　　副高：熟练掌握　正高：熟练掌握

（1）保护牙髓：由于银汞合金的热导系数大于牙体组织，为了保护牙髓，中等深度以上的窝洞在银汞合金充填前需要封闭、衬洞或垫底。

（2）放置成形片和楔子：双面洞在充填前应安放成形片，作为人工假壁，便于充填材料的加压，邻面生理外形的形成，与邻牙接触关系的建立。用时应根据牙的大小选择适宜的成形片。其边缘应置于龈壁的洞缘稍下方，注意勿损伤牙龈。邻面龈间隙尚需放小楔子，使成形片紧贴龈壁洞缘的牙颈部，防止充填时材料压入龈沟，形成悬突，损伤牙周组织；稳固成形。

（3）填充银汞合金材料：用银汞合金输送器将银汞合金少量分次送入窝洞内。先用小的充填器将点、线、角及倒凹、固位沟处压紧，再换大的充填器向洞底和侧壁层层加压，使银汞合金与洞壁密合。每次送入窝洞的银汞合金量，在铺平后最好不超过 1mm 厚。双面洞一般先填充邻面洞部分，后填充𬌗面洞。银汞合金从调制到填充完毕，应在 6~7 分钟内完成。

（4）雕刻成形：雕刻要恢复牙的功能外形、边缘嵴、邻面接触关系、楔状间隙及牙颈部的正常突度。

（5）调整咬合：银汞合金充填体外形初步雕刻完成后，𬌗面受力部位应调𬌗，使其有正常的咬合关系。如对颌牙有高陡的牙尖或边缘嵴，应先调磨，让患者作正中及侧方运动的咬合，检查有无咬合高点直至调磨合宜。值得注意的是，此时银汞合金强度较低，嘱患者轻轻咬合，防止重咬使充填体破裂。

（6）打磨抛光：银汞合金充填体尚未完全硬固，不能承受咀嚼压力，不能打磨抛光，24 小时后待完全硬固后方可打磨抛光。术后 24 小时之内嘱患者勿用患侧咀嚼。

五、复合树脂黏接修复术

知识点 1：复合树脂黏接修复术概述　　　　　副高：熟练掌握　　正高：熟练掌握

复合树脂主要由树脂基质和无机填料组成，被认为是目前较为理想的牙色修复材料。具有美观、磨除牙体组织少、绝缘、固位好等优点。

知识点 2：复合树脂黏接修复术适应证　　　　副高：熟练掌握　　正高：熟练掌握

复合树脂可用于临床上大部分的牙体缺损修复，适应证主要包括：
（1）前牙Ⅰ类洞、Ⅲ、Ⅳ类洞的修复。
（2）窝沟封闭或预防性修复。
（3）形态或色泽异常牙的美容修复。
（4）后牙Ⅰ、Ⅱ类洞，承受咬合力小者。
（5）冠修复前的牙体充填。
（6）暂时性修复体。

知识点 3：窝洞预备的要求　　　　　　　　　副高：熟练掌握　　正高：熟练掌握

窝洞点、线角应圆钝，倒凹呈圆弧形，洞形预备较银汞合金修复保守，不直接承受咬合力的部位可适当保留无基釉。复合树脂耐磨性差，Ⅰ、Ⅱ类洞应尽量避免洞缘置于咬合处。洞缘釉质壁应制成斜面，增加酸蚀面，有正常过渡，减少树脂聚合收缩所致的釉质裂纹。

知识点 4：成形片的放置　　　　　　　　　　副高：熟练掌握　　正高：熟练掌握

凡涉及邻面接触区的复合树脂修复必须使用成形片。因为复合树脂固化后没有可塑性，在固化前需要利用成形片和楔子将治疗牙与邻牙分开，放置成形片有助于材料的充填，正确的恢复邻接关系。临床常用透明聚酯薄膜成形片。

知识点5：复合树脂修复的基本步骤   副高：熟练掌握   正高：熟练掌握

（1）比色：根据邻牙颜色，在自然光下比色，选择合适色度的复合树脂。

（2）清洗窝洞、隔湿。

（3）保护牙髓：洞深达牙本质层的窝洞应衬洞和（或）垫底。常用玻璃离子黏固剂。忌用洞漆和酚类材料（如氧化锌丁香油酚黏固剂），以免影响树脂聚合。

（4）釉质黏接：用30%~50%磷酸处理洞缘釉质壁、釉质短斜面及垫底表面，处理时间也可按厂家说明进行，用水彻底冲洗后，吹干牙面，可见牙面呈白垩色。

（5）牙本质黏接：对牙本质进行酸蚀和预处理，涂布釉质黏接剂。

（6）充填复合树脂：放置成形片和楔子，将材料分次填入窝洞，分层固化（每层2~3mm），每次光照40~60秒，操作时应使光源尽量接近修复体，不同方向照射，最好采用斜向分层填入树脂。

（7）修整外形：树脂完全固化后，用石尖或金刚砂针修整外形。

（8）调整咬合：充填后应用咬合纸检查咬合情况，调磨高点。

（9）打磨抛光：依次用粗、细砂片打磨，橡皮轮或细绒轮蘸打磨膏抛光牙面。

知识点6：复合树脂修复的影响因素   副高：熟练掌握   正高：熟练掌握

（1）牙面未彻底清洁。

（2）牙面处理不当，如酸蚀不充分；牙面处理后冲洗和干燥不彻底，使牙面再污染等。

（3）洞壁的护髓材料未去净。

（4）洞底牙本质未做护髓处理，牙本质过度酸蚀使牙髓在修复后出现病变。

（5）黏接剂涂布不均匀或太厚。

（6）复合树脂充填不足，产生微渗漏，引起继发龋。

（7）树脂未固化前移动了修复体。

（8）树脂固化不完全。

（9）修复体过高致咬合力应力集中，承受咬合力过大或瞬间的过大咬合力可导致修复体折断或脱落。

六、玻璃离子黏固剂修复术

知识点1：玻璃离子黏固剂修复术概述   副高：熟练掌握   正高：熟练掌握

玻璃离子水门汀具有良好的黏接性；良好的生物相容性；可释放氟离子，具有防龋能力；对牙髓刺激小；热膨胀系数最接近人体牙体组织，聚合时无收缩应力、封闭性好等优点。临床可用于修复体的黏接固位、垫底和直接充填修复。但玻璃离子水门汀在抗磨性、美观性、临床操作性及材料的稳定性等方面不如复合树脂，这在一定程度上限制了其临床应用的范围。随着玻璃离子水门汀材料性能的改进，新型玻璃离子水门汀材料，如光固化型玻璃离子水门汀和高强度玻璃离子复合体，越来越多的应用于Ⅴ类洞、根面龋、部分Ⅰ类洞和Ⅱ类洞的充填修复治疗，其疗效也明显提高。

知识点2：玻璃离子黏固剂修复术适应证　　　　副高：熟练掌握　　正高：熟练掌握

（1）主要用于Ⅲ类洞、Ⅴ类洞和后牙邻面单面洞等不承受咀嚼压力的洞形及乳牙各类洞的修复。

（2）用于牙颈部楔状缺损、根面龋的修复。

（3）外伤牙折后暴露牙本质的覆盖、松动牙的固定及暂时性充填等。

（4）可用做衬洞和垫底材料。

其他，可用做黏固剂，黏固固定修复体、正畸附件及固位桩等。

知识点3：窝洞预备特点　　　　　　　　　　副高：熟练掌握　　正高：熟练掌握

（1）由于玻璃离子黏固剂与牙体组织有化学黏接性，对固位形的要求可放宽，不必制备倒凹、鸠尾等固位形，仅在必要时，做附加固位形以增强固位。

（2）只需去除龋坏牙本质，不做预防性扩展，洞缘不必去净无基釉。

（3）窝洞的点、线角应圆钝，以利于填入材料。

（4）由于玻璃离子黏固剂脆性大、强度低，故洞缘釉质不制备成斜面。

知识点4：修复操作步骤　　　　　　　　　　副高：熟练掌握　　正高：熟练掌握

（1）牙体预备。

（2）牙体处理：用橡皮杯蘸浮石粉将窝洞清理干净，用配套的处理剂（一般为弱酸，如10%聚丙烯酸或0.5mol/L EDTA）处理牙面10~20秒，以去除涂层。然后，用水充分清洗干净。对较深的窝洞应做衬洞，最好用可固化的氢氧化钙。如没有配套的处理剂，也可以用乙醇处理牙面。

（3）涂布底胶和（或）黏接剂：光固化型玻璃离子黏固剂一般配有底胶和（或）黏接剂，以增进对牙面的黏接；化学固化型不需涂布。

（4）充填材料：采用塑料充填器充填材料，从洞侧壁填入洞内，水平移动加压使材料就位。光固化型玻璃离子黏固剂光照即可固化。化学固化型玻璃离子黏固剂在粉、液混合后5分钟左右凝固，所以，在固化初期的5分钟内应绝对干燥，并且不能加压干扰。Ⅴ类洞可用专用成形片协助塑形和保护材料表面，至少覆盖表面5分钟。

（5）涂隔水剂：化学固化型玻璃离子粘固剂完全固化需 24 小时，故充填完后表面应涂一层隔水剂，如釉质黏接剂，以防止固化反应受涎干扰和固化过程中脱水而产生龟裂。而光固化型玻璃离子黏固剂用光照促进固化，则不需涂隔水剂。

（6）修整外形及打磨：化学固化型玻璃离子黏固剂应在 24 小时后进行，光固化型在光照固化后即可进行。方法与复合树脂修复术相同。

知识点 5：玻璃离子黏固剂与复合树脂的联合修复　　　副高：熟练掌握　正高：熟练掌握

玻璃离子黏固剂对牙髓刺激性小，且能释放氟，但其机械性能、耐磨性及美观效果不如复合树脂。而复合树脂则相反，其机械性能及美观效果较好，但对牙髓刺激性大。所以，这两种材料联合使用，即用玻璃离子黏固剂作为基底材料黏接于牙本质，再用复合树脂修复牙体缺损，可起到互补作用。这样，既能改善复合树脂与洞壁的密合性，阻断树脂对牙髓的刺激，又可以避免玻璃离子黏固剂单独修复的缺点，因此，玻璃离子黏固剂与复合树脂的联合修复技术被认为是理想的牙本质修复体系。此联合修复称夹层修复技术，又称三明治技术。主要步骤如下：

（1）牙体预备。

（2）玻璃离子黏固剂垫底，如缺损累及根面，玻璃离子黏固剂可延伸到龈缘，这样可增加龈缘的密合性。

（3）酸蚀黏固剂表面及洞壁釉质壁，冲洗，干燥。

（4）涂布黏接剂。

（5）复合树脂充填窝洞。

第八节　深龋的治疗

知识点 1：深龋的治疗原则——停止龋病发展促进牙髓的防御性反应
**　　　　　　　　　　　　　　　　　　　　　副高：熟练掌握　正高：熟练掌握**

去除龋坏组织，消除感染源是终止龋病发展的关键步骤。深龋时，原则上应去净龋坏组织，但尽量不穿通牙髓。因此，去龋时应根据不同年龄的髓腔解剖特点，结合洞底的颜色、硬度和患者的反应等具体情况而做处理。如年轻人的髓腔大、髓角高，急性龋的软化牙本质多、着色浅，去龋时易穿髓，如患牙无自发性疼痛，而在去净龋坏牙本质后有穿髓可能，可保留洞底近髓腔处的少量软化牙本质；然后，采用间接盖髓术，盖以有抑菌和促进修复性牙本质形成的制剂，如氢氧化钙，以达到终止龋病发展和促进牙髓防御性反应的目的。

知识点 2：深龋的治疗原则——保护牙髓　　　副高：熟练掌握　正高：熟练掌握

深龋的特点之一就是牙龋坏较重，洞内龋坏组织多且接近牙髓。因此，在窝洞制备中，应把对牙髓的保护放在首位来考虑，尽量减少对牙髓的刺激。为此，在治疗深龋时应做到以下两点。

手术操作：应尽量避免对牙髓机械、温度的刺激。去龋时，用挖器或用较大的球钻以先四周后中央的方式逐步去除腐质，切勿向髓腔方向加压；为避免引起牙髓暴露，可保留洞底近髓处的少许软化牙本质；在接近牙髓尤其是髓角部位，如患者特别敏感，应注意检查有无牙髓暴露；用探针探查时，应沿洞底轻轻滑动，勿施加压力，以防穿通髓腔；随时用温热水冲洗窝洞，棉球拭干，保持视野清楚。

垫底：一般需双层垫底，以隔绝来自充填材料和外界的刺激。

知识点 3：深龋的治疗原则——正确判断牙髓状况 副高：熟练掌握 正高：熟练掌握

深龋时，细菌可经过牙本质小管进入牙髓而使牙髓感染。另外，牙髓受其他外界刺激而发生病变的可能性也较大。因此，在治疗深龋时，首先要对牙髓状况做出正确的判断，才能制订出正确的治疗方案。

牙髓反应除与牙本质厚度和病变进程有关外，与细菌种类和数量及致病性、牙本质钙化程度、牙髓细胞和微循环状况、患者年龄等因素也有关，这些因素可影响牙本质的通透性和牙髓的反应性。鉴于以上情况，对牙髓状态的判断是较困难的。临床上可通过详细询问病史，了解患牙有无自发痛、激发痛、刺激去除后有无延缓痛等方面的情况，并结合临床检查，包括视诊、探诊和叩诊等，必要时做温度刺激试验、牙髓电活力试验及 X 线检查等，做出正确诊断，切勿将已有牙髓病变的患牙误认为是单纯的深龋来处理。

知识点 4：窝洞预备特点 副高：熟练掌握 正高：熟练掌握

（1）深龋洞破坏较大，入口容易，深度已达牙本质深层，接近牙髓。注意除去洞缘的龋坏组织和无基釉，以便充分暴露洞内壁，前牙唇面允许保留无基釉。

（2）抗力形除洞底呈圆弧形以顺应髓室顶的弧形和龋损的圆弧以外，其余侧壁均应制成平直，形成盒状，固位形设计按制备洞形的原则进行。切忌将洞底磨平，以免意外穿髓，不平的洞底用材料垫平。

（3）深龋的破坏较大，应对承受𬌗力的牙尖、牙嵴进行修整，适当降低咬合高度，减少𬌗力。

知识点 5：窝洞消毒 副高：熟练掌握 正高：熟练掌握

在深龋，尤其是在保留了一部分软化牙本质时，窝洞的消毒有控制和消除感染的作用。深龋近髓，对消毒药物的要求较高。深龋的消毒药物应具有渗透性与杀菌力强，对牙髓刺激性小，药效长且能促进修复性牙本质的生成等作用。目前，常用的麝香草酚乙醇溶液，只能消除浅层感染，因此，还需要某些垫底材料所具有的消毒力弥补其不足。垫底材料常选用氢氧化钙或氧化锌丁香油黏固剂。

知识点 6：深龋的治疗方法——垫底充填　　副高：熟练掌握　正高：熟练掌握

垫底充填即洞形预备好后，立即垫底充填，可一次完成。

（1）适应证：适用于无自发痛、激发痛不严重、刺激去除后无延缓痛、能去净龋坏牙本质这一类牙髓基本正常的患牙。

（2）方法：一般需双层垫底后再充填。即先用氧化锌丁香油酚黏固剂垫一层，以保护牙髓，再垫一层磷酸锌黏固剂，形成平而硬的洞底，以利于充填。如用聚羧酸锌黏固剂或玻璃离子黏固剂垫底可只垫一层。如需做倒凹固位形，于垫底后做。垫底后应留出足够的深度，以容纳一定厚度的充填材料。最后选用适宜的充填材料充填，恢复患牙的外形和功能。

知识点 7：深龋的治疗方法——安抚治疗　　副高：熟练掌握　正高：熟练掌握

安抚治疗将具有安抚、镇痛、抗炎作用的药物封入窝洞，使牙髓充血恢复正常，消除临床症状的疗法。

（1）适应证：用于无自发痛，但有明显的激发痛，备洞过程中极其敏感的深龋或不能肯定牙髓状况者。这类患者应先做安抚治疗，待症状消除后再做进一步处理。

（2）方法：窝洞干燥后，放置大小合适的丁香油酚棉球或抗生素小棉球，用氧化锌丁香油酚黏固剂封洞，观察 1~2 周。复诊时，如患牙无疼痛及其他不良反应，电活力测试正常，则取出棉球，根据具体情况做双层垫底、永久充填，或做间接盖髓术。如有症状，则进一步做牙髓治疗。

因为氧化锌丁香油酚黏固剂本身具有安抚作用，所以，对于软化牙本质已去净的病例，可直接用氧化锌丁香油酚黏固剂封洞观察。如第二次复诊时无症状，电活力测试正常，可在隔湿情况下去除部分黏固剂，留一薄层做垫底用，上面再垫磷酸锌黏固剂，永久充填。

知识点 8：深龋的治疗方法——间接盖髓术　　副高：熟练掌握　正高：熟练掌握

间接盖髓术用具有抗炎和促进牙髓-牙本质修复性反应的制剂覆盖于洞底（接近牙髓的牙本质上），促进软化牙本质的再矿化和修复性牙本质的形成，以保存牙髓活力的方法称间接盖髓术。用做盖髓的制剂称盖髓剂，临床常用氢氧化钙制剂。

（1）适应证：用于软化牙本质不能一次去净，牙髓-牙本质反应能力下降，无明显主观症状的深龋。

（2）方法：对在洞底遗留有少量软化牙本质的窝洞，应根据洞的深度、病程的长短、软化牙本质的性质、遗留量的多少、临床表现及去腐过程中患者的反应等一系列情况综合分析来选择一次完成充填或两次完成充填。

急性龋：由于其病程进展快，软化牙本质多，细菌侵入深度相对较浅，未进入深层脱矿区。如行一次充填，窝洞预备好后干燥窝洞，于洞底盖一薄层氢氧化钙制剂，然后垫底、充填即可。如一次充填把握不大，可在氢氧化钙间接盖髓后，氧化锌丁香油酚黏固剂和磷酸锌黏固剂双层封洞，或用聚羧酸锌黏固剂或玻璃离子黏固剂单层封洞，观察1~3个月，复诊时如无症状，牙髓活力正常，可去除部分黏固剂，永久充填。

慢性龋：由于其病程进展慢，软化牙本质内有细菌感染，如果在洞底遗留有少量软化牙本质，需两次完成充填。第一次处理同急性龋，即干燥窝洞，于洞底盖一薄层氢氧化钙制剂，单层或双层封洞，然后观察3~6个月，等待修复性牙本质的形成。复诊时，如无症状，牙髓活力正常，可去除全部封物及洞底软化牙本质，重新盖髓、垫底、永久充填。

知识点9：治疗方法的选择			副高：熟练掌握　正高：熟练掌握

龋病类型	软龋能否去净	牙髓状况	最佳治疗方案
急性龋、慢性龋	能	正常	垫底充填
急性龋、慢性龋	能	充血	安抚→垫底充填
急性龋	不能	正常	间接盖髓→垫底充填
	不能	充血	安抚→间接盖髓→垫底充填
慢性龋	不能	正常	间接盖髓→去净软龋、间接盖髓→垫底充填
	不能	充血	安抚→间接盖髓→去净软龋、间接盖髓→垫底充填

第九节　根面龋的治疗

知识点1：根面龋的好发部位	副高：熟练掌握　正高：熟练掌握

常发生在牙龈退缩的牙骨质面，也可由楔状缺损继发而来。

知识点2：根面龋的临床特征	副高：熟练掌握　正高：熟练掌握

早期，牙骨质表层下无机物脱矿，有机物分解，牙骨质结构和完整性遭到破坏，龋病进展缓慢、病变较浅，呈浅棕色或褐色边界不清晰的浅碟状。龋损进一步发展，沿颈缘根面呈环形扩散；病变发展时，向根尖方向发展，一般不向冠方发展侵入釉质；严重者破坏牙本质深层，在咬合压力下可使牙折断。

根面龋多为浅而广的龋损，早期深度为 0.5 ~ 1mm 时不影响牙髓，疼痛反应轻，患者可无自觉症状。病变加深，接近牙髓时，患者对酸、甜、冷、热刺激产生激发痛。

知识点 3：根面龋的治疗——非手术治疗	副高：熟练掌握 正高：熟练掌握

（1）适应证：①根龋的深度限于牙骨质或牙本质浅层，呈平坦而浅的龋洞；②龋坏部位易于清洁或自洁；③龋洞洞壁质地较硬，颜色较深，呈慢性或静止状态时。

（2）治疗方法：先用器械去除菌斑及软垢，再用砂石尖磨光后用药物处理患处。

注意不要选择硝酸银药物，因为该药对口腔软组织有较强的腐蚀性，并使牙变黑。

知识点 4：根面龋的治疗——充填治疗	副高：熟练掌握 正高：熟练掌握

根面龋治疗原则与龋病治疗原则相同，但应注意以下几点。

（1）去除龋坏组织，消除细菌感染：根部牙骨质和牙本质均较薄，去净龋坏组织消除细菌感染，保护牙髓更为重要。使用慢速球钻沿洞壁轻轻地、间断地钻磨，并用冷水装置，避免产热，避免对牙髓造成激惹。也可使用挖器去除软化牙本质。

（2）制备洞形：重点在制备固位形：当龋病沿根面环形发展形成环状龋时，去除龋坏组织充填修复后，应做全冠修复。如果根面组织破坏较多，此时虽无明显的牙髓炎症状，也应做根管治疗，利用根管桩、钉插入根管，充填修复后增加牙体的抗力。

根面龋发展至龈下，牙龈组织会有不同程度的炎症。为改善牙龈组织的炎症，可先用器械或刮匙做根面洁治和刮治，并去除龋坏区软化牙本质，清洗干燥根面后用氧化锌丁香油黏固粉封闭，1 周后再进行下一步的治疗。

（3）窝洞消毒和垫底：①消毒药物：75% 酒精、木馏油、25% 麝香草酚液。选用牙色材料充填时应用 75% 酒精消毒。②垫底：若选用对牙髓无刺激的充填材料如玻璃离子体粘固剂，可不垫底。用复合树脂充填时，垫底材料可选择氢氧化钙。

（4）窝洞充填：①严密隔湿；②使用银汞合金充填材料时要注意层层压紧，以免造成微渗漏。双面洞时应使用成形片或楔子，以保证材料与根部贴合，避免悬突。

第十节 龋病治疗的并发症与处理

一、意外穿髓

知识点 1：意外穿髓的定义	副高：熟练掌握 正高：熟练掌握

在窝洞预备过程中，由于操作不当或髓腔解剖变异而造成健康牙髓的意外暴露，称为意

外穿髓。穿髓给患者带来痛苦，使治疗更复杂。

知识点 2：意外穿髓的原因　　　　　　　　副高：熟练掌握　　正高：熟练掌握

（1）对髓腔解剖不熟悉：髓腔的大小、髓角的高低和龋病类型与患者年龄有关。乳牙和年轻恒牙的髓腔大、髓角高。术者应了解这些情况，做到心中有数，避免意外穿髓。

（2）髓腔解剖的变异：个别牙的髓角特别高，如有的第一磨牙的近颊髓角较高，易穿髓。术前可摄 X 线片，帮助了解髓腔情况。

（3）操作不当：龋洞较深，去软龋时，特别是急性龋，软化牙本质多，修复性牙本质薄，操作粗糙和使用器械不当都可引起穿髓；另外，在扩展洞形时，以与洞底平齐的深度向牙尖扩展，可造成髓角穿通。

知识点 3：意外穿髓的预防　　　　　　　　副高：熟练掌握　　正高：熟练掌握

深部龋坏组织应用挖器挖除或大球钻以先四周后中央的方式逐步去除，切勿向髓腔方向加压；预备深窝洞时，不应将洞底磨平，而应垫平；为避免引起牙髓暴露，可保留洞底近髓处的少许软化牙本质，然后采用间接盖髓术；如患者特别敏感，用探针探查时应沿洞底轻轻滑动，勿施加压力，以防穿通髓腔。

髓腔穿破时患者会感到剧痛，但有时可能无感觉。露髓后可见有一针尖大小的红点，可见少量的出血，探时有凹陷感，再加上患者剧痛，比较容易发现。

知识点 4：意外穿髓的处理　　　　　　　　副高：熟练掌握　　正高：熟练掌握

意外穿髓的牙髓多为正常牙髓，其处理视患者年龄、患牙部位和穿髓孔大小而选择不同的牙髓治疗方法。

二、充填后疼痛

知识点 1：牙髓性疼痛中的激发痛　　　　　副高：熟练掌握　　正高：熟练掌握

激发痛：充填后出现冷、热刺激痛，但无明显延缓痛或仅有短暂的延缓痛，常见原因有：

（1）备洞过程中对牙髓的刺激。过冷的水冲洗窝洞、连续钻磨产热及钻牙的负压均可激惹牙髓引起疼痛。

（2）未垫底或垫底材料选择不当。中、深龋未垫底直接用银汞合金充填，可传导冷、热刺激至牙髓；深龋用复合树脂直接充填或直接用磷酸锌黏固剂垫底可造成对牙髓的刺激而激惹牙髓。

（3）深龋洞，消毒药物刺激牙髓。

（4）流电作用。如用两种不同金属充填于上下相对牙的殆面，由于存在着电位差，咀嚼时在涎的作用下可产生微弱的电流而刺激牙髓。

处理：症状轻者可观察，如疼痛逐渐减轻，可不处理；如疼痛未缓解，甚至加重，则应去除充填物，经安抚治疗后再重新充填；对流电作用的牙，应更换成一种金属，如去除银汞合金充填体，用复合树脂或改用同类金属的嵌体修复。

知识点2：牙髓性疼痛中的自发痛　　　副高：熟练掌握　正高：熟练掌握

充填后出现阵发性、自发性疼痛，不能定位，温度刺激可诱发或加重疼痛，尤以夜间发作明显。此种情况应考虑有牙髓炎的可能。其原因如下。

（1）对牙髓状况判断错误。

（2）上述引起激发痛的各种因素严重或持续时间长，未及时去除。

（3）小的穿髓孔未被发现。

（4）充填材料对牙髓有慢性刺激，使牙髓逐渐发炎，甚至坏死。

（5）洞底留有较多的软化牙本质，致龋病病变继续发展，累及牙髓。

处理：首先去除充填物，开髓引流，待症状缓解后根据患者年龄和牙髓状况选择适当的牙髓治疗方法。

知识点3：牙髓性疼痛中的与对颌牙接触时疼痛　　副高：熟练掌握　正高：熟练掌握

应用银汞合金充填的牙齿，在与对颌牙接触时出现短暂的疼痛，脱离接触或反复咬合多次后疼痛消失。这种情况多见于与对颌牙相应的牙齿有不同的金属修复体，上下牙接触时两种具有不同电位的金属连在一起，形成电位差，产生电流而引起疼痛。

处理方法：去除银汞合金充填物，改用非导体类材料，如复合树脂充填，或改做同类金属的嵌体修复。

知识点4：牙周性疼痛中的咬合痛　　　　副高：熟练掌握　正高：熟练掌握

咬合痛是指充填后咀嚼时疼痛，与温度刺激无关。

原因多由充填物过高，咬合时出现早接触所致。检查时会发现银汞合金充填物有亮点，复合树脂充填物可用咬合纸检查出高点。

处理方法：确定早接触部位，磨除高点，症状即可消除。

知识点5：牙周性疼痛中的自发痛　　　　　　副高：熟练掌握　正高：熟练掌握

自发痛是指持续性自发性疼痛，可定位，与温度刺激无关，咀嚼可加重疼痛。

（1）主要原因

牙龈损伤：术中器械伤及牙龈，甚至牙周膜，或酸蚀剂溢出至牙龈而引起牙龈炎。

充填体悬突：充填物在龈缘形成悬突，压迫牙龈，造成牙龈发炎、出血，时间长者还可引起牙龈萎缩，甚至牙槽骨吸收。

接触点恢复不良：邻面接触点恢复不良，可造成食物嵌塞，引起牙龈炎症、牙龈萎缩及牙槽骨吸收。

（2）针对不同原因做不同处理

牙龈炎较轻者，局部冲洗，上碘甘油。

充填体悬突者，去除悬突，清除局部刺激物。

接触点恢复不良者，应重新充填。必要时可做固定修复（嵌体或冠），以恢复正常接触关系。

三、充填物折断、脱落

知识点1：充填物折断、脱落的常见原因　　　　副高：熟练掌握　正高：熟练掌握

充填物在口腔内经过一段时间后发生折断或松动脱落，常由下列原因造成：

（1）洞形预备缺陷，没有足够的抗力形和固位形

窝洞深度或垫底不良：洞的深度不够或垫底太厚，使充填材料过薄，不仅固位差，且材料的抗力也降低。

充填体固位不良：邻𬌗洞的𬌗面无鸠尾固位形；或虽有鸠尾形但鸠尾峡过宽，与邻面洞大小不平衡；洞口大于洞底等原因可造成充填体固位不足。

承担咬合力区制备不良：鸠尾峡过窄，轴髓线角过锐，洞底不平，邻面洞的龈壁深度不够等原因可致充填物折裂。

（2）充填材料调制不当：充填材料各组分的比例不当、材料被唾液或血液污染及材料调制时间过长等均可使其性能下降。

（3）充填方法不当：未严格隔湿、充填压力不够、材料未填入倒凹或有气泡等，使充填体松脱。

（4）过早承担咬合：材料未完全固化前，其机械强度差，如过早受力，易折裂。

（5）充填物存在高点，咬合关系异常。

知识点2：充填物折断、脱落的处理　　　副高：熟练掌握　正高：熟练掌握

去除原有残存充填物，针对存在的问题按照备洞原则修整洞形，按正规操作调制材料和完成窝洞充填，并认真交代医嘱。

四、牙齿折裂

知识点1：牙齿折裂常见原因　　　　　　副高：熟练掌握　正高：熟练掌握

（1）牙体缺损大，脆弱牙尖未降低咬合。

（2）制洞时未去除无基釉，特别在承受咬合力处。

（3）磨除过多牙体组织，削弱了牙体组织的抗力。

（4）窝洞的点、线角不圆钝或外形线不圆缓，导致应力集中。

（5）充填体过高、过陡，引起殆创伤。

（6）充填材料过度膨胀，如银汞合金在固化过程中与水、汗液、唾液、血液等接触所造成的延缓性膨胀。

知识点2：牙齿折裂的处理　　　　　　　副高：熟练掌握　正高：熟练掌握

部分折裂者可去除部分充填物后，修整洞形，重新充填；如固位力和抗力不够，可行黏接修复术、附加固位钉修复术和冠修复等；完全折裂至髓底者应予以拔除。

五、继发龋

知识点1：继发龋定义　　　　　　　　　副高：熟练掌握　正高：熟练掌握

继发龋是指窝洞充填后，在洞缘、洞底或邻面牙颈部等处又发生龋坏。

知识点2：继发龋发生的主要原因　　　　副高：熟练掌握　正高：熟练掌握

（1）备洞时未去净龋坏组织，致使充填后龋损继续发展。

（2）洞的边缘未在自洁区：洞的边缘在滞留区内，或在深的窝沟处。

（3）充填材料与洞壁界面间有微渗漏：其原因为充填材料的性能不良，如硬固时充填材料本身的体积收缩；调制不当，如调制比例、调拌时间、调制方法等可影响材料的性能；

充填手法不当或充填压力不足造成充填材料与洞壁不密贴而出现裂隙；垫底不当，粘于洞缘的垫底粘固剂被唾液溶解而出现裂隙；洞壁有无基釉，特别在承受咬合力处，受力时易破碎，在洞缘留下缝隙，利于食物滞留和菌斑沉积；承受咬合力部位洞缘短斜面上的充填体可在受力时破碎、折裂，而使充填体边缘出现缝隙。

知识点3：继发龋的处理	副高：熟练掌握 正高：熟练掌握

去除原充填物及继发龋，修整洞形，重新充填。

洞漆和黏接剂的使用可增加充填材料与洞壁间的密合度，降低微渗漏的发生率。最近的研究表明，黏接剂不仅能降低复合树脂充填的微渗漏，也可减少银汞合金充填的微渗漏，因为它既可起到机械封闭作用，又可与釉质、牙本质、银汞合金形成一定形式的黏接。

第二章　牙体硬组织非龋性疾病

第一节　牙发育异常与结构异常

一、釉质发育不全

| 知识点1：釉质发育不全的定义 | 副高：熟练掌握　正高：熟练掌握 |

釉质发育不全是指在牙发育期间，由于全身的、局部的以及遗传等因素影响所导致的釉质结构异常。根据致病因素的性质不同，可分为釉质发育不良和釉质矿化不良两种类型。

| 知识点2：釉质发育不全的全身因素 | 副高：熟练掌握　正高：熟练掌握 |

（1）婴儿及母体疾病：婴幼儿时期的高热疾病，如水痘、小儿患佝偻病、麻疹、白喉、猩红热、肺炎等高热疾病均可使成釉细胞发生障碍，影响釉质基质的形成和矿化。母体在怀孕间患风疹、毒血症等，也可影响胎儿在此期间发生釉质发育不全。

（2）内分泌失调：内分泌与身体的生长、发育和新陈代谢关系密切。如甲状旁腺是直接控制身体中钙、磷的内分泌腺，一旦功能失调，会降低钙盐的吸收和利用，影响釉质基质矿化，造成釉质发育不全。

（3）严重营养障碍：缺乏维生素A、维生素D、维生素C及钙、磷，均可影响成釉细胞分泌釉质基质和矿化。

| 知识点3：釉质发育不全的局部因素 | 副高：熟练掌握　正高：熟练掌握 |

乳牙感染或外伤，可影响其下方正在发育的继承恒牙釉质发育不全。严重的乳牙尖周感染也可影响其下恒牙的发育，形成釉质发育不全。局部因素往往只累及个别牙，以前磨牙多见，又称特纳（Turner）牙。

| 知识点4：釉质发育不全的遗传因素 | 副高：熟练掌握　正高：熟练掌握 |

釉质发育不全偶可发生在一个家族几代成员中，无性别差异，为常染色体显性遗传病。这种釉质发育不全称遗传性釉质发育不全。可累及乳牙或同时影响乳、恒牙，也可伴有骨骼或心脏等其他遗传性缺陷。

知识点 5：釉质发育不全的病理变化　　　　副高：熟练掌握　　正高：熟练掌握

在磨牙上，釉质部分有凹陷，凹陷处的釉保护膜能够经数年而不被磨掉。在凹陷底部，有加重的釉质发育间隙线。釉丛和釉梭明显且数目多。釉质易被染料浸透，故釉质中常有色素沉积。与釉质发生障碍同一时期发生的牙本质部分，也有增多的球间牙本质和牙本质发育间隙线。

知识点 6：釉质发育不全的轻症临床表现　　　　副高：熟练掌握　　正高：熟练掌握

患者釉质形态基本完整，表面无实质性缺损，仅色泽和透明度与正常釉质不同，呈白垩色或黄褐色。一般无自觉症状。

知识点 7：釉质发育不全的重症临床表现　　　　副高：熟练掌握　　正高：熟练掌握

重症牙面呈棕褐色，并有实质性缺损，形成带状（横沟状）和蜂窝状的棕色凹陷。

（1）带状凹陷：在同一时期釉质的形成全部遭受障碍时，其带的宽窄反映受障碍时间的长短。若障碍反复发生，牙面上就出现数条平行的横沟。

（2）窝状凹陷：由于成釉细胞成组破坏所致。严重者可呈蜂窝状，甚至完全无釉质。前牙切缘变薄，后牙𬌗面牙尖向中央聚拢或消失，釉质呈多个不规则的结节和凹陷，似桑葚状。所有釉质发育不全患者釉质缺损部位光滑、质地坚硬。

由于致病因素在牙发育期间才会导致釉质发育不全，故受累牙常呈对称性。临床上可根据釉质发育不全的部位来推断发生障碍的时间。例如 11、13、16、21、23、26、31、32、33、36、41、42、43、46（FDI 记录法）的切缘或牙尖出现釉质发育不全，表示致病因素发生在 1 岁以内；如 12、22 的切缘被累及，表示致病因素发生在出生后第 2 年以内。若前牙未受累，釉质发育不全主要表现在 14、15、17、24、25、27、34、35、37、44、45、47，则表明出生后 2~3 年遭到致病因素的影响。若乳牙根尖周感染所致继承恒牙的发育不全，表现为恒牙牙冠小，形状不规则，灰褐色。釉质发育不全的牙易被磨损，也易患龋。发生龋病后进展较快。如发生在前牙则影响美观。

知识点 8：釉质发育不全的鉴别诊断　　　　副高：熟练掌握　　正高：熟练掌握

主要与龋病鉴别，釉质发育不全同时出现在牙胚发育时期相同的一组牙上，有对称分布的特点，发生颜色和（或）形态改变的部位质地坚硬。而龋病无对称性，且发生色形改变的部位质地变软。

知识点 9：釉质发育不全的治疗原则　　　　副高：熟练掌握　正高：熟练掌握

目前主要根据患者釉质发育不全的严重程度和患者的美观要求决定治疗方案。

（1）轻症可不处理，要求患者注意口腔卫生，防止龋坏的发生发展。

（2）前牙牙面缺陷影响美观或患者美观要求较高的，可进行复合树脂充填、复合树脂贴面、烤瓷冠等修复。

（3）后牙缺损严重并发龋病或可能发生龋病者，若周围有足够坚硬的釉质，用银汞合金充填；因釉质发育不全常伴有严重的牙本质发育缺陷，制备洞形时需注意窝洞深度，避免意外露髓。

知识点 10：釉质发育不全的预防　　　　　副高：熟练掌握　正高：熟练掌握

釉质发育不全是牙在颌骨内发育矿化时期所产生的发育缺陷，直到萌出后才被发现，它不能表示现在机体的健康状况。因此，目前再补充维生素 A、维生素 D 及其他矿物质，已无任何作用。只有通过加强妇幼保健工作，对孕妇和儿童（尤其出生后第 1~3 年内），给予充足营养，预防全身性疾病，才能有效地预防本病发生。

二、遗传性牙本质发育不全

知识点 1：遗传性牙本质发育不全分类　　　副高：熟练掌握　正高：熟练掌握

遗传性牙本质发育不全可根据临床表现分为 3 种亚型。

Ⅰ型：伴有全身骨骼发育不全。

Ⅱ型：即遗传性乳光牙本质，无全身骨骼异常。因其具有遗传性，并且牙外观有一种特殊的半透明乳光色而得名。

Ⅲ型：是被称为壳牙的一种牙本质发育不全。牙本质极薄，髓室和根管明显增大。

知识点 2：遗传性牙本质发育不全的病因　　　副高：熟练掌握　正高：熟练掌握

本病属于常染色体显性遗传病，可在一家族中连续出现几代，但亦可隔代遗传。男、女患病率均等，乳、恒牙均可受累。

知识点 3：遗传性牙本质发育不全的病理变化　　副高：熟练掌握　正高：熟练掌握

釉质结构基本正常，但釉牙本质界失去小弧形的排列而呈直线相交，有的虽呈小弧形曲线，但界面凹凸较正常牙为浅。牙本质形成较紊乱，牙本质小管管径较大，数目较少，甚至有的区域完全没有小管，并可见未钙化的基质区域。由于不断较快地形成牙本质，成牙本质细胞退变消失，有的细胞被包埋于基质内，髓腔也由于不断形成的牙本质充满而消失。

知识点 4：遗传性牙本质发育不全的临床表现　　副高：熟练掌握　正高：熟练掌握

牙冠呈微黄色半透明状，光照下呈现乳光，釉质易从牙本质表面分离脱落使牙本质暴露，从而发生严重的咀嚼磨损。在乳牙列，全部牙冠可被磨损至龈缘，造成咀嚼、美观和语言等功能障碍。有严重磨损导致低位咬合时，也可继发颞下颌关节功能紊乱等疾病。X 线片可见牙根短。牙萌出后不久，髓室和根管完全闭锁。

知识点 5：遗传性牙本质发育不全的治疗　　副高：熟练掌握　正高：熟练掌握

在乳牙列，可用覆盖𬌗面和切缘的𬌗垫预防和处理。在恒牙列，前牙用烤瓷冠，后牙用金属冠或覆盖义齿、𬌗垫修复。对并发的牙髓炎、根尖周炎、颞下颌关节功能紊乱者也应做相应治疗。

三、先天性梅毒牙

知识点 1：先天性梅毒牙的定义　　副高：熟练掌握　正高：熟练掌握

先天性梅毒牙是在胚胎发育后期和出生后第 1 个月，牙胚受梅毒螺旋体侵犯所造成的釉质和牙本质的发育不全。先天性梅毒患者中 10%~30% 的有先天性梅毒牙表征，表现为呈半月形切牙和桑葚状磨牙。主要发生在切牙和第一恒磨牙，乳牙和其他恒牙偶见。

知识点 2：先天性梅毒牙的发病机制　　副高：熟练掌握　正高：熟练掌握

梅毒牙多见于恒牙列，乳牙列极少累及，主要与下列因素有关：梅毒螺旋体不易经过胎盘屏障直接作用于胎儿；如果梅毒在胚胎早期即经过胎盘屏障而严重侵犯组织，胎儿易流产，不会引起先天性梅毒牙；梅毒对组织损害最严重的时期，是在胚胎末期及出生后第 1个月。

知识点 3：先天性梅毒牙的病理变化　　副高：熟练掌握　正高：熟练掌握

镜检发育期牙胚，曾发现牙胚周围有螺旋体，牙乳头和牙囊有炎症。梅毒牙的病理改变是：釉质明显缺少或完全缺失，牙本质生长线明显，球间牙本质增多，前期牙本质明显增宽，牙颈部可见含细胞牙本质和骨样牙本质。

知识点4：先天性梅毒牙的临床表现 副高：熟练掌握 正高：熟练掌握

（1）半月形切牙：也称哈钦森牙。多见于上颌中切牙，切缘比牙颈部狭窄，切缘中央有半月形缺陷，切牙之间有较大空隙。

（2）桑葚状磨牙：发生在第一磨牙，牙尖皱缩，表面粗糙；釉质呈多个不规则的小结节和坑窝凹陷，散在于近𬌗面处，故有桑葚状之称；牙尖向中央凑拢，牙横径最大处是在牙颈部。

（3）蕾状磨牙：有时第一恒磨牙虽不似桑葚状，但其牙尖向𬌗面中央凑拢，致使𬌗面收缩，有如花蕾，因而得名。

知识点5：先天性梅毒牙的诊断 副高：熟练掌握 正高：熟练掌握

（1）双亲之一有梅毒史、梅毒螺旋体血清试验阳性。

（2）恒中切牙和下切牙呈半月形切牙，第一恒磨牙呈桑葚状磨牙，有时伴有牙齿数目或萌出异常。

（3）部分患者有先天性梅毒的其他临床表现，如听力或视力障碍等。

知识点6：先天性梅毒牙的治疗 副高：熟练掌握 正高：熟练掌握

梅毒螺旋体血清试验阳性的患者，应先进行抗梅毒治疗。治疗先天性梅毒牙可用光固化复合树脂贴面或烤瓷冠修复。

知识点7：先天性梅毒牙的预防 副高：熟练掌握 正高：熟练掌握

在妊娠早期治疗梅毒是预防先天性梅毒牙的有效方法。若在妊娠后4个月内用抗生素进行抗梅毒治疗，95%的婴儿可避免罹患先天性梅毒，防止梅毒牙的发生。

第二节 着色牙

一、氟牙症

知识点1：氟牙症的定义 副高：熟练掌握 正高：熟练掌握

氟牙症又称氟斑牙或斑釉牙，是指牙在发育矿化时期摄入过量氟元素所引起的一种特殊型的釉质发育不全，是地方性慢性氟中毒最早出现的一种特异性体征，常发生在高氟区出生和成长的人群。氟中毒除了影响牙齿外，严重者同时患氟骨症，应引起高度重视。

知识点2：氟牙症的病因	副高：熟练掌握 正高：熟练掌握

氟牙症的发生及其严重程度随饮水中氟含量浓度的上升而增加，但水氟含量过高，并不是引起氟牙症的唯一原因。某些地区食物、蔬菜和燃料中含氟量高，即使当地居民的饮水中含氟量 <1mg/L，也会影响牙的发育，发生氟牙症。此外，机体对氟化物的感受性存在个体差异，也与氟牙症的发生有关。

氟对牙齿的损害主要是在牙齿的矿化时期，若牙齿已矿化完成，如恒切牙在4岁半，恒第二磨牙及其他牙齿在7岁后，则可避免氟的损害。氟牙症的发生一般在7~8岁前已基本形成，而其表现是在牙齿萌出后才被发现。全部牙齿的发育和矿化在不同的年龄中发生，氟牙症和个体摄取的氟量有直接关系；婴儿出生后1~3岁时，氟的摄入量最多，釉质对氟也最为敏感，氟牙症侵犯切缘和牙尖部位。釉质越厚受氟损害越严重，因中切牙切缘没有牙本质，全层均为釉质，因而中切牙受损最严重。由于各个牙齿发育的时间不尽相同，随着不同时期摄氟量的不同，牙齿受氟损害的程度也不尽相同。

根据人体对氟化物摄入来源的不同，氟牙症可分为以下几类：

（1）饮水型：目前认为饮水中氟含量过高是氟牙症的主要病因。饮水是人体氟的主要来源，水中的氟很容易被人体吸收。据报道，饮水中氟含量为1mg/L时牙具有较强的抗龋能力，一般不出现氟中毒；超过此浓度，可发生氟牙症。人体氟的摄入量受到饮水氟浓度和饮水量的调控。由于氟的多源性来源，许多饮水氟浓度在1mg/L及其以下的国家和地区也可出现氟牙症的流行。

（2）食物型：人体每天摄入的氟约有35%来自于食物，食物是人体摄氟的第二主要来源，所有食品，包括植物或动物食品中都含有一定量的氟。食物型氟中毒已成为氟中毒的一种重要类型。

（3）空气污染型：空气中的氟虽然不是人体氟的主要来源，但在某些特殊环境条件下空气中的氟仍然会给人体带来危害，我国一些高氟煤矿区（云、贵、川、重庆三峡等地区）因地处高寒地区，雨季较长，当地居民长年直接燃烧高含氟煤取暖、烘烤粮食等造成气源性氟污染，土壤、空气中氟含量很高，居民从粮食、空气中摄入了过多的氟，也会产生氟牙症。

（4）工业污染型：含氟废物高的工厂（如铝厂、磷肥厂）附近的空气、农作物受污染，食品含氟量增高，也可引起地方性氟病的流行。

（5）饮茶型：饮茶可增加人体氟的来源，茶叶干品中含的氟可被浸泡出来，在淡茶水中也含有1mg/L以上的氟。一个嗜好饮茶的人，每日从茶叶中摄入1~3mg/L的氟。

（6）含氟制剂：使用过程中所引起的慢性氟中毒。儿童使用含氟牙膏，是最易增加氟牙症的危险因素之一，儿童吞咽功能尚未发育完全和不熟悉漱口，部分含氟牙膏被咽下所致。研究表明，通常 6 岁以下的儿童使用含氟牙膏，有 20% 左右的含氟牙膏被咽下，3 岁儿童可吸入 1/3 的氟化物牙膏，1~2 岁的婴儿使用氟化牙膏摄入的氟量更高。14 个月前的婴儿使用氟化牙膏和服补充氟的药物是儿童患病的主要原因。氟化物补充剂氟片、氟滴剂、维生素丸、氟口香糖等同样有造成氟牙症的危险。

知识点 3：氟牙症的发病机制和病理　　　　　　副高：熟练掌握　正高：熟练掌握

碱性磷酸酶可以水解多种磷酸酯，因此可以在骨、牙代谢中提供无机磷，作为骨盐形成的原料。氟浓度过高，可抑制碱性磷酸酶的活力，造成釉质发育不良、矿化不良和骨质变脆的骨骼疾病，其病理表现为柱间质矿化不良和釉柱的过度矿化。这种情况在表层的釉质更显著，表层釉质含氟量是深层釉质的 10 倍左右。所以氟牙症表层釉质呈多孔性，易于吸附外来色素如锰、铁化合物而产生氟斑。重型氟牙症的微孔量可达 10%~25%，位于釉柱间，并沿横纹分布。如果这种多孔性所占的体积大，釉质表面就会塌陷，形成窝状釉质发育不全。

知识点 4：氟牙症的临床表现　　　　　　　　副高：熟练掌握　正高：熟练掌握

（1）发生部位：氟牙症常发生在同一时期萌出的同名牙上，具有对称性。氟牙症多发生在恒牙，乳牙很少见，程度也较轻。因为乳牙釉质形成和钙化大多在胚胎时期和婴儿期。由于母体胎盘屏障的作用，氟能通过胎盘的量极少，母乳中的氟含量也相对稳定，不会因母体摄氟过多而增高。

（2）患牙牙数：患氟牙症牙数的多少取决于牙发育矿化时期在高氟区生活时间的长短，出生至出生后长期居住在高氟区，可使全口牙受侵害；如 2 岁前生活在高氟区，以后迁移至非高氟区，在恒牙氟牙症可能表现在前牙和第一恒磨牙；如果生活在低氟区的儿童，6~7 岁以后再迁入高氟区，一般不会出现氟牙症。

（3）牙面表现：患牙釉质呈白色斑纹，甚至整个釉质表面为无光泽的白垩色；有些牙呈黄褐色、棕褐色横纹或斑块；严重者有实质性缺损，患牙失去整体外形。氟牙症釉质和牙本质硬度降低，耐磨性差，抗酸力较强。一般无自觉症状，但发生在前牙，影响美观。

根据牙表面染色、光泽度及缺损程度，Dean 将氟牙症分为正常、可疑、极轻、轻度、中度、重度 6 类。

氟牙症指数，用以反映一个地区的人群中氟牙症的流行情况和严重程度。若氟牙症指数大于 0.4，表示有氟中毒现象，指数 >0.6，应高度重视。

氟牙症指数 = [（0.5×可疑人数）+（1×极轻人数）+（2×轻度人数）+（3×中度人数）+（4×重度人数）]/受检人数

（4）严重的慢性氟中毒者，除牙齿变化外，常有氟骨症、骨硬化症、关节病变、贫血等，严重者脊柱硬化、折断而危及生命。

知识点 5：氟牙症的诊断　　　　　　　　　副高：熟练掌握　正高：熟练掌握

（1）患者在 6~7 岁前居住在含氟高的地区。

（2）无自觉症状。

（3）波及同一发育期的牙齿，呈对称性，多数累及全口牙。

（4）探查表面坚硬，有光泽。

（5）轻度：釉质上的白色不透明区更广泛，但不超过牙面的 1/2；中度：整个牙面釉质受累并有显著的磨损，呈黄褐色或棕褐色；重度：釉质表面严重受累，发育不全明显，牙面广泛着色呈棕褐色，影响牙面形态。

（6）重症可伴有全身骨骼或关节的增殖性改变及活动受限（氟骨症）。

知识点 6：氟牙症的鉴别诊断　　　　　　　副高：熟练掌握　正高：熟练掌握

（1）釉质发育不全：牙面有实质性的缺损，即在釉质表面出现带状或窝状棕色的缺陷，牙面常为棕褐色蜂窝状缺损，甚至无釉质覆盖。在同一牙上除了病损区，其他部位的釉质是正常的。在同一牙列上，除了患牙以外，其余的牙是正常的。釉质发育不全的牙容易磨损，也易发生龋病，并且进展较快，从而造成患牙的过早丧失。釉质发育不全根据病损的牙位与部位，可以推断出釉质发生障碍的时期。氟牙症的釉质缺损表现为坑凹状缺损，大小、深浅不一，呈鸟啄状或蜂窝状。在同一个牙上，除病变比较明显的区域以外，其余的釉面也有不同程度的氟牙症表现，而缺损的分布与釉质形成无明显的年代关系。

釉质发育不全白垩色斑的周界比较明确，且其纹线与釉质的生长发育线相平行吻合。氟牙症的斑块是散在的云雾状，周界不明确，与生长发育线不相吻合。

釉质发育不全可发生在单个牙或一组牙；而氟牙症发生在多数牙，以上前牙多见。氟牙症患者有在高氟区的生活史。

（2）四环素牙：四环素牙釉质表面有光泽，由于是牙本质着色，整个牙变暗，呈黄褐色，带状缺损多呈散在、不规则分布、有四环素接触史。四环素类药物对乳牙和恒牙均能产生影响。

慢性氟中毒则以损害恒牙为主，乳牙的损害较轻。

知识点 7：氟牙症的治疗——磨除、酸蚀涂层法　副高：熟练掌握　正高：熟练掌握

磨除、酸蚀涂层法：适用于无实质性缺损的氟牙症。

（1）洁治患牙。

（2）为减少牙面粗糙度，应选择精细的尖形金刚石磨除患部。方法是从近中至远中，也可以从远中至近中，从切缘至颈部磨削牙面。边磨削边滴水，在保持湿润条件下均匀磨除

染色层 0.1~0.2mm。磨除时注意牙外形，不宜在着色斑块区加深而留下凹痕。磨毕后用流水冲洗干净。

（3）患牙隔湿、干燥，用 35% 磷酸反复涂擦 3 分钟，流水冲洗干净，气枪吹干牙面。

（4）涂黏接剂，吹至均匀、薄层，用可见光固化灯照 40 秒使之固化。

（5）用酒精拭去厌氧层，可见牙面平滑，且有光泽。

知识点 8：氟牙症的治疗——复合树脂修复　　副高：熟练掌握　正高：熟练掌握

复合树脂修复：适用于有实质缺损的氟牙症患者。

（1）磨去唇侧着色或疏松的釉质，厚度一般在 0.3~0.5mm。

（2）酸蚀患牙：在隔湿条件下，以专用小毛刷蘸 35%~55% 磷酸均匀涂擦牙面 1 分钟。为避免在牙面上形成一层难溶的反应物和严重破坏釉质正常结构引起的固位力降低，酸蚀时间不宜过长。同时注意：酸处理剂不可流入龈沟，酸蚀后要用蒸馏水或流水反复冲洗，洗净酸液和钙盐碎屑；在此过程中患者切勿漱口。最后再用不含油雾的压缩空气吹干牙面，牙面此时呈白垩色或灰白色。

（3）涂黏接剂：用小毛刷蘸黏接剂涂于酸蚀后的牙面上，用气枪轻吹，使之均匀，不宜过厚，以可见光照射 20 秒后，可使黏接剂初步固化。

（4）修复：根据患者年龄、面色和邻牙颜色等选定材料，在自然光下比色；取适当的复合树脂，用手指、不锈钢雕塑刀成形，颈端止于龈缘，不能深入龈沟和盖在牙龈上，推压的复合树脂不能有气泡产生。待塑形满意后，根据材料的厚度和颜色类别，用可见光照射 40~60 秒使之固化。

（5）修整抛光：树脂表层因厌氧而有一层黏性厌氧层，表面必须磨除、抛光。用咬合纸做正中、前伸、侧向咬合，检查是否有早接触点。如有则用金刚砂牙钻磨除，并可适当减少牙接触，减轻咬合力。

为延长复合树脂修复体的使用寿命，应嘱咐患者平时注意保持口腔清洁，刷牙时用软毛牙刷以减少树脂磨耗，防止牙龈炎发生。少食用浓茶、咖啡、醋等易染色饮料和食品。避免咬硬物，因切缘处最易折断或脱落。每年应定期检查，观察修复体的使用情况。

知识点 9：氟牙症的预防　　　　　　　　　　副高：熟练掌握　正高：熟练掌握

（1）预防氟牙症最根本的方法是改良水源，降低氟摄入量。可选择含氟量适宜的水源，应用活性矾土或活性炭去除水源中过量的氟。

（2）对于燃煤污染型病区，通风、改灶、改变烘烤粮食的方法等，减少生活燃煤所带来的空气、土壤、食物等的氟污染。

（3）改变饮食习惯及烹调方法，减少氟化物在食物中的聚集，控制长期摄入高含氟食物量。合理处理工业"三废"，加强个体防护，改善工作环境，预防工业氟污染。

（4）严格控制儿童防龋过程中使用含氟制剂的剂量及方法，强调安全用氟的重要性。

（5）国家卫生部门与水利部门以及防疫部门的加强合作，加大对人体摄氟"多源性"及其"总摄氟量"的研究力度，制订"安全摄氟量"标准。

二、四环素牙

知识点 1：四环素牙的定义　　　　　　　副高：熟练掌握　正高：熟练掌握

四环素是由金霉素催化脱卤生物合成的抗生素，早在 1948 年即开始用于临床。1950年，国外有报道四环素族药物引起牙着色称四环素牙；其后又陆续报道四环素沉积于牙、骨骼及指甲等，而且还能引起釉质发育不全。国内直至 20 世纪 70 年代中期才引起注意。目前，随着四环素类药物使用的减少，这类疾病的发病已逐渐少见。

知识点 2：四环素牙的发病机制　　　　　副高：熟练掌握　正高：熟练掌握

在牙的发育矿化期，服用的四环素族药物，可被结合到牙组织内，使牙着色。初呈黄色，在阳光照射下则呈明亮的黄色荧光，以后逐渐由黄色变成棕褐色或深灰色。这种转变是缓慢的，并能被阳光促进，所以切牙的唇面最先变色。一般说来，前牙比后牙着色明显；乳牙着色又比恒牙明显，因为乳牙的釉质较薄、较透明，不易遮盖牙本质中四环素结合物的颜色。牙着色程度与四环素的种类、剂量和给药次数有关。一般认为，缩水四环素、地美环素、盐酸四环素引起的着色比土霉素、金霉素明显。在恒牙，着色程度与服用四环素的疗程长短呈正比关系，但是短期内的大剂量服用比长期服相等总剂量的作用更大。

釉质和牙本质同时形成在同一基底膜的相对侧，所以同一次的剂量能在两种组织中形成黄色层；但在牙本质中的沉积比釉质中高 4 倍，而且在釉质中仅为弥散性的非带状色素。这是由于牙本质磷灰石晶体小，总表面积比釉质磷灰石晶体大，因而使牙本质吸收四环素的量较釉质为多。又由于黄色层呈波浪形，似帽状，大致相似于牙的外形，所以一次剂量引起的着色能在一个牙的大部分表面看到。在牙着色的同时，还有骨组织的着色，但是后者可随骨组织的生理代谢活动而使着色逐渐去除，然而牙的着色却是永久的。此外，四环素还可在母体通过胎盘引起乳牙着色。

四环素对牙的影响主要是着色，有时也合并釉质发育不全。四环素分子有螯合性质，可与牙组织形成稳固的四环素正磷酸盐复合物，此物质能抑制矿化的两个相，即核化和晶体的生长。

知识点 3：四环素对牙着色和釉质发育不全的影响　　　副高：熟练掌握　正高：熟练掌握

四环素对牙着色和釉质发育不全的影响与下列因素有关：

（1）四环素族药物本身的颜色，如地美环素呈镉黄色、土霉素呈柠檬黄色。

（2）降解而呈现的色泽，四环素对光敏感，可以在紫外线或日光下变色。

（3）四环素在牙本质内，因结合部位的深浅而使牙本质着色的程度有所不同，当着色带越靠近釉牙本质界时越易着色。因而在婴儿早期，形成外层牙本质时，用药影响最大。

（4）与釉质本身的结构有关，在严重釉质发育不全、釉质完全丧失时，着色的牙本质明显外露；如果轻度釉质发育不全，釉质丧失透明度而呈白垩色时，可遮盖着色的牙本质，反而使牙色接近正常。

知识点 4：四环素牙的临床表现　　　　　副高：熟练掌握　正高：熟练掌握

根据四环素牙形成阶段、着色程度和范围，四环素牙可以分为以下 4 个阶段。

（1）第一阶段（轻度四环素着色）：整个牙面呈现黄色或灰色，且分布均匀，没有带状着色。

（2）第二阶段（中度四环素着色）：牙着色的颜色由棕黄色至黑灰色。

（3）第三阶段（重度四环素着色）：牙表面可见到明显的带状着色，颜色呈黄-灰色或黑色。

（4）第四阶段（极重度四环素着色）：牙表面着色深，严重者可呈灰褐色，任何漂白治疗均无效。

四环素牙引起牙着色和釉质发育不全，都只在牙发育期才能显现出来。一般说来，在 6~7 岁或以后再给药，不致引起令人注目的牙着色。

知识点 5：四环素牙的防治原则　　　　　副高：熟练掌握　正高：熟练掌握

为防止四环素牙的发生，妊娠和哺乳的妇女及 8 岁以下的小儿不宜使用四环素类药物。着色牙可通过光固化复合树脂修复、烤瓷冠修复或漂白等方法进行治疗。

知识点 6：四环素牙的漂白治疗　　　　　副高：熟练掌握　正高：熟练掌握

着色牙的漂白治疗主要用于牙冠比较完整的轻、中度氟斑牙，四环素牙，变色无髓牙。漂白治疗的方法主要分为外漂白和内漂白两种。外漂白方法根据是在口腔诊室内完成还是在家中自行完成又可分为诊室内漂白治疗和家庭漂白治疗。目前最常用的漂白剂为过氧化氢，其他还有过氧化脲、过硼酸钠等。

过氧化氢是一种强氧化剂，着色牙漂白时最常用的剂量为 30% 过氧化氢，其确切的漂白机制至今不很清楚，主要为一种氧化反应，当过氧化氢和牙接触时形成具有巨大氧化能力的游离根，在这个反应过程中被漂白物质向漂白剂提供电子。由于过氧化氢的分子量与水相似，所以易被吸收进釉质从而氧化牙中的色素。漂白治疗的成功很大程度上取决于牙变色的程度、着色原因及色素进入牙组织中时间的长短。过氧化氢不仅对釉质产生作用，而且对牙本质、牙骨质也会产生作用，甚至对牙髓组织造成损害。

过氧化脲的漂白作用是利用它逐渐分解生成过氧化氢来实现的。过氧化脲分解后可生成过氧化氢、脲、二氧化碳、氨等。

知识点 7：诊室内漂白术	副高：熟练掌握 正高：熟练掌握

诊室内漂白术使用药物大多为强氧化剂，如 30% 过氧化氢、10%~15% 过氧化脲素等药物，置于牙冠表面进行漂白。在放置药物的同时还可辅助加用激光照射、红外线照射等方法增加脱色效果。

适应证：诊室内漂白使用的药物由釉质表面向牙本质渗入，因此药物的漂白作用是由外向内逐步深入，越到牙本质深层效果越不明显。对于重度的四环素牙等疗效就相对较差。一般适用于完整的氟斑牙，轻、中度四环素牙，外染色牙和其他原因引起的轻、中度变色牙，而且主要是活髓牙。

漂白方法：

（1）漂白剂对牙龈及口腔软组织有灼伤作用，治疗前可先用凡士林涂布牙龈及软组织表面以保护牙龈及软组织。

（2）治疗前应去除牙表面附着的菌斑及色素，然后用小刷子蘸不含氟的漂白粉清洁牙面，冲洗后隔湿，上橡皮障。

（3）在牙表面放置含过氧化氢漂白液的纱布或凝胶。

（4）使用漂白灯或激光、红外线等加热装置照射，注意温度不要过高，以免引起组织损伤。

（5）治疗结束后，冲洗牙面，移去橡皮障及凡士林。

（6）询问患者是否有牙敏感症状或其他不适，给予适当处理。

（7）治疗时间一般为每周 1 次，每次 30~45 分钟，根据治疗效果持续 2~6 次。

知识点 8：家庭漂白术	副高：熟练掌握 正高：熟练掌握

家庭漂白术又称夜间漂白技术或托盘漂白术，该技术用托盘和 10%~15% 过氧化脲进行治疗。它不仅大大缩短了患者的就诊时间和次数，而且可以同时对全口牙进行漂白。对于外源性着色、内源性着色和因增龄所致的颜色改变效果较好，对于氟斑牙也有不同程度的漂白效果，但对于四环素牙，尤其是中、重度四环素着色牙效果稍差。

（1）藻酸盐印模材料取模，灌制石膏模型。

（2）在石膏模型上加工、修整托盘，托盘达龈下 0.5mm 处。

（3）经医师指导，在托盘内加入漂白凝胶，戴上后去除多余漂白剂。

（4）治疗期间勿饮水及漱口，睡觉前戴入，第 2 天早晨取出，再用清水漱口。若在白天使用，每 1.5~2 小时更换 1 次漂白剂，但每天使用不超过 12 小时。

（5）2~6 周为 1 个疗程。

（6）若有问题及不良反应出现，及时向医师汇报。

家庭漂白技术治疗的效果与漂白的时间和剂量有关，取决于每日戴托盘的时间长短、天数、患者本身的条件及内部颜色对漂白剂的敏感性等因素。根据目前的临床治疗效果分析，没有一种漂白术在所有情况都有效，尤其是四环素着色牙的治疗。因此，诊室内漂白术和家庭漂白术联合应用可能比单独使用一种方法效果更好。

知识点 9：无髓牙漂白术　　　　副高：熟练掌握　　正高：熟练掌握

无髓牙漂白术最早出现于 1884 年，又称内漂白术或诊间漂白术。主要是将漂白剂置于打开的牙髓腔内进行漂白治疗的一种方法，常用漂白剂有过氧化氢、过氧化脲等，其适应证主要是完成根管治疗术后的着色牙。

漂白时，首先去除根管充填材料至根管口下 2~3mm 处，以光固化玻璃离子黏固剂封闭根管。把蘸有漂白药物的棉球封于髓腔内，隔 2~3 天复诊，4~7 次为 1 个疗程。漂白结束后冲洗髓腔，然后用复合树脂充填窝洞。

无髓牙漂白术的主要并发症为牙的再着色和牙颈部外吸收。

经随访发现，内漂白的远期效果与近期效果存在差别，1~5 年或以后明显再着色的发生率为 3%~7%，45%~60% 的牙有染色，牙颈部外吸收发生率约为 6.9%。

第三节　牙形态异常

一、畸形中央尖

知识点 1：畸形中央尖的定义　　　　副高：熟练掌握　　正高：熟练掌握

𬌗面中央窝或颊、舌三角嵴上的一个额外的圆锥形突起，锥体内有纤细的髓角伸入称畸形中央尖。

知识点 2：畸形中央尖的病因　　　　副高：熟练掌握　　正高：熟练掌握

一般认为，此种畸形的原因为在牙发育期间，成釉器异常突起，牙乳头也相应伸入突起内，形成釉质和牙本质所致。

知识点 3：畸形中央尖的临床表现　　　　副高：熟练掌握　　正高：熟练掌握

畸形中央尖多发生在前磨牙，下颌第二前磨牙最常见。可同时出现在一组前磨牙上，呈对称性，也可只发生在个别前磨牙上。其形态为圆锥形或圆钝状突起，高 1~3mm。中央尖大部分由釉质组成，中央有纤细的髓角突入。当患牙萌出并建立咬合后，此突起易被折断，中央尖磨损或折断后，𬌗面有牙本质颜色的淡黄色圆圈，中央有一深色的小点，此时除有些患者有牙本质敏感症状外多无其他不适。畸形中央尖磨损或折断导致髓角暴露可引起牙髓病、根尖周病，牙根尚未完全形成则可使牙根停止发育。如折断发生在牙根发育完成前，因牙髓感染，牙乳头遭到破坏，致使牙根发育停止，X 线片上可见患牙牙根短，根尖部敞开呈喇叭状。有些圆钝状的中央尖在接触后逐渐被磨损，相应髓角处可形成修复性牙本质，或畸形中央尖属无髓角伸入型，这类牙的牙髓可保持正常，而不影响牙根的继续发育。

知识点 4：畸形中央尖的诊断   副高：熟练掌握   正高：熟练掌握

（1）好发于前磨牙𬌗面中央，也可见于牙尖内斜嵴，圆锥形突起或圆钝状突起，高 1～3mm，外层包绕釉质。

（2）中央尖极易因咬合作用而折断，使牙本质暴露，𬌗面有牙本质颜色的淡黄色圆圈，中央有一深色的小点。

（3）牙髓组织常可突入中央尖，X 线可见髓室顶突入中央尖中。

（4）中央尖极易折断，导致牙髓感染，进一步发展为牙髓病或根尖周病。

知识点 5：畸形中央尖的治疗   副高：熟练掌握   正高：熟练掌握

（1）无症状圆钝而无妨碍的中央尖可进行观察，暂不处理。

（2）尖而长的中央尖易折断或磨损而露髓，可在牙齿萌出后进行少量多次调磨（每次间隔 2～3 周，每次磨的厚度不得超过 0.5mm），促进髓角处修复性牙本质的形成，每次调磨后即涂 75% 氟化钠，以防牙本质敏感。也可在麻醉和严格消毒下，一次性磨去中央尖，制备洞形，并视牙髓是否暴露，选用直接盖髓术或间接盖髓术。

（3）年轻恒牙根尖孔尚未形成并发早期牙髓炎者，应尽量保存活髓行直接盖髓术或活髓切断术，尽可能保存牙乳头，使牙根继续发育完成。牙根发育完成的患牙发生牙髓和根尖周病者，行根管治疗术；根尖孔尚未形成者，行根尖诱导形成术。

（4）牙根短、根尖周感染严重、牙松动明显的患牙，应考虑拔除。

二、牙内陷

知识点 1：牙内陷的定义   副高：熟练掌握   正高：熟练掌握

牙内陷是牙在发育时期，成釉器形态分化异常，深陷入牙乳头中而形成的畸形牙。根据牙内陷的深浅程度及其形态变异，临床上可分为畸形舌侧窝、畸形根面沟、畸形舌侧尖和牙中牙。

知识点 2：畸形舌侧窝 副高：熟练掌握 正高：熟练掌握

畸形舌侧窝是牙内陷最轻的一种。舌侧窝呈囊状深陷，容易滞留食物残渣，利于细菌滋生，再加上囊底常缺乏釉质覆盖，常引起牙髓的感染、坏死及根尖周病变。

知识点 3：畸形根面沟 副高：熟练掌握 正高：熟练掌握

畸形根面沟可与畸形舌侧窝同时出现。当舌侧窝内陷呈纵行沟裂时称之为畸形根面沟，畸形根面沟向舌侧越过舌面隆突，并向根方延伸，严重者可达根尖部将根一分为二，形成一个额外根。畸形根面沟尚未引起病变时，一般很难被发现。偶在 X 线片上显示线样透射影，易被误认为副根管或双根管。畸形根面沟使龈沟底封闭不良，上皮在该处呈病理性附着，并形成骨下袋，成为细菌、毒素入侵的途径，易导致牙周组织的破坏。

知识点 4：畸形舌侧尖 副高：熟练掌握 正高：熟练掌握

畸形舌侧尖为舌侧窝内陷的同时舌隆突增生突起，形同一牙尖，称之为畸形舌侧尖，又称为指状舌尖。牙髓组织亦随之进入舌侧尖内，形成纤细髓角，易遭磨损而引起牙髓及根尖周组织病变。

知识点 5：牙中牙 副高：熟练掌握 正高：熟练掌握

牙中牙是牙内陷最严重的一种。牙呈圆锥状，且较其固有形态稍大，X 线片示其深入凹陷部好似包含在牙中的一个小牙，其实陷入部分的中央不是牙髓，而是含有残余成釉器的空腔。

知识点 6：牙内陷的诊断 副高：熟练掌握 正高：熟练掌握

（1）上颌侧切牙多见，中切牙及尖牙偶见。

（2）畸形舌侧窝患牙舌侧窝呈囊状凹陷，可继发成牙髓感染、坏死及根尖周病。

（3）畸形根面沟舌侧窝可见异常发育沟越过舌隆突延伸至舌侧根面，重者可达根尖，将牙根分裂为二，可继发牙周围组织感染。

（4）畸形舌侧尖舌隆突呈圆锥形突起，有时突起似牙尖。牙髓组织有时内有髓角深入，易磨损折断，可继发牙髓病和根尖周病。

（5）牙中牙牙齿呈圆锥形，X 线显示内陷的釉质似含在牙中的一个小牙。

知识点7：牙内陷的治疗	副高：熟练掌握　正高：熟练掌握

对牙内陷的治疗，应视其牙髓是否遭受感染而定。早期可按深龋处理的方法，将空腔内软化组织去净，形成洞形，做间接盖髓术。若去腐质时露髓，应将内陷处钻开，然后根据牙髓状态和牙根发育情况，选择进一步处理的方法。如果畸形牙的外形有明显异常，可考虑将其拔除再做修复。

对畸形根面沟的治疗，应根据沟的深浅、长短以及对牙髓、牙周波及的情况，采取相应的措施：

（1）如牙髓活力正常，但腭侧有牙周袋者，先做翻瓣术，暴露牙患根面，沟浅可磨除，修整外形；沟深制备固位，常规玻璃离子黏固剂充填，生理盐水清洗创面，缝合，上牙周塞治剂，7天后拆线。

（2）如牙髓无活力伴腭侧牙周袋者，可在根管治疗后，即刻进行翻瓣术兼裂沟的处理。若裂沟已达根尖部，常预后不佳，应予以拔除。

第四节　牙外伤

一、牙震荡

知识点1：牙震荡的定义	副高：熟练掌握　正高：熟练掌握

牙震荡是牙周膜受外力作用后的轻度损伤，通常不伴有牙体组织的缺损。

知识点2：牙震荡的病因	副高：熟练掌握　正高：熟练掌握

牙震荡是牙齿受到外力碰伤或进食时骤然咀嚼硬物所致。

知识点3：牙震荡的临床表现	副高：熟练掌握　正高：熟练掌握

患牙有伸长感，不能咬合，牙齿无移位，无不正常的松动，但对叩诊敏感，龈缘可有少量出血。X线表现正常或根尖牙周膜增宽。若损伤较轻，经局部适当休息，几天后症状会逐渐消失，损伤自行恢复。如创伤过大过猛，可出现牙髓症状，遇冷热刺激出现敏感症状。此时进行牙髓活力测验，则反应不一。一般受伤后牙髓活力测试无反应，数周或数月后反应逐渐恢复。3个月后仍有反应的牙髓，大多牙髓能保持活力。受伤后牙髓有活力，以后转变为无反应，表示牙髓已坏死，同时伴有牙变色。

> **知识点 4：牙震荡的诊断**　　　　副高：熟练掌握　正高：熟练掌握

（1）有外伤或创伤史。
（2）牙体无缺损或折断。
（3）患牙咀嚼痛，有伸长感，龈缘还可有少量出血。
（4）牙髓活力测试时可能出现反应迟钝或敏感。

> **知识点 5：牙震荡的治疗**　　　　副高：熟练掌握　正高：熟练掌握

1~2 周内不用患牙咀嚼。必要时降低咬合。牙松动明显者做松牙固定。受伤后 1、3、6、12 个月定期复查。若 1 年后牙髓活力测试反应正常，牙冠未变色，可不处理；若牙髓已坏死、牙冠变色，则行根管治疗术。必须指出年轻恒牙的牙髓活力可在受伤 1 年后才丧失。

二、牙脱位

> **知识点 1：牙脱位的定义**　　　　副高：熟练掌握　正高：熟练掌握

牙受到较大外力作用，有时可脱离牙槽窝称为牙脱位。根据外力的大小和方向不同，牙脱位的表现和程度不一，轻者偏离移位，称为不全脱位；重者可完全离体，称为全脱位。

> **知识点 2：牙脱位的病因**　　　　副高：熟练掌握　正高：熟练掌握

剧烈的碰撞常会引起牙脱位。拔牙时若器械使用不当亦可造成邻牙脱位。

> **知识点 3：牙脱位的临床表现**　　　　副高：熟练掌握　正高：熟练掌握

由于作用力的大小与方向不同，牙脱位的表现和程度不一，主要表现为以下 3 种形式：
（1）脱出性脱位患牙从牙槽窝内脱出一部分，牙冠较邻牙长，牙松动Ⅲ°，有疼痛、移位、龈缘出血等表现，牙伸长感明显。X 线片见根尖牙周膜间隙明显增宽。
（2）嵌入性脱位患牙嵌入牙槽窝中，临床牙冠明显变短，其殆面或切缘低于正常。龈缘可渗血，牙齿不松动，牢牢地轴向嵌锁到牙槽骨中。X 线片见患牙根尖的牙周膜间隙消失。
（3）侧向脱位患牙向唇、舌或远中方向移位，常伴有牙槽窝侧壁的折断和牙龈撕裂。X 线片有时可见一侧根尖的牙周膜间隙增宽。
牙脱位后还可能发生各种并发症，如牙髓坏死、牙髓腔变窄或消失、牙根外吸收和边缘性牙槽突吸收等。

知识点 4：脱出性脱位的诊断　　　　　　　　副高：熟练掌握　　正高：熟练掌握

（1）有外伤史。

（2）患牙伸长或倾斜移位，牙有松动，叩痛。

（3）有牙周组织损伤，可伴有龈缘出血。

（4）部分脱位者 X 线片显示根尖牙周膜增宽；完全性脱位者，牙齿完全脱出牙槽窝。

知识点 5：嵌入性脱位的诊断　　　　　　　　副高：熟练掌握　　正高：熟练掌握

（1）有外伤史。

（2）临床牙冠变短或伴有扭转，有叩痛。

（3）龈缘可渗血，牙齿不松动。

（4）X 线片显示牙周膜间隙消失。

知识点 6：侧向脱位的诊断　　　　　　　　　副高：熟练掌握　　正高：熟练掌握

（1）有外伤史。

（2）患牙向唇、舌或远中方向移位。

（3）常伴有牙槽窝侧壁的折断和牙龈撕裂。

（4）X 线片有时可见一侧根尖的牙周膜间隙增宽。

知识点 7：牙脱位的治疗原则　　　　　　　　副高：熟练掌握　　正高：熟练掌握

保存患牙是治疗牙脱位应遵循的原则。

（1）部分脱位牙在局麻下复位，结扎固定 4 周。术后 3、6、12 个月进行复查，如发现牙髓活力丧失，应立即行根管治疗术。

（2）嵌入性牙脱位复位后 2 周应做根管治疗。对嵌入性脱位的年轻恒牙不可强行复位，对症处理，继续观察，任其自然萌出。

（3）完全脱位牙在 0.5 小时内行再植，最长不超过 2 小时。术后 3~4 周做根管治疗。如果不能即刻复位，可将患牙置于患者的舌下或口腔前庭处，也可放在盛有牛奶、生理盐水或自来水的杯子内，切忌干藏，并尽快就诊。

脱位超过 2 小时者，因牙髓和牙周膜细胞已坏死，只能在体外完成根管治疗术，并经根面和牙槽窝刮治后，将患牙植入固定。

三、牙折

知识点1：牙折的定义　　　　　　　　副高：熟练掌握　正高：熟练掌握

牙折主要是外力直接撞击牙所致，也可因咀嚼时咬到砂石、碎骨等硬物而发生。以上前牙多见。由于外力大小、作用方向不同，牙折断的部位和范围也不同。

知识点2：牙折的临床表现　　　　　　　副高：熟练掌握　正高：熟练掌握

根据折断部位牙折可分为冠折、根折和冠根联合折3类。

（1）冠折：多见于上颌中切牙切角或切缘水平折断。可表现为未露髓和露髓两种情况。冠折未露髓又分釉质折断和牙本质折断，前者折断范围限于冠部釉质，缺损小，牙本质未暴露，后者折断线达牙本质，可出现牙齿敏感症状，有时还可见近髓处透红。冠折露髓时，折断面上可见微小或明显的露髓孔，冷热刺激敏感，探痛明显。

（2）根折：多发生在成年人，根折按折断部位的不同可分为根上1/3折、根中1/3折及根尖1/3折。最常见为根尖1/3折。根折后患牙疼痛，触痛明显，不能咬合。牙松动度依折断部位而异，根折线越近牙颈部，松动度越大。根折X线片检查是诊断根折的重要依据，但不能显示全部根折病例。牙髓活力测试结果不一。由于根折处能为水肿牙髓提供减压的通道，并由此与牙周膜建立侧支循环，因此多数根折牙能保留活髓，只有20%~24%的病例发生牙髓坏死。

（3）冠根联合折：折断线累及牙的冠部和根部，均与口腔相通，牙髓常暴露。患牙断片动度大，触痛明显。

知识点3：冠折的诊断　　　　　　　　副高：熟练掌握　正高：熟练掌握

（1）有外伤史。

（2）冠折程度轻重不等，检查可有釉质折断，牙本质暴露或牙髓外露。

（3）患牙对冷热酸甜敏感，可伴有创伤性牙周膜炎，牙槽突骨折，或伴有牙髓充血、牙本质敏感症等。

知识点4：根折的诊断　　　　　　　　副高：熟练掌握　正高：熟练掌握

（1）有外伤史。

（2）可有叩痛和松动，触痛明显，不能咬合。

（3）X线片显示牙根上有透射线影。

（4）冠侧断端可有移位。

（5）可有龈沟出血，根部黏膜触痛。

| 知识点5：冠根联合折的诊断 | 副高：熟练掌握　正高：熟练掌握 |

（1）有外伤史。
（2）可有叩痛和松动。
（3）X 线片显示牙根上的 X 线透射线影。
（4）冠侧断端可有移位，可有釉质折断、牙本质暴露或牙髓外露。
（5）可有龈沟出血，根部黏膜触痛。

| 知识点6：冠折的治疗 | 副高：熟练掌握　正高：熟练掌握 |

对于冠折的患牙，治疗前首先应了解冠折的范围和判断牙髓的状态。少量釉质折断、牙本质未暴露者，调磨锐利边缘即可。牙本质暴露并有轻度敏感者，可行脱敏治疗。敏感较重者，断面可先用临时塑料冠，内衬氧化锌丁香油糊剂黏固，待修复性牙本质形成后（6~8周），再用复合树脂修复牙冠形态。冠折近髓或露髓者，根管治疗后再修复牙冠。根尖孔尚未形成的年轻恒牙，可酌情采用间接盖髓术、直接盖髓术或活髓切断术，待根尖形成后再作根管治疗。

对于活髓牙，应在治疗后第1、3、6个月及以后几年定期复查，每半年复查1次，以判断牙髓的活力情况以及年轻恒牙牙根形成情况。对已有牙髓或根尖周病变的患牙，应做牙髓摘除。牙的永久性修复都应在受伤后6~8周后进行。

| 知识点7：根折的治疗 | 副高：熟练掌握　正高：熟练掌握 |

根折的治疗取决于折断的部位。根尖 1/3 处折断，多数情况下牙髓活力正常时只需上夹板固定，无需牙髓治疗。若牙髓发生坏死，应迅速进行根管治疗。对于根中 1/3 折断的患牙，将牙冠端复位后用夹板固定。随后每月复查1次，检查固定夹板是否松动、脱落，测定牙髓活力，如发现牙髓坏死应及时进行根管治疗。黏接夹板技术是固定根折的最简便方法，其主要原理是利用酸蚀黏接技术将患牙同两侧的邻牙固定在一起，4~6 个月待根折愈合后再去除夹板。

颈 1/3 与口腔相通的根折，将不会出现自行修复。如折断线在龈下 1~4mm，断根不短于同名牙的冠长，牙周情况良好者可选用切龈术，正畸牵引术或牙槽内牙根移位术，临床牙冠延长术后 3 个月，用桩冠修复。

| 知识点8：冠根联合折的治疗 | 副高：熟练掌握　正高：熟练掌握 |

患牙多数需拔除。少数情况下，折断线距龈缘近或剩余牙根长则可摘除断片，根管治疗

后行桩核冠修复。

第五节 牙慢性损伤

一、磨损

知识点1：磨损的病因 副高：熟练掌握 正高：熟练掌握

单纯机械摩擦作用而造成的牙体硬组织慢性磨耗称为磨损。如果磨损是在正常咀嚼过程中造成的，这种生理性磨损称为咀嚼磨损。其他不是由于正常咀嚼过程所致的牙磨损，为一种病理现象，统称为非咀嚼磨损。

知识点2：磨损的临床表现 副高：熟练掌握 正高：熟练掌握

（1）咀嚼磨损：亦称磨耗，一般发生在𬌗面或切缘，但在牙列紊乱时亦可发生在其他牙面。由于乳牙的存留时间比恒牙短，因此其咀嚼磨损的程度不如恒牙。恒牙萌出数年至数十年后，后牙𬌗面和前牙切缘就有明显的咀嚼磨损。开始在牙尖或嵴上出现光滑的小平面，切缘稍变平，随着年龄的增长咀嚼磨损也更加明显，牙高度降低，𬌗斜面变平，同时牙近远中径变小。在牙的某些区域，釉质完全被磨耗成锐利的边缘，牙本质暴露。咀嚼时由于每个牙均有轻微的动度，相邻牙的接触点互相摩擦，也会发生磨损，使原来的点状接触成为面状接触，很容易造成食物嵌塞、邻面龋及牙周疾病。

磨损的程度取决于牙的硬度、食物的硬度、咀嚼习惯和咀嚼肌的张力等。磨损程度与患者年龄、食物的摩擦力和咀嚼力成正比，而与牙的硬度成反比。

（2）非咀嚼磨损：异常的机械摩擦作用所造成的牙硬组织损耗，是一种病理现象。不良的习惯和某些职业是造成这类磨损的原因。如妇女用牙撑开发夹，木匠、鞋匠、成衣工常用牙夹住钉、针或用牙咬线。磨牙症也会导致严重的磨损。

知识点3：磨损的病理变化 副高：熟练掌握 正高：熟练掌握

在牙本质暴露部分形成死区或透明层，髓腔内相当于牙本质露出的部分形成修复性牙本质，牙髓发生营养不良性变化。修复性牙本质形成的量取决于暴露牙本质的面积、时间和牙髓的反应。随着修复性牙本质的形成，牙髓腔的体积可逐渐缩小。

知识点4：磨损的生理意义 副高：熟练掌握 正高：熟练掌握

均匀适宜的磨损对牙周组织的健康有重要意义。例如，由于牙尖被磨损，减少了咀嚼时来自侧方的压力，保持冠根长度的协调，减轻由于杠杆作用而给牙周组织带来的过重负担。

知识点 5：磨损的并发症　　　　　　　　　　　副高：熟练掌握　　正高：熟练掌握

磨损也可引起各种并发症，或成为致病的因素。

（1）牙本质过敏症：这种酸痛的症状有时可以在数月内逐渐减轻而消失，有时可持续更长的时间而不见好转。敏感的程度常因人而异，一般说来磨损的过程愈快，暴露面积愈大，则酸痛越明显。

（2）食物嵌塞：咀嚼食物时，由于有由边缘嵴和发育沟所确立的𬌗面外形，通常有利于食物偏离牙间隙。牙被磨损后，平面代替了正常凸面，增加了牙尖向对颌牙间隙楔入食物的作用，因磨损牙冠变短及邻面磨损都可引起食物嵌塞，并促使牙周病和邻面龋的发生。

（3）牙髓和根尖周病：系过度磨损使髓腔暴露所致。

（4）颞颌关节功能紊乱综合征：严重的𬌗面磨损可导致颌间垂直距离过短，引起颞颌关节病损。

（5）咬合创伤：不均匀的磨损能遗留高陡牙尖，造成咬合创伤。

（6）创伤性溃疡：不均匀磨损遗留的过锐牙尖和边缘能刺激颊、舌黏膜，可引起局部溃疡。

知识点 6：磨损的治疗　　　　　　　　　　　副高：熟练掌握　　正高：熟练掌握

（1）生理性磨损，若无症状无需处理。

（2）去除和改正引起病理性磨损的原因。

（3）有牙本质过敏症时，应做脱敏处理。

（4）对不均匀的磨损需做适当调𬌗，磨除尖锐牙尖和边缘。

（5）有牙髓和根尖周病时，按常规进行牙髓病、根尖周病治疗。

（6）有食物嵌塞者，应恢复正常的接触关系和重建𬌗面溢出沟。磨损过重且有颞颌关节综合征时，应做𬌗垫或覆盖义齿修复，以恢复颌间垂直距离。

二、楔状缺损

知识点 1：楔状缺损的定义　　　　　　　　　　副高：熟练掌握　　正高：熟练掌握

楔状缺损是牙唇、颊侧颈部硬组织发生缓慢消耗所致的缺损，由于这种缺损常呈楔形因而得名。

知识点2：楔状缺损的病因 副高：熟练掌握 正高：熟练掌握

（1）刷牙：曾经一直认为这是发生楔状缺损的主要原因，因此，有人将楔状缺损称为刷牙磨损。其理由是：①不刷牙的人很少发生典型的楔状缺损，而刷牙的人，特别是用力横刷的人，常有典型和严重的楔状缺损；②不发生在牙的舌面；③唇向错位的牙楔状缺损常比较严重；④楔状缺损的牙常伴有牙龈退缩。

还有实验证明：横刷法刷牙作为单一因素，即可发生牙颈部缺损。

（2）牙颈部的结构：牙颈部釉牙骨质界处的结构比较薄弱，易被磨去，有利于缺损的发生。

（3）酸的作用：龈沟内的酸性渗出物与缺损有关。临床上有时见到龈缘下硬组织的缺损，就是这种关系的提示。

（4）牙体组织的疲劳：近来有研究表明颊侧牙颈部，是𬌗力应力集中区。长期的咀嚼𬌗力，使牙体组织疲劳，于应力集中区出现破坏。在上述病因中，目前认为牙颈部的结构特点，咬合力量的分布以及牙体组织的疲劳也是重要的原因。

知识点3：楔状缺损的临床表现 副高：熟练掌握 正高：熟练掌握

（1）典型楔状缺损，由2个平面相交而成，有的由3个平面组成。缺损边缘整齐，表面坚硬光滑，一般均为牙组织本色，有时可有程度不等的着色。

（2）根据缺损程度，可分浅形、深形和穿髓形3型。浅形和深形可无症状，也可发生牙本质过敏症。深度和症状不一定呈正比关系，关键是个体差异性。穿髓可有牙髓病、根尖周病症状，甚至发生牙横折。

（3）好发于前磨牙，尤其是第一前磨牙，位于牙弓弧度最突出处，刷牙时受力大，次数多，一般有牙龈退缩。

（4）随年龄增长，楔状缺损有增加的趋势，年龄愈大，楔状缺损愈严重。

知识点4：楔状缺损的治疗和预防 副高：熟练掌握 正高：熟练掌握

（1）首先应改正刷牙方法，避免横刷，并选用较软的牙刷和磨料较细的牙膏。

（2）组织缺损少，且无牙本质过敏症者，不需做特别处理。

（3）有牙本质过敏症者，应用脱敏疗法。

（4）缺损较大者可用充填法，用玻璃离子体黏固剂或复合树脂充填，洞深或有敏感症状者，充填前应先垫底。

（5）有牙髓感染或根尖周病时，可做牙髓病治疗或根管治疗术。

（6）如缺损已导致牙横折，可根据病情和条件行根管治疗术后，给予桩核冠修复。无保留价值者则拔除。

三、酸蚀症

知识点1：酸蚀症的定义	副高：熟练掌握 正高：熟练掌握

酸雾或酸酐作用于牙而造成的牙硬组织损害称为酸蚀症，是制酸工人和常接触酸性物质人员的一种职业病。

知识点2：酸蚀症的病因	副高：熟练掌握 正高：熟练掌握

主要由无机酸，如盐酸、硝酸等所致，其中以盐酸的危害最大。硫酸由于沸点较高，不易挥发，一般很少引起酸蚀。患严重胃酸上逆的患者也可发生本症，但为数较少。此外，碳酸饮料的饮用也可导致酸蚀症的发生。

知识点3：酸蚀症的临床表现	副高：熟练掌握 正高：熟练掌握

最初往往仅有感觉过敏，以后逐渐产生实质缺损。其来自直接接触酸雾或酸酐，因此，多发生在前牙唇面。酸蚀的形式因酸而异：盐酸所致者常表现为自切缘向唇面形成刀削状的光滑斜面，硬而无变色，因切端变薄而易折断。由硝酸所致者，因二氧化氮难溶于水，故主要发生在牙颈部或口唇与牙面接触易于形成滞留的地方，表现为白垩状，染色黄褐或灰色的脱矿斑块，质地松软，易崩碎而逐渐形成实质缺损。硫酸所致者，不易引起酸蚀，因二氧化硫气体溶于水后所形成的亚硫酸是弱酸，因此，通常只使口腔有酸涩感，对牙影响甚少。胃酸经常反流的患者，可引起牙舌面或后牙牙合面的损害。

知识点4：酸蚀症的预防和治疗	副高：熟练掌握 正高：熟练掌握

（1）改善劳动条件，消除和减少空气中的酸雾，是预防酸蚀症的根本方法。戴口罩，定时用2%苏打液漱口，避免用口呼吸等对预防本症的发生亦有一定作用。

（2）积极治疗相关疾病，如反流性食管炎、减少碳酸饮料的摄入等。

（3）局部用药物脱敏处理。

（4）缺损严重者可根据情况采用充填法、修复法处理。并发牙髓病变者，应先做牙髓病治疗，然后再做充填或修复处理。

四、牙隐裂

牙隐裂又称不全牙裂或牙微裂，指牙冠表面的非生理性细小裂纹，常不易被发现。牙隐裂的裂纹常渗入到牙本质结构，是引起牙痛的原因之一。临床上比较多见，且裂纹又容易被忽略，临床医师应给予足够的注意。

隐裂牙发生于上颌磨牙最多，其次是下颌磨牙和上颌前磨牙。上颌第一磨牙又明显多于上颌第二磨牙，尤其近中腭尖更易发生，此乃上下颌咀嚼运动时主要的工作尖，承担着最大的𬌗力，且与下颌磨牙中央窝有最合适的尖窝对位关系。上颌磨牙虽有斜嵴，由于磨耗不均匀的高陡牙尖和紧密的咬合关系，也易在𬌗面的近中或远中窝沟处，两颊尖或两舌尖之间的沟裂处发生隐裂。

（1）牙结构的薄弱环节是隐裂牙发生的易感因素。这些薄弱环节不仅本身抗裂强度低，而且是牙承受正常𬌗力时，应力集中的部位。

（2）牙尖斜度愈大，所产生的水平分力愈大，隐裂发生的机会也愈多。

（3）创伤性𬌗力，当病理性磨损出现高陡牙尖时，牙尖斜度也明显增大。正常咬合时所产生的水平分力也增加，形成创伤性𬌗力，使窝沟底部的釉板向牙本质方向加深加宽，这就是隐裂纹的开始。在𬌗力的继续作用下，裂纹逐渐向牙髓方向加深，所以创伤性𬌗力是牙隐裂的重要致裂因素。

隐裂位置皆与𬌗面某些窝沟的位置重叠并向一侧或两侧边缘嵴伸延。上颌磨牙隐裂常与𬌗面近中舌沟重叠，下颌磨牙隐裂线常与𬌗面近远中发育沟重叠，并越过边缘嵴到达邻面。但亦有与𬌗面颊舌沟重叠的颊舌隐裂，前磨牙隐裂常呈近远中向。

表浅的隐裂常无明显症状，较深时则遇冷热刺激敏感，或有咬合不适感。深的隐裂因已达牙本质深层，多有慢性牙髓炎症状，有时也可急性发作，并出现定点性咀嚼剧痛。凡出现上述症状而未能发现患牙有深的龋洞或深的牙周袋，牙面上探不到过敏点时，应考虑牙隐裂存在的可能性。一般可用尖锐的探针检查，如隐裂不明显，可涂以碘酊，使渗入隐裂染色而将其显示清楚。有时将探针置于裂隙处加压，可有疼痛感。沿裂隙磨除，可见裂纹已达牙本质深层。将棉花签置于可疑牙的牙尖上，嘱患者咬合，如出现短暂的撕裂样疼痛，则可能该牙已有隐裂。

| 知识点4：牙隐裂的治疗 | 副高：熟练掌握　正高：熟练掌握 |

（1）调𬌗：排除𬌗干扰，减低牙尖斜度以减小劈裂力量。患牙的𬌗调整需多次复诊分期进行，当调𬌗与保存生活牙髓发生矛盾时，可以酌情处理牙髓后再调𬌗。

（2）均衡全口𬌗力负担，治疗和（或）拔除全口其他患牙，修复缺失牙。这项工作常被医师们忽略，只注重个别主诉牙的治疗而不考虑全口牙的检查和处理，故治疗后常达不到预期效果。

（3）隐裂牙的处理：隐裂仅达釉牙本质界、着色浅而无继发龋损者，可采用复合树脂为黏接技术进行修复，有继发龋或裂纹着色深、已达牙本质浅层、中层者，沿裂纹备洞，氢氧化钙糊剂覆盖，玻璃离子黏固剂暂封，2周后无症状则换光固化复合树脂。较深的裂纹或已有牙髓病变者，在牙髓治疗的同时大量调整牙尖斜面，彻底去除患牙承受的致裂力量和治疗后及时用全冠修复是至关重要的。在牙髓病治疗过程中，𬌗面备洞后，裂纹对𬌗力的耐受降低，尽管在治疗时已降低咬合，然而在疗程中由于咀嚼等原因，极易发生牙体自裂纹处劈裂开。因此，牙髓病治疗开始时可做带环黏上以保护牙冠，牙髓病治疗完毕应及时冠修复。

五、牙根纵裂

| 知识点1：牙根纵裂的定义 | 副高：熟练掌握　正高：熟练掌握 |

牙根纵裂是指发生在牙根的纵裂、未波及牙冠者。由于肉眼不能发现，诊断比较困难。患者多为中、老年人。

| 知识点2：牙根纵裂的病因 | 副高：熟练掌握　正高：熟练掌握 |

（1）慢性持续性的创伤𬌗力，对本病发生起着重要作用。在全口牙中：以承受𬌗力最大的第一磨牙发生率最高，其中下颌第一磨牙又高于上颌第一磨牙。侧方𬌗创伤，牙尖高耸，磨耗不均，根分叉暴露皆与患牙承受𬌗力过大有关。

（2）牙根纵裂可能与牙根发育上的缺陷有关：磨牙近中根发生牙根纵裂的比例明显超过其他牙根，估计与近中根在解剖结构方面的弱点有关。文玲英通过立体显微镜观察30例牙根纵裂牙，均为扁根，裂缝通过根管腔，贯穿颊舌径，均未波及牙冠，除1例外，全为双根管。

（3）无髓牙是牙根纵裂的又一因素：无髓牙致牙根纵裂的内因是牙本质脱水，失去弹性，牙变脆，致使牙抗折力降低，其外因则主要是牙胶侧压充填力过大。Meister分析了牙根纵裂的病例，约84%是牙胶根充时侧向压力过大造成的。根管充填完成后，不合适的桩是造成牙根纵裂的又一因素，锥形桩比平行桩更易引起牙根纵裂，其原因是前者在就位、黏固，特别是受力时产生应力集中，后者产生的应力分布比较均匀。

知识点3：牙根纵裂的临床表现　　　副高：熟练掌握　正高：熟练掌握

（1）创伤𬌗力引起的牙根纵裂早期有冷热刺激痛、咀嚼痛，晚期出现自发痛、咀嚼痛，并有牙龈反复肿胀，有叩痛和松动。绝大多数有牙周袋和牙槽骨破坏，牙周袋较深，甚至达根尖，容易探及，也有不少患牙的牙周袋窄而深，位于牙根裂缝相应的部位，须仔细检查才能发现。

（2）根管充填后引起的牙根纵裂无牙髓症状，早期也无牙周袋或牙槽骨的破坏，随着病程延长，感染通过根裂损伤牙周组织可使牙周病变加重，骨质吸收。

X线检查对诊断牙根纵裂有重要意义，X线片显示管腔的下段、中下段甚至全长增宽，边缘整齐。这种根管腔影像的变化，不论其长度如何，均通过根尖孔，且在根尖处变宽。根裂方向与根管长轴一致。源于牙周病者，X线片上可见牙槽骨的吸收，而源于根管治疗后者，早期无牙槽骨的破坏，晚期方有牙槽骨的病变。

知识点4：牙根纵裂的治疗　　　副高：熟练掌握　正高：熟练掌握

（1）对于松动明显、牙周袋宽而深或单根牙根管治疗后发生的牙根纵裂，非手术治疗无效，均应拔除。

（2）对于牙周病损局限于裂缝处且牙稳固的磨牙，可在根管治疗后行牙半切除术或截根术。

第六节　牙本质过敏症

知识点1：牙本质过敏症的定义　　　副高：熟练掌握　正高：熟练掌握

牙本质过敏症又称过敏性牙本质，是指牙在受到外界刺激，如温度（冷、热）、化学物质（酸、甜）以及机械作用（摩擦或咬硬物）等发生的一种特殊的酸痛症状，其特点为发作迅速、疼痛尖锐、时间短暂。

牙本质过敏并不是一种独立的疾病，而是各种牙体疾病所共有的症状，多见于中老年人。

知识点2：牙本质过敏症的发病机制　　　副高：熟练掌握　正高：熟练掌握

关于牙本质过敏症的发病机制，目前尚不十分清楚，主要有以下3种学说。

（1）神经学说：该学说认为牙本质中存在着牙髓神经末梢，因此感觉可由牙本质表层传至牙髓。但该学说并未取得一致的意见。不少学者认为，在牙髓的成牙本质细胞层内的无髓鞘神经，仅有一部分进入前期牙本质的内层，而其外 2/3 并未见神经结构。

（2）牙本质纤维传导学说：该学说认为成牙本质细胞的原浆突中含有乙酰胆碱酶，它在受刺激后能引起神经传导，产生疼痛，目前尚未定论。

（3）流体动力学理论：该理论认为作用于牙本质的外部刺激引起牙本质小管内容物向内或向外的流动，这种异常的流动传递到牙髓，从而引起牙髓神经纤维的兴奋，产生疼痛。成牙本质细胞下层、成牙本质细胞层和牙本质内层小管内的神经纤维对液体的流动突然的压力变化均非常敏感，这也是发生牙本质过敏的原因。在电镜下，成牙本质细胞突只占管腔的 1/4，其余 3/4 均为液体充满。牙本质小管液像玻璃毛细管中的液体一样，任何轻微的移位都会引起它们的流动。成千根小管内的液体同时快速移位，可导致小管内容物的相应移动以及导致相邻处牙髓组织的明显移动，无论液体是向外还是向内的移动，都可对牙本质小管内或相邻牙髓组织中的 A_δ 纤维末梢造成一个直接的机械性刺激。同时，小管内液体的移动还可引起成牙本质细胞的伴随移动，刺激与之相接触的神经纤维，引发神经冲动而产生痛觉。

此外，由于牙本质小管内液体的膨胀系数与牙本质小管壁的系数相差甚大，温度刺激可使小管内液体膨胀或收缩，从而导致液体发生相对移位，也可诱发疼痛，这就是临床上牙本质过敏对冷热酸甜刺激产生疼痛的原因。

知识点 3：牙本质过敏症的病因　　　副高：熟练掌握　正高：熟练掌握

（1）牙体硬组织病：凡能使釉质完整性遭到破坏，牙本质暴露的各种牙体疾病，如龋病、磨耗、楔状缺损、牙折等均可发生牙本质过敏症。

（2）牙周组织病：牙周萎缩致牙颈部暴露。

（3）医源性：牙体充填时不密合，过度龈下刮治和根面平整术使牙本质暴露。

（4）其他：牙本质过敏症敏感程度和牙本质暴露程度不完全一致。有的牙本质暴露明显，但无敏感症状。与全身因素有关者，如神经官能症、长期失眠、过度疲劳或妇女的月经期、妊娠后期、围绝经期等，都会使全身应激性增高，神经末梢敏感性相应增强，这时常以主观症状为主，在牙面上难以发现牙本质暴露和敏感点。

知识点 4：牙本质过敏症的临床表现　　　副高：熟练掌握　正高：熟练掌握

牙本质过敏症的主要表现为刺激痛，刷牙，吃硬物，酸、甜、冷、热等刺激均可引起酸痛，尤其对机械刺激最敏感。当刺激去除后，症状立即消失。检查时可见牙本质暴露，用探针尖在牙面上可发现一个或几个敏感点或敏感区。尤其在𬌗面釉牙本质界或牙颈部釉牙骨质界处最为敏感。

若为全身因素引起者，常以主观症状为主，在牙面上难以发现牙本质暴露和敏感点。

知识点 5：牙本质过敏症的治疗 副高：熟练掌握 正高：熟练掌握

治疗牙本质过敏症首先确定牙本质敏感症的原因是局部因素所致，还是全身因素引起。全身因素所致者，针对病因治疗系统性疾病，调节自主神经系统的兴奋性，或适当休息消除疲劳敏感症状即可缓解。局部因素引起者，一般采用脱敏治疗。

脱敏治疗的原理：使药物在牙本质层中形成非传导性或不溶性物质，以隔绝刺激；或通过药物使牙本质小管内容物凝固变性，改变牙本质中刺激传导通路；或促使修复性牙本质形成，而使敏感症状消失。

常用治疗方法如下：

（1）氟化物脱敏法：多种形式的氟化物可用来处理牙本质过敏症。其中，0.76% 单氟磷酸钠凝胶可保持有效氟浓度，为当前氟化物中效果最好者；也可用 75% 氟化钠甘油反复涂擦敏感区 1~2 分钟。氟化物的脱敏机制是氟离子渗入到牙体硬组织中与钙结合，形成氟钙磷灰石，从而降低了牙对刺激的感受性。

（2）氯化锶法：氯化锶为中性盐，高度水溶性，毒性很低。锶的脱敏作用被认为是通过形成钙化磷灰石，阻塞了开放的牙本质小管。用 75% 氯化锶甘油局部涂擦或 10% 氯化锶液。

（3）氟化氨银法：隔湿，38% 氟化银饱和小棉球涂擦患处 2 分钟，重复 1 次，共 4 分钟，擦去蕴藏后漱口。该药有阻塞牙本质小管的作用，同时还能与牙中的羟基磷灰石发生反应，促使牙的再矿化，提高牙的耐脱矿性，防止牙本质小管的再次开放，并使药效持久。

（4）碘化银法：隔湿，涂 3% 碘酊 30 秒后，再以 10%~30% 硝酸银液涂擦，可见灰白色沉淀附着于过敏区，30 秒后如法再涂擦 1~2 次即可。这是利用硝酸银能使牙体硬组织内蛋白质凝固而形成保护层，碘酊与硝酸银作用产生新生碘化银沉积于牙本质小管内，阻断了传导。

（5）牙本质黏接剂：脱敏治疗牙本质黏接剂可封闭牙本质小管，阻断外界刺激。对𬌗面敏感区，因黏接剂易被磨损，需多次封闭。

（6）激光法：Nd：YAG 激光，功率 15W。照射过敏区每次 0.5 秒是治疗牙本质过敏的安全阈值，10~20 次为一疗程。作用机制可能是该激光的热效应作用于牙本质小管，可在瞬间使暴露的牙本质小管热凝封闭，达到脱敏治愈的目的。

（7）其他：使用含氟牙膏、咀嚼核桃仁、茶叶或生大蒜亦有一定的脱敏效果，适用于全口或多数牙咬合面过敏。对反复药物治疗无效者，可考虑做充填术或人工冠修复。

第三章　牙髓病和根尖周病

第一节　牙髓与根尖周组织生理学特点

一、牙髓形态与组织结构

| 知识点1：牙髓的定义 | 副高：熟练掌握　正高：熟练掌握 |

牙髓是牙组织中唯一的软组织，位于由牙本质围成的牙髓腔内，仅借狭窄的根尖孔与根尖周组织相连。

| 知识点2：牙髓的特点 | 副高：熟练掌握　正高：熟练掌握 |

（1）被无让性的牙本质包围。
（2）基质富含纤维且具有黏性。
（3）无有效的侧支血液循环。
这些特点使牙髓的损伤一般都难以恢复，且易产生疼痛。

| 知识点3：形态学特点 | 副高：熟练掌握　正高：熟练掌握 |

（1）肉眼观察牙髓为坚实的、黏性的和具有弹性的实体。
（2）显微镜检查镜下牙髓分为4层：①成牙本质细胞层：位于牙髓最外层，由成牙本质细胞体构成，细胞间含毛细血管和神经纤维；②无细胞层（成牙本质细胞下层）：位于成牙本质细胞层下方，内有血管、神经、成纤维细胞的胞质突，某些年轻牙髓和老年牙髓中无此层；③多细胞层：位于无细胞层下方，内含成纤维细胞和储备细胞；④固有牙髓（中央区）：牙髓组织的核心和主体，内含较多血管、神经。

| 知识点4：牙髓的细胞结构特点 | 副高：熟练掌握　正高：熟练掌握 |

（1）成牙本质细胞：是牙髓牙本质复合体的特征性细胞，呈栅栏状排列，有形成牙本质的作用。细胞的大小和形状随所在部位不同而不同，冠部细胞为高柱状，根部为立方状，根尖部为扁平状，细胞的大小还取决于它的功能状态，功能旺盛时细胞大一些。牙本质小管内由成牙本质细胞突和牙本质液充盈。

（2）成纤维细胞：牙髓主体细胞，又称为牙髓细胞。它们分布于整个牙髓，主要密布于多细胞层。可产生明胶状基质和胶原纤维，未成熟的成纤维细胞可分化为成牙本质细胞。

（3）防御细胞：①巨噬细胞：可吞噬细菌、异物或坏死细胞，同时有抗原提呈作用，参与免疫反应；②其他细胞：树突细胞、淋巴细胞、肥大细胞，可能与牙髓的免疫监视作用有关。

（4）储备细胞：原始、未分化间质细胞，可根据需要分化为不同类型的细胞。

> 知识点 5：牙髓的细胞间质结构特点　　　　副高：熟练掌握　正高：熟练掌握

（1）胶原纤维：牙髓中含有丰富的胶原纤维，交织成松散、不规则的网状，以支持牙髓中的其他成分。

由成牙本质细胞和成纤维细胞合成分泌，主要是Ⅰ型和Ⅲ型胶原纤维。

牙髓中细小的纤维是正在发育和年轻牙髓中的优势纤维，称为网状、嗜银或原胶原纤维。随牙髓的成熟，细小的纤维成为成熟的胶原纤维，在牙髓中不断聚集而很难清除，可导致牙髓纤维化。

牙髓周边存在一种特殊排列的胶原束，称 von Koff 纤维，呈螺旋状，从成牙本质细胞间进入牙本质基质。

（2）基质及组织液：基质是细胞间的不定形胶状物质，主要化学成分是蛋白多糖。蛋白多糖中的多糖总称为糖胺多糖。牙髓中的糖胺多糖主要是透明质酸和硫酸软骨素，其中透明质酸是基质中的主要成分，使基质具有黏性且呈胶状。

组织液来源于毛细血管，与血浆相似。组织液中的水和基质蛋白多糖构成液态胶体系统，有利于可溶性物质来往于基质中。炎症时，基质可以快速释放出游离的水，使组织压增高。

正常牙髓内组织压为 0.8~1.3kPa（6~10mmHg），可复性牙髓炎时组织压可上升到 1.7kPa（13mmHg）性牙髓炎时组织压可上升到 4.6kPa（35mmHg），提示牙髓处于不可状态。

二、牙髓的功能

> 知识点 1：牙髓的形成功能　　　　　　　　副高：熟练掌握　正高：熟练掌握

（1）牙齿萌出之前形成的牙本质即原发性牙本质，呈管状，排列规律，牙未开始行使功能。

（2）原发性牙本质形成之后，牙髓会继续形成牙本质，即形成继发性牙本质，呈波纹状，形成速度慢。

（3）牙髓受到外界异常刺激如龋病、磨损、酸蚀症和备洞等所诱发形成的牙本质称为第三期牙本质，是一种防御机制，目的是保护牙髓免受不良刺激，又称修复性牙本质、刺激性牙本质。形成速度快，小管数目少，不规则，敏感性差。若形成过快，基质中含细胞或组织，类似骨组织样外观，又称骨样牙本质。

知识点2：营养功能   副高：熟练掌握   正高：熟练掌握

（1）牙髓通过向成牙本质细胞和细胞突提供氧、营养物质以及牙本质液来保持牙本质的活力。

（2）牙髓的血液来源于上、下牙槽动脉。

（3）炎症时，淋巴管可移走过多组织液等，降低组织压。

（4）牙本质液来源于组织液，对维持牙本质的生理功能有重要的意义。

知识点3：感觉功能——牙髓感觉神经   副高：熟练掌握   正高：熟练掌握

（1）牙髓感觉神经末梢为痛觉感受器，任何来源的刺激作用于牙髓，只产生痛觉。

（2）牙髓感觉神经纤维包括 A_δ 纤维和 C 纤维。A_δ 纤维有髓鞘纤维，位于牙髓牙本质交界区，疼痛阈值低，特征为锐痛，与牙本质敏感有关。C 纤维为无髓鞘纤维，分布整个牙髓，阈值高，特征为烧灼痛，与牙髓炎疼痛有关。

（3）疼痛不能定位的原因：①缺乏本体感受器；②存在越中神经；③神经节内有交叉现象。

主要包括：①上、下颌第一磨牙牙髓神经在三叉神经节内有交叉现象；②前牙左右牙髓神经都可跨越中线到达对侧三叉神经节内的神经元；③三叉神经节内的一个神经元可以控制两个牙的感觉；④后牙牙髓神经可达到同侧三叉神经节、颈上神经节及耳后神经节内的神经元；⑤三叉神经节内神经元同时支配上、下颌骨以及牙周、头、面部较为广泛的组织的感觉。

知识点4：感觉功能——炎症时疼痛的机制   副高：熟练掌握   正高：熟练掌握

（1）组织压升高

炎症反应早期：局部组织水肿，压力升高产生疼痛。

炎症反应后期：局部组织坏死，脓肿形成，压力更高，疼痛更为剧烈。

（2）炎症介质

血管炎症介质：扩张血管，增加通透性，局部压力升高产生疼痛。

神经炎症介质：可诱导局部神经纤维痛觉过敏。

知识点 5：防御功能　　　　　　　　　　　　副高：熟练掌握　　正高：熟练掌握

（1）疼痛：痛觉引起肌肉运动、血液变化，发挥保护作用。
（2）修复性牙本质形成。
（3）炎症反应。

三、牙髓增龄性变化

知识点 1：体积变化　　　　　　　　　　　　副高：熟练掌握　　正高：熟练掌握

　　成牙本质细胞具有不断形成继发性牙本质的功能，随着年龄的增长，髓腔周围的牙本质不断增多，牙髓体积不断缩小，甚至闭塞，髓室、髓角、根管、根尖孔均会出现相应的变化。在临床进行根管治疗时，需要先摄 X 线片了解髓腔的大小和位置以及根管的情况再进行操作，避免造成髓底或髓腔侧壁的穿孔。重度磨损或龋病可诱导牙髓形成修复性牙本质，加速牙髓增龄性变化。

知识点 2：结构变化　　　　　　　　　　　　副高：熟练掌握　　正高：熟练掌握

　　随着年龄的增加，牙髓内的结缔组织结构发生变化。细胞的大小和数目逐渐减少，牙髓基质逐渐失去水分，胶原纤维在牙髓内堆积使牙髓出现纤维变性，牙髓发生营养不良性钙化等。

知识点 3：功能变化　　　　　　　　　　　　副高：熟练掌握　　正高：熟练掌握

　　随着牙髓中细胞、血管、神经等的减少，各种功能会逐渐减低，防御和修复功能逐渐丧失，对外界刺激的敏感性也逐渐降低。

知识点 4：牙髓组织和髓腔的增龄性变化情况　　副高：熟练掌握　　正高：熟练掌握

	年轻人	老年人
髓腔	髓腔大，髓角高，根尖孔大，牙本质小管粗大	髓腔小，髓角低，根尖孔小，牙本质小管细小
牙髓	牙髓细胞多，血管丰富，神经多，纤维少	牙髓细胞少，血管不丰富，神经少，纤维多
牙髓修复力	强	弱

四、根尖周组织生理学特点

知识点1：根尖周组织的定义	副高：熟练掌握 正高：熟练掌握

根尖周组织是指根尖部的牙周组织，包括牙骨质、牙周膜和牙槽骨，其组织生理学特点与牙髓有着明显的不同。

知识点2：牙骨质的功能	副高：熟练掌握 正高：熟练掌握

（1）牙骨质的主要功能是为牙周膜附着于牙和牙槽骨提供中介，牙周韧带借助牙骨质附着于牙根，并使牙齿固定在牙槽窝内。因牙周膜内的胶原纤维不能渗入牙本质，所以，如果没有牙骨质，结缔组织与牙的附着是不可能的。

（2）牙骨质具有不断新生的特点，具有修复和补偿功能。与骨组织不同的是，牙骨质在正常情况下是不发生吸收的，但有新的牙骨质持续性沉积。根尖部牙骨质不断生长，以补偿牙冠的磨损；牙髓病和尖周病治疗后，牙骨质能新生并覆盖根尖孔，重新建立牙体与牙周的连接关系。

（3）牙骨质持续新生以适应牙周韧带的不断改建和附着。

知识点3：牙骨质的临床意义	副高：熟练掌握 正高：熟练掌握

（1）根尖部牙骨质的不断沉积使牙根不断增长，根尖孔逐渐缩小。根尖孔过度的缩小将影响血流进入牙髓，诱发牙髓的退行性或增龄性变化。虽然牙根的长度在不断增加，但如果以牙本质牙骨质界为测量标准，根管工作长度却在不断减少。

（2）根管预备的深度应止于牙本质牙骨质界，通常距根尖孔为 0.5~1mm，在老年患牙该值 >1mm。在根管治疗中，组织学根尖孔可协助根管预备器械在根尖的定位，同时可预防根充材料超出根尖孔。

（3）牙骨质可修复因炎症导致的牙根病理性吸收，也可修复因牙移位导致的牙根生理性吸收，在对后者的修复过程中可使根尖孔开口更偏向侧方。另外，在根尖诱导形成术后，牙骨质在根端硬组织屏障形成中亦具有重要作用。

知识点4：牙周膜的生理特点	副高：熟练掌握 正高：熟练掌握

（1）牙周膜的神经支配：根尖周的神经主要来源于三叉神经的第 2 支和第 3 支，有粗纤维和细纤维，神经终末呈结节状、攀状或游离神经末梢。牙周膜内分布有触觉（压觉）

感受器和疼痛感受器，前者可传导压力和轻微接触牙体的外部刺激，发挥本体感受功能，调节咀嚼压力；而后者可传导痛觉，参与防御反应。当根尖周组织发生炎症时，由于炎症介质的释放、血管的扩张和局部组织压力的增加，患者既可感受到痛觉，又能指出患牙所在。

（2）牙周膜的血液循环和淋巴循环：与牙髓相比，牙周膜的侧支循环较为丰富，其血供有3个来源：①牙槽动脉在进入根尖孔前的分支；②牙槽的血管通过筛状孔进入牙周膜；③牙龈血管也可分支至牙周膜。这些血管在牙周膜内形成血管网，能较好地清除炎性产物，使病变在接受合理治疗后易恢复和痊愈。另外，牙周膜丰富的血液供应还有营养牙骨质的功能。经过治疗的无髓牙或死髓牙仍能保留于颌骨内并行使其咀嚼功能，就是借助于牙周膜的联系和营养。

根尖周淋巴管也较丰富，因此在根尖周炎时，所属淋巴结可增大和扪压时产生疼痛。

（3）牙周膜细胞：根尖周牙周膜内含有成纤维细胞、组织细胞和未分化的间质细胞，后者在炎症过程中可分化成各种细胞，如成牙骨质细胞、成骨细胞或破骨细胞等。根尖周牙周膜内还含有来源于上皮根鞘的外胚叶细胞索即牙周上皮剩余，它受到炎症刺激时可增殖，从而在根尖周囊肿的形成中起重要作用。

知识点5：牙周膜的功能　　　　　　副高：熟练掌握　正高：熟练掌握

根尖周牙周膜主要有以下4种功能：
（1）形成根尖部的牙骨质和牙槽骨，并能吸收和重建牙骨质和牙槽骨。
（2）承受咀嚼力和缓冲外来的力量，以免牙槽骨直接受力。
（3）维持牙槽骨的代谢活力。
（4）对外来刺激产生相应的组织学反应。

知识点6：牙槽骨　　　　　　　　　副高：熟练掌握　正高：熟练掌握

牙槽骨由固有牙槽骨和支持骨组成，固有牙槽骨为薄层致密骨，构成牙槽窝的内壁，它在X线片上呈围绕牙根的连续阻射白线，又称为硬骨板。

固有牙槽骨上有许多小孔，它们是血管、神经进出的通道，这些小孔使固有牙槽骨呈筛状外观，因此又被称为筛状板。因为固有牙槽骨的筛状特点，由根尖周炎压力引发的疼痛远没有牙髓炎疼痛那么剧烈。

持续性根尖周炎症可导致根尖周硬骨板的吸收，在X线片上可表现为阻射白线的模糊、中断甚至消失。研究表明，硬骨板矿物质被吸收30%~50%在X线片上才能显示出来，因此，早期根尖周病损不一定能被X线片检出。

第二节　牙髓病与根尖周病的病因与发病机制

一、微生物因素

(一) 优势菌及其代谢产物

| 知识点1：炎症牙髓 | 副高：熟练掌握　正高：熟练掌握 |

炎症牙髓中的细菌无明显特异性，细菌的种类与牙髓的感染途径和髓腔开放与否有关。

（1）继发于龋病的牙髓炎：牙本质深层是一个相对缺氧的环境，有利于兼性和专性厌氧菌的生长和繁殖，因此，该类炎症牙髓中所分离到的细菌主要是兼性厌氧球菌和厌氧杆菌，如链球菌、放线菌、乳杆菌和革兰阴性杆菌等。其中龋源性牙髓炎所致的牙髓组织炎症和坏死与牙龈卟啉单胞菌和微小消化链球菌有重要关系。

（2）开放髓腔的牙髓炎：包括真菌在内的多种口腔细菌都能在此类炎症牙髓中检出，但厌氧菌极少能被检出。

| 知识点2：感染根管 | 副高：熟练掌握　正高：熟练掌握 |

厌氧菌尤其是专性厌氧菌是感染根管内的主要细菌。较常见的优势菌有卟啉单胞菌、普氏菌、梭形杆菌、消化链球菌、放线菌、真杆菌、韦荣菌等。

（1）原发或继发感染根管：原发感染根管内的微生物种类和继发感染根管内的有所不同，但两种感染根管内均能检出粪肠球菌。

（2）牙髓治疗失败的根管：此类感染根管内占主导地位的是兼性厌氧菌和革兰阳性菌。粪肠球菌容易在牙髓治疗失败的根管内检出，是根管持续感染和再感染的重要微生物之一。

（3）伴有临床症状及体征的感染根管：卟啉单胞菌和普氏菌、消化链球菌、真杆菌等与根尖部出现疼痛、肿胀、叩痛和窦道形成有关；产黑色素普氏菌、牙髓卟啉单胞菌和牙龈卟啉单胞菌与急性根尖周炎症和根管内恶臭关系密切；顽固性根尖周病变和窦道经久不愈可能与放线菌感染有关。

| 知识点3：根尖周组织 | 副高：熟练掌握　正高：熟练掌握 |

目前已证实根尖周脓肿内有许多种类的细菌，其中检出率较高的细菌包括消化球菌、消化链球菌、米勒链球菌、口腔类杆菌、卟啉单胞菌、普氏菌和梭形杆菌等。它们或单独致病，或与其他微生物协同参与疾病的发生。参与疾病发生或发展的非细菌微生物主要包括真菌（白念珠菌）、古生菌、螺旋体（口腔密螺旋体）及病毒（疱疹病毒）等。

（二）感染途径

| 知识点1：牙本质小管 | 副高：熟练掌握 正高：熟练掌握 |

牙本质含有大量的牙本质小管，当釉质或牙骨质的完整性被破坏后，细菌可通过暴露的牙本质小管侵入牙髓，引发牙髓感染。

（1）龋病：是引起牙髓感染的最常见原因。细菌在感染牙髓之前，其毒性产物可通过牙本质小管引发牙髓炎症反应。当细菌侵入牙本质的深度距牙髓 <1.1mm 时，牙髓即可出现轻度的炎症反应；当细菌距牙髓 <0.5mm 时，牙髓可发生明显的炎症反应；当细菌距牙髓 ≤0.2mm 时，牙髓内即可找到细菌。

（2）非龋性疾病：楔状缺损、磨损、牙体发育畸形等也可造成釉质或牙骨质的缺损。龋病治疗时，窝洞充填前未去净的细菌亦可通过牙本质小管引发牙髓感染。

| 知识点2：牙髓暴露 | 副高：熟练掌握 正高：熟练掌握 |

龋病、牙折、楔状缺损、磨损、牙隐裂及治疗不当等均可引起牙髓直接暴露于口腔环境，使细菌直接侵入牙髓。由于细菌毒力、宿主抵抗力、病变范围和引流情况的不同，暴露于口腔菌群的牙髓可以长期处于一种炎症状态，也可以迅速坏死。

| 知识点3：牙周袋途径 | 副高：熟练掌握 正高：熟练掌握 |

根尖孔及侧支根管是牙髓和牙周组织联系的通道。一方面，感染或坏死的牙髓组织、根管内的细菌及毒性产物，通过根尖孔或侧支根管波及根尖周组织导致根尖周或根侧方的病变；另一方面，在牙周病时，深牙周袋内的细菌可以通过根尖孔或侧支根管侵入牙髓，引起牙髓感染。

| 知识点4：血源感染 | 副高：熟练掌握 正高：熟练掌握 |

受过损伤或病变的组织能将血流中的细菌吸收到自身所在的部位，这种现象被称为引菌作用。当机体发生菌血症或败血症时，细菌、毒素可随血行进入牙髓，引起牙髓炎症。牙髓的血源感染途径归于引菌作用，大致过程如下：

（1）牙髓有代谢障碍或受过损伤，如牙外伤使牙髓血液循环受损，备洞造成牙髓的热刺激或充填物刺激牙髓导致其营养障碍等情况。

（2）拔牙、洁治、根管治疗甚至刷牙造成一过性菌血症时，血液中的细菌可进入上述牙髓组织。

（3）若牙髓的防御机制不能清除滞留的细菌，后者即可在牙髓中定居、繁殖，最终导致牙髓感染。

(三) 致病机制

知识点 1：致病物质   副高：熟练掌握   正高：熟练掌握

主要包括荚膜、纤毛、胞外小泡、内毒素、酶和代谢产物。

(1) 荚膜：革兰阳性菌和革兰阴性菌均可产生荚膜，后者的主要功能是保护菌体细胞免遭宿主吞噬细胞的吞噬。此外，荚膜也有利于细菌对组织的附着。

(2) 纤毛：可参与细菌的聚集和对组织的附着，它还可在细菌结合时传递遗传信息，如耐药性的传递增强了细菌的抵抗力。

(3) 胞外小泡：革兰阴性菌可产生胞外小泡，后者具有与母体细胞类似的荚膜结构，胞外小泡上的抗原可中和抗体而起到保护母体菌细胞的作用。胞外小泡还含有酶和其他毒性物质，被认为与细菌的凝集、附着、溶血和组织溶解有关。

(4) 内毒素：是革兰阴性细菌的胞壁脂多糖，可在细菌死亡崩解时释放出来，也可由活菌以胞壁发泡的形式释放。内毒素是很强的致炎因子，可诱发炎症反应，导致局部组织肿胀、疼痛以及骨吸收。它对细胞有直接毒害作用，还可激活 T 细胞、B 细胞，调动免疫反应，加重组织损伤。

(5) 酶：细菌可产生和释放多种酶，导致组织的破坏和感染的扩散。一些厌氧菌可产生胶原酶、硫酸软骨素酶和透明质酸酶，这些酶可使组织基质崩解，有利于细菌的扩散。细菌产生的蛋白酶和核酸酶，还可降解蛋白质和 DNA，直接损伤牙髓和根尖周组织内的细胞。一些细菌产生的酶还可中和抗体和补体成分，使细菌免遭杀灭。

(6) 代谢产物：细菌生长过程中释放的代谢产物，如氨、硫化氢、吲哚和有机酸等能直接毒害细胞，导致组织损伤。短链脂肪酸是感染根管中的细菌最常产生的有机酸，它们可影响中性粒细胞的趋化、脱颗粒和吞噬功能。丁酸还可抑制成纤维细胞和 T 细胞的分裂，并刺激白细胞介素-1 的释放，后者与骨吸收密切相关。

知识点 2：宿主对细菌的反应   副高：熟练掌握   正高：熟练掌握

(1) 炎症反应：牙髓在与细菌直接接触之前就可发生炎症反应。当龋病发生时，细菌还在牙本质内，其代谢产物就可损害成牙本质细胞，引发受损局部的炎症反应。最初渗出的炎症细胞是一些慢性炎症细胞，当龋病终止或有害刺激被清除后，牙髓的损伤可以得到修复；但当龋病进一步发展时，牙髓的慢性炎症状态就会转为急性炎症，大量的中性粒细胞就会进入组织，导致牙髓不可复性的破坏。

牙髓在受到细菌感染时，受损的细胞可释放大量的炎症介质，引起血管扩张、通透性增加，趋化中性粒细胞进入受损部位，中性粒细胞在杀灭细菌时所释放的溶酶体也导致了牙髓组织的变性或坏死。

牙髓炎中增多的多种炎症介质在牙髓炎的病理生理过程中具有重要意义。

(2) 免疫反应：与身体其他器官或组织一样，根管也可以成为抗原侵入的门户，引发免疫反应。侵入组织的细菌及其产物可作为抗原物质诱发机体的特异性免疫反应。免疫反应在杀灭细菌的同时也可引起或加重炎症反应，导致组织损伤。除了牙髓和感染根管内的细菌外，许多根管治疗药物也具有抗原特性，同样引起变态反应。

二、物理因素

知识点1：创伤　　　　　　　　　　　　　　　　副高：熟练掌握　正高：熟练掌握

创伤是否能引起牙髓或根尖周的病变主要取决于其强度。偶然的轻微创伤不至于引起组织的病变或仅造成一过性的影响。牙齿所受创伤可分为急性创伤和慢性创伤。

（1）急性创伤：包括外伤和医源性损伤。

外伤：因交通事故、运动竞技、暴力斗殴、异物撞击、摔倒跌伤、咀嚼时突然咬到硬物等均可造成根尖血管挫裂，使牙髓血供受阻，引起牙髓退变、炎症或坏死。牙外伤不仅可引起牙髓病变，还可损伤根尖周组织，导致炎症反应。

医源性损伤：因操作不当引起组织病变。如正畸治疗时用力过大，拔牙时误伤邻牙，牙周刮治深牙周袋时累及根尖部血管，根管治疗中器械超出根尖孔或根管超充填等，均可引起牙髓及根尖周的炎症或感染。

（2）慢性创伤：创伤性咬合、磨牙症、窝洞充填物或冠修复体过高都可引起慢性咬合创伤，使根尖血管挫伤、血液循环障碍，使牙髓受损甚至发生牙髓坏死。同时也可能导致根尖周的急、慢性损伤。

知识点2：温度　　　　　　　　　　　　　　　　副高：熟练掌握　正高：熟练掌握

牙髓对温度刺激有一定的耐受范围，过冷、过热或温度的骤然改变均可刺激牙髓，并可引起牙髓炎。动物实验表明，若使牙髓内温度上升5.5℃，将导致15%受试牙髓失活。临床上，异常的温度刺激主要与备洞时钻磨产热和充填材料的刺激因素有关。钻磨牙体组织所产生的热量与施力的大小、是否冷却处理、钻针的种类、转速及钻磨持续的时间等有关。用银汞合金材料充填窝洞时，若未垫底或垫底不当，外界温度刺激将反复、长期刺激牙髓，引起牙髓损伤。

知识点3：电流　　　　　　　　　　　　　　　　副高：熟练掌握　正高：熟练掌握

临床可见电流刺激牙髓多发生在相邻或对颌牙上存在两种不同的金属修复体，两种金属存在电位差，咬合时由于唾液的导电作用，可产生微弱的电流，称之为流电作用。长期流电作用可导致牙髓损伤。此外，使用牙髓活力测定仪器或离子导入治疗牙本质敏感症时，操作不当，使电流过大，也会刺激牙髓；使用电刀行外科手术时，若不慎接触了银汞合金充填体，也可能导致牙髓坏死。

知识点 4：其他物理因素　　　　　　副高：熟练掌握　　正高：熟练掌握

除上述物理因素外，高空飞行、登山运动、深水潜泳等气压改变；恶性肿瘤患者接受放射治疗；激光应用等因素也可能导致牙髓的病变。

三、化学因素

知识点 1：垫底和充填材料　　　　　　副高：熟练掌握　　正高：熟练掌握

在深龋洞的充填治疗中，应考虑材料的刺激性和绝缘性能，一般应采取垫底处理。选择既具绝缘性、又无牙髓刺激性的材料。如果选择磷酸锌黏固剂，因其凝固前可释放出游离酸，可引起牙髓炎或充填后即刻疼痛；另外，磷酸锌黏固剂较差的边缘封闭产生的微渗漏也是引起牙髓损伤的重要因素。氧化锌丁香油黏固粉对牙髓有镇痛、安抚作用，对急性牙髓炎和根尖周炎具有良好的抗炎作用，可直接作为深洞垫底材料。

复合树脂充填窝洞时，深龋和中龋如不垫底，材料中的有毒物质可穿过牙本质小管进入牙髓，引起牙髓的退变和坏死。

知识点 2：酸蚀剂和黏接剂　　　　　　副高：熟练掌握　　正高：熟练掌握

临床使用酸蚀剂、黏接剂也可引起牙髓损伤。使用酸蚀剂应注意酸的强度、酸蚀时间和剩余牙本质厚度。用酸短时间处理牙本质，一般不会引起牙髓的炎症反应，也不会影响牙髓的修复功能。如对深洞做了酸蚀处理，会导致牙齿出现暂时的酸痛症状，甚至导致牙髓的损伤，应先用氢氧化钙制剂垫底，以免刺激牙髓。

绝大多数黏接剂中含有树脂成分，其化学物质刺激牙髓。近年来，黏接剂的黏接成分不断改进，从而减少其细胞毒性作用，如第七代黏接系统，集酸蚀和黏接于一身，细胞毒性小，对牙髓仅有温和、短暂的刺激，已大量应用于临床。

知识点 3：失活和消毒药物　　　　　　副高：熟练掌握　　正高：熟练掌握

在牙髓病或根尖周病治疗过程中，若使用药物不当，药物会成为一种化学刺激，引发根尖周炎，称为药物性或化学性根尖周炎。如在露髓处封亚砷酸时间过长，或亚砷酸用于年轻恒牙，砷就可能扩散到根尖孔外，引起药物性根尖周炎。又如在根管内放置酚类和醛类等腐蚀性药物过多，特别是在治疗根尖孔较大的患牙时，药物也可能溢出根尖孔而引起药物性根尖周炎。

第三节　病史采集与临床检查方法

一、病史采集

知识点1：主诉　　　　　　　　　　　　　副高：熟练掌握　　正高：熟练掌握

主诉通常是用患者自己的语言来描述患者迫切要求解决的口腔科问题，也常常是患者最痛苦的问题。患者在讲述过程中，常用手指出患牙所在的区域。主诉的记录应包括患者就诊时患病的部位、主要症状和持续时间。

知识点2：现病史　　　　　　　　　　　　副高：熟练掌握　　正高：熟练掌握

现病史的询问应围绕主诉的内容展开，包括主要症状、体征、发病时间、严重程度、诱发、加重或缓解病情的因素，以及是否做过治疗及其效果如何等。

对以疼痛为主诉的患者，问诊的内容包括以下几个方面：

（1）疼痛的部位：询问患者疼痛部位，能否指出疼痛的部位或范围。急性牙髓炎疼痛不能定位；急性根尖周炎疼痛能准确定位。

（2）疼痛发作的方式和频率：询问疼痛发作时是否存在诱因及疼痛发作的频率。疼痛发作的方式主要有自发痛和激发痛。疼痛频率主要用来区分持续性疼痛和间歇性疼痛。急性牙髓炎为自发痛和间歇性疼痛，温度刺激引起剧烈疼痛。急性根尖周炎为自发痛和持续性疼痛，咀嚼和咬合可诱发明显的疼痛。

（3）疼痛发作时间：询问患者什么状态下疼痛和发生疼痛的时间。白天或是晚上疼痛及疼痛持续的时间等。

（4）疼痛程度和性质：疼痛的强弱程度因患者的精神状态、耐受程度、疼痛经历和文化修养的差异而有不同的描述。

（5）加重或减轻疼痛的因素：如温度刺激、食物性质、咬合状态等可能导致疼痛加重或减轻的因素。

（6）治疗对疼痛的影响：询问患者是否接受过治疗（包括服药史）及治疗效果如何。

知识点3：全身病史　　　　　　　　　　　副高：熟练掌握　　正高：熟练掌握

了解患者的全身病史将有助于医生拟定治疗计划，帮助判断是否有必要在临床检查或治疗前进行会诊或预防性用药。全身病史的询问应包括系统病史、传染病史、药物过敏史和精神心理病史等几个方面。

（1）系统病史：了解是否患有心脏病、血液病、糖尿病、血压异常、免疫缺陷、风湿热、癌症或呼吸系统疾病。对患有糖尿病、免疫缺陷、风湿热或做过心脏瓣膜手术的患者，临床检查前应预防性应用抗生素。还要询问有无出血不止病史、女性是否怀孕及是否在月经期等。

（2）传染病史：肝炎、结核、艾滋病等经过血液、唾液或呼吸道传播的疾病等，要做好必要的防护措施。

（3）药物过敏史：了解患者的药物过敏史及用药史，避免药物反应。

（4）精神和心理病史：观察患者的精神状态，了解患者是否有精神或感情创伤及心理病史。患者已有的精神心理问题会增加治疗难度，医师应有思想准备，必要时请相关科室会诊。

二、临床检查方法

（一）温度测验

知识点 1：牙髓温度测验的概述	副高：熟练掌握　正高：熟练掌握

牙髓温度测验是根据患牙对冷或热刺激的反应来判断牙髓活力状态的一种诊断方法。其原理是突然的、明显的温度变化可以诱发牙髓一定程度的反应或疼痛。低于10℃为冷刺激，高于60℃为热刺激。温度测验可分为冷诊法和热诊法。

知识点 2：温度测验操作前的准备工作	副高：熟练掌握　正高：熟练掌握

（1）首先向患者说明测验的目的和可能出现的感觉。

（2）测验顺序：先测对照牙，再测可疑牙。选择对照牙的顺序：首选对侧同名牙，其次为对颌同名牙，最后为与可疑牙处于同一象限内的健康邻牙。

（3）测试前将测试区域隔湿，擦干牙面。

知识点 3：冷测法	副高：熟练掌握　正高：熟练掌握

冷测法是根据患者对牙齿遇冷刺激的反应来判断牙髓状态的方法。常用的刺激物有：冰棒、冷水、干冰、四氟乙烷等。放置位置：被测牙齿唇（颊）或舌（腭）侧釉质完整的中1/3处。顺序：从后向前，先下后上。

知识点 4：热测法	副高：熟练掌握　正高：熟练掌握

热测法是根据患者对牙齿遇热刺激的反应来判断牙髓状态的方法。常用的刺激物有：加热的牙胶棒、热水、电子加热器、橡皮轮打磨产热等。放置位置：被测牙齿唇（颊）或舌

（腭）侧釉质完整的中 1/3 处。热刺激在牙面停留的时间不能超过 5 秒，以免造成牙髓损伤。

知识点 5：牙髓温度测验结果　　　　　副高：熟练掌握　正高：熟练掌握

（1）正常：被测牙与正常对照牙的反应程度相同，表示牙髓正常。

（2）敏感：被测牙与正常对照牙相比，产生一过性疼痛但刺激源去除后疼痛即刻消失，患者无自发痛史，表明可复性牙髓炎的存在（充血状态）；疼痛反应明显，去除刺激源后仍然持续一定时间，表明牙髓存在着不可复性炎症。

（3）迟钝：相同程度的刺激，被测牙反应比正常对照牙慢且症状轻微，称为牙髓反应迟钝。牙髓慢性炎症、变性或部分坏死时表现为反应迟钝。如刺激去除数分钟后出现较重的疼痛反应，并持续一段时间称为迟缓性疼痛，表明牙髓可能为慢性炎症或大部分坏死。

（4）无反应：表明牙髓可能坏死或变性。但下列情况下可出现假阴性反应：牙髓过度钙化、根尖未完全形成、近期受过外伤、检查前使用了镇痛药或麻醉剂等。

（二）牙髓电活力测验

知识点 1：牙髓电活力测验的概述　　　　　副高：熟练掌握　正高：熟练掌握

牙髓电活力测验是通过牙髓电活力测验仪来检测牙髓神经成分对电刺激的反应，主要是用于判断牙髓"生"或"死"的状态。

知识点 2：牙髓电活力测验的操作方法　　　　　副高：熟练掌握　正高：熟练掌握

（1）首先向患者说明测验的目的和可能出现的感觉，取得患者的合作。

（2）测验顺序：先测对照牙，再测可疑牙。

（3）测试前将测试区域隔湿，擦干牙面。有牙石存在时先洁治干净。

（4）将测验仪探头上涂一层导电剂。

（5）探头放置位置：被测牙齿唇（颊）中 1/3 或颈 1/3 处，不能接触牙龈。

（6）电流强度从 0 开始记录引起反应的刻度值。重复 2 次，取平均值。

知识点 3：牙髓电活力测验的临床意义　　　　　副高：熟练掌握　正高：熟练掌握

受试牙牙髓对电活力测验的反应值与正常对照牙进行对比后才有诊断价值。若存在反应，表明牙髓还有活力；若被测牙无反应，说明牙髓已坏死。一般公认，牙髓活力电测验器在判断牙髓是死髓还是活髓方面是比较可靠的。若两者反应一样，提示受试牙牙髓正常；若反应值较大即需较大的电流刺激才能达到正常牙髓相近的反应，表示牙髓有变性改变；若反应值较小，则表明牙髓处在较敏感状态；若无反应，说明牙髓已经坏死。

知识点4：引起假阳性反应的原因   副高：熟练掌握   正高：熟练掌握

（1）探头接触大面积金属充填体或牙龈，刺激牙周组织。
（2）未充分隔湿或干燥被测牙，电流泄漏至牙周组织。
（3）液化性坏死的牙髓组织在电流最大时可能有轻微反应。
（4）患者过度紧张或焦虑，以致探头刚接触牙面即示意有反应。

知识点5：引起假阴性结果的原因   副高：熟练掌握   正高：熟练掌握

（1）测试前使用了镇痛药或麻醉剂。
（2）探头未能有效地接触牙面，妨碍了电流传导到牙髓。
（3）年轻恒牙通常对电刺激无反应。
（4）根管过度钙化的患牙。
（5）刚受过外伤的牙可能对电刺激无反应。

知识点6：牙髓电活力测验的禁忌证   副高：熟练掌握   正高：熟练掌握

禁用于安装了心脏起搏器的患者。

（三）X线检查

知识点1：诊断方面   副高：熟练掌握   正高：熟练掌握

（1）有助于了解龋坏的部位和范围，有无继发龋和邻面龋及牙齿发育异常等。
（2）可协助发现牙根的异常，如牙折、外吸收、发育不全及牙骨质增生等。
（3）了解髓腔情况，如髓室、根管钙化、牙内吸收等。
（4）有助于鉴别根尖周肉芽肿、根尖周脓肿及囊肿等慢性根尖周病变。
（5）把一根牙胶尖从窦道口顺势推入窦道后，利用X线协助鉴定病源牙。

知识点2：治疗方面   副高：熟练掌握   正高：熟练掌握

（1）治疗前有助于拟定治疗计划，包括揭示牙根和根管的数目、大小和形态，以及根尖周病变的类型和范围。
（2）治疗中可用于测定根管的工作长度以及协助并发症的诊断和处理。
（3）治疗后可判定根管充填结果和观察根管治疗等治疗方法的近、远期疗效。

知识点3：局限性　　　　　　　　　　　　　　副高：熟练掌握　正高：熟练掌握

（1）X线片不能准确反映根尖骨质破坏的量。临床实际病变程度要比X线上显示的严重。

（2）硬骨板的完整与否与牙根的形状、位置、X线的投射方向和位置有关，正常牙在X线上可能无明显的硬骨板。

（3）X线片显示的是二维图像，影像的重叠可能会导致误诊。

（4）由于投照技术和胶片处理不当，也可造成X线失真，削弱了X线检查在诊疗中的价值。

（四）锥形束CT检查

知识点1：锥形束CT的定义　　　　　　　　　　副高：熟练掌握　正高：熟练掌握

锥形束CT（CBCT）是指放射线呈锥形发出，通过围绕患者头部旋转获得扫描视野内原始图像，进行轴位、矢状位、冠状位的观察及三维重建的数字容积体层摄影。根据扫描视野的大小，可分为大视野和小视野两种模式，牙髓病和根尖周病多采用小视野CBCT检查。

知识点2：CBCT在牙髓病和根尖周病中的应用　　副高：熟练掌握　正高：熟练掌握

（1）用于辨别根尖片不能显示的早期根尖周病变。

（2）观察根尖周骨质破坏的程度和范围以及与周围组织的关系。

（3）辅助诊断根尖片疑似的根折或根纵裂。

（4）鉴别牙内、外吸收，观察吸收的位置和范围，评估预后。

（5）辨别根管侧壁穿孔、牙体发育异常等。

知识点3：CBCT应用的局限性　　　　　　　　　副高：熟练掌握　正高：熟练掌握

（1）口腔内的金属桩、修复体、种植体等可引起伪影，影响成像质量及准确度。

（2）放射量及检查费用较根尖片高，且临床医生需要经过培训后才能正确读片。

（五）其他检查方法

知识点1：试验性备洞　　　　　　　　　　　　副高：熟练掌握　正高：熟练掌握

试验性备洞指用牙钻磨除牙本质来判断牙髓活力的方法。操作：在未麻醉状态下，用牙钻缓慢地向牙髓方向磨除釉质和牙本质，如有疼痛症状说明牙髓有活力。是判断牙髓活力最可靠的方法。但因其会造成牙体组织的破坏所以只有在其他方法不能确诊时选择使用。

知识点2：选择性麻醉　　　　　　　　　　　　副高：熟练掌握　正高：熟练掌握

选择性麻醉是通过局部麻醉的方法来判定引起疼痛的患牙。如两颗可疑牙分别位于上、下颌，则选择麻醉上颌牙齿；如两颗牙齿都位于上颌，则选择麻醉靠前面的牙齿。

知识点3：手术显微镜在诊断方面的应用　　　副高：熟练掌握　正高：熟练掌握

（1）早期龋损的检查。
（2）充填体、修复体边缘密合情况的检查。
（3）穿髓孔的检查。
（4）髓腔形态的检查。
（5）根管穿孔的检查。
（6）隐裂或牙折的检查。
（7）根管内折断器械的检查。
（8）根尖孔破坏的确认。

第四节　牙髓病的临床表现与诊断

一、牙髓病的分类

知识点1：牙髓病的组织病理学分类　　　　副高：熟练掌握　正高：熟练掌握

在组织病理学上，根据牙髓在显微镜下的组织病理改变，牙髓病分类如下：
（1）牙髓充血：生理性牙髓充血、病理性牙髓充血。
（2）急性牙髓炎
急性浆液性牙髓炎：①急性局部性浆液性牙髓炎；②急性全部性浆液性牙髓炎。
急性化脓性牙髓炎：①急性局部性化脓性牙髓炎；②急性全部性化脓性牙髓炎。
（3）慢性牙髓炎：慢性闭锁性牙髓炎、慢性溃疡性牙髓炎、慢性增生性牙髓炎。
（4）牙髓坏死和坏疽。
（5）牙髓变性：空泡性变、纤维性变、萎缩性变、钙化性变。
（6）牙内吸收。

知识点2：牙髓病的临床分类　　　　　　　副高：熟练掌握　正高：熟练掌握

根据牙髓病的临床表现和治疗预后，临床上将牙髓病分为：
（1）可复性牙髓炎。
（2）不可复性牙髓炎：急性牙髓炎（包括慢性牙髓炎急性发作）、慢性牙髓炎（包括残髓炎）、逆行性牙髓炎。
（3）牙髓坏死。

（4）牙髓钙化：髓石、弥漫性钙化。

（5）牙内吸收。

二、牙髓病的临床诊断程序

知识点 1：牙髓炎"诊断三步曲"　　　　副高：熟练掌握　正高：熟练掌握

（1）了解患者的主诉症状，获取初步印象。通过询问病史，了解疼痛的部位（定位或放射）、性质（锐痛、钝痛、隐痛、跳痛、灼烧痛、肿痛）、严重程度，疼痛的时间，诱发、加重或缓解疼痛的因素等。根据患者诉说的疼痛特点，初步判断是否为牙髓炎引起的疼痛。

（2）排查病因，寻找可疑患牙。一是检查是否有龋齿，包括近髓或已达牙髓的深龋洞（注意龋病好发且较隐蔽的牙面）；二是查看是否有近髓的非龋牙体硬组织疾病；三是检查有无深牙周袋存在；四是询问和检查有无治疗过的牙，从患者所诉治疗的时间和治疗术中、后的感受，分析既往的检查、治疗操作是否构成对牙髓的损害。

（3）确定患牙并验证牙髓炎的诊断，包括牙髓温度测试和牙髓电活力测试。

知识点 2：牙髓活力温度测试　　　　副高：熟练掌握　正高：熟练掌握

必须以患者自身的正常牙作对照。所选对照牙应当是没有病损或充填物的活髓牙的唇、颊面或后牙的舌面。牙髓温度测验结果分为如下 4 个级别。

（1）无反应：提示牙髓已坏死，牙髓过度钙化、根尖未完全形成、近期受外伤的患牙、患者在检查前使用了镇痛药或麻醉药等情况可出现假阴性反应。

（2）出现短暂的轻度或中度的不适或疼痛：牙髓正常。

（3）产生疼痛但刺激去除后疼痛即刻消失：可复性牙髓炎。

（4）产生疼痛但刺激去除后仍然持续一段时间：不可复性炎症。

急性牙髓炎：快速而剧烈的疼痛。

慢性牙髓炎：迟缓不严重的疼痛。

急性化脓性牙髓炎：冷刺激缓解。

知识点 3：牙髓活力电测试　　　　副高：熟练掌握　正高：熟练掌握

通过牙髓活力电测试器来检测牙髓神经成分对电刺激的反应，有助于判断牙髓的活力状态。必须与患者自身的对照牙进行比较。在相同的电流输出档位下，测试牙与对照牙的电测值之差 >10 时，表示测试牙的牙髓活力与正常牙有差异。如电测值到达最大时测试牙无反应，表示牙髓已无活力。

三、各型牙髓病的临床表现及诊断

（一）可复性牙髓炎

知识点1：可复性牙髓炎的定义　　　　　　副高：熟练掌握　正高：熟练掌握

可复性牙髓炎是牙髓组织以血管扩张、充血为主的病理变化的初期炎症表现。此时，若能彻底去除作用于患牙上的病源刺激因素，同时给予患牙适当的治疗，患牙的牙髓可以恢复到原有状态；若外界刺激持续存在，则牙髓的炎症继续发展，患牙可发展成不可复性牙髓炎。

知识点2：可复性牙髓炎的临床表现　　　　副高：熟练掌握　正高：熟练掌握

患牙遇到冷、热温度刺激或甜、酸化学刺激，立即出现瞬间的疼痛反应，尤其对冷刺激更敏感；刺激去除后，疼痛持续数秒随即消失；绝无自发性疼痛。

知识点3：可复性牙髓炎的体征及辅助检查　副高：熟练掌握　正高：熟练掌握

（1）可查及患牙：如有深龋等接近髓腔的牙体硬组织病损、深牙周袋、咬合创伤、过大的正畸外力等。

（2）温度测验：尤其冷测时，患牙表现一过性敏感，且反应迅速。当去除刺激后，症状仅持续数秒即消失。

（3）叩诊：叩诊反应同正常对照牙。

知识点4：可复性牙髓炎的诊断　　　　　　副高：熟练掌握　正高：熟练掌握

（1）了解主诉症状对温度刺激一过性敏感，无自发痛病史。

（2）寻找患牙可找到能引起牙髓病变的患牙，如深龋、楔状缺损、深牙周袋、咬合创伤或过大的正畸外力等。

（3）确定患牙及牙髓情况患牙对冷测的反应阈值降低，表现为一过性极敏感，反应迅速。刺激去除后反应持续数秒即缓解，表明牙髓可恢复到原有状态。

知识点5：可复性牙髓炎的鉴别诊断　　　　副高：熟练掌握　正高：熟练掌握

（1）深龋：当冷、热刺激进入深龋洞内才出现疼痛反应，刺激去除后症状不持续。当深龋与可复性牙髓炎难以区别时，可先按可复性牙髓炎的治疗进行安抚处理。

（2）不可复性牙髓炎：一般有自发痛病史；由温度刺激引起的疼痛反应程度重，持续时间长，有时可出现轻度叩痛。在临床上，若可复性牙髓炎与无典型自发痛症状的慢性牙髓炎难以区分时，可采用诊断性治疗的方法，用氧化锌丁香油酚黏固剂进行安抚治疗，在观察期内视其是否出现自发痛症状明确诊断。

（3）牙本质过敏症：对探、触等机械刺激和酸、甜等化学刺激更敏感。

（二）急性牙髓炎

知识点1：急性牙髓炎的临床特点　　　副高：熟练掌握　正高：熟练掌握

急性牙髓炎的临床特点是发病急，疼痛剧烈。绝大多数属于慢性牙髓炎急性发作的表现，特别是龋源性者。若无慢性过程的急性牙髓炎多发生在近期进行过牙体手术或受意外创伤的牙齿。如在备洞时，牙体硬组织切割过多或产热过多；使用较强烈的刺激性药物消毒窝洞，充填龋洞未做垫底处理等。

知识点2：急性牙髓炎的症状　　　副高：熟练掌握　正高：熟练掌握

（1）自发性、阵发性疼痛：自发性疼痛指在未受到任何刺激的情况下发生疼痛。阵发性疼痛指疼痛可有持续过程和缓解过程。急性牙髓炎的疼痛是剧烈的尖锐疼痛，疼痛呈现阵发性发作或加重。在炎症早期，疼痛持续时间短，缓解时间长；到了炎症晚期，疼痛的持续时间延长，甚至没有间歇期。牙髓化脓时，患者主诉有搏动性跳痛。

（2）夜间加重：疼痛往往在夜间发作，或夜间疼痛较白天更剧烈。常因牙痛使患者不能入睡。

（3）温度刺激痛：冷、热刺激可激发患牙的剧烈疼痛，特别是当疼痛发作时。但若牙髓已有化脓或部分坏死，则表现为"热痛冷缓解"现象。这可能是因为牙髓的病变产物中有气体出现，受热膨胀后使髓腔内压力进一步增高，产生剧痛。反之，冷空气或冷水可使气体体积收缩，减小压力而缓解疼痛。因此，患者常含冷水就诊，以缓解疼痛。

（4）疼痛不能定位：疼痛发作时，患者大多不能明确指出患牙所在位置。疼痛呈放射性或牵涉性，常沿三叉神经第二、第三支分布区域放射至同侧的上下颌牙或头、颞、面部，不会牵涉到对侧区域。

知识点3：急性牙髓炎的体征及辅助检查　　　副高：熟练掌握　正高：熟练掌握

（1）患牙可查及接近髓腔的深龋或其他牙体硬组织疾病、充填体或深牙周袋等。

（2）探诊常可引起剧烈疼痛。有时可探及穿髓孔，并可见有脓血渗出。

（3）温度测验时，反应敏感或出现激发痛。刺激去除后，疼痛持续一段时间。

（4）牙髓炎症早期，患牙对叩诊无不适反应；晚期牙髓的炎症，可出现垂直向叩诊不适。

知识点4：急性牙髓炎的诊断 　　　　　副高：熟练掌握　正高：熟练掌握

急性牙髓炎的疼痛不能定位，因此对患牙的定位是诊断的关键。

（1）了解主诉症状：有典型的疼痛症状。

（2）寻找患牙：有引起牙髓病变的牙体损害或其他病因的患牙。

（3）确定患牙及牙髓情况：常采用温度测验、电活力测验等方法帮助定位患牙，必要时可采用局部麻醉的方法帮助确定患牙。温度测验时，与对照牙相比患牙敏感，反应速度快，疼痛程度强，持续时间长。

知识点5：急性牙髓炎的鉴别诊断 　　　　副高：熟练掌握　正高：熟练掌握

（1）三叉神经痛：表现为突然发作的电击样或针刺样剧痛，有疼痛"扳机点"，发作时间短，较少在夜间发作，冷热温度刺激也不引发疼痛。

（2）龈乳头炎：剧烈的自发性疼痛，持续性胀痛，对疼痛可定位，龈乳头有充血、水肿现象，触痛明显。患处两邻牙间可见食物嵌塞的痕迹或有食物嵌塞史。对冷热刺激有敏感反应，但一般不会出现激发痛。

（3）急性上颌窦炎：持续性胀痛，上颌的前磨牙和磨牙同时受累而导致两三颗牙均有叩痛，但未查及可引起牙髓炎的牙体组织疾病。同时可伴有头痛、鼻塞、脓涕等上呼吸道感染的症状以及在跑、跳、蹲等体位变化时，牙痛症状加重。检查上颌窦前壁可有压痛现象。

（三）慢性牙髓炎

知识点1：慢性牙髓炎的临床表现 　　　　副高：熟练掌握　正高：熟练掌握

慢性牙髓炎一般不发生剧烈的自发性疼痛，但有时可出现不甚明显的阵发性隐痛或钝痛。病程较长，可有长期的温度刺激痛史。因此，炎症容易波及全部牙髓及根尖部牙周膜，使患牙常表现有咬合不适或轻度叩痛。患者一般可准确定位患牙。

知识点2：慢性牙髓炎的分型 　　　　　　副高：熟练掌握　正高：熟练掌握

临床上，视髓腔开放与否又被分为慢性闭锁性牙髓炎和慢性开放性牙髓炎。后者又分为溃疡性和增生性两种类型。3种慢性牙髓炎除了具有慢性牙髓炎共同的表现外，又各具特点。

（1）慢性闭锁性牙髓炎

症状：一般无明显的自发痛，一般可有急性剧烈的自发痛病史；有长期的冷、热温度刺激痛史。

体征及辅助检查：可查及深龋洞、冠部充填体或其他近髓的牙体硬组织疾病；探诊感觉迟钝；去净腐质后无穿髓孔；对热温度测验引起迟缓性钝痛；可有轻度叩痛或叩诊不适。

（2）慢性溃疡性牙髓炎

症状：多无自发痛；当有食物嵌入洞内时常引起剧烈疼痛；当冷、热温度刺激时产生剧烈疼痛。

体征及辅助检查：可查及深龋洞或其他近髓的牙体损害；因怕痛而出现长期废用的患牙，出现大量牙石堆积；去除腐质可见穿髓孔；探及穿髓孔疼痛明显，有渗血；温度测验敏感；一般无叩痛或仅有轻微叩诊不适。

（3）慢性增生性牙髓炎：多见于青少年，因其根尖孔粗大，血运丰富，当穿髓孔较大时，炎症牙髓增生呈息肉状，并自髓腔突出。

症状：一般无自发痛，进食时可引起疼痛，偶有出血现象。

体征及辅助检查：患牙大而深的龋洞内有红色、"蘑菇"状的肉芽组织，又称为牙髓息肉，可充满整个洞内，达咬合面，探之无痛，但易出血；患牙及邻牙有牙石堆积。

慢性增生性牙髓炎龋洞内的息肉应注意与牙龈息肉或牙周膜息肉相鉴别。

牙龈息肉多是在患牙邻𬌗面出现龋洞时，由于食物长期嵌塞，加之患牙龋损处粗糙边缘的刺激，牙龈乳头向龋洞内所形成的空间增生，形成息肉样肉芽组织。

牙周膜息肉是在多根牙的龋损穿通髓腔后进而破坏髓室底，根分叉处牙周膜因外界刺激而反应性增生，肉芽组织由髓室底穿孔处长入连通髓腔的龋损内，洞口外观极像牙髓息肉。临床检查时，可用探针探查息肉蒂部，以判断息肉的来源，必要时可将息肉自蒂部切除再做判断，也可拍摄 X 线片进行辅助诊断。

知识点3：慢性牙髓炎的诊断　　　　　副高：熟练掌握　正高：熟练掌握

（1）了解主诉症状：患者曾有自发痛病史及长期对冷、热温度刺激痛或进食痛的病史。少数患者无明显的自觉症状。

（2）寻找患牙：可以检查到引起牙髓炎的牙体硬组织病变患牙或其他原因的患牙。如龋齿、牙体硬组织的非龋性疾病等。

（3）确定患牙及牙髓情况：与对照牙相比，患牙对温度测验表现异常反应，一般表现为迟钝，测试后片刻出现反应，感觉一阵较为剧烈的疼痛，也称迟缓反应性痛；有轻度叩痛或叩诊不适。

知识点4：慢性牙髓炎的鉴别诊断　　　　　副高：熟练掌握　正高：熟练掌握

（1）深龋：无典型自发痛症状的慢性牙髓炎有时与深龋不易鉴别，主要可根据以下几点进行鉴别：①对温度测验的反应，深龋患牙对温度的反应与对照牙相同，只是当温度刺激进入洞内才出现敏感症状，刺激去除后症状立即消失，而慢性牙髓炎对温度刺激引起的疼痛会持续较长时间；②是否有穿髓点，深龋无穿髓点，而慢性牙髓炎除闭锁型外，可查出穿髓点，如遇到无典型临床表现的深龋患牙，在去净腐质或未去净腐质时发现穿髓孔，则诊断为慢性牙髓炎；③是否有叩痛或叩诊不适，慢性牙髓炎可出现叩痛，而深龋患牙叩诊反应与正常对照牙相同。

（2）可复性牙髓炎：可复性牙髓炎与慢性闭锁性牙髓炎的鉴别。

（3）干槽症：患牙出现剧烈的自发痛，邻牙也会出现对冷、热刺激敏感和叩痛。但干槽症患者有近期拔牙史；疼痛表现为自发性持续性特点；检查可见牙槽窝空虚、骨面暴露、有臭味等。

（四）残髓炎

知识点1：残髓炎的定义	副高：熟练掌握　正高：熟练掌握

残髓炎属于慢性不可复性牙髓炎，发生在经牙髓治疗后的患牙，残留了少量炎症根髓或多根牙遗漏了未做处理的根管，故命名为残髓炎。

知识点2：残髓炎的临床表现	副高：熟练掌握　正高：熟练掌握

（1）症状：残髓炎是发生在经过治疗后的患牙，均有牙髓治疗的病史；残髓炎的临床症状与慢性牙髓炎相似，常表现为自发性钝痛、放射性痛、温度刺激痛；因炎症是发生在根尖孔处的根髓组织，所以患牙多有咬合不适。

（2）体征及辅助检查：因经过治疗，所以能见到有充填体或暂封材料的患牙；对患牙进行强的冷、热刺激出现迟缓性疼痛；叩诊轻度疼痛或不适；去除充填物，用根管器械探查根管深部时疼痛。

知识点3：残髓炎的诊断	副高：熟练掌握　正高：熟练掌握

（1）了解主诉症状：有慢性牙髓炎疼痛特点的主诉症状；有牙髓治疗史。

（2）寻找患牙：可查出有充填体或暂封物的患牙。

（3）确定患牙及牙髓情况：可查出在强的温度刺激下出现迟缓性疼痛的患牙；患牙叩诊不适或疼痛；探查根管有疼痛感觉。

（五）逆行性牙髓炎

知识点1：逆行性牙髓炎的定义	副高：熟练掌握　正高：熟练掌握

逆行性牙髓炎的感染来源是深牙周袋中的细菌可通过根尖孔或侧支根管进入牙髓，引发牙髓感染。这种由牙周途径导致的牙髓感染成为逆行性感染，所引起的牙髓炎称为逆行性牙髓炎。

知识点 2：逆行性牙髓炎的临床症状　　副高：熟练掌握　正高：熟练掌握

（1）急性牙髓炎症状（自发痛、阵发痛、冷热刺激痛、放射痛、夜间痛）。

（2）慢性牙髓炎症状（冷热刺激敏感或激发痛，不典型的自发钝痛或胀痛）。

（3）均有长时间的牙周炎病史，可诉有口臭、牙松动、咬合无力或咬合疼痛等不适症状。

知识点 3：逆行性牙髓炎的检查　　副高：熟练掌握　正高：熟练掌握

（1）患者有深达根尖区的牙周袋或较为严重的根分叉病变。牙龈水肿、充血，牙周袋溢脓，牙有不同程度的松动。

（2）无引发牙髓炎的深龋或其他牙体硬组织疾病。

（3）对多根患牙的牙冠不同部位进行温度测试，其反应可不同。

（4）对叩诊的反应为轻度疼痛（+）至中度疼痛（++），叩诊呈浊音。

（5）在 X 线片上，患牙有广泛的牙周组织破坏或根分叉病变。

知识点 4：逆行性牙髓炎的诊断　　副高：熟练掌握　正高：熟练掌握

（1）患牙有长期牙周炎病史。

（2）近期出现牙髓炎症状。

（3）患牙未查出引发牙髓病变的牙体硬组织疾病。

（4）患牙有严重的牙周炎表现。

（六）牙髓坏死

知识点 1：牙髓坏死的定义　　副高：熟练掌握　正高：熟练掌握

牙髓坏死是龋病、牙髓病的一种自然发展结局，也可因外伤打击、正畸矫治所施加的过度创伤力、手术切割产热以及使用某些修复材料（如硅酸盐黏固剂、复合树脂）所致的化学刺激引起。牙髓坏死如不及时进行治疗，病变可向根尖周组织发展，导致根尖周炎。

知识点 2：牙髓坏死的临床表现　　副高：熟练掌握　正高：熟练掌握

患牙无自觉症状，前牙牙冠变色是患者前来就诊的主要原因。变色的原因是牙髓组织坏死后红细胞破裂致使亚铁血红蛋白分解产物进入牙本质小管所致。

知识点3：牙髓坏死的体征及辅助检查　　　副高：熟练掌握　　正高：熟练掌握

牙冠完整或可有深龋洞等牙体硬组织疾患、有充填体、深牙周袋等；牙冠呈暗红色或灰黄色，无光泽；牙髓电活力测验无反应；叩诊一般同对照牙；X 线片显示患牙根尖周影像无明显异常。

知识点4：牙髓坏死的诊断　　　副高：熟练掌握　　正高：熟练掌握

（1）了解主诉症状：有无自觉症状或外伤等病史。

（2）寻找患牙：有无牙冠变色的患牙。

（3）确定患牙及牙髓情况：患牙牙髓电活力测验无任何反应；X 线片显示根尖周影像无异常。

（七）牙髓钙化

知识点1：牙髓钙化的定义　　　副高：熟练掌握　　正高：熟练掌握

牙髓钙化（pulp calcification）：牙髓的血液循环发生障碍会造成牙髓组织营养不良，出现细胞变性、钙盐沉积，形成微小或大块的钙化物质。有两种形式：髓石（pulp stone），游离于牙髓组织或附着髓腔壁；弥漫性钙化，整个髓腔闭锁，见于外伤或氢氧化钙盖髓治疗或活髓切断术后。

知识点2：牙髓钙化的临床症状　　　副高：熟练掌握　　正高：熟练掌握

（1）一般不引起临床症状。

（2）个别情况出现与体位有关的自发痛，也可沿三叉神经分布区放射，一般与温度刺激无关。

知识点3：牙髓钙化的检查　　　副高：熟练掌握　　正高：熟练掌握

（1）患牙对牙髓温度测验的反应可异常，表现为迟钝或敏感。

（2）X 线片显示髓腔内有阻射的钙化物（髓石）或呈弥漫性阻射影像而致使原髓腔处的透射区消失。

知识点4：牙髓钙化的诊断　　　副高：熟练掌握　　正高：熟练掌握

（1）X 线片检查结果作为重要的诊断依据。

（2）需排除由其他原因引起的自发性放射痛的疾病，并经过牙髓治疗后疼痛症状得以消除，方能确诊。

（3）询问病史有外伤或氢氧化钙治疗史者可作为参考。

| 知识点5：牙髓钙化的鉴别 | 副高：熟练掌握　正高：熟练掌握 |

三叉神经痛：有扳机点；X线片检查结果可作为鉴别参考；经诊断性治疗（牙髓治疗）后，视疼痛是否消失得以鉴别。

（八）牙内吸收

| 知识点1：牙内吸收的定义 | 副高：熟练掌握　正高：熟练掌握 |

牙内吸收是指正常的牙髓组织肉芽性变，分化出的破牙本质细胞从髓腔内部吸收牙体硬组织，致髓腔壁变薄，严重者可造成病理性牙折。多发生于乳牙。见于受过外伤的牙、再植牙及做过活髓切断术或盖髓术的牙。

| 知识点2：牙内吸收的临床症状 | 副高：熟练掌握　正高：熟练掌握 |

（1）一般无自觉症状，多于X线片检查时发现。

（2）少数病例可出现自发性阵发痛、放射痛、温度刺激痛和牙髓炎症状。

| 知识点3：牙内吸收的检查 | 副高：熟练掌握　正高：熟练掌握 |

（1）发生在髓室时，肉芽组织的颜色可透过已被吸收成很薄的牙体硬组织层而使牙冠呈现为粉红色。发生在根管内时，牙冠颜色没有改变。

（2）患牙对牙髓测验的反应可正常，也可表现为迟钝。

（3）叩诊检查同正常对照牙或出现不适感。

（4）X线片显示髓腔内有局限性不规则的膨大透射影区域，严重者可见内吸收处的髓腔壁被穿通，甚至出现牙根折断线。

| 知识点4：牙内吸收的诊断 | 副高：熟练掌握　正高：熟练掌握 |

（1）了解主诉症状：一般无临床症状；可有外伤、再植、活髓切断术、盖髓术等病史或治疗史。

（2）寻找患牙：可发现牙冠呈粉红变色等。

（3）确定患牙及牙髓情况：牙髓检测可正常或表现迟钝；叩诊一般正常；X线片显示髓腔有透射区域，为主要诊断依据。

四、非牙源性牙痛的鉴别诊断思路

| 知识点 1：口腔颌面部疾病 | 副高：熟练掌握　正高：熟练掌握 |

（1）颞下颌关节病：颞下颌关节持续疼痛，疼痛部位深在，定位不清，出现牵涉痛，可伴有耳朵疼痛和张口受限。扣压肌肉或关节可引起或加重疼痛。疼痛持续时间一般超过半年。影像学检查有助于诊断。

（2）涎腺疾病：咀嚼食物尤其是刚进食时诱发或加重疼痛。可出现肿胀、发热和张口痛。通过扣诊、涎流量检查和影像学检查明确诊断。

| 知识点 2：远隔器官疾病来源的牵涉痛 | 副高：熟练掌握　正高：熟练掌握 |

远隔器官疾病来源的牵涉痛：能引起颌面部牵涉痛的远隔脏器疾病有心绞痛、甲状腺炎、颈动脉痛及颈椎疾病。18%的心绞痛患者牵涉至左侧下颌或牙齿，出现后牙区牙髓炎样的疼痛。

| 知识点 3：神经性疼痛 | 副高：熟练掌握　正高：熟练掌握 |

神经性疼痛（neuropathic pains）是周围神经组织结构病变或异常导致的疾病。病因包括遗传代谢紊乱、机械创伤、中毒反应、感染或炎症等因素。根据疼痛发作模式，又分为发作性神经痛和持续性神经痛。发作性神经痛最常见的是三叉神经痛、Eagle 综合征；持续性神经痛主要有疱疹后神经痛和创伤后神经痛。

（1）Eagle 综合征：吞咽、转头、大张口、说话时，咽喉部、舌后部出现中至重度疼痛，也有后牙区疼痛的表现，常伴有吞咽困难、耳痛、眩晕性头痛等症状。其原因是茎突舌骨韧带钙化，在下颌运动过程中压迫舌咽神经。

（2）疱疹后神经痛：常继发于带状疱疹急性发作，受累区域出现疱疹之前有不适或痒感，也有难以忍受的持续性跳痛表现，其症状与牙髓炎痛极其相似。有些患者在疱疹急性发作消退后疼痛症状不缓解或于 1~2 个月后再度出现，又称为疱疹性神经痛。

（3）创伤后神经痛：是由外周神经损伤后神经末梢变性或形成瘢痕所致的持续性感觉异常。患者有外伤史、手术史或拔牙史，疼痛常发生于受创部位，呈针刺样、抽搐感或麻木感。

| 知识点 4：血管神经性痛 | 副高：熟练掌握　正高：熟练掌握 |

血管神经性痛通常为非器质性病变的一组疼痛性疾病，可能与颅内、外血流变化或缺氧

有关。疼痛较深在，呈搏动样、重击样或烧灼样，偶有尖锐痛，多为单侧，有缓解期。常见的可引起牙痛症状的血管神经性痛为丛集性头痛和偏头痛。

知识点5：非典型性面痛　　　　　　　　　　　副高：熟练掌握　正高：熟练掌握

当患者颌面部出现超过6个月的持续性疼痛，且定位差，症状表述不清，解剖分布不明确，又查不出器质性病变，各种治疗无效，临床上不能确诊时，可被冠以非典型性面痛的诊断。此类疼痛性质不明，又被视作原发性疼痛。发生于口腔的非典型性面痛主要有非典型性牙痛和灼口综合征两种。

知识点6：孟乔森综合征　　　　　　　　　　　副高：熟练掌握　正高：熟练掌握

孟乔森综合征是一种心理疾病，患者总是期盼接受不必要的医疗措施，部分患者有药物依赖的倾向。颌面部的肿瘤等也可引起非牙源性疼痛。

面对牙痛的患者，临床医师应建立正确的诊断思路，在临床思辨的过程中应按照疼痛性质所可能涉及疾病的发病率进行一一排除，从最常见和可疑患牙局部入手，逐渐扩大范围，直至那些罕见的、远隔器官的病症。医师必须强化寻找病源牙和患牙病因问题的意识，正确运用检查手段，综合分析所有的临床信息，最终做出正确的诊断。如果确实诊断不清，临床应采用的明智策略是"等等看"。必要时，请内科医师、疼痛科医师、神经科医师、精神心理医师等专家会诊，共同分析和处理。

第五节　根尖周病的临床表现与诊断

一、根尖周病的分类

知识点1：急性根尖周炎　　　　　　　　　　　副高：熟练掌握　正高：熟练掌握

（1）急性浆液性根尖周炎。
（2）急性化脓性根尖周炎：包括根尖脓肿、骨膜下脓肿和黏膜下脓肿。

知识点2：慢性根尖周炎　　　　　　　　　　　副高：熟练掌握　正高：熟练掌握

（1）根尖周肉芽肿。
（2）慢性根尖脓肿。
（3）根尖周囊肿。
（4）根尖周致密性骨炎。

二、急性浆液性根尖周炎

知识点1：急性浆液性根尖周炎的临床病理　　　　副高：熟练掌握　　正高：熟练掌握

急性浆液性根尖周炎又称为急性根尖周炎的浆液期，是根尖周炎的初期。主要表现为根尖牙周膜内血管扩张、充血；局部组织水肿，粒细胞浸润。根尖部牙骨质及牙槽骨无明显变化。

其临床过程较短。当细菌毒力强，机体抵抗力低，局部引流不畅时很快发展为化脓性炎症。细菌毒力弱、机体抵抗力高、局部引流通畅时，可转为慢性根尖周炎。

知识点2：急性浆液性根尖周炎的临床表现　　　　副高：熟练掌握　　正高：熟练掌握

（1）症状：咬合痛。这是因为根尖周膜充血、水肿而表现出来的症状。由初期只有咬合不适感，无自发性疼痛。有时患者还可诉有咬紧患牙反而稍感舒服的症状。当病变继续发展，出现自发性、持续性的钝痛，咬合时引起剧烈的疼痛。由于疼痛是因牙周膜神经受到炎症刺激而引起的，所以患者能够指明患牙，疼痛范围局限于患牙根部，不引起放射。

（2）检查：①患牙可见龋坏、充填体，或其他牙体硬组织疾患，或可查到深牙周袋；②牙冠变色，牙髓活力测验无反应，乳牙和年轻恒牙对活力测验可有反应，甚至出现疼痛；③叩痛（+）~（++），扣压患牙根尖部位出现不适或疼痛；牙龈无明显异常；④患牙可有Ⅰ°松动；⑤X线检查根尖周组织影像无明显异常表现。

知识点3：急性浆液性根尖周炎的诊断　　　　副高：熟练掌握　　正高：熟练掌握

（1）患牙典型的咬合痛症状。

（2）对叩诊和扪诊反应。

（3）对牙髓活力测验的反应并结合患者的年龄，患牙所具有的牙髓病史、外伤史以及不完善的牙髓治疗史均可作为参考。

三、急性化脓性根尖周炎

知识点1：急性化脓性根尖周炎的临床病理　　　　副高：熟练掌握　　正高：熟练掌握

多由急性浆液性炎症继续发展而来，导致化脓性变化，或由慢性根尖周炎转化而来。通常称为急性牙槽脓肿或根尖脓肿（AAA）。脓液最初局限在根尖孔附近的牙周膜内，如得不到引流，则向周围区域扩散，从组织薄弱处突破。脓液由以下3种方式排出：

（1）通过骨髓腔突破骨膜、黏膜或皮肤向外排脓是急性根尖周炎最常见的典型自然发展过程，常伴发颌面部蜂窝织炎。临床上可见到以下 4 种排脓途径：①穿通骨壁、突破黏膜：多见于上颌前牙、上颌后牙颊根及下颌牙，形成龈窦（多见）；②穿通骨壁、突破皮肤：多见于下颌切牙（颏窦）上颌尖牙（面窦）、下颌磨牙（颊窦）；③穿破上颌窦底：上颌前磨牙和磨牙（少见）；④穿破鼻底黏膜：见于上颌中切牙（罕见）。

（2）通过根尖孔或根管从冠部缺损处排脓，这种排脓方式对根尖周组织的破坏最小，但需具备以下条件：根尖孔粗大、根管通畅、冠部缺损呈开放状态。

（3）通过牙周膜从龈沟或牙周袋排脓多见于同时患有牙周病的情况，预后很差。青少年牙周组织修复能力较强，又不伴有牙周疾病，经系统治疗后可恢复正常。

急性化脓性根尖周炎依其脓液相对集聚于不同区域的病理过程，在临床上亦分别表现为具有各自特点的 3 个阶段：根尖周脓肿、骨膜下脓肿、黏膜下脓肿。

（1）症状：患牙出现自发性剧烈、持续的跳痛，伸长感加重，以至咬合时首先接触患牙并引起剧痛。

（2）检查：①患牙叩痛（++）~（+++），松动 II°~ III°。②根尖部牙龈潮红，尚无明显肿胀，扪诊感轻微疼痛。

（3）相应的下颌下或颏下淋巴结可有肿大及压痛。

（1）症状：患牙的持续性、搏动性跳痛更加剧烈，疼痛达到最高峰，患者感到极端痛苦。患牙更觉浮起、松动，即使是不经意地轻触患牙亦感觉疼痛难忍。可伴有体温升高、身体乏力等全身症状。

（2）检查：①患者痛苦面容，精神疲惫。体温可有升高，约38℃。末梢血象白细胞增多。患牙所属区域的淋巴结可出现肿大和扪痛；②患牙叩痛（+++），松动 III°，牙龈红肿，移行沟变平，有明显的压痛，扪诊深部有波动感；③严重的病例可在相应颌面部出现蜂窝织炎，表现为软组织肿胀、压痛，致使面容改变。

骨膜下脓肿又称牙槽骨骨膜炎或叫颌骨骨膜炎。此时，局部症状极为明显，但全身症状仍较轻，若全身症状明显则应注意观察，防止发展颌骨骨髓炎和败血症等并发症。

知识点5：临床表现——黏膜下脓肿　　　　副高：熟练掌握　　正高：熟练掌握

（1）症状：由于黏膜下组织较疏松，脓液到达黏膜下时，压力已大为降低，自发性胀痛及咬合痛减轻。全身症状缓解。

（2）检查：①患牙叩痛（+）~（++），松动Ⅰ°；②根尖区黏膜的肿胀局限，呈半球形隆起，扪诊时波动感明显，脓肿较表浅而易破溃。

知识点6：急性化脓性根尖周炎的诊断　　　　副高：熟练掌握　　正高：熟练掌握

主要依据患牙所表现出来的典型的临床症状及体征，由疼痛及红肿的程度来分辨患牙所处的炎症阶段。

知识点7：急性化脓性根尖周炎的鉴别诊断　　　　副高：熟练掌握　　正高：熟练掌握

（1）急性根尖周炎各阶段的鉴别：急性根尖周炎的各个阶段应急处理不同，所以根据症状和临床检查做出各阶段的诊断是非常重要的。在浆液期，以咬合痛为突出表现。在根尖周脓肿阶段，出现持续性跳痛。骨膜下脓肿阶段，疼痛最为剧烈，扪诊深部有波动感，可伴有全身症状。黏膜下脓肿时疼痛可缓解，脓肿明显而局限。

（2）急性根尖周炎与慢性根尖周炎急性发作的鉴别：急性根尖周炎X线片上根尖区没有明显改变；慢性根尖周炎急性发作X线片上有不同程度的牙槽骨破坏形成的透射区。

（3）急性根尖脓肿与急性牙周脓肿的鉴别要点如下：

鉴别要点	急性根尖周脓肿	急性牙周脓肿
感染来源	感染根管	牙周袋
病史	长期牙体缺损史、牙痛史、牙髓治疗史	长期牙周炎史
牙体情况	深龋洞、近髓的非龋疾病、修复体	一般无牙体疾病
牙髓活力	多无	多有
牙周袋	无	深，迂回曲折
脓肿部位	靠近根尖部，中心位于龈颊沟附近	较近牙龈炎
脓肿范围	较弥漫	局限于牙周袋壁
疼痛程度	重	相对较轻

续表

鉴别要点	急性根尖周脓肿	急性牙周脓肿
牙松动度	相对轻，病愈后牙恢复稳固	明显，消肿后仍很松动
叩痛	很重	相对较轻
X线片	无明显异常表现，若患牙为慢性根尖周炎急性发作者，根尖周牙槽骨显现透射影像	牙槽骨嵴破坏，可有骨下袋
病程	相对较长，脓液自根尖周向外排除的时间需5~6天	相对较短，一般3~4天可自溃

四、慢性根尖周炎

知识点1：慢性根尖周炎的定义　　　　　副高：熟练掌握　正高：熟练掌握

慢性根尖周炎（CAP）是指根管内长期存在感染及病源刺激物而导致的根尖周围组织呈现出慢性炎症反应，表现为炎症性肉芽组织的形成和牙槽骨的破坏。慢性根尖周炎一般没有明显的疼痛症状，病变类型有根尖周肉芽肿、慢性根尖周脓肿、根尖周囊肿和根尖周致密性骨炎。

知识点2：慢性根尖周炎的临床病理　　　　副高：熟练掌握　正高：熟练掌握

（1）根尖周肉芽肿：以炎性肉芽组织形成为主要病理变化的慢性根尖周炎，含大量淋巴细胞、成纤维细胞，少量粒细胞、巨噬细胞，是慢性根尖周炎的主要病变类型。其形成过程为：根尖部牙周膜发生慢性炎性变化，出现炎症肉芽组织，周围分化出破骨细胞，使邻近牙槽骨、牙骨质被炎症肉芽组织取代。肉芽组织中的慢性炎症细胞可消灭进入根尖周组织的细菌和毒素，成纤维细胞可增殖形成纤维组织，以纤维被膜的形式包绕病变区，限制炎症向深层扩散，使病变相对稳定。当局部病变活动时，纤维成分减少，炎性细胞和毛细血管增多，产生较多破骨细胞，使骨质破坏加重。

（2）慢性根尖周脓肿：随着病变进展，炎性肉芽体积增大，中心部位血运障碍导致组织细胞坏死液化，形成脓液并潴留于根尖部脓腔内，称为慢性根尖周脓肿，又称为慢性牙槽脓肿。

包绕脓腔的肉芽组织周围缺乏纤维被膜，脓液穿通骨壁和软组织形成窦道，称为有窦型慢性根尖周脓肿。当局部引流不畅，或机体抵抗力下降、病源毒力增强时，慢性根尖周炎可以急性发作，转化为急性根尖周炎。

（3）根尖周囊肿：炎症肉芽组织内牙周上皮剩余在慢性炎症的长期刺激下，增殖为上皮团、上皮条索。较大的上皮团块由于中心缺乏营养，上皮细胞坏死液化，形成小囊腔。随着囊腔中渗透压的增高，周围组织液渗入成为囊液，囊腔扩大形成根尖周囊肿。囊液因含铁血黄素而呈浅褐色，清澈透明。囊液内有胆固醇结晶，是其特征性病理表现。囊肿继发感染可转化为慢性根尖周脓肿。

慢性根尖周炎的病理过程是一个破坏与修复双向进行的疾病。但是，如果没有彻底的治疗，根尖周病变不会完全愈合。

（4）根尖周致密性骨炎：根尖周组织受长期轻微、缓和的刺激，而患者抵抗力又很强时，根尖部牙槽骨骨质增生，形成围绕根尖周围的一团致密骨，其中有少量炎性细胞，称根尖周致密性骨炎（慢性局限硬化性骨髓炎）。

知识点3：慢性根尖周炎的临床表现　　　　　副高：熟练掌握　正高：熟练掌握

无明显自觉症状，可有咀嚼不适感。多有牙髓病史、急性发作史、反复肿痛史、牙髓治疗史。

知识点4：慢性根尖周炎的检查　　　　　　副高：熟练掌握　正高：熟练掌握

（1）可查及牙体疾病或充填体。
（2）牙冠变色，无光泽，探（-）、活力测验（-）。
（3）叩诊不适，无松动。
（4）有窦型慢性根尖周炎可查及窦道开口。
（5）囊肿大小不一。小囊肿牙龈表面无异常，较大者根尖部牙龈呈半球形隆起，乒乓球感，有弹性。严重时压迫邻牙，造成邻牙移位或使邻牙牙根吸收。
（6）X线检查可显示根尖周骨质变化情况，也是各型根尖周炎的鉴别依据：①根尖肉芽肿：圆形透射影，边界清，周围骨质正常或稍显致密，直径不超过1cm；②慢性根尖周脓肿：边界不清，形状不规则，周围骨质疏松呈云雾状；③根尖周囊肿：较小的与根尖肉芽肿难以区别，较大的可见有一圆形透影区，边界清，有一圈阻射白线围绕；④根尖周致密性骨炎：根尖部骨质呈局限性的致密阻射影像。

知识点5：慢性根尖周炎的诊断　　　　　　副高：熟练掌握　正高：熟练掌握

（1）患牙X线片上骨质破坏的影像是确诊的关键依据。
（2）患牙牙髓活力测验结果并结合患者年龄应作为重要的参考。
（3）病史及患牙牙冠情况也可作为辅助诊断指标。

第六节 牙髓病与根尖周病的治疗

一、治疗原则

知识点1：保存活髓	副高：熟练掌握 正高：熟练掌握

牙髓具有营养、防御、形成和感觉功能，因此，在牙髓病和根尖周病的治疗中，保留活髓有重要意义，尤其是年轻恒牙，髓腔大，牙根发育尚未完成，根尖呈喇叭口状，牙髓血液循环丰富，修复能力强。在这类牙牙髓病变早期时，尽量考虑保留活髓。

知识点2：保留患牙	副高：熟练掌握 正高：熟练掌握

维持牙列完整，维护咀嚼功能的完整，在不能保存活髓时，尤其重要，只有在无保存价值或不能治疗时，才考虑拔除患牙。随着年龄的增加，由于牙髓的增龄变化和血液循环特殊性，牙髓炎症不易治愈。当患有牙髓病而不能保存活髓时，应当去除病变牙髓，尽量保存患牙，以维持牙列的完整，维护牙齿重要的咀嚼功能。

二、治疗计划

知识点1：治疗计划的依据	副高：熟练掌握 正高：熟练掌握

（1）患者的全身状态：①生理状态：老年患者牙髓治疗组织修复功能较差、根管钙化等。儿童患者则不易合作。健康状况与牙髓治疗相互影响，患者有严重的系统性疾病时，应先控制全身系统疾病，当身体状况允许时行牙髓治疗；②心理状态：患者因害怕治疗时疼痛，常产生焦虑情绪。有些患者当医师启动涡轮机行开髓手术时，会紧张地观察医师的行为，坐立不安，还有个别患者甚至会出现手掌冰凉、满头大汗、虚脱等症状。有全身系统性疾病的患者会导致系统性疾病的发作，如心血管和呼吸系统疾病。治疗前通过交谈给予患者安慰与鼓励，以有效地减轻患者焦虑情绪后，再行治疗。

（2）患牙状态：治疗前充分了解患牙位置、牙的根管形态、治疗的可操作性、患牙的可修复性、既往治疗情况及保留价值。

知识点2：治疗程序	副高：熟练掌握 正高：熟练掌握

（1）控制急症。

（2）主诉牙治疗。

（3）非主诉牙的治疗建议和实施。

（4）维护期的健康指导和定期复查。

三、术前感染控制

知识点1：医患隔离　　　　　　　　　　　　　副高：熟练掌握　正高：熟练掌握

（1）医护人员的个人防护：医护人员在治疗时必须穿防护工作服、戴口罩、帽子，并及时更换清洗。患者的手要剪短指甲，洗刷双手，操作时戴好手套，必要时戴防护镜和防护面罩，防止血液、冲洗液、唾液飞溅面部或眼睛。

（2）患者的防护：患者口腔检查时，尽量使用一次性器械，不是一次性器械的使用后要彻底清洗，经过消毒、灭菌才可再次使用。治疗操作前用漱口剂漱口，减少口腔内微生物的数量。

（3）工作环境的防护：工作环境要通风好，用消毒剂及时消毒工作台面和地面，定期进行空气消毒。

知识点2：术区隔离　　　　　　　　　　　　　副高：熟练掌握　正高：熟练掌握

选用棉卷隔离术区比较简便，用橡皮障隔离术区效果更好，但操作麻烦，临床根据需要选用。

知识点3：治疗器械的消毒和灭菌——污染物消毒前处理

副高：熟练掌握　正高：熟练掌握

在污染物品的处理、清洁和打包过程中有可能传播病原微生物，因此，医务人员必须戴较厚的手套或使用镊子操作。小心收集一次性使用的污染物，及时装入塑料袋中，尽量减少与人体接触。一些锋利物品如根管锉、拔髓针等应放入耐穿刺的容器。污染器具在清洁前先浸泡于液体中，以免器械表面沾染的血液、唾液在干燥后难以清洁。选用多酶清洗剂浸泡，清洁效果更佳。

手机的清洁要求表面清洗及内腔清洗，这样能延长手机寿命，一般的手工操作难以做到手机内腔清洁，应使用专用全自动热水、多酶清洁剂进行表面及内腔清洗。一般器械可用人工清洗或机械自动清洗。根管器械及其他细小器械可用一个筛状小器具封装后放入清洁机清洗，或用多酶清洁剂超声清洗。

知识点4：治疗器械的消毒和灭菌——口腔科门诊常用消毒灭菌方法

副高：熟练掌握　　正高：熟练掌握

（1）物理消毒灭菌法：是利用热或光等物理因子的作用，使细菌菌体蛋白凝固变性、酶失去活性、结构破坏而死亡。口腔科门诊物理消毒灭菌法常用湿热灭菌法及辐射消毒灭菌法。

湿热灭菌法：主要采用预真空快速压力蒸气灭菌法，具有高温时间相对短、减少对精密仪器的损坏、灭菌效果可靠等特点。灭菌温度为132～134℃、时间3～4分钟、压力2.0～2.7kPa（15～20mmHg），用于手机、洁牙机、根管器械、充填器械等的消毒灭菌。

辐射消毒灭菌法：紫外线属电磁波辐射消毒，其接近最大杀灭微生物作用的波长253.7nm，主要用于诊室的空气消毒。

（2）化学消毒灭菌法：是利用化学药物杀死病原微生物或抑制其生长繁殖的方法。牙髓治疗过程中要使用许多器械，而且更换频繁，在条件不允许做压力蒸气灭菌时可以采用化学浸泡消毒。临床常采用高效消毒剂2%碱性戊二醛液，通过改变细菌的蛋白成分达到消毒灭菌目的。一般戊二醛制剂的有效期为14天。由于临床器械反复更换使用，往往难以保证消毒浓度和时间，致消毒效果不确切，且毒副作用较大，目前少用此方法。

四、疼痛控制

知识点1：局部麻醉法　　　　　　　副高：熟练掌握　　正高：熟练掌握

（1）局部浸润麻醉：又称骨膜上浸润麻醉，是将麻醉剂注射到根尖部的骨膜上，通过麻醉剂的渗透作用使患牙在牙髓治疗时无痛。由于麻醉剂无法渗透密质骨，故骨膜上浸润麻醉仅适用于上下颌前牙、上颌前磨牙和乳牙。当患牙处于急性炎症期时，骨膜上浸润麻醉效果不好，需采取其他麻醉方法。老年患者、长期大量饮酒者应适当加大用药剂量。

（2）阻滞麻醉：上牙槽后神经阻滞麻醉适用于上颌磨牙，下牙槽神经阻滞麻醉适用于下颌磨牙以及局部浸润麻醉未能显效的下颌前牙。

（3）牙周韧带内注射：用于其他麻醉效果不佳的牙髓炎或根尖周炎患牙。某些特殊病例如血友病患者也常做牙周韧带内注射。

（4）牙髓内注射：将麻醉剂直接注入牙髓组织，多用于浸润麻醉和阻滞麻醉效果不佳的病例，或作为牙周韧带内注射的追加麻醉。

知识点2：牙髓失活法　　　　　　　副高：熟练掌握　　正高：熟练掌握

牙髓失活法是用化学药物制剂封于牙髓创面上，引起牙髓血运障碍而使牙髓组织坏死失去活力的方法。使牙髓失活的药物称为失活剂。常用失活剂为多聚甲醛，牙髓失活的操作步骤如下。

（1）封失活剂前，应向患者说明封药的目的、药物具有的毒性及封药的时间等情况。

（2）清除龋洞内食物残渣和软化牙本质，在近髓处以挖器或锐利球钻使牙髓暴露。

（3）隔湿，擦干龋洞，置适量失活剂于穿髓孔处，不可加压，可在失活剂上面放一小棉球，可缓解渗出引起的压力增高而导致的疼痛，调拌氧化锌丁香油黏固剂暂封窝洞。

注意事项：洞壁要封闭严密，切勿外漏，以免造成牙龈甚至牙槽骨的损伤；叮嘱患者按时复诊的重要性，登记患者联系方式，便于及时联系。

五、应急治疗

知识点 1：开髓引流　　　　　　　副高：熟练掌握　正高：熟练掌握

急性牙髓炎和根尖周炎应急处理的目的是引流炎症渗出物缓解髓腔和根尖压力，以缓解疼痛。急性牙髓炎的患牙如果是由离髓腔很近的深龋引起，可直接用锐利的器械或牙钻将髓腔打开。如果髓腔顶部牙本质较厚，须在局麻下从髓角处打开髓腔，缓解髓腔内压力。急性根尖周炎的患牙往往牙髓坏死，可直接开通髓腔引流，用根管治疗器械穿通根尖孔，使根尖渗出物及脓液通过根管得到引流，以缓解根尖部的压力，解除疼痛。开髓引流时应注意以下问题。

（1）开髓时要迅速，选择离髓腔最近点开髓，如磨牙髓角、前牙的舌侧窝或龋坏的最深点等，并尽量减少钻针振动，以减轻对患者的刺激，可用手固定患牙减轻疼痛。

（2）用过氧化氢溶液和生理盐水反复冲洗，一是过氧化氢能够释放氧起到一定的抑菌作用；二是过氧化氢有止血的功效；三是所产生的泡沫可带走髓腔的污物，避免其落入根管内，造成根管内的污染。

（3）开髓引流后嘱患者 1~2 天后复诊，髓腔内可放置一干棉球，或是樟脑酚棉球，复诊时再做常规治疗。

知识点 2：切开排脓　　　　　　　副高：熟练掌握　正高：熟练掌握

急性化脓性根尖周炎发展到骨膜下或黏膜下脓肿时，应在根管开放的同时进行切开排脓。一般是在急性炎症的第 3~5 天，局部有较为明确的波动感。不易扪到波动感时，可行穿刺检查，如果回抽有脓，即可切开引流。脓肿位置较深，可适当加大切口，放置橡皮引流条。1~2天更换一次，直至无脓时抽出。通常髓腔开放与切开排脓可同时进行，也可以先开放髓腔，待脓肿成熟时再切开。总之，把握切开时机非常重要，切开过早只能给患者增加痛苦，达不到引流目的，还可造成炎症扩散。过晚会延误病情，造成病变范围扩大，引起全身反应。

知识点 3：安抚治疗　　　　　　　　　　副高：熟练掌握　正高：熟练掌握

对外伤、封药化学性刺激及根管不良充填引起的急性根尖周炎，可考虑去除根管内容物，封消炎镇痛药物安抚数日，待急性期过后再常规治疗，以避免外界污染或再感染。

知识点 4：调𬌗磨改　　　　　　　　　　副高：熟练掌握　正高：熟练掌握

创伤引起的急性根尖周炎，尤其是活髓的患牙处理应慎重。一般通过调𬌗磨改以消除创伤性咬合，即可治愈。调𬌗磨改也是死髓牙治疗的常规措施，一方面减轻咬合压力使患牙得以休息，促进愈合；另一方面可减少牙齿纵折机会。

知识点 5：抗炎镇痛　　　　　　　　　　副高：熟练掌握　正高：熟练掌握

口服或注射抗菌药或镇痛药，局部封闭、理疗、针灸、中草药贴敷等。局部可使用清热、解毒、消肿、镇痛类的中草药，以加速症状的消退。口服镇痛药对牙髓炎和根尖周炎有一定镇痛效果，但在剧烈疼痛的急性牙髓炎和急性根尖周炎，只有局麻下开髓引流或切开排脓才能有效地止痛。镇痛剂可以局部使用，如将浸有樟脑酚或丁香油一类镇痛剂的小棉球放在引起牙髓炎的深龋洞中。也可以注射麻醉剂止痛，效果维持 2~3 小时。急性根尖周炎患者要及时全身应用抗生素控制感染。

第七节　活髓保存与根尖诱导成形术

一、盖髓术

知识点 1：盖髓术的概述　　　　　　　　副高：熟练掌握　正高：熟练掌握

盖髓术是一种保存全部活髓的方法，即在近牙髓的牙本质表面或已暴露的牙髓创面上，覆盖能够使牙髓组织恢复的制剂，以保护牙髓，消除病变。根据盖髓剂是否与牙髓直接接触，可分为间接盖髓术和直接盖髓术。

知识点 2：常用盖髓剂　　　　　　　　　副高：熟练掌握　正高：熟练掌握

（1）氢氧化钙：适用于直接盖髓术和间接盖髓术。氢氧化钙具有强碱性，pH 为 9~12，可中和炎症产生的酸性产物，有利于消除炎症和减轻疼痛。氢氧化钙可诱导激活成牙本质细胞碱性磷酸酶的活性，促进修复性牙本质的形成。此外，氢氧化钙还具有一定的抗菌作用。

（2）MTA：三氧化矿物聚合体（MTA）的主要成分为硅酸三钙、硅酸二钙、铝酸三钙、铝酸四钙及少量的三氧化二铋等。MTA 是多种亲水氧化矿物质混合形成，具有良好的密闭性、生物相容性、诱导成骨性和 X 线阻射性，此外，还有与氢氧化钙相似的强碱性及一定的抑菌功能。使用时将粉状 MTA 和蒸馏水以一定比例混合，混合初期为碱性凝胶，pH 10.2，3 小时后固化 pH 升至 12.5。临床上用于直接盖髓术和间接盖髓术。

（3）氧化锌丁香油糊剂：多用于间接盖髓术。丁香油具有麻醉和安抚镇痛作用。氧化锌丁香油糊剂硬固前呈酸性，能够抑制细菌生长，并且能够与牙本质紧密贴合，提供良好的边缘密封性能。

| 知识点 3：直接盖髓术的定义 | 副高：熟练掌握　正高：熟练掌握 |

直接盖髓术是用药物直接覆盖在较小的意外穿髓孔处，以保存牙髓活力的一种治疗方法。

| 知识点 4：直接盖髓术的适应证 | 副高：熟练掌握　正高：熟练掌握 |

机械性或外伤性意外穿髓，穿髓孔直径≤0.5mm 的恒牙；根尖孔尚未形成，因机械性或外伤性露髓的年轻恒牙。

| 知识点 5：直接盖髓术的禁忌证 | 副高：熟练掌握　正高：熟练掌握 |

因龋露髓的乳牙；临床检查有不可复性牙髓炎或根尖周炎表现的患牙。

| 知识点 6：直接盖髓术的操作步骤 | 副高：熟练掌握　正高：熟练掌握 |

（1）去龋、备洞：对外伤引起的牙髓暴露的患牙，应在局麻下制备洞形。在操作过程中动作要准确到位，避开穿髓孔，并及时清除洞内牙体组织碎屑，以防止牙髓再感染。

（2）盖髓、暂封：用温生理盐水缓慢冲洗窝洞，严密隔湿，用消毒棉球轻拭干窝洞。将盖髓剂轻敷于露髓点上，并用氧化锌丁香油糊剂轻暂封窝洞。

（3）观察疗效、进一步处理：患牙如无症状且牙髓活力正常者，则除去大部分暂封剂，洞底保留厚约 1mm 的氧化锌丁香油糊剂，再垫磷酸锌糊剂做第二层垫底，用银汞合金或复合树脂充填。如患牙盖髓治疗观察 1~2 周后仍对温度刺激敏感，可继续观察 1~2 周，也可除去暂封物及盖髓剂，在严格无菌操作下更换盖髓剂后暂封观察 1~2 周，待症状完全消失后再行永久充填。患牙经盖髓治疗后如出现自发痛、夜间痛症状，表明病情已向不可复性牙髓炎发展，应除去充填物，改行根管治疗。

知识点 7：间接盖髓术的定义   副高：熟练掌握   正高：熟练掌握

间接盖髓术是将盖髓剂覆盖在接近牙髓的洞底上，以保存活髓的方法。主要用于治疗无牙髓炎临床表现的深龋及可复性牙髓炎的患牙。

知识点 8：间接盖髓术的适应证   副高：熟练掌握   正高：熟练掌握

（1）深龋、外伤近髓的患牙。

（2）深龋引起的可复性牙髓炎。

（3）去净腐质却难以判断是可复性牙髓炎或慢性牙髓炎时的诊断性治疗。

知识点 9：间接盖髓术的操作步骤   副高：熟练掌握   正高：熟练掌握

（1）去龋：消毒隔离患牙，局麻下以大球钻低速尽可能去除腐质，再以挖匙去除近髓软化的牙本质，为防止牙髓暴露可保留少量近髓软化牙本质。

（2）放置盖髓剂：用消毒棉球拭干窝洞后，于近髓点放置盖髓剂，氧化锌丁香油黏固剂暂封或玻璃离子黏固剂暂封。

（3）充填：观察 1~2 周，如无任何症状且牙髓活力测试正常，保留部分暂封剂，永久性充填剂充填。对曾保留少量软化牙本质的患牙，应在观察 6~8 周后去净软化牙本质，行垫底充填。若患牙仍对温度刺激敏感，可更改新盖髓剂及暂封剂，直至症状消失后再行永久充填。

知识点 10：间接盖髓术的预后与转归   副高：熟练掌握   正高：熟练掌握

盖髓术能否成功，与适应证的选择、操作时对牙髓的创伤及污染程度密切相关。选择适应证时，必须根据病变的程度、患者年龄以及全身健康状况等做出正确判断。

影响盖髓术预后的因素有年龄、牙髓组织受刺激的经历、暴露的类型、部位、范围大小、暴露的时间、术中和术后的感染及全身因素等。一般直接盖髓术后，在露髓孔处血凝块形成，随后血块机化，并逐渐钙化，在术后 2 个月左右封闭穿髓孔，这预示盖髓术的成功；发展为慢性牙髓炎、牙内吸收、牙髓纤维性变、渐进性坏死等提示盖髓术失败。

知识点 11：间接盖髓术的治疗失败及处理   副高：熟练掌握   正高：熟练掌握

（1）误诊：将慢性牙髓炎、牙髓坏死、牙髓钙化、牙内吸收等误诊为可复性牙髓炎造成治疗失败，导致术后出现疼痛或疼痛加剧者，应重新检查诊断和治疗。

（2）发展为不可复性牙髓炎：如牙髓症状未缓解，发展为慢性牙髓炎，则应按牙髓炎行根管治疗处理。

（3）腐质未去净：对根尖孔尚未形成的年轻恒牙，龋坏未去净，造成继发牙髓感染，导致直接盖髓术后出现疼痛症状，可试行活髓切断术。

二、牙髓切断术

知识点1：牙髓切断术的定义 副高：熟练掌握 正高：熟练掌握

牙髓切断术又称活髓切断术，指切除有病变的冠髓，将盖髓剂覆盖于根管根髓断面上，保留根髓的活力，维持牙髓的正常状态和功能的一种治疗方法。

知识点2：牙髓切断术的适应证 副高：熟练掌握 正高：熟练掌握

病变局限于冠髓的根尖未发育完成的年轻恒牙，无论是龋源性、外伤性或机械性露髓，均可行牙髓切断术以保存活髓，直至牙根发育完成。

知识点3：牙髓切断术的操作步骤 副高：熟练掌握 正高：熟练掌握

（1）隔离患牙：患牙在局麻的条件下，遵循无菌操作原则，采用橡皮障隔离患牙或用棉卷隔湿，保持术区干燥，防止牙髓组织再感染。

（2）去龋、备洞：温生理盐水洗净龋洞，去除食物残渣和表层腐质，用锐利挖匙或大球钻去尽龋洞内龋坏牙本质，制备洞型，再以3%过氧化氢冲洗窝洞。

（3）开髓、揭髓室顶：用4~6号球钻开髓，揭髓室顶时应注意钻针与髓室底间的距离，以免钻穿髓室底。

（4）切除冠髓：选用锐利挖匙或气涡轮机，在喷水冷却下将冠髓从根管口下1mm处整齐切断；用温生理盐水冲洗，去除组织碎屑；牙髓组织断面如出血多，可用小棉球蘸0.1%肾上腺素液，置根管口处轻压组织断面以助止血。

（5）放置盖髓剂：将盖髓剂轻敷于牙髓断面上，厚约1mm，用氧化锌丁香油糊剂无压暂封。

（6）永久充填：盖髓术后可立即行永久充填术。也可观察1~2周，若无症状，则行双层垫底，银汞合金或复合树脂充填。

知识点4：牙髓切断术的预后和转归 副高：熟练掌握 正高：熟练掌握

活髓切断术成功的关键是适应证和盖髓剂的选择及术中防创伤和感染。此手术的预后与患者年龄、牙位、病变程度均有关系。牙髓炎症局限在冠髓的年轻恒牙，较易成功。术后如出现急性或慢性牙髓炎的临床表现，则应改行根管治疗术。

活髓切断术后，牙髓断面处近期出现急性炎症反应或表层坏死。随着时间的增加可出现3种组织变化：

（1）断面出现牙本质桥，将根管口封闭，根髓保持正常活力。

（2）断面形成不规则钙化物，形成不规则牙本质。

（3）根髓已形成慢性炎症、牙内吸收或牙髓坏死。故应在术后2~4年内定期复查。活髓切断术后，牙根发育一旦完成应再行牙髓摘除术治疗。

知识点5：牙髓切断术的治疗失败及处理	副高：熟练掌握 正高：熟练掌握

（1）根髓感染：因未严格执行无菌操作，涎或器械污染创面，造成根髓感染并出现急、慢性牙髓炎，牙髓坏死，甚至导致根尖周炎。应改行牙髓治疗或根管治疗术。

（2）髓室穿通：因不熟悉髓腔解剖，钻磨方向不正确等原因造成髓室穿通。临床上术者揭髓室顶时突感落空感，并伴有局部异常出血，探查穿通部位或插入牙胶尖摄X线片即可确诊。髓室底穿孔可将氢氧化钙或MTA覆盖在髓室底穿通处，侧壁穿通用永久性材料充填。若髓室穿通太大难以修复，则需考虑拔除患牙。

三、根尖诱导成形术

知识点1：根尖诱导成形术的定义	副高：熟练掌握 正高：熟练掌握

根尖诱导成形术是指牙根未完全形成之前，发生牙髓严重病变或根尖周炎症的年轻恒牙，在消除感染或治愈根尖周炎的基础上，用药物诱导根尖部的牙髓和（或）根尖周组织形成硬组织，使牙根继续发育和根尖孔缩小或封闭的治疗方法。

知识点2：根尖诱导成形术的主要原理	副高：熟练掌握 正高：熟练掌握

控制根管感染和消除根尖周炎症，保护和保留未发育完全的、开放的根尖处结缔组织（根尖部牙髓和根尖周组织）；使用根尖诱导剂，促进根尖的形成和封闭。

知识点3：根尖诱导成形术的适应证	副高：熟练掌握 正高：熟练掌握

牙根尚未发育完全的年轻恒牙，因牙髓病变、根尖周病变和外伤等原因导致的需摘除牙髓的病例。

知识点4：根尖诱导成形术的操作步骤 副高：熟练掌握 正高：熟练掌握

根尖诱导成形术遵循根管治疗术的基本原则，在根管预备、根管消毒和根管充填的步骤中加强了根管消毒，并增加了药物诱导环节。

根尖诱导成形术治疗全过程分为两个阶段：第一阶段消除感染和根尖周病变，诱导牙根继续发育；第二阶段进行根管永久充填，使根尖孔封闭。两个阶段之间的间隔时间和牙根继续发育所需时间不等，为6个月至2年，其时间的长短与牙根原来的长度、根尖孔形态、根尖周炎症的程度以及患者的机体状况等有关。具体操作步骤如下：

（1）根管预备：常规备洞开髓，隔湿消毒，开髓、揭髓室顶，暴露根管口。确定工作长度的标准为切缘或牙尖至根尖1mm处的距离。清理根管，用3%过氧化氢溶液与生理盐水反复交替冲洗，彻底去除根管内的感染组织。为避免损伤根尖部组织，勿用拔髓针拔髓，并注意保护根尖部残存的活髓及乳头等组织。

（2）根管消毒：吸干根管，封消毒力强、刺激性小的药物如氢氧化钙于根管内，氧化锌丁香油黏固剂暂封。根尖周有病变的患牙，应每周更换1次，直至其无渗出或无症状。

（3）药物诱导：临床常用的可诱导根尖闭合的材料有氢氧化钙制剂、磷酸钙根管充填材料和碘仿制剂、MTA等。氢氧化钙制剂是控制根管内感染的药物，又是使牙根继续发育的诱导剂，是目前根尖诱导成形的首选药物。药物诱导的方法是在根管内充填可诱导根尖形成的药物，先取出根管内封药，将装有氢氧化钙糊剂的注射器前段插入根管达根尖1/3处，加压注入糊剂，根管口处有糊剂溢出后，边加压边退出注射器，使氢氧化钙糊剂充满根管腔并接触根尖部组织。药物诱导后，拍X线片确定氢氧化钙充填效果。

（4）暂时充填：使用氧化锌丁香油糊剂或玻璃离子严密充填窝洞，防止微渗漏。

（5）随访观察：治疗后每3~6个月复查一次，至根尖形成或根端闭合为止。复查时要注意有无临床症状，拍X线片观察根尖周情况。

（6）根管充填：X线片显示根尖形成根尖孔闭合后，再进行常规根管充填。根管充填后继续随访观察。

知识点5：根尖诱导成形术的修复机制、愈合类型 副高：熟练掌握 正高：熟练掌握

（1）修复机制：根尖诱导形成的组织学基础包括根尖部残存的牙髓、牙乳头、上皮根鞘；根尖部如有牙髓组织，术后形成的牙根近似正常牙根；由根尖部的牙乳头可继续分化成牙本质细胞，使牙根继续发育；牙髓坏死并发根尖周炎症时，剩余的上皮根鞘也可使根端发育，封闭根尖孔。

（2）愈合类型：包括根尖发育完成，根管缩小，根尖封闭；根尖发育完成，根管腔无变化，根尖封闭；根尖未发育完成，根尖孔处有钙化桥；根尖未发育完成，钙化桥在根尖孔

内，根尖短而圆钝。

四、根尖屏障术

知识点 1：根尖屏障术的定义　　　　　副高：熟练掌握　正高：熟练掌握

根尖屏障术是将无机三氧化物凝聚体（MTA）置入根尖部位，待其硬固后形成根尖止点，达到根尖封闭的效果，又称 MTA 根尖屏障术。

虽然氢氧化钙制剂根尖诱导成形术已在临床得到广泛应用，但存在就诊次数多、治疗周期长等缺点。并且，根尖诱导成形术的成功依赖于根尖部存留的生活牙髓、牙乳头或根尖周组织中的上皮根鞘，对根尖周病变时间较长、病变范围较大的患牙疗效较差。成年患牙就诊时，根尖周组织多有明显的骨质破坏，且超过了牙根继续发育的年龄。根尖诱导的治疗很难确定。近年来，MTA 已在临床得到广泛应用。由于其具有良好的生物相容性、亲水性、诱导根尖硬组织形成等特点，可用于根尖屏障术、修补根管穿孔、根尖倒充填、活髓切断和盖髓术等。MTA 根尖屏障术仅需 1~2 次复诊，具有就诊次数少、封闭效果良好等优点。

知识点 2：根尖屏障术的适应证　　　　副高：熟练掌握　正高：熟练掌握

牙髓坏死或伴有根尖周炎、根尖孔未发育完成的恒牙，以及进行过长期的根尖诱导但未能形成根尖屏障的恒牙。

知识点 3：根尖屏障术的操作步骤　　　　副高：熟练掌握　正高：熟练掌握

（1）清理根管：常规备洞开髓，使器械循直线方向进入根管。清理根管，去除根管内坏死牙髓组织。测量工作长度并拍根尖片确认。由于患牙根管壁较薄，避免过度使用器械预备。

（2）根管化学预备：患牙根管尖部粗大，利用常规的器械预备难以彻底清除感染，因此，化学预备对于此类根管的清理至关重要。可采用 NaClO 溶液或氯己定结合超声反复冲洗根管。对于根尖周病变的患牙，可利用 $Ca(OH)_2$ 糊剂对根管进行药物消毒，直至根尖周炎症控制为止。

（3）置入 MTA：彻底清除根管内的 $Ca(OH)_2$，干燥根管。在手术显微镜下以专用 MTA 输送器将新鲜调制的 MTA 置于根尖部，将垂直加压器做好标记，适当加压，直至将根尖段 4~5mm 充填密实，用纸尖或小毛刷清理根管壁中上段多余的 MTA。置湿棉球于根管中上段，为 MTA 硬固提供湿润的环境，但勿将小棉球与 MTA 接触，暂封开髓孔，拍 X 线片确认 MTA 位置及充填质量。

（4）根管充填 MTA 固化：需要 4~5 小时，一般在根尖屏障后 1~2 天复诊。根管充填之前，应使用根管锉探查 MTA 是否硬固，若尚未硬固，需再次清理根管。重新置入 MTA。若 MTA 已完全硬固，形成良好的根尖止点，采用热牙胶注射技术严密充填根管。

（5）定期随访：治疗后每 3~6 个月复查一次。复查时注意有无临床症状，有无牙折的发生，摄 X 线片观察根尖周情况。

<table>
<tr><td>知识点 4：根尖屏障术的预后</td><td>副高：熟练掌握　正高：熟练掌握</td></tr>
</table>

MTA 具有良好的封闭性能，根尖屏障术后绝大部分的患牙能形成良好的根尖封闭，原有根尖周病变缩小或消失。同时 MTA 具有诱导根尖硬组织形成的作用，部分病例中可观察到根尖孔因形成钙化屏障而闭合，由于此类患牙根管壁薄，牙根长度短，增加了其发生牙折的风险。有学者认为，根尖屏障术后可采用复合树脂直接充填根管，以降低牙折的发生率。

第八节　根管治疗术

一、根管治疗的原理

（一）根管内感染的特点

<table>
<tr><td>知识点 1：根管系统内感染的微生物种类</td><td>副高：熟练掌握　正高：熟练掌握</td></tr>
</table>

牙髓感染中的细菌主要是专性厌氧菌，它们只能在低氧化还原电势，以及缺乏超氧化物歧化酶和过氧化氢酶的乏氧环境中生长，但是它们对氧的敏感性不同。微厌氧菌可以生活在有氧环境中，但主要通过无氧代谢途径获得能量。兼性厌氧菌可以在有氧或无氧环境中生存，通常拥有超氧化物歧化酶和过氧化氢酶。专性需氧菌需要在有氧环境中生长，并且拥有超氧化物歧化酶和过氧化氢酶。

有研究显示，根管内感染的初始阶段，兼性厌氧菌占主导地位，而随着时间的推移，发生了有利于专性厌氧菌生存和增殖的改变，兼性厌氧菌逐渐被专性厌氧菌所取代，约 3 年以后，可培养的 98% 的细菌都是专性厌氧菌。因此，感染根管中细菌的种类是处在动态变化中的。

一般情况下，1 个感染根管中能分离培养出 3~10 种细菌，其中以革兰阴性的专性厌氧菌为主，伴有一些兼性厌氧菌如链球菌、乳酸菌、放线菌等，然而感染根管中的细菌种类存在着个体差异，甚至同一患者的不同牙中也存在着差异，有学者认为这可能与症状、体征及治疗史的长短有关，这些都给根管治疗术增加了难度。

<table>
<tr><td>知识点 2：根管内微生物的生存方式</td><td>副高：熟练掌握　正高：熟练掌握</td></tr>
</table>

在感染根管内，细菌主要是以游离悬浮状态和生物膜两种形式存在。根管系统内的游离

细菌可引起急性感染，但容易被清除，而附着在根管壁上的细菌生物膜因能够抵抗宿主的免疫攻击而得以长期存在，并与根尖周组织保持紧密的接触，导致感染的持续存在，最终引起慢性根尖周炎，并且在根管治疗过程中能够抵抗根管冲洗液的冲洗作用，因而不容易被机械和化学预备清除。生物膜在长期刺激产生炎症反应的同时，还可以分离出游离的细菌，导致慢性炎症的急性发作。

在生物膜中，细菌成分约占膜体积的 15%，它们有规律地分布在胞外多聚体基质中，由水分子通道隔开，类似栅栏状结构，厚度可达 300 多层。其中已检出有类杆菌、梭杆菌、普氏菌、卟啉菌、密螺旋体、消化链球菌、真菌、放线菌和链球菌，专性厌氧菌占多数，革兰阳性菌和革兰阴性菌数量相当。根管治疗失败后，生物膜中检出的细菌种类和数量减少，主要含革兰阳性菌，且兼性厌氧菌和专性厌氧菌分布相当。导致根管治疗失败的生物膜中，粪肠球菌和白色链球菌较为常见。

研究发现，未经治疗的感染根管中存在的是多菌落生物膜，生物膜中各种细菌发挥特定的作用以保证其生态系统的稳定，对抗菌药物的抵抗力要明显高于游离细菌。有报道表明，生物膜细菌的抗药力是其浮游状态下的 2~1000 倍。因此，根管治疗往往需要采用多种方法、多种药物联合使用，以达到尽可能地清除根管内感染的目的。

知识点3：根管内微生物的生存位置　　　　副高：熟练掌握　　正高：熟练掌握

常规根管预备后，根管内大部分部位的细菌可以被清除，但是由于根管系统的复杂性，在器械不容易到达的部位仍可能残留有生物膜。这些部位包括管间交通支、副根管、根管侧支、根尖分歧、根尖分叉，以及牙本质小管等。因此，需要利用流动性好的液体和渗透性或者挥发性好的药物通过根管冲洗和根管内封药来进一步清除这些特殊部位的细菌感染，并加以严密充填。

（二）感染根管的类型及治疗原则

知识点1：活髓患牙　　　　　　　　　　　副高：熟练掌握　　正高：熟练掌握

牙髓已遭受不可复性损害，但是根管深部尚未感染或者感染轻微，习惯称之为非感染根管。对此类患牙进行的根管治疗又称为牙髓摘除术。在治疗操作时，要严格遵守无菌原则，全程应用橡皮障，严格消毒器械和材料，同时注意操作手法，避免医源性将感染带入根管深部。适合在良好的局部麻醉效果下即刻摘除牙髓并一次性完成根管治疗，以最大程度地防止感染的扩散。

知识点2：死髓患牙（牙髓坏死或根尖周病患牙）　副高：熟练掌握　　正高：熟练掌握

牙髓组织坏死或者坏疽，根管严重感染，牙髓腔内除了含有坏死感染的残留牙髓组织，还有大量的细菌及其毒性产物，故称之为感染根管。牙髓腔中的一部分细菌很可能以生物膜的形式存在，致病能力增强，因此不仅要加强根管清创（如机械清创与超声等方式结合），还要通过封药来进一步清除残余的感染。在临床上应慎用髓腔开放，因为髓腔在口腔中开放可导致根管深部菌群的改变，使得根管内原本相对单纯的细菌感染变得复杂，定植的细菌毒力增强并更具致病性和抗药性，增加治疗难度。

知识点 3：再治疗患牙　　　　　　　　　副高：熟练掌握　正高：熟练掌握

根管治疗失败需要再治疗的患牙多数是因为感染控制不足，可能存在解剖上的特殊性、诊断的不确定性、操作缺陷或微渗漏等问题。对待感染难以控制的此类患牙，必要时可进行根管内细菌培养和药敏试验，确定敏感药物并应用；如果治疗效果仍不佳，则需要考虑进行根管外科手术。

二、根管治疗的适应证

知识点 1：适应证　　　　　　　　　　　　副高：熟练掌握　正高：熟练掌握

根管治疗的病例选择需要综合考虑患者的生理和心理状况、患牙的牙体和牙周情况等各个方面的因素，进行全面分析并判断治疗的难易度。

根管治疗术适用于有足够牙周支持组织并需要保存患牙的下述病症。

（1）不可复性牙髓炎。

（2）根尖周炎。

（3）牙髓坏死。

（4）牙内吸收。

（5）牙根已发育完成的移植牙、再植牙。

（6）某些非龋性牙体硬组织疾病，包括：①重度釉质发育不全、氟斑牙、四环素牙等发育异常患牙需行全冠或桩核冠修复者；②重度磨损患牙出现严重的牙本质敏感症状且行脱敏治疗无效者；③隐裂牙需行全冠保护者；④牙根纵裂需行截根手术，患牙需保留的未纵裂根管。

（7）因其他治疗需要而牙髓正常者，包括：①义齿修复需要；②颌面外科治疗需要。

知识点 2：根管治疗术的非适应证　　　　　副高：熟练掌握　正高：熟练掌握

（1）牙周和（或）牙体严重缺损而无法保存的患牙。

（2）患有较为严重的全身系统性疾病，一般情况差，无法耐受治疗过程。

（3）张口受限，无法实施操作。

三、根管治疗的操作原则

（一）彻底清除根管内的感染

知识点1：根管数目的多样性　　　　副高：熟练掌握　　正高：熟练掌握

在人类的牙中，不少牙位的牙根形态呈扁圆形或"8"字形，颊舌方向多为长径，这种情况下，牙根内颊舌向常含有1个扁的根管或1个以上的根管，根管之间会出现融合和分叉。Weine根据1个牙根内根管口和根尖孔的数目，将根管形态分为4型，即1-1型、2-1型、1-2型、2-2型。Vertucci在Weine分型的基础上，将根管形态的变化也考虑在内，根据透明标本法观察到更多复杂的根管类型，把根管形态分为8型，从而增加了1-2-1型、2-1-2型、1-2-1-2型及3-3型。

根管形态与牙根的形态密切相关，而某些类型的牙根变异具有鲜明的种族特点。上颌前磨牙双根的发生率在黑种人中最高（＞60%），其次为白种人（30%~60%）和东亚人群（20%~30%）。下颌第一前磨牙近中根面可出现1条深V形根面沟，还可出现2个或2个以上牙根，该牙根变异在人类学上被称为Tomes根，其与C形根管以及舌侧额外根管的发生密切相关。Tomes根的发生率在黑种人中最高（＞25%），其次为中国人（15%）和白种人（＜10%）。下颌第一恒磨牙远舌根的发生率在包括中国人在内的东北亚人群中较高（＞20%），在白种人和黑种人中较低（＜5%）。下颌第二磨牙近远中根可在颊侧融合而形成C形根，其可含一个完全或不完全的C形根管。下颌第二磨牙C形根管的发生率在白种人中低于5%，而在东亚黄种人中可高达44.5%。

牙根的变异给根管治疗带来了更多的风险：若在治疗中忽略了额外根管的存在，其内的感染无法清除干净，容易导致治疗的失败；根管融合及分叉处根管的方向、截面形态、直径发生显著的改变，并在特定部位产生急弯曲，会使根管预备时难以彻底清理根管系统，而且容易导致各种根管不良形态的发生和器械分离等；预备C形根管时，容易留下大量未预备的区域，并在根面沟危险区出现侧穿。因此，临床医师在进行根管治疗时，头脑中应有患牙髓腔形态的三维图像，尽量避免医源性错误的发生。

知识点2：根管形态的多样性　　　　副高：熟练掌握　　正高：熟练掌握

几乎所有的根管都存在一定程度的弯曲，弯曲根管是根管预备的一个难点。由于根管器械的回弹性，在弯曲根管中存在伸直趋势，各个接触区的应力分布并不均匀，在根管预备中易出现各种问题，包括台阶形成、根尖孔拉开、工作长度丧失、根管拉直、侧穿等一系列根管不良形态或并发症，以及出现根管某些部位会过度切削而另一些部位预备不足的现象。

常用的根管弯曲度的测量方法主要包括3种：Schneider法（1971年）最为常用，该法将根管弯曲的起始点与根尖孔做一连线，它与根管长轴的夹角为测量角；根管弯曲，按弯曲角度的大小分为 3 类：直根管（<5°）、中度弯曲根管（>10°，<20°）和重度弯曲根管（>20°）。

根管截面形态多变，存在圆形、卵圆形、长卵圆形、扁形、不规则形等形态。Wu 等根据根管横截面长短径的比值，将根管形态分为圆形或轻度卵圆形根管（≤2）、长卵圆形根管（>2）以及扁根管（>4）。在确定初尖锉时，锉号大小由根管狭窄的最短径决定，这将导致最长径方位的预备不足。预备卵圆形根管时，若以最长径为基础，器械圆周旋转会削弱近、远中根管壁，甚至导致侧穿，因此，需要用根管冲洗来弥补根管器械机械预备的局限性。

侧副根管包括根管侧支、根尖分歧、根尖分叉、根分叉区副根管及管间吻合等结构。它广泛分布于人类恒牙中，可出现在任何牙位和任何牙根，其发生率在复杂型根管中高于 1-1 型根管。侧副根管是根管系统与牙周组织间感染相互扩散的通道，由于其解剖的特殊性，在根管预备时切削器械难以进入，导致这些部位感染滞留。在临床上，可以通过超声波根管预备及次氯酸钠溶液反复冲洗的方法来获得对侧副根管的良好清理效果。

知识点 3：机械预备　　　　　　　　　　副高：熟练掌握　　正高：熟练掌握

机械预备的目的是清理和成形根管，其中根管成形有两方面的意义。一方面，在根尖狭窄的牙本质形成一个底托状结构，即根尖止点，同时保持根尖狭窄原有的解剖形态和位置，将所有干预性操作限制在根尖狭窄以内的根管空间，并且在对根管进行加压充填时，能够增加根管内压，使根管充填材料在根管内压紧充实，限制超填，避免对根尖周组织造成的刺激；另一方面，将不规则的根管内壁切削形成平滑流畅的连续锥形结构，并创造足够的空间，以利于化学冲洗剂和根管根尖部感染物的排出及根管的严密充填，为提高后续步骤的效率与完成质量奠定基础。

工作长度是牙体上预先确定的参照点到根尖狭窄处即牙本质牙骨质交界处的距离。临床所有操作都必须在确定与维持工作长度的基础上进行，工作长度丧失或根管预备超出根尖狭窄都将影响根管治疗的效果。感染根管的清创不仅要求去除根管内容物，还要清除根管壁和牙本质小管中的感染物质，通常需要机械切割和化学冲洗、消毒共同完成。机械切割主要针对含有细菌及其毒素的根管壁，而与化学消毒相结合能将根管中的细菌数减少 100~1000 倍。

知识点 4：化学冲洗　　　　　　　　　　副高：熟练掌握　　正高：熟练掌握

由于根管系统的复杂性，单纯机械预备，无论是传统的不锈钢器械，还是镍钛器械，均无法彻底清除感染，未预备到的根管壁面积将近 50%。因此，化学冲洗是消除根管内感染不可或缺的重要步骤。

理想的根管冲洗剂应具备有效杀灭细菌、溶解坏死组织、润滑根管、去除玷污层的能力，并且对健康组织不产生刺激。目前，国际上广泛使用的根管冲洗剂是 0.5%~5.25% 次氯酸钠溶液（NaClO），它具有较强的抑菌杀菌及溶解有机坏死物的能力，能杀死生物膜及牙本质小管中的细菌，且很少引起致敏反应，与氢氧化钙糊剂相比，其灭活内毒素的能力较小。由于次氯酸钠溶液不能溶解牙本质碎屑等无机组织，因此，建议与金属螯合剂乙二胺四乙酸（17% EDTA）或枸橼酸溶液联合使用，以清除根管壁的玷污层，使牙本质小管开放，并破坏细菌生物膜对根管壁的附着。用于临床的有效冲洗液还有 2% 氯亚明溶液和 2% 氯己定溶液等。研究表明，使用由多西环素、枸橼酸和聚山梨醇酯-80 组成的 MTAD 来做最后一次根管冲洗，可以有效地去除根管机械预备过程中在根管壁上形成的玷污层。

由于根管根尖区空间非常狭小，化学冲洗剂与细菌及坏死组织相互作用后很快失去活性，因此，在机械预备的过程中需要频繁使用大量的冲洗剂进行根管冲洗，让新鲜的冲洗剂充分发挥其抑菌杀菌效能。造成清洁盲区的原因往往不是由于冲洗剂浓度过低，而是由于冲洗剂未能进入、接触狭小区域的根管壁。近年来，超声和激光技术被应用于根管冲洗，前者通过空穴效应、声流效应及热效应，后者通过快速蒸腾产生气泡来提高根管内化学冲洗剂的消毒活性，加速化学反应进程，并使冲洗液进入根管难以进入的区域。

知识点 5：根管消毒　　　　　　　　　　副高：熟练掌握　　正高：熟练掌握

现代根管治疗术并不强调根管内封药，而是提倡在有效控制根管内感染的前提下一次完成根管治疗。活髓患牙一般不需根管封药，根管预备和根管充填可以一次完成。死髓患牙的根管壁牙本质小管深处通常已有细菌侵入，当机械预备和化学冲洗难以达到彻底清创效果时，有必要考虑在根管中封入有效的抑菌药物，以进一步减少根管和牙本质小管内的细菌数量。感染根管如能做到高质量的清创，也可一次完成治疗；但若存在严重的肿痛症状或活动性渗出，最好经根管封药减缓症状后再行根管充填。

根管所封药物必须具备确定的抑菌杀菌效果，否则，在封药期间，根管预备后残留在根管内的细菌及通过微渗漏进入根管的口腔细菌可以大量繁殖，根管内的细菌数量甚至可超过封药前的水平。目前更提倡使用杀菌力强的糊剂，如氢氧化钙糊剂、以抗生素加皮质激素为主要成分的糊剂等；药物需与作用部位接触并以物理屏障的方式密封髓腔，以消除根管内残余感染和防止微渗漏。根管用药中樟脑酚（CP）杀菌能力与氢氧化钙类药物相似，甲醛甲酚（FC）杀菌能力最强，但由于这类药物挥发性强，有效作用时间短，不良反应较大，国际上不推荐使用。在没有氢氧化钙糊剂的情况下，如选择酚类药物，一般只需把一个蘸有少量药剂的棉球放置在髓室内，不做根管内封药。

（二）严密充填根管并修复缺损，防止微渗漏发生

知识点 1：根管治疗质量控制的主要指标　　　　副高：熟练掌握　　正高：熟练掌握

根管治疗是一个系统工程，其质量控制的主要指标就是两端封闭的严密程度，所谓"两端"，指的是根方和冠方末端，即根尖孔和冠部入口。

知识点 2：在根方封闭方面　　　　　　　　副高：熟练掌握　　正高：熟练掌握

根管充填是直接关系到根管治疗成功与否的关键步骤，其最终目标是以生物相容性良好的材料严密充填根管，消除无效腔，封埋根管内微量的残余病原刺激物，封闭根尖孔。根管充填材料必须对根管及根管系统不规则空腔具有良好的适合性；理论上，根充材料应该占据根管内所有的空间，其目的是消除根管系统的渗漏途径，防止细菌再度进入并感染已完成预备的清洁根管；防止根管内的残余细菌及其代谢产物穿过根尖孔进入根尖周组织；防止根尖周组织的组织液渗入根管内未充填严密的空隙，为根管内残余细菌的生长繁殖提供养料。目前用于根管充填的材料为牙胶和封闭剂，根管充填时牙胶需占据主要的根管空间，而以糊剂形式填入根管内的封闭剂不宜过多，否则其硬固后收缩可能造成微渗漏。要谨记根管封闭剂的作用只是填补牙胶之间及牙胶与根管壁之间的缝隙。

知识点 3：在冠方封闭方面　　　　　　　　副高：熟练掌握　　正高：熟练掌握

根管充填后应尽快对患牙进行牙冠修复。若设计桩核冠修复，因根尖区根管侧支较多，根管充填难以完全封闭，从防止渗漏的角度要求至少保留 5mm 以上的根充物，以确保根尖的封闭质量；并且桩的末端应与剩余根充物之间紧密接触，以保持根管系统封闭的完整性。如果在根管治疗后数周内不能对患牙施行牙冠修复，应在髓腔垫底后予以过渡性充填或直接黏结修复。临床上遇到牙冠的既往修复体已脱落，髓腔长期开放，根充物裸露于在口腔环境中，但患牙无症状，检查也无阳性体征，X 线片显示无根尖周阴影的情况时，最好重新进行根管治疗后再行冠部的永久修复，但是如果发现根充物仅为糊剂或银尖，则必须重做根管治疗。

（三）坚持保存原则

知识点 1：坚持保存原则　　　　　　　　副高：熟练掌握　　正高：熟练掌握

恰当的根管预备宽度应该是在尽可能保存健康牙体组织的前提下，达到最佳的根管清理和成形效果，而不能为了片面地追求清创的彻底性，而忽略了在控制感染和维持功能之间应当寻求的平衡，过多地切割牙体组织。

根管治疗的最终目的是保存患牙，如果在机械预备过程中过多地切削牙体组织，将削弱患牙的抗力和咀嚼时所能承受的功能负荷，缩短患牙的使用寿命。

知识点 2：临床根管预备时的原则　　　　　　副高：熟练掌握　　正高：熟练掌握

临床根管预备时，一般需要遵循三个原则：

（1）尽量清创，理论上应全部清除感染根管中细菌进入牙本质小管的厚度层。

（2）适当成形，使根管形成冠根向由大到小、平滑、连续的锥度形态，不要过分扩大。

（3）最大保存，保证根管壁有一定的厚度，使之具有安全的强度。临床操作中应找到三者在每一患牙的个性化最佳平衡点。

四、根管治疗的疗效和预后

知识点 1：疗效评定的内容　　　　　　　　　　　　副高：熟练掌握　　正高：熟练掌握

疗效评定应符合全面性、相关性及客观性。全面性就是评定的内容应周密完整，既有主观指标，又有客观指标；既有形态指标，又有功能性指标。相关性就是所用指标与根尖周病变有本质联系，如叩痛的有无与根尖周病变程度密切相关。客观性是不存在争议的客观存在。为了保证疗效评价的准确性，疗效评定标准必须包括症状、临床检查和 X 线表现。

关于疗效评估观察时间，世界卫生组织（WHO）规定的观察期为术后 2 年。从软组织、骨组织的愈合过程中可能存在潜伏感染的再发作角度出发，这个观察时间是科学的。1 年以内的疗效只能作为初步观察，难以定论；2~3 年或更长时间的观察则比较准确。

（1）症状：病史和治疗史；疼痛情况：性质、时间、范围和程度，诱发因素及缓解因素；肿胀情况：有无肿胀史、化脓史；功能情况：咀嚼功能是否良好。

（2）体征：牙体情况：牙冠修复合适、完整与否，有无叩痛；牙周情况：软组织颜色及结构、肿胀、牙周袋、窦道、松动度、有无触痛。

（3）特殊检查（X 线表现）：根管充填是否严密、适合；有无侧穿及器械分离；根尖有无外吸收；根尖周稀疏区（大小、形态、密度和周边情况）、牙周膜间隙、骨板、牙槽骨。

知识点 2：疗效标准　　　　　　　　　　　　　　　副高：熟练掌握　　正高：熟练掌握

评定疗效应全面、标准掌握应严格，依据根尖周病变愈合的机制，只要进行规范的根管治疗术，注意调整咬合，一般都可达到理想愈合，如果说治疗后根尖周病变无改变或仅有愈合趋势，除非追踪观察时间不够，否则都应进行再次治疗，故疗效标准确定应在全面检查评估的基础上遵循简单易掌握、重复性好的原则，具体如下。

（1）成功：无症状和体征、咬合功能正常、有完整的咬合关系、X 线片显示根充严密合适、根尖周透射区消失、牙周膜间隙正常、硬骨板完整；或无症状和体征，咬合功能良好，X 线片显示根尖周透射区缩小，密度增加。

（2）失败：无症状和体征、咬合有轻度不适，X 线片显示根尖周透射区变化不大；或有较明显症状和体征，不能行使正常咀嚼功能、X 线片显示根尖周透射区变大或原来根尖周无异常者出现了透射区。

知识点3：组织愈合形式　　　　　　　　　　副高：熟练掌握　正高：熟练掌握

根管治疗术后来自根管对根尖周组织的刺激已消除隔绝，加之某些充填材料还有促进愈合的作用，因而根尖周组织的炎症可逐渐消失。根尖周愈合情况取决于以下3个因素：即控制感染的效果，根尖周病变的程度和机体的防御修复能力。

肉芽肿和脓肿，最早在术后6个月左右即可愈合，有的则需在1年以后方能愈合。据观察，有些病例在治疗后8~9年，稀疏区才完全消失。根尖周囊肿经根管治疗及手术摘除后，在1年左右即可逐渐愈合。牙根未发育完全的患牙，在治疗后有可能生长骨性牙本质或牙骨质，形成根尖部最短的时间为3~6个月。

根尖周病变的愈合有以下5种基本形式。

（1）由新生牙骨质或骨样组织使根尖孔封闭：X线片检查，可见到根尖周稀疏区消失，牙周膜腔和硬骨板恢复正常。

（2）根尖孔处有瘢痕组织形成：X线片检查，可见到根尖周稀疏区已缩小，而牙周膜较宽，硬骨板也不完整。

（3）由健康的纤维结缔组织或骨髓状的疏松结缔组织充满根尖区。

（4）根管超填者，有纤维组织囊包围。

（5）牙槽骨增生与根尖部相连而成骨性愈合。若经过多次治疗，根尖内仍有脓性渗出物、X线片显示根尖周病变无变化，可能为根端牙骨质坏死吸收所致，视为治疗失败，应改行根尖外科手术。

第九节　髓腔应用解剖与开髓

一、髓腔应用解剖

知识点1：恒牙根管形态特点　　　　　　　副高：熟练掌握　正高：熟练掌握

（1）上颌中切牙：单根管，根管的方向与牙根相一致，根管直，呈锥形，唇腭径宽，髓室与根管无明显界限，一般在10岁时根尖形成，从横断面看根管在牙颈部类似三角形，向根尖孔方向逐渐变圆。根管多在根尖1/3偏向唇侧或远中，此区约24%有侧支根管，切端到根尖的长度平均为22.5mm，冠根比例为1：1.25。

（2）上颌侧切牙：结构似上颌中切牙，根管直径较中切牙小，平均长度22mm，冠根比例为1：1.47.根尖1/3稍偏向远中，26%有侧支根管，一般在11岁时根尖形成。

（3）上颌尖牙：有一粗大的单根管，根管唇腭径较近远中径宽，其截面呈椭圆形，是口腔中最长的牙，平均长度为26.5mm，冠根比例为1：1.82，30%有侧支根管，多在13~

15 岁时根尖形成。

（4）上颌第一前磨牙：根管变异较复杂，87% 为双根管；其次为单根管；另有 2.4% 为 3 根管，根尖 1/3 常有弯曲；49.5% 有侧支根管，平均长度为 20.6mm，冠根比例为 1∶1.51，一般在 12~13 岁时根尖形成。

（5）上颌第二前磨牙：多为单根管，约占 75%，有变异，根尖 1/3 多向远中弯曲，也可向颊侧弯曲，髓腔在颈线平面处呈椭圆形，侧支根管发生率为 59.5%，平均长度 21.5mm，冠根比例为 1∶1.86，一般在 12~14 岁时根尖形成。

（6）上颌第一磨牙：常见 3~4 个根管，即 2~3 个颊根管，1 个腭根管，其中腭根管最长，2 个颊根管口彼此约成 45°，近颊根管口位于髓室底的最颊侧，弯曲且较细、多变异，近颊出现 2 个根管的比例约为 60%。侧支根管发生率为 45%，根分叉处副根管的发生率为 18%，平均长度 20.8mm，颊根管较腭根管短 2~3mm，冠根比例为 1∶1.71，一般在 9~10 岁时根尖形成。

（7）上颌第二磨牙：与上颌第一磨牙相似，多为 3 根管，较直、细，有时颊根可发生融合，偶尔可见双腭根管。平均长度为 20.2mm，冠根比例为 1∶1.80，一般在 14~16 岁时根尖形成。

（8）下颌切牙：下颌中、侧切牙形态相似，下颌中切牙体积最小，髓室近远中径宽，根管则是唇舌径宽，以单根管为主，亦有双根管，20% 有侧支根管。下颌中切牙平均长度为 20.5mm，冠根比例为 1∶1.34；侧切牙平均长度为 21mm，冠根比例为 1∶1.32，下颌切牙一般在 9~10 岁时根尖形成。

（9）下颌尖牙：下颌尖牙与上颌尖牙相似，但稍短，一般为单根管，偶尔出现双根管，30% 有侧支根管，平均牙长为 25.5mm，冠根比例为 1∶1.48，一般在 13 岁时根尖形成。

（10）下颌第一前磨牙：多为单根管，少数有双根管，髓室与根管的分界不清，根管口大且呈椭圆形，根管近远中径窄，牙冠向舌侧倾斜，进入根管的方向与牙长轴一致，平均牙长为 21.6mm，冠根比例为 1∶1.79，侧支根管发生率为 44.3%，一般在 12~13 岁根尖形成。

（11）下颌第二前磨牙：多为单根管，根管在颈平面呈椭圆形，逐渐向根尖变细，平均牙长为 22.3mm，冠根比例为 1∶1.83，一般在 13~14 岁根尖形成。

下颌第一磨牙：通常有 3 个根管，即近中 2 个根管，远中 1 个根管，远中根管粗大呈椭圆形，远中有时亦可出现 2 个根管，近远中根管以近颊根弯曲较明显。平均牙长为 21mm，冠根比例为 1∶1.72。侧支根管发生率为 30% 左右，一般在 9~10 岁时根尖形成。

（12）下颌第二磨牙：与下颌第一磨牙相似，但牙冠较短，牙根较长，通常有 3 个根管即近中 2 个、远中 1 个，有时近远中根在颊侧融合，根管也在颊侧连通，出现 2 个甚至 1 个根管，根管断面呈 C 形，我国人口约 31.5% 的牙根会融合成 C 形牙根和根管，平均牙长为 19.8mm，冠根比例为 1∶1.86，一般在 14~15 岁时根尖形成。

知识点 2：牙根发生的特点　　　　　　　　副高：熟练掌握　正高：熟练掌握

　　牙根在釉质及冠部牙本质形成之后开始发生，其中上皮根鞘对牙根大小和形态的正常发育具有重要的影响。若上皮根鞘的连续性受到破坏，或在根分叉处上皮隔的舌侧突起融合不全，或上皮根鞘围绕血管生长，则不能诱导分化出成牙本质细胞而引起该处牙本质缺损，牙髓和牙周膜直接相通，就会形成侧副根管、根尖分歧和管间交通支。侧支根管是指与主根管接近垂直的分支根管，直达牙根表面，见于根尖 1/3 以上的牙根，多见于后牙，偶见于前牙。副根管是发自髓室底至根分叉处的细小分支，多与主根管平行排列，多见于磨牙。根尖分歧是根尖 1/3 部分从主根管发出的分支根管，多见于前磨牙及磨牙。侧副根管、根尖分歧可能会成为牙髓病与牙周病相互影响的通道，增加了根管治疗的复杂性，在根管治疗中能否有效的充填或者封闭这些通道，是影响根管治疗成功率的因素之一。

　　牙刚萌出时牙本质尚未完全形成，髓腔很大，根尖孔敞开。在牙萌出后牙根继续发育，需 3~5 年时间根尖部才能完全形成。在异常情况下，牙根及根尖也可能停止发育，形成短根或喇叭口根尖，以至于临床治疗时器械、药物或充填物容易穿出根尖孔，对根尖周组织造成刺激，引起炎症等不良反应。

　　牙本质在一生中不断形成，随着年龄的增长，髓腔内壁有继发性牙本质沉积，使髓腔的体积逐渐减小，根管变细，根尖孔变小，有的会部分或者全部钙化阻塞，即髓腔的增龄性变化，这样会给根管预备带来一定的难度，临床医师须仔细处理。

知识点 3：根尖解剖特点　　　　　　　　副高：熟练掌握　正高：熟练掌握

　　根尖周组织是指位于牙根尖部从牙本质牙骨质交界处至解剖性根尖孔的组织结构，包括根尖周牙周膜、牙槽骨和牙骨质等。

　　根尖孔是根管在牙根表面的开口，1 个牙根不一定只有 1 个根尖孔，研究显示，53.59% 的根尖孔不在根尖顶。因此，用 X 线片观察根管预备和充填情况时，不能都以根尖为标准，也就是说牙的实际长度不一定都等于牙的工作长度。在形态上，主根尖孔有 87.48% 为圆或椭圆形，扁及不规则的仅占 12.52%，圆或椭圆形根管对治疗有利，因为预备根管的器械尖端为圆形，应用时为旋转动作，扁及不规则的根管难以预备且根尖充填难以密合。另外，小的根尖孔在需要引流时往往不畅，必须扩大，否则达不到引流的目的，但有报道指出根尖部扩大后会降低根管治疗术的成功率，并且 Ingle 提出小的根尖孔可以防止充填材料穿出。

知识点 4：根尖牙本质——牙骨质界的位置及意义　　副高：熟练掌握　正高：熟练掌握

　　除解剖学根尖孔之外，根管在接近根尖的地方有一个狭窄的部位，即牙本质牙骨质界，也就是生理学根尖孔，它距离解剖学根尖孔为 0.5~1mm。这个部位就是髓腔预备的终止点，也是根管充填的终止点。此处也被称为根尖基点，或根尖止点或尖台。根管预备以此为终点，从组织学角度看，根尖预备因为没有伤及根尖孔处的牙周膜，牙周膜新生牙骨质的生理功能未遭到破坏，从而可以获得封闭根尖孔的治愈效果。从物理学上看，进行根管加压充填时，由于根尖基点狭窄的解剖结构，能够增加根管内压，使根管充填材料紧密地封闭根尖孔，避免超填。

根尖牙骨质在正常情况下，一般不会发生吸收的现象，牙骨质总量随着年龄的增长会逐渐增多。有损伤时牙骨质会出现凹陷性吸收，较严重的吸收可深达牙本质，甚至在极少数情况下会发生较严重的牙根吸收。通常情况下，吸收与修复并存，新生牙骨质与原吸收表面呈现再生线。较大范围的吸收不能被完全修复，这使得牙槽骨能长入吸收后所遗留的凹窝内。有一种异常的修复现象，牙骨质与牙槽骨融合在一起，其间没有牙周膜，这种情况被称为牙骨性粘连。这种情况见于慢性炎症、外伤及经过再植的牙和颌骨内埋藏的牙。

二、髓腔通路预备

知识点 1：开髓器械　　　　副高：熟练掌握　正高：熟练掌握

主要包括高速和低速手机、各种不同材质与型号的裂钻和球钻。一般情况下应以裂钻穿通釉质和牙本质而进入髓腔，然后用球钻沿穿髓孔揭除髓室顶。开髓钻是尖端具有切割功能的金刚砂钻，主要用于已行全瓷或烤瓷冠修复患牙的开髓，可以避免崩瓷和瓷层微裂纹的产生。Endo-Z 钻或 Diamendo 钻的尖端圆钝而不具有切割功能，可用于穿髓后揭除髓室顶和成形开髓孔，尤其在后牙，临床操作安全性高，不易破坏髓室底。

知识点 2：根管探查器械　　　　副高：熟练掌握　正高：熟练掌握

主要有根管探针 DG16 和光滑髓针。根管探针 DG16 外形与普通探针相似，但尖端更尖而细，而且提供了两端不同角度的直工作头，便于查找各部位、各方向的根管口；光滑髓针是将钢丝压成锥体形，其横断面一般为圆形，也可为三角形、四边形、六边形，表面光滑，原设计用于探查根管口或探测根管，现多用于缠绕棉纤维制成棉捻，作为吸干根管或封药用。

知识点 3：髓腔预备的概述　　　　副高：熟练掌握　正高：熟练掌握

髓腔预备的形态取决于患牙的解剖形态，因此，在术前应充分了解患牙的髓腔位置，结合临床检查和 X 线牙片明确患牙髓腔在冠部、颈部和根部的解剖特点。具体包括：牙的外形、髓室的位置、与咬合面的距离、髓室钙化程度、牙根和根管的数目、根管的长度、弯曲方向及程度、根管口与牙髓腔的关系等。只有在充分了解以上患牙情况的基础上，才能在治疗过程中做到胸有成竹。

知识点4：开髓的部位　　　　　副高：熟练掌握　正高：熟练掌握

正确开髓的基本要求是使根管器械能尽可能地循直线方向进入根管。通常同类牙齿的开髓部位和方法相似。

上颌前牙应在舌窝近舌隆凸处开髓，洞形为略呈三角的圆形，底向切缘而顶朝牙颈部；上颌前磨牙在殆面开髓，洞形呈椭圆形，颊舌径大于近远中径；上颌磨牙开髓的正确位置就颊舌径而言，应选择在中央窝偏腭侧约1mm处，就近远中径而言，应选择在近舌尖、远颊尖连线与远远沟相交点的近中约2mm处，洞的外形宜呈圆三角形，底在颊侧，尖在腭侧；下颌前牙在舌窝开髓，洞形为唇舌径长、近远中径短的椭圆形，较上前牙要小，应注意彻底去除舌侧髓顶，因出现双根管时第2个根管多数位于髓腔舌侧；下颌前磨牙在殆面开髓，呈卵圆形，颊舌径大于近远中径；下颌磨牙开髓的正确位置应选择在中央窝偏颊侧约1mm处，就近远中径而言，应选择在近远中径中点偏近中，近中壁和远中壁均应斜向近中，洞形呈方形，基本在牙冠面的近中区内。对于髓腔明显钙化的患牙，在车针进入牙本质层后可略向髓腔最后钙化的部位倾斜，如上颌磨牙的腭根管口、下颌磨牙的远中根管口，以避免对髓室底的切割，甚至底穿。

知识点5：开髓洞口的大小　　　　副高：熟练掌握　正高：熟练掌握

开髓的基本原则是完全揭去髓室顶，暴露根管口，并且取得进入根管的直线入口。洞口既不能太大，也不能太小，若太大切割过多牙体硬组织，易致牙体折裂或充填体脱落；太小则妨碍操作，也不易清理髓腔，影响治疗效果。当根管出现变异时可以对开髓洞形做适当改良，如上颌第一磨牙常规开髓洞形呈圆三角形，当有MB2存在时，为了充分暴露根管口，可以将开洞口改为斜方形，并将近中壁的牙本质悬突去除，以提高MB2的识别率。

开髓后应将洞壁修整光滑，使之与根管壁连成一线，无凹凸不平，需要注意的是修整时不能使髓室壁形成台阶。同时还应去除在髓腔预备过程中形成的薄壁弱尖，避免在治疗期间出现牙折。

知识点6：开髓根管口的寻找　　　　副高：熟练掌握　正高：熟练掌握

单根管牙的髓室与根管之间无明显界限，除髓腔钙化的病例外，器械都易于进入根管。多根管牙在良好的开髓基础上，可以在根管口定位法则的指导下，借助特殊的器械如DG16

对根管口进行探查。根管口定位法则主要是：

（1）根管口对称法则：根管口对称分布于通过髓室底近、远中中点的连线两侧，上颌磨牙除外。

（2）根管口分布法则：髓室底与髓室壁相比颜色较暗，根管口位于髓室底与髓室壁结合的交角处；根管口位于牙根发育融合线的止点。下颌第二磨牙或第三磨牙 C 形根管不具有上述特点。多根管牙在开髓后，有的因髓石或第三期牙本质的沉积，根管口不易查清。必须特别注意的是，在髓室极其狭小时有可能将露髓点误认为根管口，或反之将根管口误认为露髓点。

根管口的寻找可借助投照，或在髓室底先涂布碘酊，然后用酒精洗去，再寻找染色较深之点来明确根管口。使用光导纤维束时，光源的顶端应与牙颈部成直角，减弱周围光线，牙髓腔将会呈现出微橙红色，而根管口呈现为黑点。也可以借助显微镜在直视下应用根管口探测器械直接找到根管口。对于髓腔钙化严重的患牙，也可以在髓室内注入次氯酸钠溶液，然后观察，产生气泡的位置即根管口的所在。

第十节 根管预备与消毒

一、根管预备

（一）常用根管预备器械

知识点 1：拔髓器械　　　　　　　　　　　副高：熟练掌握　正高：熟练掌握

拔髓器械主要是倒钩髓针，也称拔髓针，表面有细长尖锐的倒刺，具有一定的锥度，主要用于拔除根管内牙髓或取出根管内的棉捻或纸捻。短柄的拔髓针专用于后牙的拔髓。拔髓针受压扭曲或过度旋转时易于折断，故使用时若遇阻力切忌用力压入。

知识点 2：根管切削器械　　　　　　　　　副高：熟练掌握　正高：熟练掌握

根管切削器械由柄部、颈部和刃部组成，用于切削牙体组织，成形根管。根管切削器械材料有不锈钢和镍钛合金，后者具有较好的弹性，适用于弯曲根管的预备，可降低根管偏移的发生。

（1）手用不锈钢器械：主要是 K 型和 H 型器械及它们的改良产品。

（2）机用不锈钢器械：目前临床上常用的主要有 G 钻、长颈球钻和 P 钻等。

（3）镍钛合金器械：自 1988 年 Walia 报道使用镍钛合金制造根管器械以来，镍钛合金器械（简称镍钛器械）在临床的使用越来越广泛。按照其使用方法可分为手用器械和机用器械。

知识点3：手用不锈钢器械概述　　　　　　　　副高：熟练掌握　正高：熟练掌握

主要是 K 型和 H 型器械以及它们的改良产品。1985 年 Ingle 提倡标准化，ISO 扩孔钻和锉的标准化：

（1）器械编号：每一器械的号码以器械尖端直径（D1）为准，乘以 100 计算。

（2）刃部：每一器械的刃部长 16mm，刃部尖端的角度为 75°。

（3）器械的长度：有 21mm、25mm、28mm 和 31mm 4 种，但所有刃部均长 16mm。

（4）锥度：所有器械的刃部的锥度是 0.02，即直径增加 1mm，锥度增加 0.02mm，刃部末端的直径（D2）一律比 D1 大 0.32mm。

（5）柄部颜色：从 15 号开始按三暖色（白、黄、红）和三冷色（蓝、绿、黑）顺序作为标志；10 号为紫色，6 号为粉红，8 号为灰色。

知识点4：手用不锈钢器械——K 型器械　　　　副高：熟练掌握　正高：熟练掌握

（1）K 型扩孔钻简称扩孔钻，刃部螺纹较稀疏，螺旋密度为 0.5~1 圈/mm，螺旋角为 10°~30°。当器械在根管内顺时针旋转时可切削根管壁的牙本质，旋转角度为 1/4~1/2 圈。

（2）K 型扩孔锉螺纹较 K 型扩孔钻密，螺旋角为 25°~40°，螺旋密度为 1.5~2.5 圈/mm。操作时可用旋转和提拉动作切削根管壁的牙本质。

知识点5：手用不锈钢器械——H 型器械　　　　副高：熟练掌握　正高：熟练掌握

H 型器械主要是 H 锉，横切面呈逗点状，螺旋角为 60°~65°。H 锉切刃锋利，与根管壁接近垂直，操作时用提拉动作，用于根管中上段较直部分的预备，不能做旋转动作，以免折断。

知识点6：手用不锈钢器械——改良器械　　　　副高：熟练掌握　正高：熟练掌握

（1）K-Flex 锉：用横截面为菱形的金属丝控制而成，其菱形的两个锐角使切刃更锋利，两个钝角因直径较小增加了器械的柔韧性。刃部呈高低相间排列，可容纳并移去更多的碎屑，在切削效率、柔韧性和清理效果方面较 K 锉更佳。

（2）Triple-Flex 锉：用横截面为三角形的金属丝控制而成，螺旋密度介于扩孔钻和 K 锉之间，尖端做了改良，与 K 锉相比它具有更好的柔韧性和切削效果。

（3）Flex-O 锉：用横截面为三角形的优质钢控制而成，螺旋密度为 1.81 圈/mm，螺旋角为 30°，为非切削尖端。与 K 锉相比，有较好的切削和清理效果，其柔韧性和安全尖端更有利于弯曲根管的预备。

（4）Flex-R锉：器械尖端为光滑的抛物线形；横截面为三角形；螺旋槽由机械磨削而成，螺旋角为30°~40°，尖部与螺旋的连接处光滑圆钝。Flex-R锉能更好地定位于根管内，适合弯曲根管的预备。

（5）C+锉：刃部尖端的锥度较K锉大，中上段的锥度较K锉小。这种设计可增加器械尖端的硬度，有利于钙化和细小根管的疏通。

（6）Profinder锉：由10、13和17号3支不锈钢器械组成，10号锉刃部尖端4mm的锥度为0.02，中上段锥度为0.015；13号锉刃部尖端4mm的锥度为0.0175，中上段锥度为0.015；17号锉刃部尖端4mm的锥度为0.015，中上段锥度为0.01；通过减小器械的锥度，便于细小根管的探查和疏通。

知识点7：机用不锈钢器械 　　　　副高：熟练掌握　　正高：熟练掌握

目前临床上常用的主要有G钻、长颈球钻和P钻等。

（1）G钻：有细而长的杆部，尖端有一火焰状头部。刃部短，顶端有安全钝头。G钻编码为1~6号，刃部直径对应为0.5~1.5mm，主要用于根管口的敞开及根管直线部分的预备。其最容易折断的部位在杆部，折断后易取出。

（2）长颈球钻（LN）：由柄、颈和头部组成，尖端为较小的球形，用于寻找变异和重度钙化的根管口，常结合手术显微镜使用。

（3）P钻：有锐利的刃部，刃部有安全钝头，但较硬，易导致根管侧穿，主要用于取出根管充填材料和桩腔预备。

知识点8：镍钛合金器械——手用镍钛器械 　　副高：熟练掌握　　正高：熟练掌握

在设计上类似于不锈钢器械，但柔韧性明显优于前者。

（1）手用镍钛K锉类：如Ultra-Flex K锉、NiTiflex K锉、Naviflex K锉、Mity K锉等，在设计上类似于不锈钢K锉。

（2）手用镍钛H锉类：如Ultra-Flex H锉、Hyflex H锉、Naviflex H锉、Mity H锉等，在设计上类似于不锈钢H锉。

知识点9：镍钛合金器械——机用镍钛器械 　　副高：熟练掌握　　正高：熟练掌握

与传统的手用不锈钢器械相比，机用镍钛器械的主要优点有：①可明显提高根管预备的效率和减少术者的疲劳；②具有超弹性和极佳的柔韧性，使其在弯曲根管预备中可减少偏移和台阶的形成；③预备后的根管更为洁净；④更易备出有利于根管冲洗和根管充填的形态；

⑤可提高临床疗效。

（1）ProFile 器械：该器械有 4 种不同的类型：①根管口成形器（OS）：锥度为 0.05 ~ 0.08，尖端直径为 20~80 号，共 6 支，长度为 19mm，柄部有 3 个色环，主要用于冠部的预备；②ProFile.06：锥度为 0.06，15~40 号，共 6 支，长度有 21mm 和 25mm，柄部有 2 个色环，主要用于根管中部的预备，在轻度弯曲或较粗的根管亦可预备根尖部；③ProFile.04：锥度为 0.04，15~90 号，共 9 支，长度有 21mm、25mm 和 31mm，柄部有 1 个色环，主要用于根尖部的预备；④ProFile.02：锥度为 0.02，共 6 支，主要用于根尖部的预备。ProFile 刃部横断面为 3 个对称的 U 形，该凹槽有利于移除根管内的牙本质碎屑；切缘以 3 个辐射状平坦区接触根管壁，可防止器械嵌入根管壁；器械尖端圆钝无切削力，具有引导作用。

（2）Pro Taper 器械：包括 3 支成形锉（shaping files）SX、S1、S2 和 3 支完成锉 F1、F2、F3。SX 锉柄上无色环，主要用于根管口的敞开和成形；S1、S2 柄上分别为紫色和白色环，用于根管口和根管中上段的初步成形；F1、F2、F3 尖端直径分别为 0.20、0.25 和 0.30mm，其尖端锥度分别为 0.07、0.08 和 0.09，用于根管最后的清理成形。Pro Taper 器械刃部多样变化的大锥度设计，使刃部弹性增加，减少了操作步骤，成形效果好。横断面为三角形，切削效率较高；成形锉具有部分切割能力的引导性尖端，既增加了切削效率，又不至于引起根管的偏移；完成锉尖端 3mm 大锥度设计，使根管尖部得以较好的清理。

（3）K3 器械：有 6 种不同的锥度，从 0.02 ~ 0.12，每一锥度有不同的长度。0.08、0.10、0.12 锥度的尖端直径为 0.25mm 主要用于根管中上段的预备；0.02、0.04、0.06 锥度的锉有不同大小的尖端直径，主要用于根管中下段的预备。K3 器械的特点：①刃部不对称的三凹槽横断面设计；②轻度的正角切刃，切削效率较高；③螺距从尖端向柄部逐渐增加，减少了器械螺旋嵌入的可能性，增加了尖端的抵抗力和排除碎屑的能力；④柄较短，增加了操作范围；⑤安全尖端设计，减少了根尖偏移。

（4）Mtwo 器械：有 4 种不同的锥度，从 0.04~0.07。Mtwo 器械的特点：①2 个切刃的斜体 S 形，使器械具有较好的柔韧性和较强的排除碎屑的能力；②轻度的正角切刃，切削效率较高；③较小器械的螺距和螺旋角基本相同，便于器械深入根管；④较大器械的螺距和螺旋角从尖端向柄部逐渐增加，减少了器械螺旋嵌入的可能性，增加了切削效率和排除碎屑的能力；⑤尖端无切削力，具有引导作用。

（5）TF 器械：采用了热处理、控制和表面涂层技术，其抗疲劳性能和抗扭断性能得到了明显提高。常用的有 5 种不同的锥度，从 0.04 ~ 0.12，尖端直径均为 0.25mm，即 25 号。TF 刃部的横断面为三角形，切削效率较高，尖端为无切削能力的引导性尖端。

知识点 10：根管长度测定器械　　　　　副高：熟练掌握　　正高：熟练掌握

（1）根尖定位仪：进行根管长度测定的电子仪器，准确性较高。

（2）根管长度测量尺：由塑料或金属制作，使用时按照测量的结果在根管预备器械上标明根管工作长度。

知识点 11：根管冲洗器械　　　　　副高：熟练掌握　正高：熟练掌握

（1）冲洗用注射器：临床上常使用带 27 号冲洗针头的注射器插入根管进行冲洗。另外有侧方开口的专用冲洗针头，冲洗效果更佳。

（2）超声治疗仪：冲洗效果相比注射器冲洗法更佳。配有多种工作尖，可分别用于根管冲洗、根管预备、去除根管内异物以及牙周洁治等。

（二）根管清理

知识点 1：去除根管内容物　　　　　副高：熟练掌握　正高：熟练掌握

成形前的根管内充满牙髓组织、细菌及其代谢产物，必须选择合适的器械予以去除，对于生活牙髓，可利用拔髓针完整取出。若牙髓组织坏死，可选用小号根管锉并配合冲洗清除。

知识点 2：冲洗洁净的目的　　　　　副高：熟练掌握　正高：熟练掌握

根管冲洗对根管系统的清理和消毒起着重要作用，是根管预备过程中不可分割的部分。冲洗目的是：

（1）对整个根管系统进行消毒灭菌。

（2）去除牙本质碎屑、微生物及其代谢产物。

（3）溶解残余的牙髓组织。

（4）去除玷污层。

（5）润滑管壁并有利于根管成形和减少器械折断于根管内的概率。

知识点 3：冲洗药物的理想性质　　　　副高：熟练掌握　正高：熟练掌握

（1）有抗菌、杀菌作用。

（2）可溶解坏死牙髓组织。

（3）有助于根管系统的清理。

（4）对根尖周组织没有毒性。

知识点 4：冲洗的常用药物　　　　　副高：熟练掌握　正高：熟练掌握

目前最常用的根管冲洗药物是 0.5%~5.25% 次氯酸钠和 17% 乙二胺四乙酸（EDTA），

过氧化氢、氯己定、蛋白溶解酶、氯亚明、抗生素等也可用于根管冲洗。

次氯酸钠：目前最常用的根管冲洗剂，其浓度越高，溶解组织的能力越强，但对组织的刺激性也越大。最常使用的浓度为 5.25%，为了减少刺激作用，也可稀释为较低浓度如 1.25% 使用。应用次氯酸钠冲洗时须使用橡皮障，防止溶液流入患者口腔刺激黏膜。通常与 17% EDTA、3% 过氧化氢或 2% 氯己定交替使用。

EDTA：强效螯合药，通常使用为 17% 浓度的溶液或凝胶制品，与次氯酸钠联合应用时不仅能够去除玷污层，还有助于具有抗菌作用的次氯酸钠穿透到感染牙本质深层。

过氧化氢：临床常用浓度为 3%，过氧化氢遇到组织中的过氧化氢酶时可释放出新生氧，起杀菌和除臭作用，其发泡作用有助于根管内渗出物及坏死组织的清除。临床上常与次氯酸钠或生理盐水联合应用。

氯己定：广谱抗菌药，有较强的杀菌抑菌作用，能有效抑制粪肠球菌的活性，且对氢氧化钙的耐药菌株有效。2% 氯己定可与次氯酸钠联合应用。

知识点 5：冲洗方法　　　　　　　　　　　副高：熟练掌握　　正高：熟练掌握

常用注射器冲洗法和超声冲洗法。

（1）注射器冲洗法：选用 27 号弯针头的注射器进行冲洗，冲洗时要注意针头必须是宽松地放在根管内，切忌将针头卡紧并加压注入，否则会影响冲洗药物回流并易将根管内残留物质和冲洗液压出根尖孔。侧方开口的专用冲洗针头的冲洗效果更佳。

（2）超声冲洗法：超声治疗仪的高频震荡，产生了声流效应、空穴效应、化学效应和热效应，并使根管内的冲洗液活化，联合机械冲洗作用及冲洗液本身的杀菌效果，使根管内的细菌得以杀灭，有机物得到清除。

知识点 6：根管超声冲洗与注射器法比较　　　副高：熟练掌握　　正高：熟练掌握

根管超声冲洗与注射器法比较具有以下优点：

（1）增强冲洗剂去除根管内碎屑的能力。

（2）促进冲洗剂溶解有机物和灭菌的能力。

（3）改善狭窄和复杂根管的冲洗效果。

（4）较少冲洗剂、感染物质及牙本质碎屑超出根尖孔，降低由此引起的疼痛和肿胀。

目前，临床中常使用次氯酸钠、EDTA、生理盐水及蒸馏水配合超声冲洗。

知识点 7：影响根管冲洗效果的因素　　　　　副高：熟练掌握　　正高：熟练掌握

（1）药物种类：临床上联合应用 5.25% 次氯酸钠及 3% 过氧化氢液冲洗效果较好。

（2）根管直径：较粗根管容易冲洗干净。

（3）冲洗液体的量：同一种液体，量越大效果越好，超声液体量多在 20~50ml。

（4）病变情况：对牙根发育不全的根管，在根管预备过程中宜用等渗生理盐水，因次氯酸钠液可刺激根尖周组织，影响牙根的继续发育。

（5）根管内玷污层：根管内玷污层是指贴附在根管壁上的由坏死组织、细菌、扩锉下的牙本质碎屑混合组成的涂层，厚度在 2~5μm，它的存在妨碍了根管充填材料的密封和感染的控制。用 EDTA 液与次氯酸钠冲洗根管，可将玷污层内的有机与无机成分完全去除。

知识点8：根管冲洗的注意事项　　　　副高：熟练掌握　　正高：熟练掌握

（1）疼痛：3% 过氧化氢液对尖周组织有轻度刺激，冲洗后要吸干，防止遗留分解氧气压迫根尖周组织而致痛。

（2）气肿：过氧化氢液通过根尖孔可引发皮下气肿。注意冲洗根管时不要卡紧和加压推注。

（3）针头误吞：冲洗根管时针头因压力脱落，会不慎吞入食管或气管。

（三）根管预备的方法

知识点1：基本概念及原则　　　　副高：熟练掌握　　正高：熟练掌握

（1）根管疏通和通畅锉

1）根管疏通方法：为了了解根管的通畅性、弯曲情况及根管孔的大小，一般用较小的锉如 10 号 K 锉尖端 2~3mm 预弯后插入根管，逐渐向根尖方向渗透，小幅度提拉疏通根管，直达根尖狭窄区。

2）通畅锉：在根管预备中更换器械时，可用较小的锉略超出根尖孔，目的是清除根尖部的牙本质碎屑，使冲洗液能够进入根尖，并有助于维持根管工作长度，该锉称为通畅锉。

（2）初尖锉（IAF）和主尖锉（MAF）

1）初尖锉：能到达根管工作长度并与根管壁有摩擦感的第一根锉称为初尖锉，其尖部的直径代表牙本质牙骨质界处根管的大小。

2）主尖锉：完成根尖预备所用的最大号锉，通常比 IAF 大 2~3 号，至少为 25 号锉。

（3）回锉：在根管预备过程中，在换锉之前采用小一号的锉再次达到工作长度，该动作称为回锉，其目的是带出根尖处的碎屑和维持工作长度。根尖部预备时可用初尖锉或前一号锉回锉，预备根管冠方 2/3 时用主尖锉回锉。

（4）确定工作长度（WL）：根管的工作长度是从患牙牙冠部参照点（切缘或牙尖）到根尖止点（牙本质牙骨质界）的距离。确定工作长度的方法有：

X 线片法确定患牙牙冠部参照点：通常是切缘、洞缘或牙尖，要求参照点稳定无变化，且能与预备器械的标记点接触。操作方法：根据术前拍摄的 X 线片估计牙本质牙骨质界的位置，将器械插入根管内摄 X 线片，根管的工作长度等于器械在牙内的长度×牙在 X 线上的长度/器械在 X 线片上的长度。注意事项：①采用平行投照技术较准确；②多根牙需要改变角度多拍几张 X 线片，以避免相互干扰；③X 线片对根尖孔不在根尖的牙不很准确。

电测法：本法是一种通过测定根尖孔牙周膜与口腔黏膜的电阻值来确定牙根管长度的方法。电测法具有简便、快捷、准确、减少 X 线的优点，但患牙根尖孔较大时测量不准确，可与 X 线片联合使用。

（5）根管预备的基本原则：①预备前准确测定根管的工作长度；②根管预备时需保持根管湿润；③预备过程中每更换一次器械需用根管冲洗液冲洗根管，防止碎屑阻塞；④根管锉不可跳号；⑤对弯曲根管，根管锉应预弯；⑥为便于根管充填，根尖最小扩大为 25 号。

（6）根管预备的质控标准：①选择的侧压器能自如的到达距工作长度 1~2mm 处；②主牙胶尖易于进入到根管的尖部；③尽可能保持根尖狭窄区的原始位置和大小；④根尖狭窄区明显，有明显的根尖止点；⑤根管壁光滑无台阶；⑥预备后的根管形态为冠方大根方小的连续锥形、无偏移。

知识点 2：手用器械预备法——标准技术　　　副高：熟练掌握　正高：熟练掌握

标准技术（常规技术）是最早使用的根管预备方法。先测工作长度，预备时要求器械从小号到大号依次使用，每根器械均达工作长度。一般应扩到 35~40 号。适用于直的或较直的根管，不宜在弯曲根管使用。因为随着器械直径的增加，器械的韧性降低，预备弯曲根管时可造成根管工作长度丧失。

知识点 3：手用器械预备法——逐步后退技术　　　副高：熟练掌握　正高：熟练掌握

逐步后退技术适合轻中度弯曲根管的预备。

（1）确定工作长度。

（2）根尖预备：选好初锉，假设为 10 号，工作长度为 20mm，顺序为 10 号→15 号→10 号→20 号→15 号→25 号→20 号。其工作长度皆为 20mm，每换一根锉都用次氯酸钠液与过氧化氢液交替冲洗。一般预备至比初锉大 3 号，称主尖锉（25）。

（3）后退预备：主尖锉预备完成后，每增大 1 号器械，插入根管的长度减少 1mm。如：30 号（19mm）→25 号（20mm）→35 号（18mm）→25 号（20mm）→40 号（17mm）→25 号（20mm）。每换大 1 号的器械，工作长度减少 1mm，每退一步，都用主锉锉平根管和冲洗。

（4）根管中上段敞开：可用 G 钻预备根管的中上段，顺序使用 1~3 号 G 钻。每换大 1 号 G 钻时，操作长度减少 2mm，并用主尖锉回锉和冲洗。

（5）根管壁修整：将主尖锉插入根管工作长度，消除根管壁上可能存在的细小台阶，并冲洗洁净根管，最后使根管壁光滑、根管成为连续的锥形。

（6）逐步后退法的评价：优点：①器械不易损伤尖周组织；②减少了弯曲根管中可能出现的台阶和根管偏移；③根管向冠侧敞开，根尖比较狭窄，不易超充。缺点：①冠方阻力不去除时，根管预备较为困难；②整个锉的切割面均工作，较费力；③根尖孔被大量碎屑堵塞，或将碎屑推出根尖孔；④易造成根管变直、形成台阶或丧失工作长度。

知识点4：手用器械预备法——根向技术　　　　副高：熟练掌握　正高：熟练掌握

（1）根管入口长度（RAL）确定及预备：35号锉放入根管遇阻力为止，深度为16mm或以上，视为RAL。若阻力由根管狭窄造成，则需按根尖区扩大根管的方式扩大根管，直到35号锉到达16mm或到根管弯曲处即为RAL。换2号、3号扩孔钻后退2mm，用极小的根向力预备根管。

（2）临时工作长度（PWL）确定及预备：参照X线片确定距根尖3mm处的长度为PWL。预备时用30号、25号或更小的锉依次根向深入至PWL。

（3）实际工作长度（TWL）确定及预备：将达到PWL的锉插入PWL，拍X线片确定TWL。从上一步骤30号锉开始重复上述预备程序，直到25号锉到达TWL或根尖预备到满意号数，完成预备。

知识点5：手用器械预备法——逐步深入技术　　　　副高：熟练掌握　正高：熟练掌握

逐步深入技术是对逐步后退技术的一种改良，适用于弯曲根管。该技术的原理是在冠部入口预备完成后，先通过手用锉和G钻完成根管口的预备，去除冠方阻碍，然后行根尖部的预备。其具体步骤如下：

（1）根管入口的预备：H型手用锉15~25号，依次伸入根管至遇到阻力处或预备长度16~18mm；G钻2号，预备长度缩短2mm；G钻3号，预备长度较上一号缩短2mm。用G钻时只能轻轻向下用力，且做提拉动作时要远离根分叉方向。

（2）根尖区预备：用10号和15号K锉通畅根管并确定工作长度。确定工作长度后，根尖区预备包括根尖预备和后退预备基本同逐步后退技术。最后用主尖锉修整根管壁。

逐步深入技术的优点：①可减小根管弯曲度，有利于减少并发症（台阶、堵塞、器械折断等）的产生；②去除存在于根管中上段的微生物，减少根管内容物被推出根尖孔的可能；③有利根管冲洗，并可较多的存留冲洗液；④使测量的根管工作长度更准确；⑤使器械易于进入根尖区，并可增加根尖区预备的手感和效率。

知识点6：机用器械预备法——ProFile、K3和TF器械

　　　　　　　　　　　　　　　　　　　　　　　副高：熟练掌握　正高：熟练掌握

ProFile、K3和TF器械一般推荐使用根向技术。

（1）根管入口疏通根据 X 线片粗估工作长度，用 10 号、15 号 K 锉疏通根管至距粗估工作长度 3~4mm 处，再用 20 号 K 锉或 H 锉扩大根管上部。

（2）根管入口预备：顺序使用 3 号、2 号的 OS 器械预备根管冠部，然后用 0.06 锥度 25 号、20 号器械预备根管中部，至距粗估工作长度 3~4mm 处。

（3）确定工作长度：用 10 号、15 号 K 锉疏通根管至根尖狭窄区处，确定精确工作长度。

（4）根尖区预备：用 0.04 锥度 25 号、20 号器械向下预备至工作长度。可再由小号器械逐渐扩大到主尖锉，均达到工作长度。

（5）根管壁修整最后用 20 号 ProFile.06 器械修整根管壁。

知识点 7：机用器械预备法——ProTaper 和 Mtwo 器械
副高：熟练掌握　正高：熟练掌握

（1）根管入口疏通：根据 X 线片粗估工作长度，用 10 号、15 号 K 锉疏通根管至距粗估工作长度 3~4mm 处。

（2）根管入口预备：用 S1、SX 敞开根管中上段，至距粗估工作长度 3~4mm 处，SX 进入的深度不得超过 S1。

（3）确定工作长度：用 10 号、15 号 K 锉疏通根管至根尖狭窄区处，确定精确工作长度。

（4）根尖初步预备用：S1、S2 依次到达工作长度，进行根尖初步预备。

（5）预备完成：依次用 F1、F2、F3 到达工作长度，完成根管预备；对于细小弯曲根管，可仅预备到 F1 或 F2。

知识点 8：机用器械注意事项
副高：熟练掌握　正高：熟练掌握

（1）确定根管通畅：在使用镍钛器械预备之前，必须保证根管通畅平滑，且具有再现性。有学者建议最好疏通至 20 号锉，以减少小号器械折断的可能性。

（2）掌握预备技术：医师应非常熟悉相关镍钛器械的性能和使用方法，在离体牙上训练，当掌握相关预备技术和有一定手感后再应用于临床，以减少器械折断的发生。

（3）正确选择适应证：钙化根管、有台阶形成的再治疗患牙、形态复杂的根管及根尖陡弯、下颌第三磨牙等病例应不用或慎用镍钛器械。

（4）制备直线通路：冠部入口和根管入口的制备应有足够的大小和符合要求，保证镍钛器械可循直线方向进入根管和根尖区，减少冠部阻力和器械所承受的应力。

（5）控制扭力和转速：最好选用扭力控制马达和与之相匹配的减速手机，遵循厂家推荐的扭矩和转速。

（6）不要用力：建议采用较轻的接触而不向器械尖端加压和施力。

（7）保持转动和移动：所有镍钛机用器械均应在转动状态下进、出根管，以减少扭转折断的发生。镍钛器械在根管中应保持上下移动，避免器械在根管弯曲处出现应力集中，以减少疲劳折断的发生。

（8）保证短时间：每只器械在根管内工作时间不超过 5 秒；当器械到达工作长度后要立即退出，以降低器械疲劳折断的风险。

（9）根管冲洗和润滑：临床上每换一支器械常采用次氯酸钠和 EDTA 交替冲洗根管，用 15 号锉疏通根管，并保证根管的润滑，可降低根管折断的风险。

（10）随时检查器械：每次使用前后均应清洁和仔细检查器械，一旦发现变形应丢弃。

（11）控制使用次数：通常建议镍钛机用器械预备 4~5 颗磨牙即丢弃。遇到根管重度弯曲的病例，要使用新器械并预备一次后即丢弃。

（12）采用混合技术：目前许多学者倡导采用混合技术即采用两种预备原理或两种镍钛器械进行根管预备，如根管口敞开时，可用 ProFile OS、ProTaper SX 或其他根管口成形器械；在根尖区预备时，可选用 TF、K3、Mtwo 或手用 ProTaper 等器械。

二、根管消毒与暂封

知识点 1：根管消毒及暂封的概述　　　　副高：熟练掌握　正高：熟练掌握

根管系统的复杂性决定了根管消毒的必要性。对于感染根管，经过机械预备和化学药物冲洗后，其内的细菌、坏死牙髓组织和根管内壁的感染物仍难以清理干净。此时进行根管消毒，可进一步控制微生物和毒素，预防根管再感染，降低根尖周组织炎症反应。

实际上，在根管预备过程中，超声和化学药物的应用本身就是根管消毒的手段。在根管预备后，根管消毒的方法还有激光、微波、超声和药物消毒等，其中后者最为常用，即根管封药或诊间封药。

知识点 2：根管内消毒药物的性能要求　　　　副高：熟练掌握　正高：熟练掌握

（1）有广谱且强有力的杀菌和中和毒素的作用。

（2）渗透能力强，以便能达到杀菌和中和毒素的作用。

（3）有持续的消毒作用，一般要求药效维持在 24 小时以上。

（4）对根尖周组织没有明显的刺激和损害。

（5）不会造成牙变色。

（6）储存和使用方便。

知识点3：常用的根管消毒药物——氢氧化钙　　　副高：熟练掌握　正高：熟练掌握

（1）作用及机制：氢氧化钙因可在水中释放氢氧根离子、产生强碱性环境而具有很强的抗菌活性。

它可通过对细菌的细胞膜损伤、蛋白质变性和DNA损伤等途径破坏细菌细胞，在感染根管内达到抑菌杀菌的目的。强碱性环境还能灭活残留在根管壁上的细菌内毒素。此外，氢氧化钙可通过中和炎症过程产生的酸性物质，促进碱性磷酸酶活性和矿化组织的形成，而有利于根尖周组织的修复。

（2）类型及临床应用：临床上最常用的氢氧化钙剂型是氢氧化钙糊剂，使用前即时调拌，用螺旋输送器或手用锉将其送入并布满整个根管。成品的氢氧化钙糊剂多为注射型，操作时可直接将氢氧化钙糊剂注入根管内。临床上也常将碘仿与氢氧化钙一起调拌，形成碘仿氢氧化钙糊剂。

氢氧化钙封药时间至少要达到1周，才能充分发挥其抗菌作用。糊剂的去除可采用蒸馏水或次氯酸钠溶液冲洗的方式完成，或用超声冲洗的方式将其冲出。

知识点4：常用的根管消毒药物——氯己定　　　副高：熟练掌握　正高：熟练掌握

氯己定为广谱抗菌药，对革兰阳性菌有较强的抗菌作用，对革兰阴性菌和真菌亦有效。它不仅在感染根管内能达到与氢氧化钙近似的抗菌能力，还对某些氢氧化钙不敏感的微生物如粪肠球菌也有一定的抗菌效果。此外，氯己定还可吸附于牙本质表面，使其抗菌作用得以延长，并可阻止细菌在牙本质上的定植。

氯己定用于根管内封药时常采用凝胶剂型，主要有葡萄糖酸氯己定凝胶和醋酸氯己定凝胶两种，也有成品的氯己定药尖。临床上可将氯己定凝胶与氢氧化钙糊剂等比混合使用，以增强联合用药的效果。其置入、取出和封药时间同氢氧化钙剂型。

知识点5：窝洞暂封　　　　　　　　　　　　　　副高：熟练掌握　正高：熟练掌握

将消毒药物置入根管后，需将窝洞暂时封闭，以防止涎、微生物和食物残渣进入髓腔，并充分发挥药物的消毒作用。暂封的质量关系到根管治疗的效果，它与诸多因素有关，如暂封材料的成分及性能，窝洞的类型、暂封时间的长短，医师的操作技术等。

常用的暂封材料主要为各种类型的粘固剂，如氧化锌丁香酚（ZOE）、玻璃离子、磷酸锌、聚羧酸锌等，还有成品的暂封材料如Cavit和Coltosol F等。窝洞最好双层暂封，根管内置入药物后，在髓室底放置一小棉球，棉球上填入热牙胶，最后放置外层暂封材料。牙胶和棉球有助于分离根管内药物和暂封材料，在去除暂封材料时，可防止材料颗粒进入根管内。

暂封材料可用超声洁牙工作尖或牙钻取出。

<h1 style="text-align:center">第十一节 根管充填</h1>

一、根管充填的概述

知识点1：根管充填的时机   副高：熟练掌握   正高：熟练掌握

根管充填是将去除牙髓并经预备的根管用一种密封材料充填起来，以隔绝根管和根尖周组织的交通，防止再感染。

根管充填的目的：封闭根管系统，以防止细菌进入根管系统造成根管的再感染和组织液进入根管成为残余细菌的培养基，并借助根充材料缓慢而持续的消毒作用，消除根管内感染，促进根尖周病变的愈合。

患牙达到下列条件可进行根管充填。

（1）已经过严格的根管预备和消毒：根管被制备成良好的形态且根管内的感染物质已被彻底清理是根管充填的基本条件。

（2）患牙无疼痛或其他不适：患牙有明显叩痛或其他不适，通常提示炎症或感染的存在。在炎症或感染未控制时进行充填，可导致术后症状加重，增加治疗失败的风险。

（3）暂封材料完整：暂封材料的破损或移位常意味着根管再次受到污染。

（4）根管无异味、无明显渗出物：干燥的根管有利于根管充填材料与根管壁的紧密黏接。如果根管内存在渗出物，则提示根尖周组织处于急性炎症期或有根尖周囊肿。根管内异味或恶臭提示根管或根尖周处于较严重的感染状态。

（5）根管充填必须在严格隔湿条件下进行：严格隔湿对于成功的根管治疗非常重要，可以减少口腔微生物进入根管。

窦道的存在并不是根管充填的绝对禁忌证。在初诊时通过根管预备和消毒处理，大多数窦道可愈合，此时可以完成根管充填。但是当窦道仍未完全愈合时，只要符合上述条件，仍可进行根管充填。充填后窦道通常会愈合。

知识点2：根管充填材料的性能要求   副高：熟练掌握   正高：熟练掌握

理想的根管充填材料的性能如下：

（1）有持续的抗菌作用。

（2）与根管壁能密合。

（3）充填根管后不收缩。

（4）能促进根尖周病变的愈合。

（5）易于消毒、使用和去除。

（6）不使牙变色。

（7）X 线阻射，便于检查。

（8）对机体无害。

知识点 3：根管充填材料——牙胶尖　　　　　副高：熟练掌握　正高：熟练掌握

　　牙胶尖由 19%~22% 牙胶、59%~75% 氧化锌及少量蜡、颜料、抗氧化剂和重金属磷酸盐组成，是目前使用最为普遍的充填材料。用于根管充填的牙胶尖分为标准尖和非标准尖两类。标准牙胶尖与 ISO 根管锉的大小一致，从 ISO 15 号到 140 号，锥度为 2%，尖部圆钝。非标准牙胶尖的锥度较标准牙胶尖大（如 4% 或 6%）；部分非标准牙胶尖尖部呈锥形。

　　牙胶尖受热时软化，易溶于氯仿、乙醚和丙酮，微溶于桉油醇。根管充填时可以通过化学溶剂软化牙胶尖以适应不规则根管形态的要求。牙胶毒性较小，很少有致敏作用，超出根尖孔时有较好的组织耐受性。

　　牙胶尖保存过久，会因为氧化而变脆，容易折断，不利于临床操作。使用前可将牙胶尖置于 2.5%~5% NaClO 或 75% 酒精溶液中浸泡消毒 1 分钟。

知识点 4：使用根管封闭剂的目的　　　　　　副高：熟练掌握　正高：熟练掌握

（1）充填牙胶尖之间、牙胶尖与根管壁之间的空隙。

（2）充填侧副根管和不规则的根管区域。

（3）在垂直加压时，作为牙胶尖的润滑剂帮助牙胶尖就位。

（4）增加充填材料与牙本质之间的黏附力。

知识点 5：根管封闭剂的性质　　　　　　　　副高：熟练掌握　正高：熟练掌握

理想的根管封闭剂应具备以下性质：

（1）颗粒细，易于调和，具有黏性，密封性好。

（2）有抑菌性。

（3）对根尖周组织无刺激性。

（4）硬固缓慢，无收缩。

（5）X 线阻射。

（6）不使牙染色，不溶于组织液。

（7）不引起根尖周组织的免疫反应，无致癌性。

（8）溶于有机溶剂，可从根管取出。

根管充填时只应用少量的封闭剂，大部分应由固体充填材料充填。

知识点6：根管封闭剂——氧化锌丁香油类　　　　副高：熟练掌握　正高：熟练掌握

氧化锌丁香油类根管封闭剂由粉剂和液剂组成。粉剂主要成分是氧化锌，液剂主要是丁香油。

该类封闭剂的优点包括：

（1）具有一定的稠度，能充填牙胶尖与根管壁之间的空隙。

（2）较好的封闭性能，无明显收缩性。

（3）材料硬固后对根尖周组织的刺激性较小。

（4）具有抗菌性。缺点主要是有溶解性，与组织液接触后可以逐渐溶解，并释放出丁香油和氧化锌，有一定的致炎性。

知识点7：根管封闭剂——树脂类　　　　　　　副高：熟练掌握　正高：熟练掌握

常见的树脂类封闭剂有 AH26 和 AH Plus，是以双酚环氧树脂为基质的封闭剂，与引发剂混合时可缓慢固化。AH26 的特点是硬固后体积稳定，溶解性低，封闭性好，有抗菌性，与牙本质有黏结性且 X 线阻射性强。如进入组织，最初可引起严重的炎症反应，数周后可消退，其后有较好的组织耐受性。AH26 的主要缺点是调制时释放甲醛并会使牙体染色。AH Plus 是 AH26 的改良品，固化时不释放甲醛，降低了材料的细胞毒性，同时其溶解性也降低为 AH26 的 50%。

知识点8：根管封闭剂——硅酮类　　　　　　　副高：熟练掌握　正高：熟练掌握

硅酮类也称硅树脂类，RoekoSeal 是该类封闭剂的代表，主要成分为硅氧烷。聚合时有轻微的体积膨胀、不溶解、不吸收，因此具有较好的封闭性；与牙本质无化学黏接，易取出，再治疗容易。GuttaFlow 是一种常温可流动牙胶根管封闭剂，由硅树脂根管封闭剂和直径约 $301\mu m$ 的牙胶粉末组成。使用时将两者（约各占50%）混合，用充填枪注入根管后只需加入主牙胶尖即可。GuttaFlow 根管封闭剂的流动性能好，能将侧支根管、峡部等充盈；不需要加热设施，常温下即可进行，避免了因加热而产生的牙周膜损伤。

知识点9：根管封闭剂——氢氧化钙类　　　　　　副高：熟练掌握　正高：熟练掌握

氢氧化钙类根管封闭剂主要含氢氧化钙制剂，可在根管内缓慢释放，形成高度碱性环境，导致细菌细胞膜损伤、蛋白质变性和 DNA 损伤，同时还能中和残留在根管壁上的细菌毒性产物。主要优点是具有较好的抗菌效果，可诱导硬组织形成，促进根尖周组织愈合。但其溶解性较大，主要用于根尖未发育完成的年轻恒牙的根尖诱导。主要产品有 Vitapex、Sealapex 和 Apexit 等。

知识点 10：根管封闭剂——玻璃离子类	副高：熟练掌握　正高：熟练掌握

玻璃离子水门汀（GIC）作为根管倒充填材料时渗透最小，根尖封闭性显著优于其他封闭剂。其良好的封闭性主要基于以下 3 点：与牙本质壁主要以化学结合方法紧密结合；聚合后结构致密；体积变化小，溶解度低。但硬固后的玻璃离子根管封闭剂在根管再治疗时难以去除。主要产品有 Ketac-Eedo 等。

知识点 11：根管封闭剂——生物陶瓷类	副高：熟练掌握　正高：熟练掌握

生物陶瓷材料是一种新型的根管封闭剂，主要有 iRoot SP、iRoot BP Plus 和 ERRM 等。iRoot SP 由硅酸钙、氧化锆、氧化钽、一价磷酸钙和填料组成，主要用于根管封闭和侧穿修补。其性能与无机三氧化聚合体（MTA）相似，具有良好的 X 线阻射性、生物相容性、封闭能力和生物活性、抗菌性，但比起 MTA 具有更强的操作性、更短的凝固时间。

知识点 12：根管充填的基本原则	副高：熟练掌握　正高：熟练掌握

（1）根管充填的成功首先取决于根管预备的质量，预备后的根管应形成坚实的根充挡和合适的锥度。

（2）根管充填材料以牙胶尖作主体，并辅以封闭剂。

（3）牙胶尖或牙胶需要加压充填，以获取良好的三维充填效果。

二、侧方加压充填法

知识点 1：侧方加压充填法的概述	副高：熟练掌握　正高：熟练掌握

侧方加压充填法是将与主尖锉大小一致的主牙胶尖放入根管内，用侧方加压器加压，然后插入副尖，如此反复直至根管充填严密的方法。侧方加压充填法是最基本和最常用的根管充填技术，适用于大多数根管的充填。

知识点 2：侧方加压充填法——主牙胶尖的选择	副高：熟练掌握　正高：熟练掌握

根据根管操作长度和主尖锉的大小选择合适的主牙胶尖。主牙胶尖应与主尖锉大小一

致，在根管内能到达操作长度或稍短 0.5mm。

在牙胶尖上根据根管操作长度做标记，置于根管内试合。如果牙胶尖能到达操作长度或 0.5mm 稍短，回拉时略有阻力，意味着主牙胶尖合适；X 线检查可见主牙胶尖与根管壁在根管冠 2/3 有间隙存在。

如果超过标记长度，则表示所选主牙胶尖过小，可另行选用或将牙胶尖尖端剪去一段再试合。

如果未达标记长度或 X 线片显示主牙胶尖过短，则可能与下列因素有关：

（1）根管操作长度测量不准，需重新测定操作长度并按此长度重新预备根管。

（2）选择的主牙胶尖太大，需另行选择。

（3）根管未预备成连续锥形或根管内径过小，应重新预备根管。

（4）根管根尖区形成台阶或被牙本质碎屑堵塞，应重新疏通并预备根管。

（5）根管系统存在颊舌向的弯曲，应预弯牙胶尖后试尖。

如果主牙胶尖可到达操作长度，取出时也略有阻力，但在 X 线片上只见到尖 1/3 而不是冠 2/3 处有间隙存在，表示牙胶尖不适合于根管或根管在冠 2/3 未达到预备要求。

主牙胶尖选择和修整完成，用 75% 酒精或 2.5%~5% NaClO 溶液消毒、干燥备用。

知识点 3：侧方加压充填法——根管的准备　　　　副高：熟练掌握　　正高：熟练掌握

用纸尖干燥根管，也有学者采用 95% 酒精或 99% 异丙醇脱水的办法干燥根管，将脱水剂留置于根管内 2~3 分钟，然后用纸尖吸干。

知识点 4：侧方加压充填法——选择侧方加压　　　　副高：熟练掌握　　正高：熟练掌握

选择与主尖锉匹配的侧方加压器，要求所选侧方加压器应较宽松地到达根管操作长度，并与根管壁留有一定空间，侧方加压器不应超出根尖狭窄部。在进行侧方加压时，侧压器插入主尖和根管壁之间的理想深度是比工作长度少 0~1 mm，用橡皮片在侧方加压器上标记该长度。如遇弯曲根管，可预弯不锈钢侧方加压器或选用镍钛合金侧方加压器。

知识点 5：侧方加压充填法——放置根管封闭剂　　　　副高：熟练掌握　　正高：熟练掌握

可用扩孔钻、螺旋充填器、主牙胶尖或超声器械将根管封闭剂送入根管内。在涂布糊剂时应注意一次不宜带入过多，以免在根管内形成气泡，同时过多的糊剂也不利于根管的致密充填。

知识点 6：侧方加压充填法——放置主牙胶尖　　　　副高：熟练掌握　　正高：熟练掌握

将已选好的主牙胶尖蘸少许根管封闭剂插入根管。插入主牙胶尖时动作一定要缓慢，便于根管内封闭剂均匀分布、减少被主牙胶尖带入根管的气泡和根管封闭剂推出根尖孔。

知识点7：侧方加压充填法——加压主牙胶尖   副高：熟练掌握   正高：熟练掌握

主牙胶尖就位后，将选好的侧方加压器沿着主牙胶尖与根管壁间的空隙缓缓插入根管内直至距操作长度0~1mm。侧方加压器插至需要深度后旋转180°，弯曲根管内的旋转角度可以适当减小。

知识点8：侧方加压充填法——放置副尖   副高：熟练掌握   正高：熟练掌握

副尖的大小应与侧方加压器大小一致或小一号。先在副尖的尖端涂少量根管封闭剂，再插入根管至先前侧方加压器的深度。再次用侧方加压器压紧并补充副尖，如此反复操作至根管紧密填塞。如副尖不能到达先前侧方加压器的深度应考虑以下情况：

（1）根管预备不足导致锥度太小，或副尖的直径太大。

（2）侧方加压器太小，对主尖加压不够，没有为副尖创造足够的空间。

（3）侧方加压时主尖被移动位置。

（4）副尖的尖端弯曲打卷。

（5）封闭剂硬固，阻止副尖就位。

副尖不能到达先前侧方加压器的深度会在根管内产生空隙，使充填质量下降，应仔细检查上述可能原因并排除之。

知识点9：侧方加压充填法——完成根管充填和髓室充填
                                              副高：熟练掌握   正高：熟练掌握

当侧方加压器只能插入根管口下2~3mm，用烧热的挖匙或其他携热器械从根管口处切断牙胶尖同时软化冠部的牙胶，用垂直加压器加压冠方牙胶，至此根管充填完毕。用酒精棉球将残留在髓室内的封闭剂和牙胶清除，拍摄术后X线片，暂封或永久充填。

侧方加压充填法的优点：容易掌握、操作简单。缺点：牙胶尖周围糊剂量较多；充填物间可能有空隙；对不规则的根管形态、内吸收和重度弯曲的根管充填不充分；用力过大可能导致根折。

三、垂直加压充填法

知识点1：垂直加压充填法的概述   副高：熟练掌握   正高：熟练掌握

垂直加压充填法是Schilder首先提出的一种充填方法，其特点是加热根管中的根充材料使其软化，进而通过向根尖方向垂直加压，促使充填材料更为致密地充填根管各解剖区域，达到严密封闭根管的效果。

知识点2：垂直加压充填法——选择主牙胶尖　　　副高：熟练掌握　　正高：熟练掌握

根据根管的形态和长度选择锥度较大的非标准牙胶尖为主牙胶尖，做好长度标记后插入根管拍摄 X 线片检查。如果主牙胶尖距操作长度 0.5mm，回拉有阻力，主牙胶尖锥度与根管基本一致，主牙胶尖在根尖区与根管壁相接触，可进行下一步骤操作。如主牙胶尖短于或超过要求长度，则应仔细辨别原因并加以解决。

知识点3：垂直加压充填法——根管准备　　　副高：熟练掌握　　正高：熟练掌握

在根管充填前需要对根管进行最后消毒干燥。常用消毒剂为 2.5%~5% NaClO 溶液。用纸尖干燥根管。

知识点4：垂直加压充填法——选择加压器　　　副高：熟练掌握　　正高：熟练掌握

在一个特定根管的根充中至少需要 3 种直径的垂直加压器，即小号、中号及大号垂直加压器。要求垂直加压器既能在根管内无妨碍自由上、下运动，又不会接触根管壁。在选择垂直加压器的同时也选好携热器，用于取出或放置牙胶。

知识点5：垂直加压充填法——涂根管封闭剂　　　副高：熟练掌握　　正高：熟练掌握

可用扩孔钻、螺旋充填器、主牙胶尖或超声器械将根管封闭剂送入根管内。

知识点6：垂直加压充填法——放置主牙胶尖　　　副高：熟练掌握　　正高：熟练掌握

将消毒后的主牙胶尖蘸一薄层封闭剂，缓慢插入根管内至工作长度，以防止根尖区堆积过多封闭剂。

知识点7：垂直加压充填法——垂直加压充填　　　副高：熟练掌握　　正高：熟练掌握

该步骤包括两个阶段，首先充填主根管的尖 1/3 和侧支根管，然后充填主根管的冠 2/3。

用电携热器或加热的携热器去除根管口外的多余牙胶。断面下方 3~5mm 的牙胶因受热而软化，用大号的垂直加压器向根尖方向多次均匀加压，使颈 1/3 的侧支根管被充填。随后，热器械插入根管再移去约 3mm 的牙胶，用中号和小号垂直加压器按前述方法按压，反复操作直至根管尖部 3~4mm 区域被牙胶充分、致密地充填。加压时要求动作缓慢，使牙胶贴合根管壁和根管不规则部分。根尖部分充填结束后，主根管内除了根尖部分有致密的充填材料外，中、上段应该是空的。

充填根管中、上段时，可将牙胶尖切成 2~4mm 长的小段，粘至加热的垂直加压器工作端。小心加热此牙胶段后插入根管，使牙胶段粘在根尖部的充填材料上，用合适的垂直加压器加压，重复该步骤直至整个根管被完全充填。

知识点 8：垂直加压充填法——完成根管充填和髓室充填
副高：熟练掌握   正高：熟练掌握

用酒精棉球将残留在髓室内的封闭剂和牙胶清除，拍摄术后 X 线片，暂封或永久充填。

与侧方加压技术相比，垂直加压充填法能更有效地充填形态不规则的根管和侧支根管，根管内封闭剂的量相对更少，但该法不适于细小根管的充填，术者也需要较长时间的训练才能掌握。使用不当可能导致严重超填、根折和携热器械损坏。

知识点 9：热塑牙胶注射充填法
副高：熟练掌握   正高：熟练掌握

注射式热塑牙胶根管充填技术将加热至流体状态的牙胶注射入根管而实现对根管的充填。根据加热牙胶温度的不同可分为高温热塑牙胶注射法和低温热塑牙胶注射法。

（1）高温热塑牙胶注射法：高温热塑牙胶注射法的代表是 Obtura 技术。操作前，先根据患牙的根管长度和粗细选择合适的注射针头，以插入根管中下 1/3 为宜，再将手持机头内装入牙胶块，调节温度将牙胶加热至 160℃使其软化，再用注射器将其注入根管系统。该法特别适合于垂直加压充填技术中的中上 2/3 根管，不规则根管如内吸收、C 形根管、根管内交通支、侧副根管和树枝状分叉根尖孔等的充填。软化的牙胶和封闭剂可进入牙本质小管，其充填效果优于侧方加压充填法。

（2）低温热塑牙胶注射法：低温热塑牙胶注射法的代表是 Ultralfil 技术。温度一般在70℃，配有专门低熔点牙胶 Ultrafil；操作时将套管针预热后插入注射器置入根管内预定深度，将牙胶注入根管直至根管口。

该类技术的主要缺点是难以控制牙胶的流动，充填根尖 1/3 时易于出现超充或欠充。目前，热塑牙胶注射充填法通常与其他根充技术联合使用，在垂直加压技术或其他根充技术完成根尖 1/3 充填后，使用热塑牙胶注射方式充填根管中、上段。

知识点 10：固核载体插入充填技术
副高：熟练掌握   正高：熟练掌握

固核载体插入充填技术具有以下特点：

（1）根管充填材料在冷却过程中的体积收缩得到控制。

（2）α相牙胶和根管壁之间有较强的黏性。

（3）操作简单：其代表是 Thermofil 技术，其充填方法是将带有硬塑核的牙胶在加热炉中加热后直接放入根管中。但操作中易超充，有时牙胶会从载体上剥脱，影响根充效果。

四、根管充填质量的评价

知识点1：根管充填质量的评价　　　　副高：熟练掌握　正高：熟练掌握

理想的根管充填应该符合下列标准：

（1）充填物与根管壁紧密贴合，严密封闭整个根管系统。

（2）充填物内部致密，无空隙。

（3）充填物末端到达牙骨质-牙本质界。

（4）最小限度地使用根管封闭剂。

（5）X线牙片上表现为充填物到达牙骨质-牙本质界，没有明显的超填和欠填。

知识点2：不合格的根管充填　　　　副高：熟练掌握　正高：熟练掌握

X线片显示充填物到达距根尖 0.5～2mm 为恰填，不足或充填物不致密者为欠填，超出者为超填。欠填和超填都是不合格的根管充填，会使根管治疗的成功率下降。超填还可能引起术后不适和疼痛。

根管充填不致密表现为：在X线片上充填物稀疏、根充物内部或根充物与根管壁之间有空隙，或根尖 1/3 只有糊剂而无牙胶尖。

第十二节　显微根管治疗与根管外科

一、显微根管治疗

知识点1：口腔科手术显微镜的结构及工作原理　　　副高：熟练掌握　正高：熟练掌握

显微镜一般由支架系统、光学放大系统、照明系统和附件4部分组成。

（1）支架系统底座、连接臂、关节锁；可分为吸顶式、壁挂式、地面固定式和落地移动式等类型。

（2）光学放大系统物镜（200mm 或 250mm）、放大转换器、双筒目镜（能看到立体视野）；口腔科手术显微镜的放大倍率为 2～30 倍，当放大倍率为 2～4 倍时，所见视野较广，通常用于术区定位；6～16 倍率适宜根管治疗操作；大于 20 倍率用于观察牙及根管内较细微的结构。

（3）照明系统卤素灯、氙灯或 LED 灯。当放大倍率增加时，进入目镜的光线会减少，应适当增加光照度。

（4）附件摄像机或照相机。

助手观察术区的办法有两种：配置观察目镜（助手镜），助手可与术者看到同样清晰的术野，但是费用较高；在显微镜上接一个摄像机，让助手在监视器上观察手术进程。

知识点 2：显微根管治疗器械　　　　　　　　副高：熟练掌握　正高：熟练掌握

在显微根管治疗过程中，快速或慢速机头、手指等会妨碍术者对术区的观察；使用体积较小的机头或带长柄的器械可以消除或减少这种不利影响，提高观察效果，减少损伤；使用高质量的口镜在显微根管治疗中可以获得更清晰的图像。

常用的器械有：面反射口镜、显微口镜、DG16 探针、长柄侧方加压器、长柄垂直加压器等。

知识点 3：显微根管治疗——显微镜辅助下的常规根管治疗
　　　　　　　　　　　　　　　　　　　　副高：熟练掌握　正高：熟练掌握

利用显微镜能清晰观察到根管细微结构，提高根管的清洁和预备成形效果，提高充填质量，直观准确地把握整个治疗过程。

知识点 4：显微根管治疗——定位根管口，寻找遗漏根管
　　　　　　　　　　　　　　　　　　　　副高：熟练掌握　正高：熟练掌握

临床上易发生遗漏的是上颌磨牙近中第 2 颊根管（MB2）及近中第 3 颊根管（MB3）、上颌前磨牙的第 2 颊根管、下颌切牙的第 2 根管、下颌磨牙的第 4 根管或第 5 根管。这些根管大多细小而隐蔽，或是根管口钙化或是位置深在。手术显微镜的局部放大和照明作用，是帮助寻找隐藏或遗漏根管的有利条件。

根管口的分布有以下规律：

（1）髓底可见连接所有根管口的窄沟，又称为"髓底图"，根管口位于窄沟的尽头。

（2）根管口一般位于髓室底和髓室壁的交界线的拐角处。

（3）除了上颌磨牙之外的多根牙，在髓室底假想一条近远中方向的线，根管口对称分布在这条线的颊舌方向，若只有 1 个根管口，则一般位于这条线上，根据此规律可以判断上颌前磨牙是否存在第 2 颊根管，以及用于判断下颌磨牙远中根管的数目。

（4）显微镜下，髓底牙本质呈不透明黄色，根管口周牙本质呈半透明黄色或略透明粉红色，可据此判断是否有额外根管存在。

判断遗漏根管的大致方位后，在髓腔入口处做相应的扩展，建立直线通道，充分暴露所有根管口。在手术显微镜下用超声器械去除钙化并辅助使用 DG16 探针探测根管口，最后用

根尖定位仪确定根管的存在。

知识点5：显微根管治疗——复杂根管系统的根管治疗

副高：熟练掌握　正高：熟练掌握

（1）钙化根管的疏通：根管钙化在临床上较常见，主要表现为X线片上根管影像不清或根管细小，开髓后无法探及根管口或根管不通。显微镜下，钙化根管内的修复性和继发性牙本质色泽较暗，呈黑色或褐色；高倍放大时通常可见细小的根管。使用8号或10号K锉，C＋锉或C先锋锉可直接疏通根管。若根管完全钙化，可在显微镜下用小号球钻或超声工作尖，沿根管方向逐步去除钙化组织，直至根管疏通。显微镜下引导机用器械切削修复性或继发性牙本质，可使治疗过程更精确，有效避免根管偏移和根管壁穿孔的发生。

（2）变异根管的治疗：根管形态变异较大，在横截面上呈扁形、椭圆形或C形时，使用常规根管治疗技术预备可能出现部分根管壁被过度预备，而另外部分根管壁未能清理的现象。在手术显微镜下操作，容易发现残留的坏死组织及牙本质碎屑，便于确定根管清理的部位；能够检查和控制每个根管冠部预备的形状，使根管壁被预备的尽可能光滑，形成连续的锥度。当根管预备完成后，用纸尖吸干根管，再用显微镜检查根管内的清理情况。

C形根管系统最主要的解剖学特征是存在一个连接近远中根管的峡区。该峡区很不规则，可连续或断开，其存在使整个根管口的形态呈现180°弧形带状外观。在手术显微镜下，增强的光源和放大的视野，使诊断更容易。C型根管近舌及远中根管可以进行常规根管预备，峡区可以通过使用小号锉及大量5.25％次氯酸钠溶液结合超声冲洗进行清理。充填时可选用垂直加压充填技术。

知识点6：根管治疗并发症的处理——根管内折断器械和根管桩的取出

副高：熟练掌握　正高：熟练掌握

根管内折断器械和根管桩的取出：根管预备时器械分离是临床上较为常见的并发症，可发生于根管的任何部位。治疗前需根据X线片了解折断器械的种类、长度及其粗细、在根管内的部位、根管壁的厚度及有无弯曲等，预测取出折断器械的难易程度。当器械折断于根尖时，手术显微镜的光线很难进入，取出难度较大；当器械折断于根管中上段时，在显微镜下定位折断器械，然后根据折断器械在根管中的确切位置及其在根管中的松紧程度，选择不同的处理方式。如器械折断于根管的上部，而且与根管壁间有一空隙，则可用K型根管锉或H型根管锉制作旁路，再用超声锉或显微镊等器械取出；若折断器械与根管壁嵌合紧密，则需用机械性的方法，如超声振动、专用夹取折断器械的Masserann技术等。使用Masserann技术时应在显微镜下谨慎操作，避免切削过多的牙体组织，防止牙体强度的降低和根管壁穿孔。

根管桩的折断在临床上也较为常见。当桩折断于根管口外或位于距根管口较近的根管内时，可使用Ruddle取桩仪直接将断桩取出；如不能直接取出或桩折断部位较深时，可在显微镜下用小号超声器械去除桩与根管壁间的黏接材料，松动根管桩直至取出。使用显微超声技术取桩可最大限度地保存牙体结构，避免过多去除牙本质而产生根折。

知识点7：根管壁或髓室底穿孔的显微治疗　　　副高：熟练掌握　　正高：熟练掌握

根管壁或髓室底穿孔通常会有以下表现：

（1）当用小号锉探测根管时，局部根管壁较软，如同插入海绵内，提示与牙周组织有通连。

（2）根管中有不明原因的出血。

（3）X线片上根管内的器械在根尖孔以外的地方进入牙周组织。

（4）根管内器械未达根尖，而根尖定位仪提示器械位于根尖孔外。在显微镜下可进一步明确穿孔的部位（颊侧或舌侧，近中或远中）、穿孔的大小以及非手术修复的可能性。

穿孔修复方法可分为非手术性及手术性修复两种。

知识点8：穿孔修复方法　　　　　　　　　副高：熟练掌握　　正高：熟练掌握

（1）非手术性修复：适用于穿孔发生于髓腔底部，或是根管颈1/3及中1/3处，且器械能方便地由原髓腔开口进行操作的患牙。使用显微镜定位穿孔及穿孔周围组织，并将充填材料置入穿孔处，可以有效阻隔根管与牙周组织的通连，防止对牙周组织的刺激。临床上可利用两种不同特性的屏障技术进行穿孔的治疗。一种是可吸收屏障技术，将具有良好生物相容性、可吸收的充填材料如可吸收胶原等，放入穿孔周围的组织中，下端与牙周组织直接接触，上端与穿孔的外表面形状一致，可以达到止血效果并防止对牙周组织造成进一步损伤；然后使用玻璃离子黏固剂、复合树脂等材料修复根管壁上的穿孔。另外一种为不可吸收屏障技术，直接使用具有生物相容性的不可吸收性材料如生物水泥MTA等修复根管壁上的穿孔。

（2）手术性修复：此法通常适用于非手术修复预后不佳者，如穿孔的范围很大，或因外吸收造成的不规则穿孔，或无法使用非手术性方法进行修复。此时需借助显微镜，在翻瓣去骨后，将穿孔或吸收的范围查清，再用充填材料填补穿孔。

知识点9：根管内台阶以及根尖偏移的处理　　　副高：熟练掌握　　正高：熟练掌握

根管弯曲是导致预备中出现台阶和根尖偏移的重要因素。当根管弯曲度>20°时，台阶和偏移的发生率明显升高。根管预备时未能形成冠方直线通路、错误估计根管的弯曲走向、工作长度的测量失误、使用大号未预弯的不锈钢器械进入弯曲根管、不按照顺序使用器械等操作失误均可导致根管内台阶的形成。

处理根管内台阶和偏移时首先应仔细阅读X线片，了解根管形态及走向、台阶和偏移发生的部位、根尖病变的情况。消除根管台阶时，首先在显微镜下用G钻或超声器械敞开根管中上段并冲洗根管。然后使用预弯的 8 号或 10 号的根管锉，探寻原根管的走向。进入原根管后，小幅度提拉或旋转并逐渐加大运动幅度，直至台阶消除。根管通畅后，依次使用大号器械预备根管。处理轻度的根尖偏移，可在偏移的根尖孔上预备一个根充挡，但需去除部分牙本质。中度的根尖偏移治疗时，应在根管尖部采用屏障材料形成充填屏障和控制出血。在显微镜下利用显微器械或 MTA 输送器将 MTA 送至根尖偏移处，待 MTA 硬固后再完成根管充填。重度的根尖偏移，部分病例仍可在显微镜下采用根尖屏障技术进行治疗；部分病例由于根尖部分破坏过大，可考虑手术治疗或拔除。发生根尖偏移的根管应在显微镜下使用热牙胶充填技术进行充填。

知识点 10：根尖未发育完成牙的牙髓治疗   副高：熟练掌握   正高：熟练掌握

发生牙髓病或根尖周病的年轻恒牙，需要行根尖诱导成形术，以促进根尖发育完成或根尖形成钙化桥，封闭根尖孔。选择在显微镜下行根尖诱导成形术，可取得良好的效果。

氢氧化钙制剂是最常使用的根尖诱导剂。对患牙进行完善的根管消毒预备后，按工作长度将氢氧化钙糊剂严密充入根管，定期观察，更换根管内封药，直至根尖发育完成或根尖钙化桥形成。这类病例，由于根尖开放，常难以获得准确的工作长度，不能将氢氧化钙准确放入根尖区。在根管显微镜下操作，可直接观察到根尖部，便于将氢氧化钙准确放置于根尖区。

治疗根尖未发育完成的牙，还可以使用 MTA 作为根尖封闭剂形成根尖屏障，封闭根尖孔。根管预备消毒完成后，在根管显微镜下，用 MTA 输送器将 MTA 送入距根尖 3~4mm 处，垂直加压严密充填，拍摄 X 线片，确定形成密实良好的根尖屏障后，在 MTA 表面放置湿棉球暂封观察 1 周后，剩余根管用热牙胶技术充填。

知识点 11：根管再治疗   副高：熟练掌握   正高：熟练掌握

干髓术、牙髓塑化治疗或根管治疗失败的病例，需进行完善的根管治疗或根管再治疗，以保存患牙。根管再治疗的首要步骤是根管内充填物的去除，根管内的充填物主要包括牙胶、根管封闭剂和黏桩材料。

根管内牙胶的去除技术包括溶剂溶解、加热软化、手用或机用器械去除等。牙胶能否被清除干净主要与牙胶充填的致密度、超充还是欠充、根管形态以及去除技术 4 个方面有关。充填越致密，去除难度越大；欠充的牙胶较容易去除，而超出根尖孔的牙胶在操作中常与根管内牙胶分离，留在根尖周组织中。使用手术显微镜可以直接观察牙胶的去除过程并检查清除效果。根管内封闭剂通常随着牙胶一同被去除。

黏桩材料多为磷酸锌水门汀、复合树脂或玻璃离子。在显微镜下，可以通过颜色差异区分黏桩材料与根管壁，并辨别黏桩材料的类型。利用超声器械切削黏桩材料，冲洗后检查材料是否被去除干净。

二、根管外科

| 知识点 1：根管外科手术的类型 | 副高：熟练掌握　正高：熟练掌握 |

（1）外科引流：切开引流、环钻术或造口术。

（2）牙根外科：截根术、牙半切术、牙根刮治术、牙分离保存术、残劈牙根部分去除术。

（3）根尖外科手术：根尖刮治术、组织活检、根尖切除术、根尖倒充填术。

（4）髓腔修补术：髓室底穿孔修补术、根管侧穿修补术。

（5）种植术：牙种植术、根管内-骨内植桩术、接冠术及接根术、牙折固定术。

| 知识点 2：根管外科手术的适应证 | 副高：熟练掌握　正高：熟练掌握 |

（1）广泛的根尖骨质破坏、非手术治疗难以治愈者。

（2）根管过度弯曲、严重钙化堵塞，非手术根管治疗无法预备成形及进行严密的三维充填者。

（3）折断器械超出根尖孔或充填材料过度超充，导致有临床症状或根尖病变不愈者。

（4）由医源性或是牙根内外吸收引起的根管大面积侧穿者。

（5）根折伴有根尖断端移位的死髓牙。

（6）因无法取出的折断器械、根管桩等阻碍物，不能进行根管再治疗者。

（7）根管或髓底穿孔、非手术方式无法进行修补者。

（8）根管治疗反复失败、症状持续存在者。

（9）根管治疗失败或未行根管治疗，但有冠、桥，不愿拆除或无法拆除者。

| 知识点 3：根管外科手术的禁忌证 | 副高：熟练掌握　正高：熟练掌握 |

（1）患者有严重的全身疾病，如严重高血压、白血病、血友病、重度贫血、心内膜炎、风湿性心脏病、肾炎、有出血倾向疾病等。

（2）根尖周炎的急性期。

（3）严重的牙周病变，如牙周支持组织过少，牙周袋深或牙松动明显。

（4）患牙附近有重要的解剖结构，如上颌窦、下牙槽神经等，有损伤危险或可能带来严重后果者。

| 知识点 4：根管外科手术的手术原则 | 副高：熟练掌握　正高：熟练掌握 |

（1）利用根管显微镜及显微器械，只需去除 $4\sim5mm^2$ 的骨质，即可获得清晰的视野和足

够的操作范围，从而减少骨组织的损伤，缩短创口愈合的时间。当显微镜放大倍率在10~16倍或以上时，容易区分骨组织与牙根。

（2）根尖区切除3mm就能去除93%以上的交通支、侧副根管等，是较为合适的根尖切除长度。在显微镜下，利用超声技术，可将根尖断面斜度控制在10°以下，减少微渗漏。

（3）根尖倒预备应使用超声工作尖，沿根管方向预备3mm左右深度，才能形成良好的根尖封闭。

（4）下颌后牙根尖部的牙根内存在有连接颊舌根管的狭窄通道，称为根尖狭区。运用显微外科技术，可清楚观察根尖狭区，彻底清除其内的牙髓组织，并进行充分预备扩展，形成良好窝洞状态。

知识点5：根尖手术器械　　　　　副高：熟练掌握　　正高：熟练掌握

（1）口腔显微镜：口腔显微镜应用于根尖手术的优点在于：自带的光源为手术提供了更清晰的视野；镜下可以更清楚地区分骨和根尖，去骨更少更精确，减少了骨创伤；高放大的倍数更有利于辨认术区的细微病变或解剖如根折或根管峡部等；更有利于精确完整地去除病变组织；更方便和翔实地保存病例资料等。

（2）超声器械和倒预备工作尖：以超声工作尖替代传统的涡轮钻进行根尖倒预备明显缩短了操作时间，可更简单和轻松地制备出与根管走行一致的倒充填窝洞，而且窝洞的深度更理想，窝洞更规则，降低了根管侧穿的风险。

（3）超声骨刀与激光超声骨刀：超声骨刀的主要优点包括：去骨时对骨的创伤小，有利于术后创口的愈合；术中对软组织的保护好；出血少，术区视野好；震动和噪声小，增加了患者的舒适度；有利于保护患牙的结构等。激光超声骨刀近年来也被许多学者试用于根尖手术中。

知识点6：根尖手术技术——软组织管理　　　副高：熟练掌握　　正高：熟练掌握

软组织的管理主要在于切口与瓣的设计。主要有以下3种类型的瓣。

（1）龈沟内全厚瓣：该瓣的设计涉及水平切口和垂直切口。水平切口从龈沟通过牙周韧带到牙槽嵴顶，并通过颊舌侧龈乳头的中间区域。从龈沟将牙龈组织连同龈乳头切开，从牙槽骨上分离。选择龈沟内切口时，牙龈的血液供应不会受到影响，但患牙必须无牙周袋，牙龈无明显炎症。手术时，应尽量保护附着上皮和边缘牙龈组织，沿着牙颈部紧贴根面进行切割。垂直切口从龈缘开始，通常靠近龈乳头的近中或远中，与牙长轴平行，一直切到膜龈联合处。最常见的龈沟内全厚瓣是三角形瓣和矩形瓣。

三角形瓣：由1个龈沟内水平切口和1个垂直松弛切口组成，优点是组织瓣的血供破坏较小，有利于伤口的复位缝合和组织愈合，缺点是单一的垂直切口限制了手术的视野。三角形瓣多用于后牙。

矩形瓣：由 1 个龈沟内水平切口和 2 个垂直松弛切口组成。该瓣最大的优点是手术视野较好，缝合后组织愈合较快，没有瘢痕，适用于下颌前牙、多根牙和较长的牙根，如上颌尖牙。当设计矩形瓣时，瓣上下的宽度应一致。缺点是难复位和缝合，因而不建议用于后牙。

（2）扇形瓣：水平切口位于颊侧附着龈，依照龈缘的形态切成扇贝形。垂直切口位于两牙根隆起之间的凹陷区内，起于水平切口的两端，切至附着龈上距龈缘和龈沟底 3~5mm 处。该种瓣的优点是不破坏边缘龈和牙龈附着，易于切开和翻起，术野清楚。缺点是易切断垂直向的血管和胶原纤维、出血较多和组织瓣收缩。对于附着龈较短、牙根较短或根尖周病变较大的患牙，禁用该瓣设计。

（3）半月形瓣：由单一的弧形切口构成，切口从牙槽黏膜开始，弯向冠方的附着龈，再回到牙槽黏膜，呈半月形，又称 Semilunar flap。龈瓣的边缘应延长至附着龈，不可距龈缘太近。该种瓣的优点是容易复位和缝合，缺点是手术通路不佳、易留下瘢痕，临床上已较少使用。

综上，瓣的设计必须考虑各种解剖特征，如肌肉和系带附着、附着龈的宽度、龈乳头的高度和宽度、骨隆起和冠边缘等，根据临床的实际情况和需要设计瓣和切口。

知识点 7：根尖手术技术——硬组织管理　　　　副高：熟练掌握　　正高：熟练掌握

根尖手术的成功取决于根尖周病变组织的清除和根尖的完美封闭，去骨的主要目的则是去除感染的骨组织并为后续的手术操作制造通路。从有利于术后创伤愈合的角度出发，去骨时应该尽可能地考虑无创。得益于术前诊断手段的改进，如锥形束 CT 的应用，根尖的定位更加准确，口腔显微镜及其手术器械和超声器械的引入使手术操作所需空间更小。现代根尖手术去骨量更少更精确，对骨的创伤更小，更有利于术后创伤的愈合，从而也提高了手术的成功率。

知识点 8：根尖手术技术——根尖切除　　　　副高：熟练掌握　　正高：熟练掌握

根尖手术最关键的环节在于对根端的处理，其中包括根尖切除、根尖倒预备和根尖倒充填等步骤，根尖切除是根端处理的基础。现代根尖手术一般要求根尖切除 3mm，切除斜面与牙根长轴垂直面的角度不大于 10°。研究发现，根尖切除达到 3mm 时，可以去除至少 98% 的根尖分支和 93% 的侧支根管，这样既保证了剩余牙根的强度，又最大限度地降低了根尖周再感染导致远期失败的机会。传统的根尖手术在根尖切除时一般保留 45°~60° 的角度，这主要受制于传统的根尖倒预备器械，是为了利于根尖倒预备操作的顺利完成，但会造成颊侧骨板和牙根去除过多，根管的直径缩小；还会造成牙本质小管暴露过多，远期发生微渗漏。这些都会影响牙根的强度和根尖封闭的效果，从而降低根尖手术的成功率；而近乎垂直于牙根长轴的切除斜面，可以保证在根尖切除充分的前提下最大程度地保证剩余牙根的强度，更利于对根面的观察和处理；同时，根尖切除斜面垂直于牙根长轴时，远期发生微渗漏的概率最小。

知识点9：根尖手术技术——根尖倒预备 副高：熟练掌握 正高：熟练掌握

根尖倒预备的目的是彻底清理和成形根管尖端3mm，创造可以容纳倒充填材料的空腔，有一定的固位形，剩余牙体组织要有一定的抗力形。

传统的根尖手术常用微型反角手机驱动小号球钻预备根管末端。但受通路限制，预备根管末端时球钻长轴很难与牙体长轴一致，几乎都是与牙体长轴呈倾斜角，无法预备成理想的Ⅰ类洞，容易导致过多切削舌/腭侧牙本质甚至侧穿。与传统预备技术相比，超声倒预备技术因为使用了特殊设计的超声器械，可沿牙根长轴精确预备到3mm；能够预备根尖峡部，更彻底地去除组织碎屑，提高倒预备技术的质量，减少牙体硬组织的损伤。

知识点10：根尖手术技术——根尖倒充填 副高：熟练掌握 正高：熟练掌握

根尖切除和倒预备使根管系统和根尖周组织之间彻底敞开，倒充填旨在封闭根管残端，防止病原微生物及其毒素再次进入根尖周组织。成功的根尖封闭还可以促进根尖末端的成牙骨质修复，促进根尖病变的愈合。

知识点11：根尖倒充填材料应具备的性质 副高：熟练掌握 正高：熟练掌握

根尖倒预备后，需要在根管系统与根尖周组织之间建立一个严密的屏障来封闭所有暴露于根尖周组织的根管系统。理想的倒充填材料应具有以下特点：

（1）有良好的封闭性，可防止病原微生物及其毒素渗漏至根尖周组织。

（2）无毒，无致癌性。

（3）形态稳定，不溶于组织液。

（4）易操作。

（5）X线阻射。

（6）有良好的生物相容性等。

知识点12：根尖倒充填材料 副高：熟练掌握 正高：熟练掌握

长期以来，被用于倒充填的材料有很多种：应用历史较久的有银汞合金、氧化锌丁香油酚类的IRM、Super-EBA、玻璃离子和复合树脂等，近年来推广的新材料有骨水泥、无机三氧化物凝聚体（MTA）和磷酸钙水门汀类材料等。其中，备受关注的当属银汞合金、IRM、Super-EBA和MTA等。MTA是近年来被研究最多，其研究结果也是最理想的。

（1）MTA：是现有倒充填材料中各项指标均较为理想的倒充填材料，易于调和、容易操作，其封闭性和生物相容性优于其他的倒充填材料，可有效地诱导根尖周软硬组织的再生；但凝固时间较短，对临床操作的要求较高；且其价格昂贵，距临床大规模推广尚有较大的距离。

（2）银汞合金：银汞合金作为倒充填材料历史最为悠久，其优点在于容易操作、根尖封闭性较好、有一定的组织相容性、不吸收和 X 线阻射等，其最大的缺点是远期抗微渗漏的性能较差。除了以上优缺点，银汞合金也是所有倒充填材料中最便宜和最容易获得的；所以，银汞合金作为倒充填材料仍有较高的临床实用性，在一定时间内仍将被广泛使用。

（3）其他：Super-EBA 和 IRM 是现有倒充填材料中综合指标相对比较均衡的材料，具有较好的封闭性、生物相容性和稳定性，容易操作，不容易被腐蚀和氧化，X 线阻射等特点。

知识点 13：引导组织再生术　　　　副高：熟练掌握　　正高：熟练掌握

引导组织再生术以膜屏障技术阻止结缔组织和上皮细胞长入骨缺损区，引导骨组织优先生长，增加新骨形成，从而促进骨缺损的修复。该技术首先用于牙周病的治疗领域，近年来逐渐用于根尖外科领域。根尖周骨质缺损区的术后修复过程类似于牙槽骨创伤的愈合过程，引导组织再生术用于根尖手术时，置入的骨替代材料可促进骨质缺损区血管渗透和成骨细胞移行和长入，覆盖的可吸收或不可吸收生物膜便于成骨细胞的长入，阻止结缔组织向骨缺损区内生长，为缺损区新骨的生成提供了足够的时间。引导组织再生术并没有提高手术的成功率，但却促进了根尖周骨质缺损区的骨修复，加快了根尖周病损的愈合速度，有效缩短了愈合周期。

知识点 14：根管外科治疗过程——术前准备　　　　副高：熟练掌握　　正高：熟练掌握

（1）术前沟通：医师需向患者详细说明选择根尖手术的理由、手术过程和风险，近期可能出现的症状及可能的远期疗效，术前和术后注意事项。良好的术前沟通有助于建立患者对医师的信任，减少患者的恐惧。

（2）术前检查：①全身检查：包括回顾既往史，评估全身情况，排除系统性疾病的存在，预测可能发生的并发症。必要时也可请内科医师会诊；②口腔检查：临床检查包括牙体状况、牙周袋位置和深度、附着龈宽度、所涉及术区牙的根分叉情况及牙间乳头的结构和健康状况等；X 线片检查包括牙根长度、数目和结构、牙根弯曲度、根尖解剖形态、根管充填情况、根尖病损类型和大小、牙槽骨解剖外形等，也可加拍曲面断层片或 CT 以确切地了解手术中可能涉及的重要解剖结构，如颏孔、下颌神经管、上颌窦和鼻底等；③术前给药：目的是缓解患者的恐惧和焦虑，保持口腔卫生、减少唾液分泌；术前一天、当日早晨和术前 1 小时用 0.12% 氯己定漱口并在术后 1 周内坚持使用，可以控制口腔内的微生物数量，促进伤口愈合；④器械和材料准备：根管外科手术器械包括手术刀片、骨膜剥离器、骨膜牵引器、组织镊、长柄球钻、刮匙、微型充填器和磨光器、微型根管倒充填器、MTA 输送器、超声器械等。

良好的麻醉既能减少患者痛苦和术中出血，又能提高医师的效率。可选用阿替卡因或含肾上腺素的利多卡因溶液局部浸润麻醉。在靠近根尖处进针，于黏膜下推注少量药液，稍停顿后再继续进针斜刺入黏骨膜下，缓慢推注麻醉药物使其渗透并聚于根尖周围。麻醉药的用量与手术范围有关。浸润麻醉效果较差的区域，可行神经阻滞麻醉。

（1）切口和瓣膜设计：术前应根据手术部位和局部的解剖对患者进行个性化的设计。

（2）翻瓣：用骨膜分离器循切口进入，翻起黏膜骨膜瓣。为了不损伤沟内上皮和牙龈血管，翻瓣时一般从垂直切口处开始翻瓣，应尽可能避免对瓣的挤压或撕裂，保证瓣膜完整。翻瓣后用龈瓣牵引器牵开黏膜骨膜瓣。

（3）去骨：翻瓣后，如果皮质骨板已被病变组织穿通，刮除肉芽组织或囊肿后，可直接显露根尖。若骨质完整，则应确定根尖所在部位，再去骨开窗。可以根据牙根的解剖外形、术前X线片确定根尖的位置；也可先去除近根尖处的骨质至根面暴露，然后沿着牙根的走向去骨直到根尖暴露。

可选用高速球钻切割骨组织，生理盐水连续冲洗术区。逐步去骨，直至建立进入根尖和病变组织的通路。手术过程中应避免损伤重要的解剖结构，如上颌窦、颏神经和下牙槽神经。

（4）刮除根尖周病变组织：根尖区病变组织暴露后，需用刮治器去除根尖区域的所有病变组织、异物、牙根残片。刮治术前要在根尖局部再次注射含有血管收缩药的局部麻醉药物，以减轻患者痛苦，减少术区出血。刮除的病变组织应立即置于10%的缓冲甲醛溶液中，进行病理学检查。刮除病变组织时，需注意避免伤及重要的神经、血管或鼻底、上颌窦等解剖结构。

（5）根尖切除：刮除根尖周病变组织后，在显微镜下仔细检查根面和牙根走向，找出引起根尖周病变的可能因素，如多根尖孔、超充材料、折断器械、根裂等，然后在直视下进行根尖切除。根尖切除后，需对术区进行有效的止血、清洗、染色，并再次在显微镜高放大倍率下（×16～×25）检查根尖切面。

（6）根尖倒预备：选择合适的超声工作尖，在显微镜低倍率下（×4～×6）将超声工作尖放入根尖，保持工作尖与牙体长轴一致。启动工作尖，在持续水流冷却下，倒预备根尖3mm。预备时，应该做短距离的前后轻扫动作和上、下震击动作，以有效的切割。工作尖不能压得太紧，防止降低其效率。倒预备完成后，用无菌生理盐水彻底冲洗，显微加压器压紧根尖冠方的牙胶。然后在高倍率（×16～×25）下，使用显微口镜检查根管壁的清理效果，避免残留任何牙胶或碎屑。

（7）根尖倒充填：以 MTA 为例，根尖倒充填的方法是：在骨腔内放置无菌棉球，仅暴露根切面，彻底止血并干燥术区。用无菌蒸馏水或无菌生理盐水将 MTA 调成疏松的颗粒状聚合物。使用特殊设计的器械或 MTA 枪将其放入窝洞内，用显微加压器轻轻加压，防止将 MTA 挤出窝洞。然后用小湿棉球轻轻清理根切面，去除多余的 MTA。放置 MTA 后，勿冲洗骨腔，以防 MTA 流失。MTA 固化时间为 2.5~3 小时。

（8）瓣的复位与缝合：用生理盐水冲洗术区，用组织钳将瓣复位，注意动作轻柔并尽可能将瓣复位至原处。用湿纱布在唇颊面由根方滑向冠方轻轻挤压 2~3 分钟，去除瓣膜下血液和其他液体，减少瓣膜与骨组织之间血凝块形成，使瓣与骨面紧密贴合，有利切口缝合。

常用的缝合材料包括合成纤维（尼龙、聚酯纤维等）、羊肠线和丝线等。常用的缝合技术有 4 种：间断缝合法及连续垫式、连续褥式和连续悬吊缝合法。一般来说，垂直松弛切口用间断缝合，沟内切口和邻牙间切口用连续缝合。

知识点17：根管外科治疗过程——术后护理和复查　　副高：熟练掌握　正高：熟练掌握

缝合完成后，用生理盐水纱布轻压术区 10~15 分钟，可以缩小血凝块的厚度并有利于止血。也可使用冰袋在颊部或下颌轻压术区 30 分钟以收缩血管、减小肿胀和促进血液凝固。术后应告知患者术后反应以及家庭护理的方法。嘱患者暂不要刷牙，术后第 2 天用 1∶5000 氯己定溶液含漱。在手术过程中，组织损伤特别是瓣的损伤较小时，术后疼痛一般较轻。如去骨较多、血凝块较大、上颌窦穿通等情况，应在手术后服用抗生素。一般术后 5~7 天拆线。

术后 6 个月应该复查 1 次，并于术后 12 个月和 24 个月再进行 2 次复查。复查包括临床表现和 X 线片检查两个方面。如果患牙无临床症状和体征，X 线片示骨缺损开始修复和牙周膜形成，可视为成功；如果患牙出现咬合痛、牙松动、瘘管或 X 线片示骨缺损范围扩大，则视为失败；如果患牙未出现临床症状，X 线片的骨缺损较治疗前无明显变化，则可再继续观察一段时间。

第十三节　根管治疗并发症与根管再治疗

一、根管治疗并发症的预防与处理

（一）器械分离

知识点1：器械分离的定义　　　　　　　　　副高：熟练掌握　正高：熟练掌握

器械分离是根管治疗并发症之一，根管治疗器械操作不当，所加外力超过了金属器械本身的抗疲劳限度，器械发生分离。根管内发生分离的器械取出非常费力费时，也可能引起根管壁的穿孔、牙根折裂甚至最坏的结局将牙拔除。

知识点2：器械分离的原因　　　副高：熟练掌握　正高：熟练掌握

（1）根管解剖因素：弯曲钙化细小的根管；根管口存在牙本质悬突的根管；在根尖段发生急转弯的根管；1~2型根管或主根管在根尖段突然分为数个根尖分歧的根管。

（2）锉的因素：螺纹变稀疏被拉开或螺纹变密集被压缩；细小的器械；弯曲根管使用大号器械做旋转运动时容易产生永久性变形。

（3）操作因素：开髓孔不充分；直线通路未建立；操作方法不当。

知识点3：器械分离的预防方法　　　副高：熟练掌握　正高：熟练掌握

使用前仔细检查器械；不要对根管中的器械盲目施力；器械使用时不要跳号操作。

知识点4：器械分离的术前分析　　　副高：熟练掌握　正高：熟练掌握

治疗前须对治疗难度进行分析：
（1）分离器械的长度。
（2）X线牙片分析。
（3）分析取出过程中可能遇到的问题及制订应对措施。
（4）与患者进行充分的交流和沟通，获得患者的理解和支持。

知识点5：器械分离的处理方法　　　副高：熟练掌握　正高：熟练掌握

（1）超声波振动：当器械分离断端能够从髓室内直视时，利用超声锉将分离器械周围的牙本质去除，暴露断端，取出分离器械。当分离器械不能直视时，可借助口腔科手术显微镜定位分离器械，显微镜下利用超声工作尖的振动取出分离器械。

（2）微锉系统：操作柄细长，不妨碍显微镜视野，去除的牙本质量少。

（3）旁路的形成：先用EDTA将分离器械周围的牙本质软化，然后用细小的器械绕过分离器械，扩通到根尖部，完成根管的彻底清洁和严密充填。

（4）外科治疗：分离器械超出根尖孔时，可采用根尖外科手术实行根尖切除倒充术。

（5）追踪观察：当分离器械不取出可追踪观察。当出现根尖周炎症时可选择根尖外科手术治疗。

（二）穿孔

知识点1：穿孔的定义　　　副高：熟练掌握　正高：熟练掌握

根管治疗引起的穿孔因牙本质过度切削引起牙髓腔和牙周组织相交通，对牙周组织可产生机械性、化学性损伤，并发感染容易引起急性症状。可分为龈缘以下的穿孔、牙根中1/3穿孔、根尖部的穿孔、髓室底穿孔、带状穿孔。

知识点2：龈缘以下的穿孔（牙龈内穿孔）　　　副高：熟练掌握　　正高：熟练掌握

（1）原因：①开髓或根管口探查及敞开时切削器械使用不当；②髓室钙化、根管细小弯曲，解剖结构不清；③牙长轴方向改变或误判。

（2）预防：①根据X线片确定髓腔位置、钻磨方向与牙长轴的关系；②确定髓室和根管口的位置；③在扩大开髓洞型时，注意切削方向；④开髓前评估牙冠高度及钻磨牙体组织的最大深度。

（3）治疗方法：严密消毒穿孔部位，隔湿干燥，以MTA修补穿孔。根据不同情况看是否需要进行牙龈切除术和牙槽骨整形术。

知识点3：牙根中1/3穿孔　　　副高：熟练掌握　　正高：熟练掌握

（1）原因：①根管中1/3弯曲时，采用大号手用根管锉进行强行扩锉产生，根管口段根管过度敞开，或牙长轴异常；②磨牙根管口牙本质悬突未去除就进行根管的强行扩锉；③未注意根管弯度；④狭窄细小根管预备时加力不合理。

（2）预防：①选择有弹性的根管治疗器械；②湿润情况行进行根管预备；③牙胶的软化去除后再使用机动预备器械；④桩道预备时勿过度磨除牙本质。

（3）治疗方法：①保守治疗：应用牙科手术显微镜；止血消毒；修补材料（MTA、黏接性树脂、SuperEBA）；②外科手术治疗：封闭修补、根尖切除术、牙根切除术、牙半切术、拔牙。

知识点4：根尖部的穿孔　　　副高：熟练掌握　　正高：熟练掌握

（1）原因：根尖部根管解剖复杂，用大号缺乏弹性的根管预备器械预备时强行扩锉。

（2）预防：不强行穿通根管，根尖段预备时不使用弹性低的大号大锥度旋转器械。

（3）治疗方法：一旦出现临床症状，采用牙髓根尖外科手术治疗。

知识点5：髓室底穿孔（根分叉部的穿孔）　　　副高：熟练掌握　　正高：熟练掌握

（1）原因：①髓腔严重钙化，髓腔基本消失；②牙冠严重磨损变短，继续按常规开髓；③牙髓组织坏死，开髓时无血性渗出物，加大开髓窝洞深度；④髓腔暴露且长期不治疗，髓室底产生龋坏导致穿孔。

（2）预防：①开髓前行X线片检查，协助制订开髓方案；②在推测的根管口附近，用顶端较小的钻或去牙本质的超声锉点磨法去除牙本质；③应用牙科手术显微镜寻找根管口。

（3）治疗方法：①无感染：用即刻修补封闭术；②感染：去除息肉和龋坏组织，用氢氧化钙或碘仿糊剂封闭3~5天后按未感染穿孔处理；③穿孔过大：牙根分离术或牙半切术。

知识点6：带状穿孔	副高：熟练掌握　正高：熟练掌握

（1）原因：操作不当导致根管壁的薄弱区呈条带状穿孔。

（2）预防：预备弯曲根管时，采用根管预备器械预弯，控制根管弯曲部内侧壁的切削，尽量扩大弯曲部的外侧壁。

（3）治疗方法：同根中1/3侧穿孔的处理。

（三）软组织的化学损伤

知识点1：软组织化学损伤的原因	副高：熟练掌握　正高：熟练掌握

根管冲洗剂次氯酸钠、根管消毒药甲醛甲酚泄漏可引起皮肤、黏膜的化学损伤。

知识点2：软组织化学损伤的预防	副高：熟练掌握　正高：熟练掌握

（1）在使用高浓度次氯酸钠冲洗根管时一定要安装橡皮障。

（2）及时清除冲洗液，用针头冲洗时不要过度加压冲洗。

（3）使用针尖小的注射器冲洗。

（4）使用低浓度大剂量次氯酸钠冲洗液。

（5）佩戴护目镜预防眼部损伤。

知识点3：软组织化学损伤的治疗方法	副高：熟练掌握　正高：熟练掌握

大量的流水冲洗后及时到皮肤科或者眼科治疗。

（四）急性根尖周炎（诊间急症）

知识点1：急性根尖周炎的症状	副高：熟练掌握　正高：熟练掌握

根管预备充填后出现局部肿胀、咬合痛、自发痛等症状。

知识点2：急性根尖周炎的原因	副高：熟练掌握　正高：熟练掌握

（1）牙髓失活剂、根管消毒药对根尖周组织的化学性刺激。

（2）根管过度预备或者对根尖周组织的机械性刺激。

（3）残存的细菌对根尖周组织的生物性刺激。

| 知识点 3：急性根尖周炎的预防 | 副高：熟练掌握 | 正高：熟练掌握 |

（1）化学性刺激引起的：彻底清洗根管，封入刺激性小的药物。

（2）机械性刺激引起的：准确测定根管工作长度，慎重取出根管充填材料。

（3）细菌性刺激引起的：根预备时防止感染物被推出根尖孔，次氯酸钠冲洗。

| 知识点 4：急性根尖周炎的治疗方法 | 副高：熟练掌握 | 正高：熟练掌握 |

（1）轻微肿痛者：暂不处理或给予止痛，调𬌗，观察 1~3 天，3 天后肿痛持续且 X 线片显示超充填者开放引流、消炎后重行治疗。

（2）严重肿痛者：局部切开引流，全身使用抗生素和消炎镇痛药。

（五）其他

| 知识点 1：器械的误咽和误吸 | 副高：熟练掌握 | 正高：熟练掌握 |

（1）原因：未安装橡皮障。

（2）预防：安装橡皮障。

（3）治疗：①误咽：嘱患者进高纤维饮食，X 线片追踪观察，待其自然排出；无法排出或刺伤消化道时，转诊消化内科，显微内镜下或开腹取出；②误吸：自然咳出；如无法咳出，须转诊呼吸科，显微支气管镜下或开胸取出。

| 知识点 2：皮下气肿 | 副高：熟练掌握 | 正高：熟练掌握 |

（1）原因：根管用气枪强力吹干或根管冲洗液使用不当；根尖外科手术时使用高速手机。

（2）症状：空气潴留皮下发出捻发音，患者精神上感觉不安。一般数天到 1 周左右自然消退。

（3）预防：用纸尖或棉捻吸干根管，避免使用压缩空气；避免加压冲洗根管；根尖孔粗大的患者慎用过氧化氢溶液冲洗，可用 1.5% 次氯酸钠溶液或氯己定溶液冲洗；根尖切断术时使用锉或者马达驱动的低速手机。

（4）治疗方法：全身给予抗生素数天，预防感染。

| 知识点 3：残髓炎 | 副高：熟练掌握 | 正高：熟练掌握 |

（1）原因：根管系统解剖复杂；神经轻度肿胀。

（2）症状：患牙持续叩痛、咬合痛及伸长感等。

（3）预防：拔髓后次氯酸钠液充分冲洗；避免根管遗漏；慎用刺激性强或者患者过敏的药物。

（4）治疗方法：局部麻醉下拔除残髓，次氯酸钠充分冲洗，封氢氧化钙；有临床症状者：全身使用抗生素，症状消失后行根管充填。

二、根管治疗后疾病的病因

知识点1：微生物感染　　　　副高：熟练掌握　正高：熟练掌握

根管治疗后根尖周疾病发病的根本原因。

（1）根管内微生物的定植：①微生物来源是根管预备时器械能够到达根尖孔，但是不能彻底清除和杀灭的微生物；②初次根管预备时器械不能到达根尖孔，则感染根管根尖段的微生物主要是初次感染时定植的微生物；③冠部充填物或修复体边缘缺损形成微漏，口腔中的微生物通过微漏进入根管内，最后达到根尖及其周围组织。

（2）根尖外牙根表面微生物的定植：根尖孔途径包括牙本质小管途径；牙周袋途径；瘘管/窦道途径；异物被推出根尖孔。

知识点2：异物反应　　　　副高：熟练掌握　正高：熟练掌握

（1）异物种类：胆固醇晶体；食物残渣；牙胶和糊剂。
（2）异物来源：根管口暴露；异物被推出根管外；牙槽外伤或开放性穿通伤。

知识点3：根尖周囊肿　　　　副高：熟练掌握　正高：熟练掌握

分两类：根尖周袋状囊肿和根尖周真性囊肿。
（1）根尖周袋状囊肿：有上皮性衬里，囊腔与牙根尖孔相通，根管治疗后可以愈合。
（2）根尖周真性囊肿：上皮衬里完整连续，与周围组织完全隔离，不与患牙根尖口相连，囊腔内含胆固醇结晶，根管治疗后愈合可能性小，常常需要根尖外科手术。

知识点4：治疗因素　　　　副高：熟练掌握　正高：熟练掌握

（1）微生物感染的多样性。
（2）根管解剖的复杂性。
（3）诊疗技术的敏感性
（4）诊治人员技术的熟练程度。

三、根管治疗后疾病的诊断与处理原则

| 知识点 1：病史采集 | 副高：熟练掌握　正高：熟练掌握 |

对于发生根管治疗后疾病的患牙，必定有根管治疗史。因此，除了解患者全身情况外，应重点围绕既往根管治疗及治疗后的情况收集病史。

| 知识点 2：常规检查 | 副高：熟练掌握　正高：熟练掌握 |

（1）视诊：牙体是否完整、有无龋坏、隐裂或冠折，修复体有无破损、松动；牙周，有无牙龈红肿、牙周袋溢脓、根分叉病变、根尖区黏膜有无红肿或窦道等。

（2）叩诊、咬诊、扪诊：观察患牙是否出现疼痛或不适。

（3）探诊：冠方充填物或修复体有无异常，龈方有无窄而深的牙周袋。

| 知识点 3：X 线检查 | 副高：熟练掌握　正高：熟练掌握 |

（1）根尖片：若根尖周出现新的透射区或原有透射区扩大，则提示有根管治疗后疾病的发生。若根尖周病损既无扩大，亦无缩小，患牙无根尖周病变的临床症状或体征，则每年定期复查，观察 4 年以上，如若透射区范围无变化，则可能为愈合瘢痕。

（2）锥形束 CT：可三维观察牙根、根管及其周围组织的影像，尤其用于一些特殊复杂的病例。

| 知识点 4：组织学检查 | 副高：熟练掌握　正高：熟练掌握 |

在根尖外科手术切除根尖和根尖周病损后，如对病损诊断不明确，可行组织病理学检查。组织学检查的目的在于排除根尖周区域发生的与根管治疗及根管感染无关的疾病，如上皮源性囊肿、牙源性和非牙源性肿瘤及非肿瘤性的骨质破坏类疾病。

| 知识点 5：诊断标准 | 副高：熟练掌握　正高：熟练掌握 |

根管治疗后疾病的完善诊断应包括：明确患牙；评估患牙根管系统状态及根尖周组织病损状态；确定根管治疗后疾病的病因。一般的，根管治疗后 6 个月开始进行临床和 X 线片检查，每隔 1 年复查，以对临床疗效进行评估，并判断有无根管治疗后疾病。

（1）无根管治疗后疾病：无症状，根尖周无透射影。

（2）确诊的根管治疗后疾病：有症状，出现新的根尖透射影或原有透射影范围扩大。

（3）潜在的根管治疗后疾病：无症状，透射影范围不变或仅变小。此种情况，应每隔 1 年复查，如透射影范围扩大，则诊断为根管治疗后疾病。如复查 4 年后透射影范围无改变，则可能为瘢痕纤维组织性愈合或持续感染引起的慢性病损。

知识点 6：根管治疗后疾病的鉴别　　　　　　副高：熟练掌握　正高：熟练掌握

（1）患牙根管治疗后持续存在根尖周透射影，在诊断时应注意以下情况：①感染根管引起的慢性根尖周炎；②根尖外感染引起的慢性根尖周炎；③根尖周真性囊肿；④异物反应；⑤根尖周瘢痕。

（2）对根管治疗后出现新的根尖周透射影或原有透射影范围扩大，应注意以下情况：①感染根管引起的急性根尖周炎；②感染根管引起的急性根尖周脓肿；③感染根管引起的慢性根尖周炎急性发作；④感染根管引起的慢性根尖周炎急性发作，伴脓肿形成；⑤感染根管引起的慢性根尖周炎；⑥感染根管引起的慢性根尖周脓肿；⑦感染根管引起的面部蜂窝织炎；⑧根尖外感染；⑨根尖周袋状囊肿；⑩根尖周真性囊肿及异物反应。

知识点 7：处理原则　　　　　　　　　　　　副高：熟练掌握　正高：熟练掌握

对于根管治疗后疾病的处理，主要有 4 种方案。
（1）追踪观察及再评估。
（2）根管再治疗。
（3）根尖外科手术治疗。
（4）拔牙。
如若患牙在牙髓摘除术或感染根管治疗后出现临床症状，但根管充填良好，可先行观察。

如若患牙根管再治疗因根管外感染、异物反应、真性囊肿、无法从冠方建立通路、原有根管充填物严密且冠方封闭良好或根管再治疗无法处理的台阶和分离器械等原因失败，则可考虑行根尖外科手术治疗。

当患牙已无保留价值时，可给予拔除。

四、根管再治疗

知识点 1：根管再治疗适应证　　　　　　　　副高：熟练掌握　正高：熟练掌握

（1）根管治疗后如出现疼痛、肿胀、叩痛、压痛和窦道等症状，经评估通过再治疗可提高根管治疗质量，则首选根管再治疗。
（2）由根管感染引起的根尖周病损未愈合及扩大的患牙。

（3）由根管感染引起的根尖周新病损的患牙。

（4）根管治疗后 4~5 年根尖周病损仍然存在的患牙。

（5）根管治疗后修复体出现破损或裂隙，唾液渗入根管系统超过 30 天，应在冠修复前行根管再治疗。

（6）根管欠填的患牙，应考虑在冠修复前行根管再治疗。

（7）根管治疗 4 年后须重行桩冠修复的患牙，应行根管再治疗作为预防根管治疗后疾病发生的措施。

知识点 2：根管再治疗术前评估　　　　　　　　副高：熟练掌握　　正高：熟练掌握

（1）患牙保留价值：对治疗后患牙的咬合及咀嚼功能进行评价。

（2）患者全身状况：患有全身疾病的患者，应在疾病控制后再行治疗。

（3）患牙状况：根管原有充填材料能否取出，有无髓室底穿孔、根管壁侧穿孔等。

（4）根管再治疗的难度分析：临床上根据根管情况，将再治疗难度分为 10 级，级数越高，难度越大。

治疗前，应充分与患者进行交流沟通，并签署知情同意书，方可进行相应治疗。

知识点 3：根管再治疗处理——冠部入口的建立　　副高：熟练掌握　　正高：熟练掌握

对于有银汞合金或树脂充填体的患牙，在根管再治疗前应将原有充填体及可能存在的继发龋去除干净，防止唾液中的微生物渗入髓腔；如若患牙存在桩核修复，应预先评估建立入路的难度及风险。

知识点 4：根管再治疗处理——根管入口的建立　　副高：熟练掌握　　正高：熟练掌握

（1）影像学检查：X 线片正位、偏位投照观察是否有遗漏根管，或用 CBCT 进行检查。

（2）根管解剖特征：下颌切牙，约 30% 具有 2 个根管；上颌第一磨牙近颊根多根管发生率约 68%；下颌第一磨牙，如若远中有 2 个根管，则近中一般都有 2 个或以上根管；另外，独立远舌根的发生率高于 30%。

（3）显微镜超声技术的应用：显微镜具有放大和照明作用，能够清楚地观察髓室底情况。对于髓室钙化或在根管口上方存在大量继发性牙本质的情况，镜下表现常为白垩色，应用超声工作尖将其去除。

（4）染色法：将染料滴入髓室，清水冲洗并干燥，若有遗漏根管，则其根管口常有染料残留。

（5）发泡试验：将次氯酸钠溶液滴入，等待数分钟，于遗漏根管的根管口常有气泡冒出。

知识点5：根管再治疗处理——工作长度的建立 　　副高：熟练掌握 　正高：熟练掌握

（1）牙胶的去除：对于充填不佳的根管可用如下方法去除：①不锈钢锉去除；②镍钛旋转器械去除；③超声法去除。

对于充填致密的根管，首先利用加热或溶剂等方法使牙胶软化，然后使用器械进入根管，分段、分层逐步将牙胶去除。①溶剂软化：首先用注射器将氯仿等溶剂注入髓室或根管冠部；再用小号锉（15号和20号）缓慢旋入牙胶，使溶剂渗入，加速牙胶软化；反复操作，逐步深入至工作长度。注意，操作时应避免将牙胶或溶剂推出根尖孔，造成术后疼痛。②加热软化：热牙胶充填系统应用日渐广泛，其携热头可有效软化牙胶，且能够将部分牙胶取出根管。但应注意，使用时勿长时间加热，否则易损伤牙周组织。该方法仅适用于冠中段较直的根管。③手用器械去除：当根管上段部分牙胶去除后，可继续使用溶剂软化牙胶，用小号K锉插入剩余牙胶使溶剂渗入，换用H锉重新插入牙胶，提拉去除。④机用器械去除：使用机用器械如G钻、P钻可直接将根管冠段牙胶去除。应用专门用于根管再治疗的镍钛器械，可旋转产热以软化牙胶。

（2）封闭剂的去除：①软性非固化类根管糊剂的去除：首先充分暴露根管口，采用冠向下预备技术清理，配合大量次氯酸钠溶液根管冲洗，尽可能避免充填材料被推挤出根尖孔；②硬性固化类根管糊剂的去除：将氯仿注入根管，用小号锉建立通路或采用超声根管锉震碎根管内容物，以建立根管通路。复杂病例还可联合显微镜及超声器械。

知识点6：根管再治疗处理——根管再预备 　　副高：熟练掌握 　正高：熟练掌握

（1）目的：彻底去除根管内根充材料、坏死牙髓组织；预备遗漏根管及初次预备不全的根管区域；通过化学消毒中和牙本质小管内的毒素；为根管冲洗及再充填形成良好的形态。

（2）工作长度的确定：在采用根尖定位仪测量的初始阶段，锉针由于被牙胶等根充物包绕，无法形成回路。因此，在测定根管工作长度时，如若根尖定位仪无信号出现，则提示锉针还处于充填材料内；一旦出现信号，则提示锉针已超出充填材料，与牙周组织接触形成电流回路。

（3）器械再成形：选择手用或机用器械进行预备，推荐根向预备法，配合大量次氯酸钠冲洗，防止将根管充填材料推出根尖孔；根尖段预备，应选择大号小锥度器械，预备至工作长度，配合冲洗液冲洗。

（4）化学消毒：未到达根管工作长度时可用17% EDTA溶解根管封闭剂；根管再预备时可选用1.5%~2.5%次氯酸钠溶液；去除玷污层和碎屑可选用17% EDTA，配以超声振荡10~20秒；最终的化学消毒可采用2%氯己定溶液，配以超声振荡20秒，重复2次。

知识点7：根管再治疗处理——诊间封药　　　　副高：熟练掌握　正高：熟练掌握

对于初次根管治疗失败的患牙，临床上推荐在根管充填前进行诊间封药。诊间封药的药物有两种：氢氧化钙和2%氯己定。氢氧化钙对粪肠球菌无杀菌作用，而氯己定对该菌具有强的杀菌作用，因此可将两者调拌呈糊剂，用螺旋针送入根管。封药时间为1~2周。

知识点8：根管再治疗处理——根管充填　　　　副高：熟练掌握　正高：熟练掌握

根管再治疗的根管充填时机与根管治疗相同。建议选用生物相容性好的根管封闭剂，配以大锥度非标准牙胶尖行热牙胶垂直加压充填法。

第十四节　根管治疗后的牙体修复

一、牙体修复是根管治疗疗效的重要保障

知识点1：根管治疗后患牙的理化特征改变　　　　副高：熟练掌握　正高：熟练掌握

（1）失髓后的牙改变：失髓后，牙本质失去营养源，牙本质小管中的液体流动与物质交换停滞，牙本质中所含水分减少了原有游离水量的9%。

失去牙髓后，由于髓腔中无牙髓细胞，无法形成第3期牙本质，导致牙本质厚度不再变化。另外，感觉细胞的缺失还会导致牙本体感觉的下降，主要是对温度的感觉。随着年龄增长，牙由于长期行使功能，会出现应力性材料疲劳，脆性增加，抗弯曲能力降低。常年失髓，牙本质组织内部的代谢水平下降，会增加此种疲劳性变化。

（2）根管治疗后牙抗力改变：由于龋病、非龋性牙体硬组织疾病等原发病的破坏，根管治疗前患牙已有相当多的硬组织丧失，强度已有不同程度降低。

根管治疗时由于髓腔入路的制备须磨除正常牙体组织，当牙颈部的牙本质丧失过多时会明显降低牙抗力。一般来说，非手术的开髓洞形所磨除牙体组织对牙的抗力影响较小，而涉及边缘嵴破坏的开髓洞形，则会显著改变牙抗力。牙龈边缘之上的冠向和髓向如果能保留1.5mm以上的牙本质，则不仅可提高牙齿抗力，还可提供足够的牙体形成冠修复中所需的牙本质肩领。根管治疗中的意外损伤，如髓室底或髓室侧壁的破坏，会加重缺损程度，降低牙抗力。

（3）根管治疗后牙体颜色的改变：失髓和根管治疗本身并不会导致牙体变色。临床上看到的根管治疗后牙体变色多是由于髓腔原有色素或腐质未去净，或髓角残留牙髓，细胞分解变性后血红素渗透入牙本质所致。在前牙，根充材料或垫底材料的颜色可从牙颈部等牙本质较薄处透出，造成颜色改变。

（1）预防冠方微渗漏：根管治疗完成后，良好的冠方封闭是达到根尖骨组织病损愈合的必要前提和条件。冠方封闭意味着来自口腔的污染与根管系统完全隔离，根尖周病变的愈合不会受到冠方的干扰。如若冠方封闭不佳，来自口腔环境中的细菌、养分和液态物质可渗入根管，造成感染的可能。

（2）维持咬合与功能稳定：单个牙的牙体缺损，也可能对咀嚼功能产生影响。此影响不仅限于缺损部分，还可能波及患牙同侧甚至全牙列的功能。所以，根管治疗后应尽早进行牙体修复，以恢复咬合与维持牙列功能稳定。对于无法立即进行永久性修复的患牙，应选择暂时修复或过渡修复。

二、根管治疗后牙体修复前的评估与方法选择

（1）牙的可修复性：根管治疗之前应进行初步评估，对于无修复价值的患牙，应及早拔除，后行义齿修复，避免盲目进行根管治疗。

（2）根管治疗后牙体修复的时机：原则上，根管治疗后不出现临床症状或原有症状消失，便可考虑修复。对于有根尖周骨组织病损的患牙，建议先行过渡性修复，观察3~12个月，待病变完全或基本愈合后再行永久修复。过渡性修复的材料应是封闭性能好的玻璃离子水门汀或复合树脂，不可使用氧化锌类暂封材料。

对于根管治疗过程顺利、X线片示根管充填适当、且根尖周无病变的患牙，可在根充后即刻或近期行牙体修复。对于治疗过程中有根管钙化不通，或器械分离等致根管充填不理想，或治疗过程中出现髓壁侧穿，但已修补的患牙，即使无根尖周病变，也应观察1~4周或以后再行修复。

（3）对既往根管治疗的评估：根管治疗术后6个月以上仍有临床症状或X线片显示根尖周病变无改变或加重的患牙，应考虑重行根管治疗。

病历记录显示既往根管治疗质量尚可，治疗2年以上无不适，X线片无异常且冠方封闭良好的患牙，可行直接黏接修复、嵌体或冠修复。在桩冠修复前，须分析根尖1/3区域的封闭情况。

（4）龋易感性的考虑：根据患者及患牙的龋易感性，选择合适的修复方式与材料，防止继发龋。及时修复患牙相邻牙面的龋损或不良充填体，防止因食物嵌塞导致龋易感性增加。对于高易感性患者，应进行具体的饮食及口腔卫生指导，并配合多种防龋措施。

（5）牙周病危险性的考虑：对牙周状况的评估包括根管治疗前患牙牙周状况的确定，治疗后牙周状况的改善程度，以及修复计划对牙周组织的风险影响。如果牙周情况不佳，应

先行牙周治疗，同时加强对患者的口腔卫生教育，待牙周情况改善后再行修复；必要时，应考虑做冠延长术或正畸牵引，以利于修复。

（6）美学考虑：根据患者的需求选择合适的修复材料。对于变色牙，可先用过氧化氢类药物进行髓腔内漂白。修复时挑选适当颜色的复合树脂充填髓腔内层，可进一步调整牙颜色。

| 知识点2：修复材料的选择 | 副高：熟练掌握　　正高：熟练掌握 |

理想的修复材料应具有与牙体相类似的生物及机械特征。

使用贵金属材料时须在牙体组织制备固位型，固位力主要依靠机械固位及黏接力。间接修复体具有更自然的外形及表面光洁度，但金属材料的导电、导热及在口腔中的氧化腐蚀等问题仍难以克服。

陶瓷类材料在硬度、晶体性及美观性等方面更加贴近天然牙体，尤以釉质为甚。但陶瓷材料的脆性，使得备牙量相对较多，即须磨除更多牙体组织。

近年来，高分子复合树脂材料在临床愈发普及，其耐磨性、美观性及黏接性能的改进，使复合树脂黏接修复技术愈发成熟。据文献报道，复合树脂修复体的平均寿命可达10年，5年修复体完好率可达95%。然而，树脂修复的技术敏感性相对偏高，黏接条件较为严格。复合树脂的最大特点是适合临床椅旁修复，减少了复诊次数，极大地方便了患者。同时，由于材料的可塑性，备洞时无须考虑就位道等问题，可较大限度地保留正常牙体。但临床椅旁修复由于受到时间与环境的限制，难以在短时间内获得理想的外形与光洁度。

| 知识点3：修复方法的选择——不同修复方法的分析 | 副高：熟练掌握　　正高：熟练掌握 |

不同修复方法的分析：银汞合金由于美观因素与黏接力的局限性不适于根管充填后的牙体修复，其中尤以前牙及前磨牙为甚。玻璃离子水门汀能够与牙体产生化学结合力，可作为根管治疗后的过渡性修复材料或根管口的封闭材料。

复合树脂直接黏接修复的优点是可以保留更多的牙体组织，且一般情况下可一次完成。缺点包括邻面与接触点的恢复较为困难，容易出现食物嵌塞；缺损较大时须堆塑外形，对技术要求较高且费时；口内抛光难以达到理想效果等。

间接修复体包括嵌体、高嵌体、全冠和桩冠，其优点包括对邻面、接触点、殆面及轴面的恢复较好，修复体机械性能佳，寿命相对较长。缺点包括临床和技工室操作步骤多、耗时久、技术敏感性高；因修复体要求常须磨除较多牙体组织；复诊次数较多等。

| 知识点4：修复方法的选择——前牙根管治疗后的修复考虑 | |
| | 副高：熟练掌握　　正高：熟练掌握 |

前牙根管治疗后，如仅涉及髓腔入路的预备洞形，舌隆突基本保持完好，则可考虑采用

光固化复合树脂直接黏接修复。对于破坏程度中等的患牙，如唇面较为完整，冠方尤其是牙颈部的牙体组织保留较多，亦可考虑光固化复合树脂直接黏接修复，但要注意减少垫底材料的使用，以增加髓腔的黏接面积，加强黏接力。对于牙体变色的患牙，应先行髓腔内漂白。总之，黏接修复时为保证黏接力，应优先考虑增加黏接面积。

对于牙体组织丧失较多的前牙，如若颈部存在肩台空间，可选择全冠修复。如若颈部硬组织较少，无法保证足够抗力应对舌侧剪切力时，则须行桩冠修复。在如前牙深覆𬌗等负荷较大的病例，修复设计中要特别注意加强其抗折裂能力和抗脱位能力。

知识点5：修复方法的选择——前磨牙根管治疗后的修复考虑

副高：熟练掌握　　正高：熟练掌握

前磨牙在承受咬合力时，由于牙颈部较细，容易出现牙体劈裂，当边缘嵴遭到破坏时尤为如此。另外，前磨牙的牙颈部病损，如楔状缺损、酸蚀症、龋病等，较为多见，在根管治疗后，牙颈部剩余牙体往往较少，导致抗力进一步降低，因此，更易出现牙体自牙颈部的折断或近远中向的劈裂。

从受力角度考虑，前磨牙不宜选择直接嵌体修复，而应更多地考虑桩冠修复。直接黏接修复时，树脂可直接成核并深入到根管口，另外，可适当降低牙尖，采用牙尖覆盖方式，亦可获得较好的临床效果。

知识点6：修复方法的选择——磨牙根管治疗后的修复考虑

副高：熟练掌握　　正高：熟练掌握

磨牙所受的咀嚼负荷最大，因此，抗力是磨牙修复中须首要考虑的因素。如果根管治疗后患牙仅有开髓洞形大小的缺损，可行复合树脂直接黏接修复。注意材料应在髓室底及根管口形成有效黏接，同时应根据开髓范围和咬合力等因素评估劈裂风险。修复后可适当修整非工作尖以减少咀嚼时产生的拉应力，必要时降低牙尖高度，或采用覆盖牙尖的修复。

对于缺损涉及近中或远中壁的磨牙，如若缺损仅呈较窄的盒状洞型，且缺损区无须承受较大咬合力，可使用复合树脂直接黏接修复。其他情况则有劈裂的可能，修复体应对牙尖具有保护作用，可选择覆盖牙尖的修复方式，如高嵌体、全冠等。

对于缺损同时涉及近、远中壁，则应选择覆盖牙尖的修复方式。

采用直接树脂黏接修复进行后牙覆盖牙尖式修复时，可利用髓腔固位以达到较好的临床效果。操作时，须注意恢复咬合关系及轴面外形，且材料要有一定厚度（2mm）以承受咬合。为达到良好的黏接力，树脂黏接修复应尽可能暴露牙内壁，减少垫底材料，以增加树脂与牙本质的黏接面积。

根管治疗后牙体破坏严重的磨牙，由于髓腔和各种辅助固位形已无法提供足够的核固位力，一般采用桩冠修复。与前牙相比，后牙牙根相对细弯，根方牙本质薄弱，桩冠修复后易出现牙根折裂或侧穿等并发症。医师应充分了解各个牙的解剖形态及组织薄弱点，避免打桩时意外侧穿。

后牙牙冠体积较大，充分利用剩余牙体进行复合树脂黏接修复，可减少桩核固位的应用。根管治疗后的磨牙一般中心缺损较大，而周围剩余牙体组织较多，传统的冠修复会进一步减少周围剩余的牙体组织，使颈部牙体无法承受咬合力，导致最终采用桩冠修复。随着黏接技术与材料的发展与改良，磨牙的髓腔固位高嵌体修复的可行性与优势逐渐增加。

三、根管治疗后牙的椅旁修复

知识点 1：银汞合金充填修复术的适应证与禁忌证   副高：熟练掌握   正高：熟练掌握

（1）适应证：仅适用于对非手术开髓洞型的修复或作为成核材料时的修复。
（2）禁忌证：不适用于前牙和前磨牙的美观区域。

知识点 2：银汞合金充填修复术的方法   副高：熟练掌握   正高：熟练掌握

（1）直接充填：对于前牙舌侧的缺损、个别后牙的非手术开髓洞型、牙体缺损仅限于开髓洞型且缺损较小、计划行冠修复的病例，可在玻璃离子封闭根管口合并垫底后，直接用银汞合金充填，充填厚度应保证在 2mm 以上。
（2）银汞合金核：当位于牙颈部水平的髓腔周边牙本质可包绕银汞合金形成牙本质肩领时，可使用银汞合金成核，作为冠修复前的基底修复，也可在根管内放置适合的预成金属桩，再用银汞合金材料堆塑基底核，一般要求根管口上方充填材料有 2~3mm 厚，以保证强度。充填或堆积银汞合金前，要去净髓腔，特别是髓室底的临时充填材料，充分暴露牙体组织，将合金直接堆放在干净干燥的髓室壁上，并适当进入根管口下方 1~2mm。

知识点 3：复合树脂黏接修复的适应证   副高：熟练掌握   正高：熟练掌握

复合树脂黏接修复技术可适合于大部分类型的牙体缺损。当剩余牙体组织可提供较多黏接面积，且自身具有一定抗力时，均可使用。

知识点 4：复合树脂黏接修复的方法   副高：熟练掌握   正高：熟练掌握

（1）直接充填分层充填：采用分层充填可减少由于树脂聚合收缩对剩余牙体产生的应力。临床上应采用牙尖覆盖的修复方式，以避免根向楔力。
应用多种修复材料：流动树脂用于封闭根管口，弹性模量较高的树脂用于充填髓室以模拟牙本质，填料含量高的树脂用于充填外层，以模拟釉质。注意，选择垫底物时不能采用氧化锌等阻碍树脂聚合收缩的材料。

（2）复合树脂核：复合树脂核的原材料可采用专用的成核树脂，亦可以是弹性和强度均高的普通复合树脂。

与银汞合金核类似，当采用复合树脂成核时，患牙须具有足够的健康牙体组织以容纳及支持树脂核。另外，患牙边缘至少要有 2.0mm 以上的剩余牙体组织。足够的黏接面积可以防止微渗漏的发生，同时，防止黏接界面从内部降解，以延长黏接耐久性。

在保证剩余牙体组织抗力的前提下，应尽可能扩大黏接面积。髓腔内部欠规则的洞型为充足的黏接面积提供了客观条件。成核前，还可预先在根管内置入纤维桩；对于直接成核的患牙，树脂材料应进入根管口下方 1~2mm。操作过程中，要将黏接面的牙本质清理干净，不可遗留任何暂封材料。

知识点 5：椅旁 CAD/CAM 全瓷修复体 　　　　副高：熟练掌握　正高：熟练掌握

计算机辅助设计与计算机辅助制作（CAD/CAM）技术，是将光电子、计算机信息处理及自动控制机械加工技术用于制作嵌体、全冠等修复体的修复工艺，一般分为技工室 CAD/CAM 和椅旁 CAD/CAM。

椅旁 CAD/CAM 以德国 Sirona 公司研发的 Cerec 系统为代表，可制作与患牙预备形态精密匹配的多种修复体，如贴面、嵌体、高嵌体及全冠等。其最大优点是可一次完成修复体的设计与制作，无须复诊。牙体预备后，首先在口内取光学印模，于计算机进行修复体设计，设计完成后，配套的切削系统会自动加工并完成修复体。椅旁 CAD/CAM 系统精密度高，所用材料均质性高，技术敏感性低，修复体质量稳定，其对于邻面、接触点、咬合面及轴面外形等的恢复可达到甚至超过常规的间接修复体。对于根管治疗后的牙，无疑为 CAD/CAM 全瓷修复体提供了更多的黏接面积，尤其适合于接受嵌体冠、高嵌体、部分冠等修复方式。

四、根管治疗后牙的间接修复

知识点 1：高嵌体或部分冠的适应证和禁忌证 　　　副高：熟练掌握　正高：熟练掌握

（1）适应证：能够采用充填修复的牙体缺损原则上均可采用嵌体修复。

（2）禁忌证：对于牙体缺损较大，剩余牙体组织无法为嵌体提供足够固位或不能保证自身抗力的，不建议行嵌体修复。

知识点 2：高嵌体或部分冠的预备要点 　　　　副高：熟练掌握　正高：熟练掌握

（1）𬌗面应为修复体预留出足够空间，以增加修复体的抗力。

（2）冠内的固位形在保证固位力的前提下，应尽可能少地进入髓腔。

（3）应适当减小轴壁聚拢度以增加机械固位，内线角应尽量圆钝。

知识点 3：全冠　　　　　　　　　　　　　副高：熟练掌握　　正高：熟练掌握

一般认为，对于根管治疗后的后牙进行覆盖牙尖式的修复有助于提高患牙的使用寿命。因此，对于根管治疗后的后牙，如若对颌为自然牙，且尖窝关系良好，则优先考虑全冠修复。而对于根管治疗后的前牙，则主要从美观考虑，采用较为保守的修复方法。

利用冠方的剩余牙体组织形成牙本质肩领，可增加修复体固位力、增强牙抗力，对修复体的预后具有非常重要的影响。边缘龈以上剩余牙体组织越多，全冠修复的成功率就越高。但需要指出，不恰当的全冠修复设计与制作，会增加继发龋和牙周病的发病概率。

对于根管治疗后牙剩余组织不足的患牙，全冠修复前一般须先成核。其中，部分病例首先放置根管桩，然后制作基底核，另一部分病例则直接采用银汞合金或复合树脂成核，最后行全冠修复。有学者将冠内的桩与核统称为基底修复体。

在口腔修复学中牙本质肩领的作用极为重要，一般认为，牙本质肩领越长，牙体抗折能力越强，修复体固位越可靠。牙本质肩领的存在可抵抗牙在行使功能过程中受到的来自桩和冠侧方及水平方向的力，并增加修复体的固位和抗力。一般认为，成功的冠修复体与预备体（或基底修复体）之间必须符合以下 5 个条件。

（1）牙本质肩领（或牙本质轴壁高度）必须 >2mm。
（2）修复体与预备体的轴壁必须相互平行。
（3）修复体必须完全包绕牙。
（4）修复体边缘须置于牢固的牙结构上。
（5）全冠和预备体均不得侵犯牙周组织。

知识点 4：桩核的适应证　　　　　　　　　副高：熟练掌握　　正高：熟练掌握

牙冠剩余硬组织量少，单独使用全冠修复无法获得良好固位。

知识点 5：桩核的预备要点　　　　　　　　副高：熟练掌握　　正高：熟练掌握

预备桩道时须去除部分根充材料，在操作时要尽量防止冠方渗漏的出现。过粗的桩道预备会削弱牙的自身抗力，增加根折的危险。如若需要根管再治疗，则桩的去除会造成牙体抗力的进一步削弱。此外，非牙色桩核可能会影响冠的美学效果。

桩的长度须根据剩余骨量、根的解剖形态，根管充填质量及临床需求来决定。桩长应至少等于冠长，达到根管长度的 2/3，根尖部须保留至少 5mm 的根充材料，且桩于骨内的长度应大于根长的 1/2。

桩的直径由根管的解剖形态决定，直径过大会降低牙体抗力，增加根折风险。

对磨牙进行带桩修复甚至多桩修复时，应选择适合的根管，避免将桩置于细小弯曲的根管内，以防牙根在弯曲处出现应力集中而折断。核的制备可使用预成桩黏接，通过银汞合金、复合树脂成核。

具体的根管桩进入根管的长度与直径要求如下：

（1）对于较长的牙根，桩长应为根长的3/4。

（2）一般情况下，根尖区须保留5mm的根管充填材料，桩与根尖区牙胶无间隙。

（3）在可能的情况下，桩长应位于牙槽嵴顶下方4mm以上，以降低桩对牙本质的应力。

（4）应用于磨牙的桩，自髓室底向根方，长度不宜超过7mm，以避免备桩时于根管弯曲处侧穿。

（5）桩末端的直径，依据不同的牙位可有一定差异。下颌前磨牙为0.6~0.7mm，上颌中切牙为1.0~1.2mm。

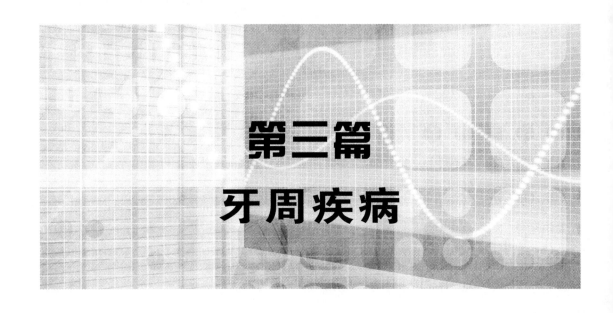

第三篇
牙周疾病

第一章 概 述

第一节 牙周组织应用解剖与生理

一、牙龈的应用解剖与生理

知识点1：牙龈的定义	副高：掌握 正高：掌握

牙龈是指覆盖于牙槽突表面和牙颈部周围的口腔咀嚼黏膜，由上皮及其下方的结缔组织构成，包括游离龈、附着龈和牙龈乳头三部分组成。

知识点2：游离龈	副高：掌握 正高：掌握

游离龈又称边缘龈，呈领圈状包绕牙颈部，宽约1mm，正常呈粉红色，菲薄而紧贴牙面。游离龈与牙面之间形成的空隙，称为龈沟。对于健康的牙龈，龈沟的组织学深度平均为1.8mm。临床上常用一个带有刻度的牙周探针来探查龈沟的深度，称为牙周探诊深度。正常的探诊深度不超过3mm。

知识点3：附着龈	副高：掌握 正高：掌握

附着龈与游离龈相连续，呈粉红色，质地坚韧，不能移动，其复层鳞状上皮的下方无黏

膜下层，而固有层紧附于牙槽骨表面，血管少，表面有橘皮样点彩（部分正常人也可无点彩）。牙龈发炎时，点彩减少或消失。

附着龈的根方为牙槽黏膜，两者之间有明显的界限，称膜龈联合。膜龈联合的位置在人的一生中基本恒定。牙槽黏膜的上皮薄，无角化，其下方的结缔组织较为疏松，且血管丰富，因而牙槽黏膜颜色深红，移动度大。

知识点 4：龈乳头　　　　　　　　　　　　　　　　　　副高：掌握　正高：掌握

龈乳头又称为牙间乳头，呈锥形，充满于相邻两牙接触区根方的楔状隙中，由游离龈和部分附着龈构成。每个牙的颊、舌侧乳头在邻面接触区下方汇合处略凹，称龈谷。该处上皮无角化，对局部刺激物的抵抗力较低，牙周病易发生于此。

牙龈有双重的血液供应，分别来源于牙槽骨间隔的血管、牙槽骨骨膜表面的血管以及牙周膜的血管，这些血管呈网状吻合。牙龈的神经主要来自三叉神经感觉支，如上、下颌神经的上、下牙槽支。

二、牙周膜的应用解剖与生理

知识点 1：牙周膜的定义　　　　　　　　　　　　　　　副高：掌握　正高：掌握

牙周膜又称为牙周韧带，是围绕牙根并连接牙根和牙槽骨的致密结缔组织，其最重要的成分是胶原构成的主纤维。主纤维成束状排列，一端埋入牙骨质，另一端埋入牙槽骨，将牙齿悬吊、固定于牙槽窝内。

根据牙周膜主纤维束的位置、排列方向和功能可分为斜纤维、牙槽嵴纤维、横纤维、根尖纤维、根间纤维。

知识点 2：斜纤维　　　　　　　　　　　　　　　　　　副高：掌握　正高：掌握

斜纤维是牙周膜中数量最多、力量最大的一组纤维，起自牙骨质，斜行向冠方进入牙槽嵴。其功能是承受咀嚼力，并将该力转变为牵引力并均匀传递到牙槽骨上。

知识点 3：牙槽嵴纤维　　　　　　　　　　　　　　　　副高：掌握　正高：掌握

牙槽嵴纤维起自结合上皮根方的牙骨质，斜行进入牙槽嵴，其功能是将牙向牙槽窝内牵引，并对抗侧方力。

知识点 4：横纤维	副高：掌握　正高：掌握

横纤维该组纤维在牙槽嵴纤维根方，它们呈水平方向走行，其一端埋入牙骨质，另一端埋入牙槽骨。

知识点 5：根尖纤维	副高：掌握　正高：掌握

根尖纤维此组纤维细小，位于根尖区，从牙骨质呈放射状进入牙槽窝底部的骨内。该组纤维可固定根尖，保护进出根尖孔的血管和神经。在根未完全形成的牙，无此纤维。

知识点 6：根间纤维	副高：掌握　正高：掌握

此纤维仅存在于多根牙各根之间，作用为防止多根牙向冠方移动。

牙周膜的纤维在静止状态下略呈波浪状，使牙有微小的生理动度。如上所述，牙周膜主纤维在位置、排列方向及功能虽不相同，但它们之间能够互相协调，共同支持和稳固牙齿，以完成咀嚼功能。

牙周膜的宽度（厚度）随年龄和功能状态而异，一般为 0.15~0.38mm，以牙根中部支点附近最窄，牙槽嵴顶和根尖孔附近较宽。

牙周膜含有丰富的血管和神经。血液供应来自牙龈的血管和上、下牙槽动脉进入牙槽骨的分支及牙槽动脉进入根尖孔前的分支，血管间相互吻合成网。牙周膜内丰富的神经纤维来自三叉神经，牙周膜通过三叉神经传递触、压和痛、温觉。故当牙周膜患急性炎症或临床叩诊检查时，患者能明确指出患牙的位置。

三、牙骨质的应用解剖与生理

知识点：牙骨质	副高：掌握　正高：掌握

牙骨质覆盖于牙根表面，硬度与骨相似。其中含 45%~50% 的无机盐、50%~55% 的有机物和水。牙骨质既属牙体组织，又属牙周组织，它参与稳固牙于牙槽窝内，承受和传递咬合力，参与牙周病变的发生和修复，它的新生也来源于牙周膜。

牙骨质近牙颈部最薄，向根方逐渐增厚。在牙颈部的釉质与牙骨质交界处为釉牙骨质界，有 3 种形式：60%~65% 的牙为牙骨质覆盖釉质，约 30% 的牙为两者端端相接，另外 5%~10% 为两者不相接，其间牙本质暴露。后一种形式，当牙龈退缩而牙颈部暴露后，易发生牙本质过敏。

四、牙槽骨的应用解剖与生理

知识点：牙槽骨 　　　　　　　　　　副高：掌握　正高：掌握

牙槽骨亦称牙槽突，是上、下颌骨包绕和支持牙根的部分。其中容纳牙根的窝称牙槽窝，牙槽窝的内壁称固有牙槽骨，它在 X 线片上呈围绕牙根的致密白线，又称硬骨板。当牙槽骨因炎症或创伤等而出现吸收时，硬骨板模糊、中断或消失。硬骨板是检查牙周组织的重要标志。牙槽窝在冠方的游离端称牙槽嵴，两牙之间的牙槽突叫牙槽间隔。

牙槽突是牙周组织中代谢和改建最活跃的部分。牙槽骨的改建受局部和全身因素的影响，局部因素如功能的需要和改变以及炎症等，全身因素可能是性激素、甲状旁腺素、骨钙素等。牙和牙槽骨经常承受𬌗力，在受到侧方压力时，在受压侧，牙槽骨发生吸收，受牵引侧有骨新生。生理范围内的𬌗力使骨的吸收和新生保持平衡，牙槽骨的形态和高度保持相对稳定。例如，当牙主动萌出完成，牙的邻面可因长期磨耗而变扁平，牙的近远中径变窄，牙在咬合力作用下趋向于近中移动，称为牙的生理性近中移动。牙的这种生理性近中移动就伴随着牙槽骨的重建，在牙的近中受压区牙槽骨吸收增加，远中面张力区形成新的束状骨层。

牙槽骨的主要功能是支持牙齿，使之固定于牙槽窝内以行使功能。

五、牙周组织的血液供应与神经支配

知识点1：牙周组织的增龄性变化 　　　　　　　副高：掌握　正高：掌握

随着年龄的增长，牙龈上皮角化程度降低，牙龈结缔组织中的细胞数量减少，细胞间质增加。

在牙周膜，增龄使弹性纤维增多，血管数量、细胞有丝分裂活性以及胶原纤维量减少，牙周膜宽度改变。

牙槽骨的增龄性改变与机体其他部位骨骼系统的增龄性改变相似，包括骨质疏松、血管减少、代谢率及修复功能下降。

知识点2：前牙美学区的临床特点 　　　　　　　副高：掌握　正高：掌握

牙齿的颜色、形状、排列通常引人注意，牙龈也是牙齿美学的一个重要指标。牙龈包绕每一个牙齿的颈部，在两牙之前的邻间隙有龈乳头凸向咬合面方向。因此，每牙局部的牙龈都呈现曲线轮廓。龈乳头的高度根据牙槽骨水平、生物学宽度、邻牙接触区的位置及牙根外展隙形态而定。龈乳头不足以充满楔状隙时，就会在两牙的邻间形成"黑三角"；龈乳头肿、大与其他部位龈乳头不协调，也会影响美观。

呈弧线形的龈缘，其最根方的点称为牙龈顶点。上颌侧切牙的牙龈顶点比中切牙和尖牙更近切缘方向 0.5~1mm。上颌中切牙与尖牙的牙龈顶点连线称为牙龈平面。该平面应与上颌切端曲线及下唇曲线相平行、一致；而且，还应与口角连线、瞳孔连线平行，或垂直于中线。如果不平行，则会影响美学平衡感，严重时需要手术进行矫正。

正常情况下，两侧牙龈位置与牙冠形态一样，也是对称的，两个中切牙的牙龈顶点也应在同一水平线上。牙位置及排列异常则可以破坏龈缘曲线的一致性和对称性，造成临床上的美学障碍，应进行相应的治疗。

第二节　牙周病的分类和流行病学

一、牙周病的分类

知识点 1：菌斑性牙龈病	副高：熟练掌握　正高：熟练掌握

此类疾病主要发生在没有附着丧失的牙周组织，也可发生于虽已有附着丧失，但附着水平稳定且不进展的牙周组织。

（1）仅与牙菌斑有关的牙龈炎：①不伴其他局部促进因素；②伴有局部促进因素。

（2）受全身因素影响的牙龈病：与内分泌系统有关：①青春期龈炎；②月经周期性龈炎；③与妊娠期有关：牙龈炎、化脓性肉芽肿；④伴糖尿病的牙龈。与血液有关，如伴白血病的牙龈及其他。

（3）受药物影响的牙龈病：即药物性牙龈病，如药物性牙龈肥大；药物性牙龈炎，口服避孕药及其他。

（4）受营养不良影响的牙龈病：①维生素 C 缺乏性牙龈；②其他。

知识点 2：非菌斑性龈炎病变	副高：熟练掌握　正高：熟练掌握

（1）特殊细菌引起的牙龈病：淋病奈瑟菌；苍白密螺旋体；链球菌；其他。

（2）病毒性牙龈病：疱疹病毒感染（原发性疱疹性口角炎、复发性口腔疱疹、水痘-带状疱疹病毒感染）及其他。

知识点 3：真菌性牙龈病	副高：熟练掌握　正高：熟练掌握

念珠菌感染：广泛性牙龈念珠菌；线性牙龈红斑；组织胞浆菌斑。

知识点 4：遗传性牙龈病损	副高：熟练掌握　正高：熟练掌握

遗传性牙龈纤维瘤；其他。

知识点5：全身病的牙龈表现　　　　　副高：熟练掌握　正高：熟练掌握

（1）皮肤黏膜病损：扁平苔藓、类天疱疮、寻常性天疱疮、多型性红斑、红斑狼疮、药物性、其他。

（2）变态反应：牙科修复材料包括汞、镍、丙烯酸树脂及其他；对牙膏、漱口水、口香糖添加剂、食品及添加剂等物质的反应；其他。

知识点6：创伤性病损　　　　　　　　副高：熟练掌握　正高：熟练掌握

包括人为的、医源性、意外损伤，如化学性损伤、物理性损伤、温度性损伤。

知识点7：牙周炎　　　　　　　　　　副高：熟练掌握　正高：熟练掌握

慢性牙周炎（分为局限性和广泛性）、侵袭性牙周炎（分为局限性和广泛性）、反映全身疾病的牙周炎（包括血液疾病和遗传性疾病）、坏死性牙周病（坏死性溃疡性牙龈炎、牙周炎）、牙周组织脓肿（包括龈炎脓肿、牙周脓肿、冠周脓肿）、伴牙髓病变的牙周炎（牙周-牙髓联合病损）。

知识点8：发育性或后天性异常　　　　副高：熟练掌握　正高：熟练掌握

（1）促进菌斑性牙龈病或牙周炎的局部牙因素。
（2）牙齿周围的膜龈异常。
（3）无牙区的膜龈异常。
（4）咬合创伤。

知识点9：1999年新分类法简介　　　　副高：熟练掌握　正高：熟练掌握

1999年美国牙周学会组织召开了牙周病分类的国际研讨会，根据当时的最新科学资料及概念达成共识，提出新的分类法和对某些疾病/状况的定义及说明。该新分类法的主要变动为：

（1）增加了牙龈病的分类，主要分为菌斑性牙龈病和非菌斑性牙龈病两大类。
（2）用"慢性牙周炎"取代"成人牙周炎"。
（3）用"侵袭性牙周炎"取代"早发性牙周炎"。
（4）建议取消快速进展性牙周炎的命名。大多数广泛型青春前期牙周炎实际上都患有某些全身疾病，应归类为"反映全身疾病的牙周炎"，对全身健康的牙周炎患儿，分别诊断为慢性牙周炎或侵袭性牙周炎。

（5）顽固性牙周炎缺乏明确定义，不能算独立疾病。

（6）将坏死性溃疡性牙龈炎与坏死性溃疡性牙周炎合并称为坏死性溃疡性牙周病。

（7）将牙周脓肿、牙周-牙髓联合病变、软硬组织的先天或后天形态异常等单独列出。

二、牙周病的流行情况及发病因素

知识点 1：牙龈炎	副高：熟练掌握　正高：熟练掌握

国内外调查显示总的规律是牙龈炎在儿童和青少年中较普遍，患病率在 70%~90%，牙龈炎最早可见于 3~5 岁的儿童，随着年龄的增长，其患病率和严重性也逐渐增加，到青春期达到高峰，几乎所有的儿童都有或轻或重的牙龈炎。青春期后，牙龈炎的患病率随年龄的增长而缓慢下降。在发达国家，随着口腔卫生保健措施的实施和口腔卫生习惯的改善，牙龈炎的患病率正逐年缓慢下降。

知识点 2：牙周炎	副高：熟练掌握　正高：熟练掌握

多数人罹患的牙周炎为轻至中度。重症牙周炎仅累及少数人群，重症者可能只占人群的 5%~20%。

牙周炎的患病率和严重性随年龄增高而增加。35 岁以后患病率明显增高，50~60 岁时达高峰，此后患病率有所下降，这可能是一部分牙周破坏严重的牙已被拔除的缘故。失牙是未经治疗的牙周炎的最终结局。

随着人们口腔卫生保健措施的实施和口腔卫生状况的改善，牙龈炎和轻中度牙周炎患病率将逐年下降。

知识点 3：牙周病损具有部位特异性	副高：熟练掌握　正高：熟练掌握

同一患者的口腔内，各个牙的病情是不一样的；同一个牙的各个牙面的病损也不一致。牙石的分布也有其部位特征性并与牙槽骨吸收的严重性分布一致，下前牙以及上颌第一磨牙牙石最多。一般而言，牙周炎时牙槽骨吸收程度，以邻间区重于颊侧和舌侧，上颌较下颌为重，但前牙区的牙槽骨破坏则是下前牙重于上前牙。慢性牙周炎的下颌骨吸收明显高于上颌骨，侵袭性牙周炎也是下颌骨吸收重于上颌，其中尤以下切牙和下第一磨牙为重。

根据菌斑、牙石量、炎症程度以及牙槽骨吸收程度等综合分析的结果表明，各个牙罹患病的概率、次序如下：最易受累的为下颌切牙和上颌磨牙；其次是下颌磨牙、尖牙和上颌切牙、前磨牙；最少受累的为上颌尖牙和下颌前磨牙。

知识点 4：牙周病和龋齿的关系　　　　　　副高：熟练掌握　正高：熟练掌握

关于龋齿和牙周病发生之间的关系尚无定论。龋病和牙周病虽然都以牙菌斑为共同病因，但其菌斑中细菌的组成不同，主要致病菌所在的菌斑位置不同，发病机制和临床表现也迥异，为各自独立的疾病。

知识点 5：牙周病的影响因素　　　　　　　副高：熟练掌握　正高：熟练掌握

（1）口腔卫生不良：口腔卫生不良造成菌斑、牙石和软垢的堆积，是影响牙周病流行和破坏最重要的因素。

（2）年龄：年龄与牙周病的关系密切。老年人的牙周附着丧失重于年轻人，单纯的牙龈炎多见于年轻人和儿童。

（3）性别：牙周病严重程度一般为男性重于女性。

（4）地区：经济、文化落后地区的人群牙周病的患病率和严重程度均高于发达地区；但将这些资料按口腔卫生水平来分组进行比较时，则地区间的差别即消失，提示影响牙周健康的因素主要取决于口腔卫生，而其他因素为次要因素。

（5）吸烟：吸烟者病情重。

（6）全身性疾病：如糖尿病、血液疾病等。

（7）特定的微生物感染：如牙龈卟啉单胞菌、伴放线聚集杆菌、福赛坦菌、中间普氏菌的感染等。

（8）不良习惯嚼槟榔习惯可加重牙周炎症。

（9）某些基因背景，如白细胞介素-1 基因多态性等。

第二章 牙周病的病因与促进因素

第一节 牙周病微生物学

| 知识点1：口腔正常菌群 | 副高：掌握 正高：掌握 |

口腔是细菌生长的最佳场所，其温度、湿度和营养均适合细菌的生长。在人的口腔内已分离出500多种不同微生物，有需氧菌、兼性厌氧菌和专性厌氧菌，还有真菌、酵母菌、支原体、原虫和病毒等其他微生物，其中的大多数为口腔正常菌群或称固有菌群，也有一些为某些情况下短暂发现的过路菌。

牙周菌群不是稳定不变的，它们的种类和数量可随口腔卫生习惯、饮食、年龄等口腔局部或全身情况变动，所谓的口腔正常菌群是相对的。

| 知识点2：牙菌斑生物膜的新概念 | 副高：掌握 正高：掌握 |

1898年，Hlack首先把菌斑这一名词引入口腔医学，牙菌斑被描述为牙面上胶粘的细菌斑块。目前，牙菌斑生物膜的新概念认为：牙菌斑是一种细菌性生物膜，为基质包裹的互相黏附，或黏附于牙面、牙间，或修复体表面的软而未矿化的细菌性群体，不能被水冲去或漱掉。该概念强调牙菌斑生物膜是以整体生存的微生物生态群体，它不同于悬浮的单个细菌，细菌凭借生物膜的独特结构，黏附在一起生长，使细菌附着很紧，难以清除；另一方面，菌斑生物膜的形成是一种适应过程，使细菌能抵抗表面活性剂、抗生素或宿主防御功能等的杀灭作用，长期生存，并使各种细菌能在合适的微环境中发挥不同的致病作用。

| 知识点3：牙菌斑生物膜的形成 | 副高：掌握 正高：掌握 |

牙菌斑生物膜的形成过程大致可分为3个基本阶段。

（1）获得性薄膜形成：最初由唾液蛋白或糖蛋白吸附至牙面，形成一层无结构、无细胞的薄膜。它形成的速度很快，在刚清洁过的牙面上，数分钟内便可形成，1~2小时迅速成层增厚，厚壁为1~10μm，在龈缘区较厚，牙尖区较薄，具有选择性吸附细菌至牙面的作用，可促进早期细菌黏附定植及共聚，能决定细菌附着的顺序。

（2）细菌黏附和共聚：获得性薄膜一旦形成，口腔内细菌便陆续地黏附于薄膜，细菌表面与宿主组织表面间存在着高度选择性，仅少数细菌具有直接黏附于薄膜的能力。不同类型细菌表面的相应分子间的互相识别黏附称为共聚，例如，由一种细菌的糖类与另一种细菌相应的植物凝集素样蛋白产生特异的蛋白酶性连接。

（3）菌斑生物膜成熟：细菌通过黏附和共聚相互连接、增生，导致菌斑细菌数量和种类增多，形成复杂菌群。在菌斑成熟过程中，细菌定植有一定的顺序，首先吸附到牙面的是革兰阳性球菌，链球菌占优势，然后是丝状菌、放线菌，以后随着菌斑的成熟，细菌种类逐渐增多，菌斑大小和厚度增加，厌氧菌、能动菌和螺旋体如弯曲菌、密螺旋体和梭形杆菌等比例上升。一般 12 小时的菌斑便可被菌斑染色剂显示，9 天后便形成各种细菌的复杂生态群体，10~30 天的菌斑发展成熟达高峰。

知识点 4：牙菌斑生物膜的结构   副高：掌握   正高：掌握

在聚焦显微镜下观察牙菌斑生物膜，可见不同生物量的细菌群体被获得性薄膜和胞外基质包裹着，内部为大小不等的水性通道所间隔，通道内有液体流动。

知识点 5：菌斑微生物作为牙周病始动因子的证据   副高：掌握   正高：掌握

大量的实验研究、流行病学资料和临床观察证明，牙周病是菌斑微生物引起的感染性疾病，菌斑微生物是引发牙周病的始动因子，是造成牙周组织破坏的必须因素，证据如下。

（1）实验性龈炎观察：1965 年，Loe 等选择 12 名牙周健康的牙科学生，停止口腔卫生措施，使菌斑在牙面积聚，10~21 天后均发生了实验性龈炎，菌斑量增多，牙龈有炎症、出血。菌斑的组成发生改变，牙周健康时菌斑中革兰阳性球菌和短杆菌占 90% 以上，龈炎形成过程中则逐渐减少至 45%~60%。恢复口腔卫生措施，清除牙面菌斑后，发炎的牙龈全部在 1~8 天内恢复健康。此试验有力地证明了菌斑的堆积可直接引起牙龈炎症。此后在动物试验中还证实长期的菌斑堆积可导致牙周炎的发生。

（2）流行病学调查：流行病学调查发现牙周病的分布、患病率和严重程度与该人群的口腔卫生情况、菌斑积聚多少呈正相关。口腔卫生差、菌斑积聚者，牙周病的患病率明显高于口腔卫生好者。局部如无牙菌斑、修复体和其他机械刺激，则很少引起牙龈炎症。

（3）机械除菌或抗菌治疗效果：采用机械清除菌斑的方法，如洁治、刮治、根面平整等，临床上可见牙龈炎症和肿胀消退，出血、溢脓停止，对阻止牙周组织破坏有效，甚至可促进修复，袋内的细菌数也明显减少。抗菌药物对急性坏死溃疡性龈炎有效，是明确提供细菌病因的直接例子。大量临床观察表明抗菌疗法，如用甲硝唑、替硝唑、四环素、氯己定（洗必泰）、螺旋霉素等，治疗牙龈的炎症和牙周炎有一定疗效，能缓解症状。

（4）宿主免疫反应：在牙周病患者的血清或龈沟液内，常可检测到对牙周可疑致病菌的高滴度特异抗体，这种抗体反应在牙周病治疗后下降。

（5）动物实验研究：无菌动物实验证明仅有牙石或丝线结扎等异物刺激，如无菌，不会引起龈炎，而用加有细菌的食物饲养，则可造成实验动物的牙周炎症，并有组织学证据表明细菌积聚与牙周破坏、骨吸收有关。

知识点6：牙菌斑生物膜的分类　　　　　　　　副高：掌握　正高：掌握

菌斑在口腔卫生不良时积聚，菌斑积聚不是持续增加的，它受多种因素影响。不同个体之间，即使同一口腔的不同部位之间，菌斑形成的速度和成分差别也很大。牙菌斑根据其所在部位，以龈缘为界，分为龈上菌斑和龈下菌斑两种。

（1）龈上菌斑：龈上菌斑位于龈缘以上，主要分布在近牙龈1/3的牙冠处和其他不易清洁的部位，如窝沟、裂隙、邻接面、龋洞表面等，主要由革兰阳性需氧菌和兼性菌组成，与龋病的发生、龈上牙石形成有关，对牙周组织有危害的主要是龈缘附近的龈上菌斑，在近龈缘的成熟龈上菌斑的外表面，常见到细菌聚集成"玉米棒"状或"谷穗"状。

（2）龈下菌斑：龈下菌斑位于龈缘以下，分布在龈沟或牙周袋内，可分为两部分。

附着性龈下菌斑：它由龈上菌斑延伸到牙周袋内，附着于牙根面。健康的牙龈因龈沟较浅，龈下菌斑量少，当牙龈炎症使龈沟加深或形成牙周袋后，龈下菌斑量随之增加。主要为革兰阳性球菌及杆菌、丝状菌，还可见少量革兰阴性短杆菌和螺旋体等，它与龈下牙石的形成、根面龋、根面吸收及牙周炎有关。

非附着性龈下菌斑：它位于附着性龈下菌斑的表面，为结构较松散的菌群，直接与龈沟上皮或袋内上皮接触，主要为革兰阴性厌氧菌，如牙龈卟啉单胞菌，福赛坦氏菌和具核梭杆菌等，在牙周炎快速发展时，非附着龈下菌斑明显增多，与牙周炎的发生发展关系密切，认为是牙周炎的"进展前沿"，毒力强，与牙槽骨的快速破坏有关。

知识点7：牙菌斑的生态学　　　　　　　　　　副高：掌握　正高：掌握

牙菌斑内细菌之间以及与宿主之间的相互作用称牙菌斑生态系。

龈上菌斑直接暴露于口腔，易受口内食物作用及咀嚼摩擦作用的影响，还易受唾液冲洗和宿主防御成分的影响，细菌积聚受限。

龈下菌斑藏匿在龈沟或牙周袋内，它受解剖空间限制，比较薄，其生长主要受物理空间和宿主先天性防御系统的制约，牙周健康者可供细菌生长的龈下空间有限，在加深的牙周袋中，龈下细菌不断扩展生长空间，而宿主则通过完整的上皮细胞屏障以及其他先天性防御功能来限制其扩展。龈下菌斑所处的环境较龈上菌斑具保护性，如缺乏唾液冲洗和自洁作用，不易受唾液防御成分的影响。龈沟或牙周袋是一个相对停滞的环境，使不易黏附于牙面的细菌有可能定居下来。龈沟液与血清成分相似，内含先天性和获得性免疫成分如溶菌酶、中性粒细胞、单核细胞、淋巴细胞、补体、抗体、IL-8等，对龈下细菌的抑制作用均较肯定。

知识点8：菌斑的致病学说 副高：掌握 正高：掌握

在为数众多的口腔细菌中，究竟哪一种细菌是牙周病的致病菌，迄今仍是一个悬而未决的问题。近一百多年来关于牙周病的细菌病因，由于时代背景、研究方法、认识观点不同，形成了争论最激烈的两大学派：非特异性菌斑学说和特异性菌斑学说。

（1）非特异性菌斑学说：非特异性菌斑学说强调菌斑细菌的量，认为牙周病的发生发展是菌斑内总体微生物联合效应的结果，即由非特异性的口腔菌群混合感染所致。其主要依据是：将健康者或牙周病患者的牙菌斑悬液接种于动物皮下，均可引起脓肿；临床上看到菌斑牙石多者，牙龈炎症较重；总体清除菌斑或减少菌斑量，对治疗牙周病有效。然而此观点不能解释：为何有的患者仅某些牙发生牙周破坏，而另外一些牙却不受侵犯；为何有些人菌斑、牙石很多，龈炎很严重，年代经久，却不发展成牙周炎；相反，有些人仅有少量菌斑，却发生严重的牙周组织破坏。

（2）特异性菌斑学说：该学说认为牙周病可能是一组病因和进程各异而临床症候相似的疾病，即认为不同类型的牙周病由不同的特异性细菌所致。在为数众多的口腔微生物中，绝大多数细菌是口腔固有菌群，只有少数具毒力和能损害宿主防御功能的特殊致病菌，才对牙周病的发生发展起关键作用。虽然各方面研究支持特异性菌斑学说的观点，究竟何种细菌是何型牙周病的特殊致病菌，迄今仍无定论；临床上似乎还没有仅去除特殊致病菌，保留其他细菌而治愈牙周病的足够证据，某些证明有效抑制致病菌的药物，如四环素、螺旋霉素、甲硝唑等，多属广谱抗菌药。

（3）菌群失调学说：折中的观点认为牙周病是一组由不同病因引起的疾病，某些类型的牙周病可能是由外源性的特殊致病菌感染所致，而另一些类型可能由内源性的口腔固有菌群比例失调或某些细菌过度增生而形成机会性致病菌所致。

从微生态角度来看，口腔是一个复杂完整的生态区，由众多生态系组成，每个生态系的生物都可能与口腔的健康和疾病有关。某些重要的毒性菌株并非单独致病，可与其他菌共同或先后作用，导致疾病发生和加重。

知识点9：牙周致病菌 副高：掌握 正高：掌握

牙周菌斑中绝大多数细菌为口腔固有菌群，在为数众多的口腔微生物中，通过研究发现仅少数细菌（约30种）与牙周病的发生、发展密切相关。在各型牙周病的病损区，常可分离出一种或几种优势菌，它们具有显著的毒力或致病性，能通过多种机制干扰宿主防御能力，具有引发牙周破坏的潜能，称为牙周致病菌。

1996年召开的世界牙周病研讨会上，专家们一致认为其中11种微生物与牙周病密切有关，为重要的牙周致病菌。其中证据充分的致病菌有：伴放线聚集杆菌、牙龈卟啉单胞菌、福赛坦菌。中等证据的致病菌：直肠弯曲杆菌、缠结优杆菌、具核梭杆菌、中间普氏菌、变黑普氏菌、微小微单胞菌、中间链球菌、齿垢密螺旋体。

知识点10：牙周微生物的致病机制	副高：掌握　正高：掌握

菌斑细菌可通过毒性产物进入或细菌本身侵入牙周组织，直接破坏牙周组织；或通过抑制宿主的防御功能而引发变态反应等，间接地损害牙周组织。

（1）牙周定植、存活和繁殖：细菌首先必须附着于组织，选择性地直接附着于口腔特定部位组织表面，或识别已附着在组织上的细菌，间接地附着至组织表面，并在营养环境中生长繁殖，才能引起组织破坏。细菌在宿主组织环境中繁殖的本能，由细菌的遗传特性所决定，还要具有抑制宿主防御功能的能力，否则就可能被宿主杀死或清除。

（2）入侵宿主组织：细菌附着后，其抗原成分和（或）毒性产物引发白细胞的趋化、吞噬以及炎症过程，造成表面组织的损伤，细菌及产物通过上皮细胞及细胞间隙入侵表层下组织。

（3）抑制或躲避宿主的防御功能：致病菌单靠在营养环境中的生长繁殖能力是不够的，它们还必须抑制宿主的防御功能、非特异性免疫功能，特别是吞噬细胞。疾病的临床结局取决于细菌的侵袭、攻击与宿主的防御、修复能力之间的相互作用，结局可以是宿主征服细菌，或是细菌破坏组织，或者是介乎两者之间的多种多样情况，如患牙周炎时就可有活动期和静止期的交替出现。

（4）损害宿主的物质：细菌的抗原成分、各种酶，毒素及许多代谢产物，可直接刺激和破坏牙周组织，或引起牙周组织局部的免疫反应，造成组织损伤，归结起来可分为以下4大类。

菌体表面物质：如内毒素、脂磷壁酸、外膜蛋白等。

有关的致病酶：如透明质酸酶、链激酶、胶原酶、硫酸软骨素酶等。

毒素：如白细胞毒素、抗中性粒细胞因子。

代谢产物：如有机酸、硫化氢、吲哚、氨等。

第二节　牙周病的局部促进因素

知识点1：牙垢	副高：熟练掌握　正高：熟练掌握

牙垢是牙面上软而黏的沉积物，呈白色或黄色，肉眼可见，附着在牙面、牙龈和修复体上，由食物碎屑、脱落上皮细胞、白细胞、微生物、唾液蛋白质和脂类混合而成。牙垢不如菌斑附着牢固，能被刷牙、漱口及冲洗液去掉，但彻底清除仍需洁治。

| 知识点2: 牙石的定义 | 副高: 熟练掌握 | 正高: 熟练掌握 |

牙石是附着在牙面或修复体表面的钙化或正在钙化的菌斑，由唾液或龈沟液中的钙盐逐渐沉积而成，不易除去。

| 知识点3: 牙石的分类 | 副高: 熟练掌握 | 正高: 熟练掌握 |

按牙石沉积的部位分为龈上牙石和龈下牙石两类。

（1）龈上牙石：沉积在临床牙冠，肉眼可见到的牙石称龈上牙石，呈浅黄或白色，常因烟、茶、药物、食物色素等染色而加深。龈上牙石沉积快，数量多，质较软，如黏土块，易自牙面剥离和再沉积。龈上牙石的矿物质主要来自唾液，因此，易沉积在下颌前牙的舌面和上颌磨牙的颊面，也可沉积在无咀嚼功能的牙面上，如错位牙、无对颌牙和废用牙的牙面上。

（2）龈下牙石：沉积在龈缘以下的牙面上称为龈下牙石，附着在龈沟或牙周袋内的根面，不能直接看到，需用探针才能查到，有时在X线片上也可见到，呈黑褐色。龈下牙石沉积慢，数量少，质较硬，呈砂粒或片状，附着牢固，不易去除。龈下牙石矿物质成分主要来自龈沟液和血清。

| 知识点4: 牙石的成分 | 副高: 熟练掌握 | 正高: 熟练掌握 |

无机盐占70%~80%，其中钙约占40%以上，磷约占20%. 还有镁、钠、碳酸盐和铜、锌等微量元素，其余为有机物和水。

龈下牙石的组成与龈上牙石略有不同，其钙磷比例较高，不含唾液蛋白质。

| 知识点5: 牙石的形成过程 | 副高: 熟练掌握 | 正高: 熟练掌握 |

牙石的形成包括3个步骤，即获得性膜形成、菌斑成熟和矿物化。一是有菌斑的形成和菌斑的聚集，是矿化的核心；二是菌斑的矿化，即矿物质沉积。菌斑形成两周后矿化即可达到2/3以上，表面又有新菌斑形成，再矿化，反复进行，使菌斑体积增大。唾液中的钙、磷等矿物盐呈过饱和状态，是龈上牙石中无机盐的主要来源。牙石形成的速度因人而异，同一口腔不同牙位的沉积速度也不同，这与机体代谢、唾液成分、龈沟液、菌斑多少、食物种类和口腔卫生等因素有关。

| 知识点6: 牙石的致病作用 | 副高: 熟练掌握 | 正高: 熟练掌握 |

牙石与牙周病的关系密切，流行病学调查表明，牙石量与牙龈炎症之间呈正相关。虽然

牙石本身坚硬粗糙，对牙龈可能有一定的机械刺激，但牙石的致病作用主要是由于表面粗糙的牙石为菌斑继续积聚提供良好部位，能加快菌斑的形成速度，引起组织炎症反应。此外，牙石的多孔结构也容易吸收大量的细菌毒素，牙石也妨碍口腔卫生措施的实施，因此牙石也是牙龈出血、牙周袋加深、牙槽骨吸收、牙周病发展的一个重要致病因素，在治疗中务必去除牙石。

知识点 7：垂直型食物嵌塞　　　　　　　　　　　副高：熟练掌握　　正高：熟练掌握

咀嚼压力将食物从𬌗面以垂直方向嵌入牙间隙内。不易剔除，局部有明显的胀痛感。由于牙龈组织受压和刺激，常引起牙龈炎、牙龈脓肿、牙龈退缩和牙周深层组织的破坏。垂直型食物嵌塞的原因有以下几种。

（1）来自对颌牙的楔力或异常的𬌗力：①牙形态异常，某个牙尖过高或位置异常，或不均匀磨耗形成尖锐牙尖或边缘嵴，在咬合时，牙尖像楔子一样将食物塞进相对的牙间隙中，引起食物嵌塞；②不均匀磨损或牙倾斜，使相邻两牙的边缘嵴高度不一致，呈"阶梯状"，在对𬌗时将食物挤进牙间隙；③在上下颌牙对咬时发生的水平分力，可使牙间暂时出现缝隙。

（2）邻面接触异常：相邻两牙失去正常接触关系，造成接触区不良或无接触，出现缝隙，致使食物嵌塞。如牙列不齐、牙错位或扭转、邻面龋、修复体未恢复正常邻接区，缺失牙未及时修复，邻牙倾斜使相邻牙失去接触，牙周病致牙松动、移位等。

（3）由于磨损使食物外溢道消失，致使食物被挤入牙间隙。

知识点 8：水平型食物嵌塞　　　　　　　　　　　副高：熟练掌握　　正高：熟练掌握

水平型食物嵌塞由于龈乳头退缩或手术后牙龈退缩，支持组织高度降低，使龈外展隙增大，进食时食物碎块由于咬合力及唇、颊和舌的运动而被压入牙间隙内。

临床上检查食物嵌塞的原因时，常可发现数个因素并存，应逐一发现并全部解决。

知识点 9：𬌗创伤的概念　　　　　　　　　　　副高：熟练掌握　　正高：熟练掌握

不正常的𬌗接触关系或过大的𬌗力，造成咀嚼系统各部位的病理性损害或适应性变化称为𬌗创伤。

正常的咬合力对牙周组织是一种功能性刺激，对保持牙周组织的正常结构和代谢是必需的。如当对颌牙缺失时，失去功能的牙支持组织发生变化，X 线片上可显示牙槽骨稀疏。健康的牙周组织对于增大𬌗力具有一定的生理性适应调整能力，这种适应能力因人、因牙、因𬌗力的大小、方向和持续时间而异。在生理情况下，随咬合力增加，牙周膜增厚，牙周纤维增粗，牙槽骨密度增加。

从𬌗力与牙周组织两方面考虑，𬌗创伤可分为：

（1）原发性𬌗创伤，异常的𬌗力作用于健康的牙周组织。

（2）继发性𬌗创伤，𬌗力作用于病变的牙周组织，或经过治疗的支持组织减少的牙齿。由于支持组织的减少，使正常的𬌗力变成了超负荷，导致了继发性𬌗创伤。

（3）原发性和继发性𬌗创伤并存，在临床上患者的病因常两者并存，难以区分原发性和继发性𬌗创伤。

知识点 10：造成𬌗创伤的因素　　　　　　　·　副高：熟练掌握　　正高：熟练掌握

创伤是由于咬合力和牙周支持力之间不平衡所产生的，因此造成创伤的因素应从咬合力和支持力两方面来考虑。

（1）咬合力异常即为原发性创伤，与力大小、分布、方向、频率及持续时间有关，其中以力的作用方向最为重要。

1）咬合力方向：牙在咀嚼运动过程中，可以承受来自各个方向的咬合力，咬合压力的方向大致可分为 3 种。

垂直压力：与牙体长轴平行的咬合力称为垂直压力。由于牙周主纤维的排列呈水平或斜行方向，因此，对与牙长轴一致的垂直压力具有最大的耐受性。但过大的垂直压力可使根尖区的牙周组织受压，造成根尖区骨吸收。

侧向压力：与牙体长轴呈大于 45°角的咬合力称为侧向压力或水平力。侧向压力使受力一侧的牙周膜纤维受压，另一侧的纤维受牵引，可使受压侧的牙槽骨吸收，甚至使牙移位。

扭转力：使牙发生扭转的咬合力称为扭转力。扭转力对牙周组织的损伤最大。

2）咬合分布不均匀：如果在咬合活动时，在全口牙未接触前，有个别牙或者几个牙先发生接触，这种情况称为早接触，比同颌其他牙先接触的牙称为早接触患牙。整个牙列的咬合力分布不均匀，集中在某个或某几个有早接触的患牙上，使之受到超过其承受范围的过大咬合压力，便可引起牙周支持组织损伤。早接触可发生在牙排列紊乱、过高的修复体、牙移位或倾斜、深覆𬌗、𬌗面形态异常及牙尖干扰等情况。

（2）牙周支持力不足时即继发性创伤，由于牙周支持组织的病变，如牙槽骨吸收、牙槽骨萎缩、牙周纤维疏松、排列紊乱，使牙周支持力量不足，此时即使正常的咬合力量，也可成为过重的负担，而导致牙周组织损伤。

知识点 11：𬌗创伤与牙周炎的关系　　　　　　副高：熟练掌握　　正高：熟练掌握

目前关于创伤𬌗对牙周组织作用的认识如下：

（1）单纯、短期的𬌗创伤不会引起牙周袋，也不会引起或加重牙龈的炎症。

（2）𬌗创伤会增加牙的动度，但动度增加并不一定是诊断𬌗创伤的唯一指征，因为牙周膜增宽和牙松动可能是以往𬌗创伤的结果。

（3）当长期的殆创伤伴随严重的牙周炎或明显的局部刺激因素时，它会加重牙周袋和牙槽骨吸收，这种加重作用的真正机制尚不明了。

（4）自限性牙松动在没有牙龈炎症的情况下，不造成牙周组织的破坏。在牙周炎的治疗中，消除炎症是第一位的；在正畸治疗前必须先治疗已有的牙龈炎症。

因此，可以说牙周炎的始动因子是细菌，疾病的本质是炎症及其导致的牙周组织破坏，而炎症扩展至牙周支持组织的途径和破坏的程度，则在一定程度上受咬合力的影响，因此，殆创伤是一个重要的促进因素。

| 知识点 12：解剖因素 | 副高：熟练掌握　正高：熟练掌握 |

（1）牙体解剖因素：牙体的特殊结构，如根分叉、根面凹陷；牙体解剖异常，如颈部釉突、釉珠或腭侧沟等易使细菌向根部侵袭、定植，促进牙周炎的发生发展。

（2）牙排列异常：牙位异常和错位、扭转、过长或萌出不足等这些情况均易造成接触点位置改变或边缘嵴高度不一致，有利于菌斑堆积或造成殆创伤、食物嵌塞等情况，而促使牙周炎发生或加重。

（3）冠根比例失调：牙周炎患者、牙周受治疗或手术后，或其他原因造成牙周支持组织高度降低，牙槽骨吸收，特别在各个面的牙槽骨均有不同程度吸收时，临床牙冠变长，冠根比例失调，牙周膜内的应力随牙槽骨高度的降低而逐渐增大，牙槽骨吸收超过根长的20%以后，应力的增长幅度明显增大，因而可进一步造成牙周组织创伤。

（4）骨开裂或骨开窗：在上、下颌的前牙区、下前磨牙区及上颌第一磨牙区，由于唇颊侧骨板很薄，牙的颊向错位、牙隆凸过大或骨质吸收等，可能发生牙槽嵴畸形，根面的骨覆盖区可被剥裸，根面仅覆盖牙周膜和增厚的牙龈，易发生牙龈退缩或深牙周袋。若骨剥裸区延伸至边缘，即出现 V 形的骨质缺损，称为骨开裂，易引起牙龈呈 V 形退缩。有时骨嵴顶尚完整，而根面牙槽骨缺损形成一圆形或椭圆形的小裂孔，即为骨开窗。牙槽嵴畸形能使膜龈手术的情况复杂化。

| 知识点 13：不良习惯 | 副高：熟练掌握　正高：熟练掌握 |

不良习惯与牙周病的发生、发展也有关，如经常剔牙、咬硬物、紧咬牙、磨牙症、单侧咀嚼、吐舌等均加重牙的负担，造成食物嵌塞和咬合创伤，加上菌斑的协同作用，导致或加重牙周病。

口呼吸也会引发牙周病变，口呼吸患者常兼有上唇过短，或鼻部、鼻咽部阻塞，或习惯性开殆，上前牙和牙龈外露，其患牙龈炎和牙龈肥大的机会较多。一般认为这是由于口呼吸时的气流刺激，对牙龈而言是一种慢性而长期的局部刺激，牙龈表面因外露而干燥和抵抗力降低，牙面缺乏自洁作用，造成牙龈慢性炎症或形态增大。

此外，不正确的刷牙方法（即横刷法）不仅可引起牙本质过敏，导致楔状缺损、牙髓或根尖周病变，也可引起牙龈炎、牙龈退缩和牙根暴露。

知识点 14：医源性因素　　　　　　　　副高：熟练掌握　　正高：熟练掌握

在医疗过程中应避免和消除可能造成牙周组织损伤和加重牙周病的因素。不良修复体是造成牙龈炎和牙周组织破坏的常见原因，充填物邻面悬突、修复体外形未恢复或恢复不当、活动义齿和矫治器的基托、卡环设计或制作不当、正畸治疗力过大等，均可直接刺激牙周组织，形成菌斑和牙石，并在局部堆积，自洁作用也较差，发生食物嵌塞或咬合创伤，引起牙龈退缩和牙周病。

知识点 15：牙面着色　　　　　　　　　　副高：熟练掌握　　正高：熟练掌握

牙面色素通常与化学物质、食物、烟草及色源细菌有关。牙面着色本身对牙龈刺激不大，主要影响美观，但由于它常与菌斑微生物有关，色素往往沉积在菌斑牙石上，故它可作为口腔卫生情况和微生物多少的指标。大而厚的色斑沉积物能提供菌斑积聚和刺激牙龈的粗糙表面，继而造成或加重牙周组织炎症。

第三节　牙周病宿主的免疫炎症反应

（一）牙周组织的防御机制

知识点 1：上皮屏障　　　　　　　　　　副高：熟练掌握　　正高：熟练掌握

（1）龈牙结合部的牙龈组织借结合上皮与牙齿表面连接，称为上皮附着，封闭软硬组织的交界处。结合上皮的更新约为 5 天，比牙龈表面上皮的更新约快 1 倍。表层的衰老细胞以较快的速率脱落到龈沟内，同时使附着于结合上皮的细菌也随之脱落，这是龈牙结合部的重要防御机制之一。

（2）结合上皮在抗菌防御中不仅具有上皮屏障的作用，而且结合上皮细胞本身能产生有效的抗菌物质，包括防御素和溶酶体酶。被微生物产物激活的上皮细胞能分泌趋化因子如白细胞介素-8，细胞因子如白细胞介素-1 和白细胞介素-6，及肿瘤坏死因子 α，它们吸引并激活专门的防御细胞如淋巴细胞和中性粒细胞。

知识点 2：吞噬细胞　　　　　　　　　　副高：熟练掌握　　正高：熟练掌握

（1）中性粒细胞：①龈沟内的中性粒细胞（PMN）是抗牙周致病菌的第一道防线。有证据表明，某些伴有 PMN 数目减少或功能缺陷的全身疾病，如周期性白细胞缺乏症、Chediak-Higashi 综合征、掌跖角化-牙周破坏综合征等患者常伴有严重的牙周炎；②PMN 在牙周炎症过程中不仅是重要的防御细胞，还具有致炎的双重作用。如果 PMN 对病原刺激物的反应过于激烈，便会对机体产生免疫损伤。其产生和释放的致炎细胞因子也会加重炎症。PMN 在炎症过程中还具有调节作用，通过合成和释放具有免疫调节作用的细胞因子而参与免疫应答的诱导。

（2）单核/巨噬细胞：是宿主防御系统的重要组成部分，在动员宿主的防御机制抗细菌感染中发挥关键作用，维持着宿主-微生物之间的平衡。

知识点 3：龈沟液　　　　　　　　　　　　副高：熟练掌握　　正高：熟练掌握

龈沟液指通过龈沟内上皮和结合上皮从牙龈结缔组织渗入到龈沟内的液体。龈沟液的液体成分主要来源于血清，其他成分则分别来自血清、邻近的牙周组织（上皮、结缔组织）及细菌。内容包括补体-抗体系统成分、各种电解质、蛋白质、葡萄糖、酶等，也含有白细胞（主要为通过龈沟上皮迁移而出的中性粒细胞）、脱落的上皮细胞等。

龈沟液具有以下作用：

（1）冲洗龈沟内的外来物质，龈沟液这种清洗龈沟的作用是局部防御机制的一种重要方式。

（2）含有可以促进上皮附着于牙面的血浆蛋白。

（3）具有抗微生物的特异性抗体。

（4）在牙龈防御机制中，其所含补体可促进抗体的活化。

（5）龈沟液中的白细胞是重要的防御细胞。

（6）龈沟液中含有多种酶，其中天冬氨酸转氨酶、碱性磷酸酶、胶原酶等与牙周病的严重程度和活动期等有一定的关系，同时龈沟液中还含有酶抑制物，能抑制 PMN 产生的多种中性蛋白酶等。

（7）能提供龈下细菌丰富的营养成分。

（8）提供牙石矿化的物质。

（9）从全身途径进入体内的某些药物如抗生素等，也可进入龈沟液，并达到高而持久的浓度，因而可被利用来进行牙周治疗。

知识点 4：唾液　　　　　　　　　　　　　　副高：熟练掌握　　正高：熟练掌握

唾液具有润滑、缓冲、清洁、抗微生物、凝集、薄膜形成、消化等多种功能，是宿主口腔免疫防御系统的重要组成部分之一。唾液的保护作用与其有效成分、流量、流速有密切联系，唾液功能失调会导致严重的口腔软硬组织疾患。

（1）唾液的物理特性可以起到生理性保护作用：有效的唾液流量/流速可以提供必要的润滑作用，帮助运送食物、清除细菌和脱落的上皮以及不断补充新鲜的抗菌成分，如溶菌酶及免疫球蛋白等。唾液的缓冲作用对保持釉质的动态平衡是非常关键的。

（2）唾液蛋白参与了牙菌斑的初始形成，还参与了菌斑的矿化，形成牙结石。

（3）唾液中还含有丰富的抗微生物成分：如溶菌酶、过氧化物酶、乳铁蛋白、分泌型免疫球蛋白 A（sIgA）等，并存在抗牙周致病菌的特异性抗体。

（4）唾液中的其他蛋白质，如富脯蛋白等可能对口腔细菌的生态环境有影响。

（5）唾液中的细胞成分除脱落的上皮细胞外，还含有主要来自龈沟液的各种白细胞，主要是中性粒细胞。

（二）宿主的免疫炎症反应

知识点 1：先天性免疫反应	副高：熟练掌握　正高：熟练掌握

先天性（非特异性）免疫反应包括炎症反应，是抗感染的第一道防线，绝大多数有可能致病的细菌在导致明显的感染之前可被清除掉。牙周病的发生涉及一系列免疫炎症反应。先天免疫系统由不同的细胞和因子组成。其中可溶性因子-补体、急性期蛋白和干扰素具有广泛的活性。补体和急性期蛋白的固有功能是抗细菌和真菌，而干扰素是抗病毒感染。在感染期，这些可溶性因子的浓度增加，可达 100 倍。

（1）补体：补体是血清和体液中一组具有酶活性的蛋白质，其功能主要是抗感染、控制炎症和免疫调节。目前已明确补体有三种抗菌作用：①有些补体蛋白具有溶解细菌膜的固有能力，导致细菌死亡；②一些补体蛋白作为吞噬细胞的趋化因子可使吞噬细胞向损伤或感染处移出，血管扩张、通透性增加；③补体调理或包被细菌，使吞噬细胞得以识别细菌而吞噬之。

（2）急性期蛋白：急性期蛋白如 C 反应蛋白，有利于补体结合，牙周炎时急性期蛋白增加，使细菌较易被吞噬。

（3）中性粒细胞：又称中性多形核白细胞，其表面不仅具有介导细胞趋化反应的受体，而且还具有与细胞吞噬有关的受体-Fc 受体。中性粒细胞在控制牙周微生物中发挥着重要作用，其数目的异常和功能的缺陷均会大大增加牙周炎的易感性和严重程度。

知识点 2：获得性免疫反应	副高：熟练掌握　正高：熟练掌握

获得性免疫反应是个体在生活过程中与病原微生物等抗原物质接触后产生的，在出生后形成，具有特异性。获得性免疫系统通常由体液免疫和细胞介导免疫组成。体液免疫的特点是产生抗体。具有有效抗体的人可能较抗体反应的质和量均有缺陷的人更不易患牙周炎。牙周组织的炎症和组织破坏伴随着抗体的质、量和特异性变化。

（三）牙周病的全身促进因素

知识点 1：内分泌因素	副高：熟练掌握　正高：熟练掌握

内分泌功能紊乱与牙周病的发生、发展有关，它们能改变牙周组织对菌斑等刺激物的反应。

性激素及其代谢物存在于牙龈组织中，炎症时浓度增加。因牙龈是性激素的靶器官，牙龈细胞中含特异性的雌激素、黄体酮和睾丸素受体，在青春期、月经期或妊娠期，患者的牙周组织对病原刺激因素的反应性发生变化，使牙龈的炎症加重，并发生青春期龈炎、妊娠性龈炎或妊娠性龈瘤。口服避孕药同样可加重牙龈对局部刺激物的炎症反应。此外，妊娠妇女的菌斑指数与妊娠前相比无明显改变，但牙龈炎的发生率和严重性却有所增加，均表明性激素水平与牙周组织关系密切。另外，甲状腺素、甲状旁腺素、胰岛素、肾上腺皮质激素等分泌量异常都可能影响牙周组织正常代谢和功能，从而导致或加重牙周病。

知识点 2：遗传因素　　　　副高：熟练掌握　正高：熟练掌握

单纯性遗传因素不会引起牙周病，但遗传因素可增加宿主对牙周病的易感性。侵袭性牙周炎患者有明显的家族史，父母、子女、孪生同胞等均可同时患病。其他一些遗传病也常伴有牙周破坏，如 Down 综合征、掌跖角化-牙周破坏综合征等，患者机体抵抗力降低，并有较严重的牙周病，造成菌斑堆积、牙周膜和牙槽骨严重破坏。

知识点 3：营养因素　　　　副高：熟练掌握　正高：熟练掌握

营养对牙周组织的正常生长发育和代谢有一定影响，良好的营养有助于维护健康的牙周组织，抵抗细菌的感染。动物实验表明，营养缺乏和代谢障碍与牙周组织疾病的发生有一定关系，可使原有的牙龈炎和牙周炎加重。如维生素 C 缺乏时，出现牙槽骨疏松、牙周纤维崩解、牙龈出血、牙齿松动等，并可发生维生素 C 缺乏症。维生素 A、维生素 D 缺乏时，影响钙、磷代谢，使骨质疏松、牙槽骨吸收等。

知识点 4：有关的系统疾病　　　　副高：熟练掌握　正高：熟练掌握

（1）糖尿病：糖尿病患者发生牙周炎的风险比非糖尿病患者增高 2~3 倍。糖尿病并发牙周病的病理机制可能是白细胞趋化和吞噬功能缺陷、组织内血管基底膜的改变、胶原合成减少、骨基质形成减少以及免疫调节能力下降，使患者的抗感染能力下降、伤口愈合障碍。

牙周病破坏程度与菌斑数量、年龄等因素有关，还与血糖、葡萄糖耐量曲线、糖尿病的严重程度和病程长短有关。

（2）血液疾病：如白血病、再生障碍性贫血及其他贫血疾病等都可使机体抗感染能力降低，较易患牙周病，表现为牙龈出血、肿胀，坏死性溃疡等，短期内牙周组织破坏严重。

（3）其他疾病：如艾滋病、骨质疏松症、慢性肾病、结缔组织病、精神紧张、过度疲劳等均可使牙周组织抵抗力降低、牙槽骨吸收，成为牙周病的潜在因素。

知识点 5：药物因素　　　　副高：熟练掌握　正高：熟练掌握

主要由于长期服用抗癫痫药物（如苯妥英钠）、免疫抑制剂（如环孢素）和钙拮抗剂

（如硝苯地平）等引起，据报道服苯妥英钠有 40%～50% 发生牙龈纤维性增生，年轻人多于老年人；服环孢素者，有 1/3 可发生牙龈纤维性增生。

知识点6：吸烟	副高：熟练掌握 正高：熟练掌握

吸烟导致牙周病发病的机制尚未明了，但普遍认为吸烟影响局部的血液循环（小血管收缩）、影响体液免疫、细胞免疫和炎症过程，尤其是削弱口腔中性粒细胞的趋化和吞噬功能。许多研究表明：

（1）吸烟不仅直接抑制中性粒细胞和单核-吞噬细胞的防御功能，而且减少血清 IgG、IgM 和 IgA。

（2）吸烟降低局部氧张力，有利于某些致病菌的生长。

（3）吸烟者口腔卫生一般较差，牙面菌斑沉积多，牙石形成增加，舌侧牙龈退缩。

（4）吸烟抑制成纤维细胞的生长并使之不易附着于根面，影响创口愈合；还抑制成骨细胞，导致骨质疏松和骨吸收。

第三章　牙周病的主要症状和临床病理

第一节　牙龈炎症与出血

(一) 临床病理

知识点1：初期病损	副高：熟练掌握　正高：熟练掌握

指龈炎的初期，当菌斑沉积在牙面，牙龈炎症很快发生，24 小时内结合上皮下方的微血管丛即出现明显的变化，组织学可见牙龈血管丛的小动脉，毛细血管和小静脉扩张。此时微循环内的流体静压增加，毛细血管的内皮细胞之间形成细胞间隙。由于微血管床的渗透压增加，液体和血浆蛋白渗出到组织中，并通过上皮进入龈沟形成龈沟液。血管周围的胶原纤维减少。

随着病损的扩大，龈沟液流量增加，微生物的毒性产物在组织和龈沟内被稀释，并从龈沟被冲洗出。龈沟液渗出的量与牙龈炎症程度呈正比，其中包含来自血浆的蛋白防御性成分，如抗体、补体、蛋白酶抑制物和其他巨球蛋白等。

如上所述，这种初期病损在临床上表现为健康的牙龈，可视为正常的生理状况。上述防御反应如能有效地抵御微生物的挑战，则不发展为疾病状态。

知识点2：早期病损	副高：熟练掌握　正高：熟练掌握

指龈炎的早期。菌斑堆积后 4~7 天，组织学见结合上皮下方的血管扩张，数目增加。淋巴细胞和中性粒细胞是此期的主要浸润细胞，浆细胞很少见。炎症细胞浸润约占结缔组织体积的 15%，病损内成纤维细胞退行形变，有较多的白细胞浸润，同时，浸润区的胶原细胞继续破坏达 70%，主要波及龈牙纤维和环状纤维。结合上皮和沟内上皮的基底细胞增生，出现上皮钉突，反映了机体加强对菌斑的防御屏障。此起病损在临床上可见炎症表现，牙龈发红，探诊出血。

在人类，早期病损的持续时间还不明确，可能持续时间较长，由此期进入确立期病损所需的时间因人而异，可能反映个体易感性的差异。

知识点3：确立病损期	副高：熟练掌握　正高：熟练掌握

牙龈炎已确立，随着菌斑不断积累，牙龈炎症状也进一步加重，组织和龈沟内的液体渗出和白细胞移除增加，临床上已经有明显的炎症和水肿，牙龈色暗红，龈沟加深，牙龈不再

紧贴牙面，此期可视作慢性牙龈炎病损。确立期病损是浆细胞为主的病损。大量的浆细胞主要位于近冠方的结缔组织，围绕血管。当炎症不断向深部和根方延伸，组织深处也发生胶原丧失和白细胞浸润。此期沟内上皮和结合上皮继续增生，钉突向结缔组织深处延伸以维持上皮的完整性和形成防细菌的屏障，但上皮附着的位置不变。沟内上皮有大量白细胞浸润，中性粒细胞穿过上皮向龈沟移出。此时的沟内上皮比正常的结合上皮通透性更强，使物质进出下方的结缔组织，并可能出现暂时的溃疡。

确立期病损可能有两种转归。一种是病情稳定长达数月和数年，另一种则发展为活动型，成为进行性破坏性病损。

知识点 4：晚期病损	副高：熟练掌握　正高：熟练掌握

本期也可称为牙周破坏期。随着炎症的扩展和加重，上皮向根方生长并从冠方与牙面剥离，形成牙周袋，菌斑也继续向根方延伸，并在袋内的厌氧环境下繁殖。牙周炎病损除了具有确立期病损的所有特性外，重要的区别是结合上皮从釉牙骨质界向根方繁殖和迁移，形成牙周袋，牙槽嵴顶开始有吸收，牙龈结缔组织内的胶原纤维破坏加重，并有广泛的炎症和免疫病理损害。临床上探及牙周袋和附着丧失，X 线片可见牙槽骨的吸收。

（二）临床表现

知识点 1：牙龈出血	副高：熟练掌握　正高：熟练掌握

牙龈炎症的临床最初表现是龈沟液量的增多和龈沟探诊出血。探诊出血是诊断牙龈有无炎症的重要指标之一，对判断牙周炎的活动性也有很重要的意义。健康牙龈即使稍微用力刷牙或轻探龈沟均不引起出血，而在初期或早期龈炎阶段，轻探龈沟即可出血。

知识点 2：牙龈颜色	副高：熟练掌握　正高：熟练掌握

色泽变化是牙龈炎和牙周炎的重要临床体征之一。正常牙龈呈粉红色，患牙龈炎时游离龈和龈乳头呈鲜红或暗红色，重症龈炎和牙周炎患者的炎症充血范围可波及附着龈，与牙周袋的范围一致。

知识点 3：牙龈外形	副高：熟练掌握　正高：熟练掌握

正常的龈缘应为菲薄而紧贴牙面，附着龈有点彩。牙龈有炎症时组织肿胀，使龈缘变厚，牙间乳头圆钝，与牙面不再紧贴。点彩可因组织水肿而消失，表面光亮，但是轻度炎症时也能见部分点彩存在，故不能单以点彩的有无来判断牙龈有无炎症。

知识点4：牙龈质地　　　　　　　　　副高：熟练掌握　正高：熟练掌握

结缔组织内炎症浸润及胶原纤维消失，使原来质地致密坚韧的牙龈变得松软脆弱，缺乏弹性。

知识点5：探诊深度及附着水平　　　　副高：熟练掌握　正高：熟练掌握

健康牙龈的龈沟探诊深度一般为2~3mm。当有牙周袋形成时，探诊深度超过3mm，而且袋底位于釉牙骨质界的根方，也就是说已发生了附着丧失。当患牙龈炎时，由于牙龈肿胀或增生，龈沟探诊超过3mm，但结合上皮并未与牙面分离，仅开始向根方和侧方增殖，换句话说，上皮附着水平仍位于正常的釉牙骨质界处，没有发生结缔组织附着的降低，故又称为龈袋或假性牙周袋，这是区别牙龈炎和牙周炎的一个重要标志。

知识点6：龈沟液　　　　　　　　　　副高：熟练掌握　正高：熟练掌握

龈沟液渗出增多是牙龈炎症的重要指征之一。常用小滤条纸放入龈沟内30秒后取出，用于精密天平称重；也可用茚三酮染色，根据染色面积来判断龈沟液的多少。

第二节　牙周袋的形成

知识点1：牙周袋形成机制　　　　　　副高：熟练掌握　正高：熟练掌握

牙龈边缘部的慢性炎症扩展到深部牙周支持组织，形成牙周炎。牙周炎必须有牙龈炎作为先驱，但并不是所有的牙龈炎都必然发展为牙周炎。

关于牙周袋形成机制有各种争议。早期认为，最先发生的主要病理改变是上皮附着增生和根向移位，导致牙周袋的形成。但 Fish 发现，结合上皮深部炎症细胞的积聚发生在附着上皮增生之前，认为此区是始发病损区，因而将注意力转移到下方结缔组织的改变。近年来对组织破坏机制有了进一步理解，认为上皮增生和根向移位也能够发生在牙周袋尚未形成时。概括起来，牙周袋的形成始于牙龈结缔组织中的炎症，以及炎症所引起的胶原纤维破坏和结合上皮的根方增殖。

知识点2：牙周袋的病理——软组织壁　　副高：熟练掌握　正高：熟练掌握

牙周袋一旦形成，袋上皮是细菌生物膜和结缔组织之间的唯一屏障。袋上皮薄，表面常有糜烂或溃疡，使细菌得以进入结缔组织和血管。电镜观察可见细菌入侵到袋内壁和袋底的上皮及结缔组织内。

袋底的结合上皮通常短于正常龈沟的结合上皮，其冠根长度减少到 $50 \sim 100 \mu m$。牙周袋的内壁发生炎症的退行性变化，袋内壁上皮显著增生，上皮钉突呈网状突起深入结缔组织内并向根方延伸。然而，牙周袋退行性变的严重性与袋的深度不一定一致。内壁溃疡可发生在浅袋，偶尔也可观察到深袋的内壁上皮相对完整，只有轻微的变性。牙周袋的袋口（龈缘）上皮一般完整且厚，有明显的钉突，形态类似龈炎的沟内上皮，有中性粒细胞移出。

牙周炎是慢性炎症病损，在组织破坏的同时不断发生着修复过程。牙周袋软组织壁的状况是组织被破坏和修复相互作用的结果。破坏的特征是液体渗出和细胞浸润、胶原纤维的溶解和减少，伴细菌引起的退行性变，修复的特征是血管形成和胶原纤维新生，以修复炎症引起的组织损害。但由于局部刺激物的存在，袋壁组织不可能彻底愈合，这些刺激物继续刺激液体和细胞渗出，并使新修复的组织成分退行性变。炎症和修复过程何者占优势，决定着牙周袋软组织的颜色、质地和表面结构。

知识点3：牙周袋的病理——根面壁　　　　副高：熟练掌握　　正高：熟练掌握

根面壁是指暴露于牙周袋内的牙根面。未经治疗的牙周袋内的根面均有牙石沉积，其上覆有龈下菌斑。在牙石下方的根面牙骨质可发生结构上、化学性质和细胞毒性方面的改变。

（1）结构改变

1）牙骨质表面脱矿：菌斑内细菌产酸，导致牙骨质脱矿、软化，易发生根面龋。在探诊和刮治时，软化的牙骨质易被刮除，引发根面敏感，甚至坏死形成根面龋。

2）牙骨质高度矿化：当牙龈退缩、牙根暴露于口腔时，脱矿的牙根面可发生唾液源的再矿化。

（2）化学改变：袋内根面的牙骨质脱矿，钙、磷含量降低，而暴露于口腔中的牙根面则钙、磷、镁、氟均可增多。

（3）细胞毒性改变：牙骨质中也可渗入有害物质，如细菌及内毒素均可进入牙骨质深达牙骨质牙本质界。

根据根面壁的表面形态研究，牙周袋底可见5个区域：

1）牙结石覆盖牙骨质区。

2）附着菌斑覆盖牙石区。

3）非附着菌斑围绕附着菌斑向根方延伸区。

4）结合上皮附着区：此区在正常龈沟时大于 $500 \mu m$，而在有牙周袋时通常减到 $100 \mu m$ 以下。

5）结合上皮根方结缔组织纤维部分破坏区。

知识点4：牙周袋的病理——袋内容物　　　　副高：熟练掌握　　正高：熟练掌握

牙周袋内含有菌斑、软垢、龈沟液、食物碎渣、唾液黏蛋白、脱落上皮和白细胞等，白细胞坏死分解后形成脓液。袋壁软组织经常受根面龈下牙石的机械刺激，引起袋内出血。

知识点 5：牙周袋的分类　　　　　　副高：熟练掌握　正高：熟练掌握

（1）牙周袋根据其形态以及袋底位置与相邻组织的关系，可分为两类：

骨上袋：是牙周支持组织发生破坏后所形成的真性牙周袋，袋底位于釉牙本质界的根方、牙槽骨嵴的冠方，牙槽骨一般呈水平型吸收。

骨下袋：此种真性牙周袋的袋底位于牙槽嵴顶的根方，袋壁软组织位于牙根面和牙槽骨之间，也就是说，牙槽骨构成了牙周袋壁的一部分。

（2）牙周袋也可按其累及牙面的情况分为 3 种类型：

单面袋：只累及一个牙面。

复合袋：累及两个以上牙面。

复杂袋：是一种螺旋形袋，起源于一个牙面，但扭曲回旋于一个以上的牙面或根分叉区。

第三节　牙槽骨的吸收

知识点 1：牙槽骨吸收的机制　　　　　　副高：熟练掌握　正高：熟练掌握

近年来的研究明确与骨吸收有关的细胞受到一系列因素的局部调节，如 IL-1、IL-6、TNFα 和淋巴毒素。菌斑细菌释放脂多糖和其他产物到龈沟，刺激组织内的免疫细胞及成骨细胞释放炎症介质，激活的巨噬细胞和成纤维细胞分泌细胞因子和 PGE_2，诱导大量的破骨细胞形成和牙槽骨吸收。

地诺前列酮（PGE_2）是牙周骨吸收最有力的刺激因素。其他一些局部因素如细胞因子 IL-1β、TNFα、IL-6 在牙周炎的进展和骨吸收中也起了重要作用。

知识点 2：牙槽骨吸收的病理　　　　　　副高：熟练掌握　正高：熟练掌握

引起牙槽骨吸收的局部因素是慢性炎症和咬合创伤。

（1）炎症：慢性炎症是牙周炎骨破坏的最常见原因。当牙龈中的慢性炎症向深部牙周组织扩展达到牙槽骨附近时，骨表面和骨髓腔内分化出破骨细胞和单核吞噬细胞，发生陷窝状骨吸收，或使骨小梁吸收变细，骨髓腔增大。

在距离炎症中心较远处，即病变缓和处，可有骨的修复性再生。在被吸收的骨小梁的另一侧，也可见到有类骨质和新骨的沉积。在牙周炎过程中，骨吸收和修复性再生常在不同时期、不同部位出现。新骨的形成可缓解牙槽骨的丧失速度，也是牙周治疗后骨质修复的生物学基础。

（2）殆创伤：牙周炎常伴殆创伤。在受压迫侧的牙槽骨发生吸收；在受牵引侧发生骨质新生。一般认为创伤引起的常为牙槽骨垂直吸收，形成骨下袋；而炎症则多引起水平吸收。

知识点3：牙槽骨的吸收破坏方式　　　　　副高：熟练掌握　　正高：熟练掌握

（1）水平型吸收：是最常见的吸收方式。牙槽间隔、唇颊侧或舌侧的嵴顶边缘呈水平吸收，而使牙槽嵴高度降低，通常形成骨上袋。

（2）垂直型吸收：也称角型吸收，指牙槽骨发生垂直方向或斜形的吸收，与牙根面之间形成一定角度的骨缺损，牙槽嵴的高度降低不多，而牙根周围的骨吸收较多。垂直骨吸收大多形成骨下袋，即牙周袋底位于骨嵴的根方。

骨下袋根据骨质破坏后剩余的骨壁数目，可分为：

1）一壁骨袋：牙槽骨破坏严重，仅存一侧骨壁。这种袋常见于邻面骨间隔区，因该处的颊、舌侧和患牙的邻面骨壁均被破坏，仅有邻牙一侧的骨壁残留。一壁骨袋若发生在颊、舌侧，则仅剩颊或舌侧的一个骨壁。

2）二壁骨袋：即骨袋仅剩下两个骨壁。最多见于相邻两牙的骨间隔破坏而仅剩颊、舌两个骨壁。此外，亦可有颊邻骨壁或舌邻骨壁。

3）三壁骨袋：袋的一个壁是牙根面，其他三个壁均为骨质，即邻、颊、舌侧皆有骨壁。这种三壁骨袋还常见于最后一个磨牙的远中面，由于该处牙槽骨宽而厚，较易形成三壁骨袋。

4）四壁骨袋：牙根四周均为垂直吸收所形成的骨下袋，颊、舌、近中、远中四面似乎均有骨壁，牙根"孤立地"位于骨下袋中央，而骨壁与牙根不贴合。治疗效果最差。

5）混合骨袋：垂直吸收各个骨壁的高度不同。在牙周手术中，常可见骨下袋在近根尖部分的骨壁数目多于近冠端的骨壁数。

骨下袋最常见于邻面，但也可位于颊舌面。骨下袋和骨上袋的炎症、增生和退行性变化都相同，它们的主要区别是软组织壁与牙槽骨的关系、骨破坏的类型、牙周膜越隔纤维的方向。

（3）凹坑状吸收：凹坑状吸收指牙槽间隔的骨嵴顶吸收，其中央与龈谷相应的部分破坏迅速，而颊舌侧骨质仍保留，形成弹坑状或火山口状缺损。它的形成可能因邻面的龈谷区是菌斑易于堆积的防御薄弱部位，容易发生牙槽骨吸收。此外，不良修复体或者食物嵌塞等也是凹坑状吸收的常见原因。

（4）其他形式的骨变化：由于各部位牙槽骨吸收不均匀，使原来整齐而呈薄刃状的骨缘参差不齐，正常情况下牙间骨隔较高，而颊舌面骨嵴较低，呈波浪形。当牙间骨隔破坏而下凹，而颊舌面骨嵴未吸收时，使骨嵴呈现反波浪形的缺损。

知识点4：牙槽骨吸收的临床表现

牙槽骨吸收的方式和程度，可以通过X线片来观察，但X线片主要显示牙齿近远中的骨质情况，而颊舌侧骨板因牙与骨组织重叠而显示不清晰。牙周炎的骨吸收最初表现为牙槽嵴顶的硬骨板消失，或嵴顶模糊呈虫噬状。嵴顶的少量吸收使前牙的牙槽间隔由尖变平或凹陷，在后牙则使嵴顶由宽平变凹陷，以后牙槽骨降低。正常情况下，牙槽嵴顶到釉牙骨质界的距离为1~2mm，若超过2mm则可视为有牙槽骨吸收。

第四节　牙松动和移位

一、牙松动

知识点1：牙槽嵴吸收　　　　　　　　副高：熟练掌握　正高：熟练掌握

牙槽嵴吸收使牙周支持组织减少，是牙松动最主要的原因。早期牙周炎不会出现牙松动，一般在牙槽骨吸收达根长的1/2以上时，特别是牙齿各个面的牙槽骨均有吸收时，临床冠根比例失调，使牙松动度逐渐增大。

知识点2：𬌗创伤　　　　　　　　　　副高：熟练掌握　正高：熟练掌握

有咬合创伤时可使牙槽骨发生垂直吸收，牙周膜间隙呈楔形增宽，牙齿松动，但单纯的创伤不会引起牙周袋的形成。当过大的力消除后，牙槽骨可以自行修复，牙齿动度恢复正常。当患有牙周炎的牙齿同时伴有创伤时，可以使动度明显加重。临床上若见到牙槽骨吸收不重而牙周膜增宽，且牙齿较明显地松动时，应考虑创伤存在的可能性。常见如夜磨牙、紧咬牙、早接触、牙尖干扰等。

知识点3：牙周膜的急性炎症　　　　　副高：熟练掌握　正高：熟练掌握

如急性根尖周炎或牙周脓肿等可使牙明显松动，这是由于牙周膜充血水肿及渗出所致。急性炎症消退后牙齿可恢复稳固。

知识点4：牙周翻瓣手术后　　　　　　副高：熟练掌握　正高：熟练掌握

由于手术的创伤及部分骨质的去除，组织水肿，牙齿有暂时性动度增加。一般在术后数周牙齿即能逐渐恢复稳固。

知识点5：女性激素水平变化　　　　　副高：熟练掌握　正高：熟练掌握

妊娠期、月经期及长期口服激素类避孕药的妇女可有牙齿动度增加。

其他如生理性（乳牙替换）或病理性牙根吸收（如囊肿或肿瘤压迫等）也可使牙松动。

二、牙移位

知识点1：牙周支持组织的破坏　　　　　　副高：熟练掌握　　正高：熟练掌握

牙齿在牙弓中的正常位置有赖于健康的牙周支持组织及其足够的高度。当牙周炎使牙槽骨吸收，支持组织减少后与该牙所受到的力之间失去平衡，即发生了继发性创伤，使牙齿向受力的方向发生移位。但在经过治疗消除牙周袋后，移位牙可以自行复位。

知识点2：𬌗力的改变　　　　　　　　　　副高：熟练掌握　　正高：熟练掌握

正常的接触区、良好的牙齿形态及牙尖斜度、牙列的完整性、𬌗力与唇颊舌肌力的平衡等都是保持牙齿正常位置的重要因素。若有上述因素的异常，可对牙周组织产生侧向的异常力，使牙齿发生移位。邻牙缺失后长期得不到修复也会使牙齿向缺牙间隙倾斜，以及对颌的牙齿过长。

病理性移位好发生于前牙，也可发生于后牙。一般向𬌗力方向移位较多见，常伴有牙齿扭转。侵袭性牙周炎患者常在患病早期即可发生上、下前牙的唇向移位，出现较大的牙间隙，称为扇形移位。

第四章　牙周病的检查与诊断

第一节　病史采集

知识点1：系统病史	副高：熟练掌握　正高：熟练掌握

虽然全身疾病并不直接引起牙周病，但某些疾病可能影响或加快牙周病的发生、发展或成为诱因。因此，在询问病史时应了解患者的全身健康情况，尤其是与牙周病有关的全身病，如血液病、心血管疾病、糖尿病、其他内分泌疾病及免疫功能缺陷等。如血液病可引起牙龈出血，牙龈肿胀；长期服用苯妥英钠可引起牙龈增生；内分泌变化可引起妊娠期龈炎等。

知识点2：口腔病史	副高：熟练掌握　正高：熟练掌握

询问牙周组织以外的口腔疾病情况，特别是有些疾病可同时发生在口腔黏膜及牙周组织，如口腔黏膜白斑、扁平苔藓、天疱疮、类天疱疮等。此外，龋坏牙导致的慢性根尖周炎，也能在附着牙龈上产生窦道。颌骨外伤、颌骨肿瘤以及朗格汉斯细胞组织细胞增生症等能导致牙齿松动、移位。

有正畸治疗史的年轻患者需考虑牙周病是否与不合理的正畸有关。总之，在检查牙周组织病变时，应该考虑患者有无口腔其他疾病的存在以及与牙周病损之间的相互影响。

知识点3：牙周病史	副高：熟练掌握　正高：熟练掌握

主要通过问诊收集病史，了解患者就诊的目的，本次发病的时间，可能的诱因，主要症状和治疗的经过，以及过去有关该病的发生情况，如牙龈出血、牙周脓肿出现的情况、部位、频率，经治过程和治疗反应等。另外，患者的检查和沟通中必须详细了解其口腔健康意识、口腔卫生习惯以及日常的口腔卫生措施等，如刷牙习惯，使用牙线、牙签的习惯和牙膏、漱口剂的应用等，这对牙周病的诊断、治疗计划的制订和预后判断等均有重要的参考价值。

知识点4：家族史	副高：熟练掌握　正高：熟练掌握

询问父母、兄弟姐妹或其他直系亲属的牙周健康状况，尤其是一些与遗传可能相关的牙周病，如侵袭性牙周炎、牙龈纤维瘤病等。此外，对发现颌面部有异常表现而怀疑与遗传相关时，应追问家族史。

第二节　牙周组织检查

一、口腔卫生状况

　　口腔卫生状况与牙周组织健康的关系是十分密切的，对于初诊患者，首先要进行本项检查，其内容包括查菌斑、软垢、牙石和色渍沉积情况，有无食物嵌塞和口臭等。

　　菌斑的检查，可用目测或用菌斑显示剂辅助，后者一般用2%中性红或四碘荧光素钠溶液。患者先用清水漱口，然后用棉签或小棉球蘸取药液，涂于龈缘附近的牙面上，等待1分钟左右再次漱口后，牙面被染色的区域，即是附着的菌斑。若一般地了解患者有无菌斑，只要将每牙的唇、颊侧和舌侧牙面记录有或无，并计算出有菌斑的牙面占总牙面数的百分比，一般以有菌斑的牙面不超过总牙面数的20%为口腔卫生较好的指标。若菌斑作为临床研究的观察指标，则应按菌斑指数分级记录。

　　菌斑指数（PLD）从牙周病的角度来说，特别重视龈缘附近的菌斑和软垢的量及其成分塑化。因为它直接刺激并损害牙周组织，并使病变向深层组织发展。不同学者所提出的菌斑指数，由于制订的标准不同，其临床应用的适应证也有所不同。

　　Silness和Loe所提出的菌斑指数不需要菌斑显示剂，而是采用目测加探查的方法，主要记录龈缘附近菌斑的厚度及量，而不单纯看菌斑的分布范围。因此比较适合于一般的临床检查，但厚度分级具有一定主观性，需要经过训练和经验，若作为临床科研检查，最好由同一位检查者来完成。

　　另一种常用的菌斑指数是由Quigley和Hein所提出，并由Turesky等加以改良，它需要用菌斑显示剂涂布于牙面，漱口后再检查着色的菌斑在牙面的分布部位和范围，这种方法的记分标准相对比较客观。本指数主要体现口腔卫生状况，检查患者自我菌斑控制的措施是否有效以及临床观察某些抗菌斑剂的效果，患者自己也能对镜检查，所以应用比较方便。

　　简化口腔卫生指数（OHI-S）是由Greene和Vermillion所提出并简化，本指数包括软垢指数（DI）和牙石指数（CI）两部分，将牙面自龈缘至切（𬌗）缘三等分，用菌斑显示剂着色，目测菌斑、软垢、色素或牙石占据牙面的面积，只检查6个牙（16、11、26、31的唇颊面和36、46的舌面）以代表全口。本指数较为客观、简便、快速且重复性好，已被广泛用于流行病学调查，以评价口腔卫生真实状况。

二、牙龈状况

知识点1：牙龈炎症状况　　　　　　　　　　　副高：熟练掌握　正高：熟练掌握

牙龈是否有炎症，可通过观察牙龈色、形、质的变化和探诊是否出血来初步判定。正常牙龈呈粉红色，边缘菲薄，紧贴在牙颈部，牙龈质地坚韧而富有弹性，用探针探测龈沟时不会出血。若牙龈发炎，龈色变为暗红或鲜红色，质地松软而失去弹性，牙龈肿胀，边缘厚钝，甚至肥大增生，促使菌斑积聚，更加重了龈炎。当用探诊检查时，牙龈易出血。

应用指数记分法可以较准确而客观地判断牙龈炎症的程度，临床上可作为观察疗效和科学研究的指标。

（1）牙龈指数（GI）：按牙龈病变的程度分级，检查时仅将探针尖接触牙龈边缘，牙龈组织只被轻微的触及。共记为4级，0为正常牙龈；1为牙龈略有水肿，探针探之不出血；若探之出血则记为2；若有自发出血倾向或溃疡形成则记为3。

牙龈指数客观而简便，它广泛用于流行病学调查和临床疗效评价。但操作者需要经过严格的训练，才能掌握探诊的深度和力量，使记分达到客观而准确。而且此指数用于牙龈炎症较重的人群有一定的缺陷，因为凡有出血则记为2，不能区别出血程度的轻重；同时，属于1的个体又相对较少。

（2）出血指数（BI）：Mazza在1981年的一项临床研究中采用了经过改良的出血指数。将牙周探针轻探入龈沟或袋底取出探针30s后，观察有无出血及出血程度。以0~5级记分。0为牙龈健康，无炎症及出血；1为牙龈颜色有炎症性改变，探诊不出血；2为牙龈水肿并探诊出血；3为探诊出血沿牙龈缘扩散；4为出血流满并溢出龈沟；5为自动出血。这种分级比GI细，更为客观，适用于牙龈炎症较重的人群观察治疗前后效果的临床研究。

（3）龈沟出血指数（SBI）：此指数由Mhlemann和Son（1971）提出，认为出血早于颜色和外形改变出现，本指数在临床应用不多。其对出血量没有详细分级，着重对可视炎症程度进行了分级，共分为6级：0为牙龈健康，探诊无出血；1为探诊出血，龈乳头和边缘龈无水肿和颜色改变；2为探诊出血，龈乳头和边缘龈有颜色改变，无水肿；3为探诊出血，龈乳头和边缘龈颜色改变，轻度水肿；4为探诊后出血，龈乳头和边缘龈颜色改变，明显水肿；5为探诊出血，有自发出血和颜色改变及水肿。

（4）探诊出血（BOP）：探诊后有无出血，记为BOP阳性或阴性，这已被作为指示牙龈有无炎症的较客观指标。据研究表明，在4mm以上的深袋，BOP阳性的出现多于浅袋，表明深袋的炎症比较重，需要随访和进一步的治疗。但检查BOP的操作者需要经过严格的训练，掌握正确的操作方法，结果才有意义。操作时有两种方法，一种是用钝头牙周探针的尖端置于龈缘下1mm或更少，轻轻沿龈缘滑动后观察片刻看有无出血；另一种方法是轻轻探到袋底或龈沟底，取出探针后观察10~15秒看有无出血，后一种方法特别需要注意探诊时的压力，有研究表明，较大的探诊压力可使 BOP 的阳性位点增加。

在牙周治疗结束后的维护期中，定期作 BOP 检查，其结果可以帮助临床医生制订治疗决策，探诊不出血的牙位提示牙周组织处于较健康状态，一般可以不作进一步的治疗，而BOP 阳性部位则提示需要继续治疗以消除炎症。虽然 BOP 并不能作为疾病活动期或预测附着丧失的可靠客观指标，但如果 BOP 阳性的位点比例很高，则表明炎症并未控制，疾病仍在进展，其附着丧失的可能性就会增加。Lang 等报道，在连续的定期复查中，每次均为BOP 阳性的位点，以后发生附着丧失的机会大于 BOP 阴性的位点。

知识点 2：牙龈缘的位置　　　　　　副高：熟练掌握　　正高：熟练掌握

牙龈缘的位置受生理和病理改变的影响。正常生理情况下，随着年龄的增长，结合上皮位置逐渐地向根方迁移，牙龈缘的位置也发生相应的根移。过去认为是一种增龄性变化，现今的观点认为它不是生理性的，而是一生中外界刺激或疾病积累的结果，应视为病理性退缩。牙龈缘的位置受诸多因素的影响，对于某一具体病例而言，要做具体分析，进行针对性治疗。

知识点 3：牙龈色泽的变化　　　　　　副高：熟练掌握　　正高：熟练掌握

牙龈的颜色除了局部炎症或全身因素引起的充血发红或苍白色外，还有其他一些原因可使牙龈有色泽的改变，如：

（1）吸烟：由于烟草燃烧物的长期作用，使吸烟者牙龈或口腔黏膜上出现深灰或棕黑色的色素沉着，牙面上也会沉积棕褐色的斑渍。

（2）重金属着色：某些重金属如铋和铅等，经不同方式进入体内后可能被吸收或出现中毒，除可引起机体的一系列反应外，还可在牙龈缘出现金属线，如含铋的药物进入体内后，常在牙龈出现"铋线"。尤以上下颌前牙的龈边缘上，出现宽约 1mm 的灰黑或黑色的线条，边缘清晰整齐。其形成是由于血流中的铋与龈沟附近的硫化氢结成不溶解的硫化铋沉积下来所致。慢性铅中毒的患者，其牙龈缘因沉积了硫化铅同样可出现类似的"铅线"。铅线常位于尖牙至第一磨牙颊侧牙龈，呈灰蓝色。

（3）牙龈黑色素沉着：生理情况下，有一些皮肤较黑的个体，其牙龈常出现黑色或褐色的色素沉着斑，并可互相融合成片，对称分布，不高出黏膜，成年后色素更加深。还有某些系统病患者，如艾迪生病患者的口腔黏膜可出现蓝黑色或暗棕色斑块或斑点，也可出现于牙龈。

（4）白色病损：一些出现白色病损的口腔黏膜病也可发生于牙龈组织，如白斑和扁平苔藓。牙龈的白斑较少见，常呈灰白色的斑片，表面微凸、粗糙无光泽，边界清楚。牙龈上的扁平苔藓常发生于磨牙区和前庭沟，呈树枝状或线条状的白色花纹，自前庭沟向附着龈延伸，发生于附着龈者常呈白色单线条状。

知识点 4：牙龈的剥脱性病损	副高：熟练掌握 正高：熟练掌握

牙龈的剥脱性病损主要表现为牙龈乳头、龈缘和附着龈的上皮剥脱并出现炎症，因此也有人称之为剥脱性龈炎。这种病损也可是糜烂型扁平苔藓或寻常型天疱疮或良性黏膜类天疱疮在牙龈上的一种表现，均可出现上皮浅层的剥脱、糜烂和炎症。

临床上发现牙龈有剥脱性损害时，应首先排除上述 3 种口腔黏膜病。此外，较少见的如硬毛牙刷的损伤、氯己定含漱液的一过性黏膜刺激及其他化学药物的刺激等。

三、牙周探诊

知识点 1：牙周探诊的目的	副高：熟练掌握 正高：熟练掌握

了解牙周支持组织的丧失情况，有无牙周袋并探测其深度和牙周附着水平。牙周袋是指龈缘至袋底的距离，附着水平是指釉牙骨质界至袋底的距离。

知识点 2：牙周探诊的工具	副高：熟练掌握 正高：熟练掌握

可用手持探针或电子探针进行探测。手持探针有以 mm 为单位的刻度，每个刻度为 1mm 或 2~3mm，为圆柱形钝头的工作头，尖端逐渐变细，利于插入，一般尖端处直径为 0.5mm。

知识点 3：牙周探诊的方法	副高：熟练掌握 正高：熟练掌握

为了能反映牙周袋在牙面的位置及形态，牙周探针应沿着牙齿长轴在各个面进行探查，通常将牙的颊（唇）、舌面分别在远中、中央、近中测量，每个牙要记录 6 个位点的探诊深度。如探测后牙的颊侧牙周袋时，探针插入后从颊侧远中探到颊侧中央再到颊侧近中，然后分别记录三个位点的深度。在探诊过程中应沿着牙周袋底提插式行走，以便探明同一牙面上不同深度的牙周袋。

在测量牙周袋时，牙周探针的尖端始终紧贴牙面，探针必须与牙的长轴平行，但由于邻面接触区的干扰，探针若与牙长轴平行就不能进入龈谷区，而邻面袋最深点常在龈谷处。故探测邻面时，可允许探针紧靠接触点并向邻面中央略为倾斜，这样便探得邻面袋的最深处。

牙周探诊除了测量袋的深度外，还应观察探诊后是否出血。探测龈下牙石的分布，根分叉是否受累。探诊压力在 20~25g 为好，要做到既探测到实际深度又不致使患者疼痛和损伤。同时还应检查龈缘的位置，即有无牙龈退缩或增生、肿胀等，因为这些因素可使牙周袋变浅，或者形成假性牙周袋，临床医生就应根据具体情况来判断牙周组织的破坏程度。

在探诊时，支点要放稳，用力不可过大，研究表明，轻柔的探诊压力也会使探针穿透部分结合上皮，使探诊深度略大于组织学的真正深度，因此，"探诊深度"一词比"袋深度"更为确切。感觉力量的方法是：将探针轻轻插入指甲内而不引起疼痛和不适。探诊中患者疼痛多数是医生用力过大所致。若作全口牙探诊时，应按一定顺序进行，以防止遗漏，一般从右上后牙开始，依次完成一个象限后，继续按2、3、4象限顺序完成探测，并且最好由助手进行记录。

知识点4：牙周探诊的记录和评价指标	副高：熟练掌握 正高：熟练掌握

（1）探诊深度：指龈缘至袋底的距离。探诊深度与龈下菌斑生物膜和炎症状况密切相关，是决定牙周治疗的重要依据。

影响探诊准确性的因素较多，如根面上附着的龈下牙石有时会被误认为已探至袋底，邻面接触区的阻挡以及牙根角度过大时，使探针不易与牙长轴平行，如上颌磨牙的腭侧，常因该根分叉大而难以探到深袋底部；迂回走行的牙周袋能使探得的深度大于或小于实际深度，特别是当组织炎症较重的情况下，由于组织水肿，结缔组织内的胶原纤维大部破坏，同样的探诊力量可使探针穿透袋底部而达到结缔组织内，终止于炎症区外围的正常胶原纤维的冠方，这样所测得的袋深度大于实际深度。但当治疗后，炎症消失，新的胶原纤维产生，组织变致密，探针不再穿透到结缔组织中。有时在治疗后，袋壁组织变紧密，便可阻挡探针达到袋底部，因而这又易造成探诊深度小于实际深度。由此可见，牙周探诊技术受多方面的影响，需要认真操作达到准确的探测结果。

（2）牙周附着水平：能较客观地反映出牙周组织的破坏程度，即附着丧失的程度，在测量牙周袋深度后，当探针尖沿牙根而退出时，探寻釉牙骨质界位置，测得釉牙骨质界到龈缘的距离。将袋深度减去该距离即为附着丧失的程度。若两数相减为零，或不能探到釉牙骨质界，说明无附着丧失；若牙龈退缩使龈缘位于釉牙骨质界的根方，则应将两个读数相加，得出附着丧失的程度。

影响附着水平探测精确性的因素：由于釉牙骨质界一般均为龈缘所覆盖，不能直视，增加了定位的难度，若釉牙骨质界比较平坦，则更不易寻找；或因该处比较粗糙，或原本已为牙石所覆盖。这样是难以找准部位的，因此若要获得比较准确的数值，应该提倡在除去龈下牙石后进行测量。要获得临床精确的牙周袋深度或附着水平，是有一定难度的，因此，操作者除了要具备细心和耐心的工作态度外，主要还是掌握操作技巧，正如前面已提到的，使用标准化的探针和掌握探诊力量，平行于牙长轴的方向轻轻插到袋底及提插行走，放稳支点后按顺序进行，避免遗漏，同时应调节好椅位且有明亮的光线，另有助手记录，这样才能使这一检查得以顺利完成。国外已设计了控制压力的各式新型电子探针，对临床研究中保证探诊深度的可靠性很有帮助。

牙周炎患者还应探查后牙有无根分叉区病变。上颌磨牙探颊侧、近中和远中，下颌磨牙探颊侧和舌侧。

知识点5：牙周探诊中应注意的问题　　　　　副高：熟练掌握　正高：熟练掌握

牙周探诊的准确性取决于多种因素的影响，包括所使用探诊的粗细、探诊放置的位置、角度、所施加压力、软组织炎症程度、牙齿表面的解剖外形变异、检查者的操作熟练程度等。所以，需要反复训练培养，尽量减少误差。

四、牙的松动度

知识点1：牙松动度检查　　　　　　　　　　副高：熟练掌握　正高：熟练掌握

前牙用牙科镊夹住切缘，作唇舌方向摇动，后牙用镊子尖端抵住𬌗面窝，向颊舌或近远中方向摇动。常分为三度记录：Ⅰ°松动，牙松动超过生理动度，但幅度在1mm以内；Ⅱ°松动，牙松动幅度在1~2mm间；Ⅲ°松动，牙松动幅度在2mm以上。

也可根据松动方向确定松动度，颊（唇）舌方向松动者为Ⅰ°，颊（唇）舌和近远中方向均松动者为Ⅱ°，颊（唇）舌、近中远中和垂直方向均松动者为Ⅲ°。

牙的松动度还可用仪器来测定。

知识点2：影响松动度的因素　　　　　　　　副高：熟练掌握　正高：熟练掌握

牙根的数目、长度和粗壮程度以及炎症程度影响牙的松动度。一般情况下，牙槽骨吸收的程度相同时，多根牙的动度要小于单根牙，牙根长而粗壮的尖牙动度要小于其他切牙。若有急性炎症或咬合创伤存在，则牙的动度也会加重，所以检查牙的松动度应在炎症和𬌗创伤消除时进行，并应根据具体情况综合判断。

第三节　𬌗与咬合功能的检查

知识点1：𬌗的检查　　　　　　　　　　　　副高：熟练掌握　正高：熟练掌握

下颌在各种功能运动中，上下颌牙的接触现象称为𬌗或咬合，这种接触关系亦称为𬌗关系或咬合关系。牙周病患者的𬌗检查主要包括以下几种情况。

（1）正中𬌗又称牙尖交错𬌗，正常情况下，在吞咽闭口时下颌处于正中位置，上下牙应为最密切广泛的接触。检查时观察下颌位置是否在正中位，上下颌牙是否达到最广泛且密切接触的𬌗关系，属于何种𬌗类型。下前牙的中线是否一致，牙排列是否正常，有无拥挤或牙错位、扭转等错𬌗。覆𬌗及覆盖程度是否正常，有无深覆𬌗、深覆盖或反𬌗、锁𬌗等。

（2）检查𬌗磨耗程度是否均匀：如前牙磨耗明显，多为内倾型深覆𬌗，如后牙呈杯状磨耗，可能有紧咬牙；如前牙的切缘尖锐不齐或后牙牙尖的功能斜面（如下牙颊尖的颊侧斜面）有光亮的磨损小平面，提示有磨牙症等。

（3）检查有无牙松动或移位、牙缺失或牙倾斜等。

知识点2：早接触的检查	副高：熟练掌握 正高：熟练掌握

当下颌从休息位置慢慢向上移到上下牙发生接触时，如果只有少数甚至个别牙接触，而不是广泛的密切接触，这种个别牙的接触，称为早接触；检查咬合有无异常时，首先要检查有无早接触以及早接触的位置。

知识点3：𬌗干扰的检查	副高：熟练掌握 正高：熟练掌握

在前伸咬合达到前牙刃相对的过程中，后牙一般无接触，若后牙有𬌗接触，则称为𬌗干扰。检查时可用牙线或用镊子夹玻璃纸条放在后牙区，若前伸时后牙能咬住牙线或玻璃纸，则说明后牙有𬌗干扰。

侧向𬌗时，工作侧牙接触，非工作侧牙一般无接触，若有𬌗接触，则为𬌗干扰。检查时按上述方法用牙线或玻璃纸放在非工作侧，当下颌侧向运动时，若非工作侧能咬住牙线或玻璃纸，说明非工作侧有𬌗干扰。

知识点4：𬌗检查的方法步骤	副高：熟练掌握 正高：熟练掌握

在检查前必须先调节好椅位，使患者坐正，双眼正视前方，视线与地面平行。还应教会患者正确地进行各种咬合运动。以便获得正确的检查结果，具体方法步骤如下：

（1）视诊：𬌗关系、早接触或𬌗干扰等均可先用视诊初步确定。再用其他的方法进一步确定准确位置。

（2）扣诊：用示指的指腹轻按于上颌牙的唇（颊）面近颈部。让患者做咬合动作，手指感到有较大的震动或动度的牙，可能有早接触的存在。但若早接触的牙不松动时，不一定有明显的震感。

（3）咬合纸法：擦干牙的𬌗面，将轻薄型的咬合纸放于下牙𬌗面上，令患者做正中咬合，然后取出咬合纸检查，一般在𬌗面的蓝色印迹比较均匀，若有浓密蓝点且范围较大，甚至将纸咬穿，该处牙面可呈中心点白点而周围蓝色，即为早接触点。重复检查时应先将蓝点擦去，以免蓝点过多不宜辨别。咬合纸还可用于前伸𬌗或侧向𬌗的检查。目前已有红、蓝两种薄型咬合纸，检查时先用蓝（或红）纸查正中𬌗，然后用红或蓝色咬合纸做前伸或侧向𬌗检查，就更为方便。

（4）蜡片法：用厚度均匀的薄型蜡片，烤软后放在被检查牙的𬌗面，令患者做正中咬合，待蜡片冷却后取出，然后对光透照检查蜡片上的咬合印记。若有菲薄透亮甚至穿孔区，即为早接触点。

（5）牙线：牙线主要用于检查有无𬌗干扰存在，进一步用其他方法确定该牙上的𬌗干扰部位。

（6）研究模型：对复杂而一时不易查清的创伤性𬌗，可制备研究模型，将𬌗关系移到𬌗架上做进一步的检查分析。

（7）𬌗力计：是测定咬合时最大𬌗力的仪器。

知识点5：𬌗创伤的临床指征　　　　　　　　　　副高：熟练掌握　正高：熟练掌握

早接触或𬌗干扰等可能使牙周组织损伤，从而出现一些临床变化，根据这些结合咬合检查，以确定是否有𬌗创伤的存在。临床上有𬌗创伤的牙大多出现松动（多根牙可能不明显），这是由于患牙受到过大𬌗力特别是侧向力的作用，使近牙颈部的受压侧硬骨板消失、牙周膜间隙增宽，进一步发生垂直型骨吸收而出现牙松动，严重时可出现个别牙或一组牙的倾斜或移位，X线片可显示近牙颈部的牙周膜间隙增宽、硬骨板消失，牙槽骨可出现垂直型吸收，而受牵拉侧可显示硬骨板增厚。𬌗创伤牙的松动程度往往与骨吸收程度、探诊深度不成比例，特别表现在单根牙，常常是牙松动度重于骨吸收程度和牙周袋深度，因为𬌗创伤牙的松动不完全取决于骨吸收程度，还与侧向𬌗力的大小、频度、持续时间、牙根数目及形态等有关。

此外，还有一些临床变化可能与𬌗创伤有关，如个别牙出现牙龈退缩，有时还出现龈裂或龈缘突。松动严重的牙，当咬合时可出现该牙牙龈变苍白现象。还有可能发生磨耗小平面或根裂等。这些现象虽然不一定均在𬌗创伤时出现，龈裂和龈缘突与𬌗创伤的关系也缺乏充分的科学证据，但临床上若有这些变化时应怀疑有无𬌗创伤存在，并需做进一步检查。

知识点6：食物嵌塞的检查　　　　　　　　　　　副高：熟练掌握　正高：熟练掌握

在咀嚼食物过程中，由于咬合压力使食物碎块或纤维嵌入相邻两牙的牙间隙内，称为食物嵌塞。水平型食物嵌塞可有牙龈乳头退缩，龈外展隙中有团块状食物残渣，或有龈缘充血。垂直型食物嵌塞时，患者能指出牙位。在嵌塞的部位检查嵌塞的原因，首先检查𬌗面及边缘嵴有无磨损，邻面接触区是否增宽，颊舌外展隙是否变窄，对颌牙齿有无充填式牙尖或尖锐边缘嵴，有无松动、移位、缺牙或排列不齐等情况，并用探针检查嵌塞部位有无纤维食物残渣，牙齿有无邻面龋。

牙线检查：取一段牙线放在𬌗面加压通过接触区压向牙龈缘，若牙线能无阻挡地通过邻面接触区，表示接触区不紧密，若通过有一定阻力，则表示接触区紧密。牙线还可查明邻面接触区的位置和大小。根据检查结果，可做适当处理。

第四节　X 线检查

知识点 1：X 线检查概述　　　　　　　副高：熟练掌握　正高：熟练掌握

X 线片是一项重要而常用的检查方法，对牙周炎的诊断和疗效的评价有重要意义。但它只是牙周炎的辅助诊断，应该结合临床检查，综合分析判断，不能单凭 X 线做出诊断或治疗计划。观察牙周病损以平行投照的根尖片为主，或者拍摄曲面断层片，这种 X 线片可以在一张片子上显示全口牙及牙周组织，但显示的牙周组织其清晰程度及精确性不如根尖片，因此，若要观察各个牙牙周组织的微细变化或作为疗效的对比研究，以分别拍标准根尖片为好。

知识点 2：正常牙周组织的影像表现　　　副高：熟练掌握　正高：熟练掌握

（1）牙槽骨：牙根周围的固有牙槽骨表现为连续阻射的白线状致密影，称为硬骨板。松质骨的骨髓腔呈透射，骨小梁呈阻射，互相交织成网状。正常情况下，牙槽嵴顶到釉牙骨质界的距离为 $1\sim1.5mm$，不超过 $2mm$。这是确定有无骨吸收的重要参照标志。

（2）牙周膜：牙周膜在 X 线片上占据一定的空隙称为牙周膜间隙，为宽 $0.18\sim0.25mm$ 的连续而均匀的线状黑色透射带，其宽度的变化对牙周病的诊断有重要意义。

知识点 3：牙周炎时的影像表现　　　　　副高：熟练掌握　正高：熟练掌握

患牙周炎时，由于牙槽骨的破坏，硬骨板常不完整或消失，而牙周膜间隙也相应显示增宽或明显增宽。

在 X 线片上主要显示牙齿近远中的骨质情况，而颊舌侧牙槽骨因与牙齿重叠而显示不清晰。在标准根尖片上，当牙槽嵴顶到釉牙骨质界的距离超过 $2mm$ 时，即可认为有牙槽骨吸收。

在 X 线上牙槽骨吸收的类型表现为水平型吸收和垂直型吸收：

（1）水平型吸收：牙槽骨高度呈水平状降低，骨吸收面呈水平状或杯状凹陷。前牙因牙槽嵴窄，多呈水平型。

（2）垂直型吸收：X 线片显示骨的吸收面与牙根间有一锐角形成，也称角形吸收，多发生于牙槽间隔较宽的后牙。

骨吸收程度一般按吸收区占牙根长度的比例来描述，通常分为 3 度。

Ⅰ°：牙槽骨吸收在牙根的颈 1/3 以内。

Ⅱ°：牙槽骨吸收超过根长 1/3，但在根长 2/3 以内，或吸收达根长的 1/2。

Ⅲ°：牙槽骨吸收占根长 2/3 以上。

　　另一种方法是用 Schei 尺测量，主要是在牙片上标出三个点，即釉牙骨质界、牙槽骨最高点和牙根尖点，然后用带格线的标尺计算出牙槽骨高度占牙根长度的百分比，这种方法较为客观和可靠，因为三个点相互位置是恒定的，可部分抵消因投照角度不同所造成的差异，提高了牙槽骨吸收率的横向和纵向可比性。

　　有时在 X 线片上可以看到牙槽嵴的高度虽然已降低，但吸收的边缘整齐，骨嵴顶端有致密的硬骨板，骨小梁致密且排列整齐，表明牙槽骨的破坏已经停止或有修复。X 线片的可靠性受多种因素的影响，X 线片观察结果必须结合临床检查，综合分析判断，方能做出准确的诊断。

第五节　其他辅助检查方法

　　知识点 1：微生物学检查　　　　　　　　　　　副高：熟练掌握　　正高：熟练掌握

　　牙周炎是以厌氧菌为主的感染性疾病，普遍认为不同类型的牙周炎，其菌斑微生物的组成不同。在一些重症患者，或对常规治疗反应不佳者，或怀疑患牙处于疾病活动期者，可以先检测牙周袋内的优势微生物，然后选择敏感的药物进行治疗，或者在某种治疗前后进行微生物检测以评价或监测疗效。下面介绍一些比较成熟的监测方法。

　　（1）培养技术：细菌培养是传统的微生物学检测的最基本、可靠的方法，是微生物学检查的"金标准"，通过培养可检测出优势菌，同时可进行抗菌药的敏感试验，以便有针对性地选择药物进行治疗。但过程比较繁琐而且牙周袋中不是所有的微生物都能被培养成活。

　　（2）涂片检查法：将菌斑样本在载玻片上涂成薄层，直接在显微镜下观察。涂片的方法较培养法简便而快速，缺点是不能检出特异性病原菌。牙周病常用的涂片镜检法有两种，暗视野显微镜检查法和刚果红负性染色法。

　　（3）免疫学技术：免疫荧光法是用特异性细菌抗体选择性地与菌斑中相应的细菌抗原结合，通过荧光标记抗体，在荧光显微镜下呈现黄绿色荧光者便为阳性，表明有该特异性细菌存在，其阳性检出率与培养法的符合率为 80%~100%。

　　（4）DNA 探针：DNA 探针即利用核苷酸碱基顺序互补的原理，用特异的 DNA 片段，通过核酸杂交技术来检测未知细菌的 DNA，若两者能杂交形成 DNA 双链结构则可认定该菌为与探针相同的细菌。

　　（5）聚合酶链反应：即利用 DNA 聚合酶，以目标细菌的某个 DNA 片段寡聚核苷酸等为引物，扩增该 DNA 片段，可在短时间内得到大量的特定基因或 DNA 片段。在牙周细菌的检测中，应用最能表达某种微生物特异性的引物，对待测标本进行 PCR，检查产物中是否有该特定的片段，从而确定是否有该微生物存在。

　　（6）以酶为基础的检测法：Loesche 对 40 余种菌斑微生物研究的结果，发现其中牙龈卟啉单细胞、福赛坦氏菌和齿垢密螺旋体三者均在代谢过程中产生大量的胰酶样蛋白。据此研制开发的试剂盒，可在取菌斑样本后，在椅旁检测，15 分钟后即可凭颜色反应程度判断有无上述 3 种微生物。其缺点是不能区分该 3 种菌。

知识点 2：压力敏感探针检查　　　　副高：熟练掌握　　正高：熟练掌握

这类探针是通过电子装置来恒定地控制探诊的力量，精准的测量附着水平。缺点是在操作时，手感觉的敏感性不如手持探针，龈下牙石能明显干扰压力敏感探针的继续深入，而手持探针在触及龈下牙石时能很自然地绕过牙石到达袋底。因而只有经过龈下刮治后，探诊的结果才比较准确。

知识点 3：X 线片数字减影技术和牙科 CT　　　副高：熟练掌握　　正高：熟练掌握

在牙周炎的研究中，牙片是观察牙槽骨变化的常规检查手段，为了早期发现病变及进行纵向观察比较，就要求在同一部位不用时间所拍摄的一系列牙片具有高度的重复性。自 20 世纪 80 年代数字减影 X 线技术（DSR）被引入牙周领域后，牙片数字减影已被越来越多地用来作为检查牙槽骨动态变化的客观手段。DSR 的特点是定位投照，即 X 线球管、被照牙及 X 线片三者的相对位置恒定，从而使投照角度和距离固定，通过计算机辅助的图像处理并自动减影，最终显示出骨量的微细变化。它克服了普通 X 线技术所拍的牙片因其投照角度、曝光、冲洗条件等的不一致而造成的重复性差、不易进行比较的缺点，因而成为牙周病诊断和治疗中准确而灵敏的纵向观察牙槽骨变化的客观手段。

牙科 CT 又称锥形束计算机化断层摄影技术，应用于口腔牙齿及牙周检查有独特优势，由 X 线管在一定时间内围绕头部行 360° 旋转获得数据，再通过计算机在任何方向上进行轴位图像、冠状位图像、矢状位图像和曲面成像的重建，得到在扫描范围内的任何方向、层面和间隔的截面图。其优势在于放射量低、图像分辨率高，从而对牙周炎的诊断提供依据，并为治疗方案的选择提供支持。

知识点 4：牙动度仪　　　　　　　副高：熟练掌握　　正高：熟练掌握

测定牙的松动程度用常规的手持牙科镊子检查带有很大的主观性，且重复性差，故在临床研究中需要借助仪器来测定，以取得客观数据。如动度测量计是一种精准测量牙动度的电子仪器。国外已生产的牙动度仪，其原理是用一恒速的小圆柱轻微快速冲击牙面，仪器能以数字显示牙周膜对该冲击力的阻力，牙越松则阻力越小，显示数值越大。用仪器测量松动度较为客观，重复性好，对于牙周临床的纵向研究有一定帮助。

知识点 5：𬌗力计　　　　　　　　副高：熟练掌握　　正高：熟练掌握

上下牙齿在咬合时，牙周组织能承受一定的力称为𬌗力。

殆力计是测量殆力的仪器，其种类较多，较常用的为应变电阻式或压电陶瓷式，均是通过受试者紧咬传感器，其压力信号通过放大，由示波器、描图仪等输出殆力值。一般所测的均为最大殆力值。牙周炎患者由于牙周组织的破坏，牙松动而使殆力明显减小。因此殆力的大小也可在一定程度上反映牙周组织的健康状况。

知识点 6：龈沟液检查　　　　　　　　　　副高：熟练掌握　　正高：熟练掌握

龈沟液是来自牙龈组织的渗出液，其成分来源于血清和局部牙龈结缔组织。正常龈沟内液量极少，牙龈有炎症时不但液量增加，而且其成分也发生变化。对龈沟液的成分和量的检测，对于牙周炎的诊断、疗效的观察和预测疾病的发展有重要意义，可作为牙周炎诊治中的辅助手段。

知识点 7：基因检测　　　　　　　　　　　副高：熟练掌握　　正高：熟练掌握

与遗传有关的宿主易感性是牙周炎发病的主要决定因素之一，能影响和改变宿主对微生物的反应，并决定疾病的进展速度和严重程度，牙周炎与糖尿病、高血压、风湿病以及骨质疏松等疾病一样属于多基因病，因此对炎症介质及其他成分的基因多态性的检测，可能早期预测个体对牙周炎的易感性，目前尚处于初步研究阶段。

第六节　牙周病专科病历书写

知识点 1：病史　　　　　　　　　　　　　副高：熟练掌握　　正高：熟练掌握

应以牙周病史为主，同时应包括相关的口腔病史及系统病史。应包括主诉、现病史、既往史、家族史。主诉是指主要病症的部位、症状和持续时间，力求用一句话简明表达。现病史即对主诉的进一步陈述，包括主诉及其相关的自觉症状，依先后次序记述从发病到就诊时的病情演变过程，着重在现阶段的情况以及患者自己认为可能的病因及诱发因素，曾做何种治疗及其疗效等。既往史、家族史及系统病史则有选择地记录与主诉及牙周病有关的部分。

知识点 2：检查内容　　　　　　　　　　　副高：熟练掌握　　正高：熟练掌握

检查不应只局限于牙周组织，应对口腔其他相关部位做全面的检查，必要时可做全身有关辅助检测，检查内容包括：

（1）牙周组织：是病历书写中的主要检查内容。

（2）口腔黏膜：颊、舌侧牙龈同属于口腔黏膜，某些病损如溃疡、斑纹、色素沉着等同时涉及牙龈及其他口腔黏膜，需要全面检查。

（3）牙及牙周围组织：龋齿、牙髓的病变及根尖周围病与牙周病的关系非常密切，如邻面龋引起的食物嵌塞、慢性根尖周炎引起的龈瘘等都直接影响牙周组织的健康。

（4）颞下颌关节：咬合是否正常直接影响颞下颌关节的功能，如深覆𬌗，磨牙症患者等可出现颞下颌关节的不适或弹响等症状，牙周炎患者也可以有𬌗关系的异常，因此，必要时可请专科医师会诊。

（5）其他检查：根据病情需要可做其他检查，如血液化验（血细胞分析、血糖、血脂等生化指标的检测）和牙龈的活体组织检查等。

| 知识点3：病历书写 | 副高：熟练掌握　正高：熟练掌握 |

牙周炎因涉及多个牙，且检查指标又多，应设计按牙位记录探诊深度，附着丧失、炎症程度、出血情况、根分叉病变、牙动度等数据的牙周炎专用表或图。必要时还可以画出牙周袋深度及牙槽骨吸收的示意图，使病情一目了然。

第五章　牙周病各论

第一节　牙龈病

一、慢性龈缘炎

| 知识点1：慢性龈缘炎的定义 | 副高：熟练掌握　正高：熟练掌握 |

慢性龈缘炎又称边缘性龈炎或单纯性龈炎。病损主要位于游离龈和龈乳头，在牙龈病中最常见。

| 知识点2：慢性龈缘炎的病因 | 副高：熟练掌握　正高：熟练掌握 |

龈上菌斑是引起慢性龈炎的始动因子。此外，软垢、牙石、不良修复体及食物嵌塞也可促使菌斑积聚，促使龈炎的发生和发展。

| 知识点3：慢性龈缘炎的临床表现 | 副高：熟练掌握　正高：熟练掌握 |

慢性龈缘炎的病损一般局限于游离龈和龈乳头，严重时也可波及附着龈，通常以前牙区尤其下前牙区最为显著。

（1）牙龈色泽：正常牙龈呈粉红色，患龈炎时游离龈和龈乳头变为深红或暗红色，在较重的龈炎，炎性充血可波及附着龈。在有些患者，龈缘可呈鲜红色，且有肉芽状增生。

（2）牙龈外形：正常龈缘菲薄而紧贴牙面，附着龈有点彩，点彩的多少或明显与否因人而异。患牙龈炎时，由于组织水肿，使龈缘变厚，不再紧贴牙面，龈乳头变为圆钝肥大。附着龈水肿时，点彩也可消失，表面光滑发亮。

（3）质地：正常牙龈质地致密而坚韧，尤其附着龈部分具有丰富的胶原纤维，牢固地附着于牙槽嵴上。患牙龈炎时，由于结缔组织水肿和胶原的破坏，牙龈可变得松软脆弱，缺乏弹性。但当炎症局限于龈沟壁一侧时，牙龈表面仍可保持相对致密，点彩仍可存在。有些病例可伴有增生。

（4）龈沟深度：牙周组织健康时，龈沟深度一般不超过3mm，当牙龈有炎性肿胀或增生时，龈沟可加深达3mm以上，形成假性牙周袋，但上皮附着（龈沟底）仍位于正常的釉质牙骨质界处，临床上不能探到釉质牙骨质界，也就是说无附着丧失，也无牙槽骨吸收，这是区别牙龈炎和牙周炎的重要指征。

（5）探诊出血：健康的牙龈在刷牙或探测龈沟时均不引起出血。患牙龈炎时轻触即出血，即探诊出血，有些患者的炎症局限于龈沟壁上皮一侧时，或吸烟者，牙龈表面炎症不明显，但探诊后有出血，因此，探诊后出血是诊断牙龈有无炎症的重要客观指标。

（6）龈沟液增多：牙龈有炎症时，龈沟液渗出增多，其中的炎症细胞也明显增多，有些患者还可有龈沟溢脓。因此，测量龈沟液量可作为判断炎症程度的指标。

（7）自觉症状：慢性龈缘炎时患者常因刷牙或咬硬物时出血，或者在咬过的食物上有血渍，这是促使患者就诊的主要原因。但慢性龈缘炎一般无自发性出血，这可与血液病及其他疾病引起的牙龈出血鉴别。有些患者偶尔感到牙龈局部痒、胀等不适，并有口臭等。

知识点4：慢性龈缘炎的鉴别诊断　　　　副高：熟练掌握　正高：熟练掌握

（1）应与早期牙周炎鉴别：一部分长期存在的慢性龈缘炎可逐渐发展成牙周炎，常开始于牙的邻面，与牙龈炎不易区别。故对于长时间的较重牙龈炎患者，应仔细检查，排除早期牙周炎。鉴别要点为牙周炎有牙周附着丧失和牙槽骨吸收。

（2）血液病：对于以牙龈出血为主诉且同时也有牙龈炎症表现者，应与某些全身性疾病所引起的牙龈出血鉴别，如白血病、血小板减少性紫癜、再生障碍性贫血等。

知识点5：慢性龈缘炎的治疗原则　　　　副高：熟练掌握　正高：熟练掌握

（1）去除病因：通过洁治术彻底清除菌斑和牙石，其他如有食物嵌塞、不良修复体等刺激因素也应彻底纠正，由于单纯性龈缘炎无深层牙周组织破坏，只要清除了局部刺激因素，一周左右后炎症即可消退，结缔组织中胶原纤维新生，牙龈的色、形、质便可恢复正常。

（2）药物治疗：若炎症较重可配合局部药物治疗，常用1%~3%过氧化氢溶液冲洗龈沟，碘制剂龈沟内上药，必要时可用抗菌类漱口剂含漱，如氯己定。

若为急性龈乳头炎时，先治疗急性炎症，并消除病因，待急性炎症消退后，仍按上述方法治疗。

（3）疗效的维护治疗：开始后应及时教会患者控制牙菌斑的方法，持之以恒保持口腔卫生，并定期（6~12个月）进行复查和洁治。这样才能巩固疗效，防止复发。

知识点6：慢性龈缘炎的预后及预防　　　　副高：熟练掌握　正高：熟练掌握

（1）慢性龈缘炎：由于病变部位局限于牙龈，在去除局部刺激因素后，炎症消退快，牙龈组织恢复正常。因此，慢性龈缘炎是可逆性病变，预后是良好的。然而，如果患者不注意进行持之以恒的菌斑控制和疗效的维护，那么，当菌斑和牙石继续堆积后，病情仍能复发。

（2）预防：龈缘炎是能预防的，关键是要做到坚持每天彻底清除牙菌斑，口腔医务人员要广泛开展口腔卫生教育，教会患者正确的刷牙方法，合理使用牙签、牙线等。坚持早晚刷牙、饭后漱口，以控制菌斑和牙石的形成，这些对预防牙龈炎的复发也极为重要。

二、青春期龈炎

知识点 1：青春期龈炎的定义　　　　　　副高：熟练掌握　　正高：熟练掌握

青春期龈炎指发生在青春期少年的慢性非特异性牙龈炎，与内分泌有关，男、女均可患病，但女性患者稍多于男性。

知识点 2：青春期龈炎的病因　　　　　　副高：熟练掌握　　正高：熟练掌握

（1）局部因素：菌斑仍是青春期龈炎的主要病因；这个年龄段的人群，由于牙的萌出和替换、错𬌗畸形、口呼吸、正畸治疗等，致使牙齿不易清洁，口腔卫生差，易造成菌斑滞留，引起牙龈炎，而牙石一般较少。

（2）全身因素：青春期龈炎和内分泌有关，尤其是性激素的变化，牙龈对致炎物质的易感性增加，加重牙龈对局部刺激的反应，引起牙龈炎。

知识点 3：青春期龈炎的临床表现　　　　副高：熟练掌握　　正高：熟练掌握

患者主诉症状常为刷牙或咬硬物时出血、口臭等。本病为青春期发病，好发于前牙唇侧的龈乳头和龈缘；唇侧牙龈肿胀较明显，龈乳头常呈球状突起，牙龈颜色暗红或鲜红，质地松软，探诊易出血。龈沟可加深形成龈袋，但附着水平无变化，也无牙槽骨吸收。牙龈肥大发炎的程度超过局部刺激的程度，易于复发。

知识点 4：青春期龈炎的诊断　　　　　　副高：熟练掌握　　正高：熟练掌握

（1）患者处于青春期。
（2）局部有刺激因素。
（3）病变好发于前牙唇侧的龈乳头和龈缘。
（4）牙龈的炎症反应超过了局部刺激物所能引起的程度。

知识点 5：青春期龈炎的治疗原则　　　　副高：熟练掌握　　正高：熟练掌握

（1）去除局部刺激：通过洁治术去除菌斑、牙石，纠正不良的修复体等，必要时可配合局部的药物治疗，如龈袋冲洗、局部上药及含漱等。

（2）手术治疗：对于病程长，牙龈肥大者应考虑青春期过后做牙龈切除术。

（3）防止复发：进行口腔卫生宣传，教会患者正确的刷牙方法，养成良好的口腔卫生习惯，以防复发。正畸患者治疗前应治愈原有的牙龈炎，治疗中应定期做牙周检查和预防性的洁治。

三、妊娠期龈炎

知识点 1：妊娠期龈炎的定义	副高：熟练掌握 正高：熟练掌握

妊娠期龈炎指妇女在妊娠期间，由于女性激素水平的升高，使原有牙龈炎加重，发生牙龈肥大或形成龈瘤样病变，分娩后可自行减轻或消退。此病的发生率报道不一，在 30%~100%。

知识点 2：妊娠期龈炎的病因	副高：熟练掌握 正高：熟练掌握

（1）局部因素：菌斑微生物是妊娠期龈炎的直接病因。妊娠期的妇女若不注意维护口腔卫生，致使牙菌斑、牙石在龈缘附近堆积，易引起牙龈炎症，若同时有食物嵌塞和不良修复体存在，更易加重牙龈的炎症。

（2）全身因素：妊娠本身不会引起牙龈炎，如没有局部刺激物及菌斑，妊娠期龈炎也不会发生。妊娠时性激素（主要是黄体酮）水平增高，使牙龈毛细血管扩张、淤血，炎细胞和渗出液增多，使局部炎症反应加重。近年来发现妊娠期龈炎患者的龈下牙菌斑中细菌的组成也发生了变化，中间普氏菌明显增多。该菌数量及临床症状随着妊娠月份增加及黄体酮水平增高而加重；分娩后，该菌数量降低，临床症状也逐渐减轻或消失。

知识点 3：妊娠期龈炎的病理	副高：熟练掌握 正高：熟练掌握

组织学表现为非特异性、多血管、大量炎性细胞浸润的炎症性肉芽组织。病理特征为明显的毛细血管增生，其程度超过了一般情况下牙龈对慢性刺激的反应，致使牙龈乳头炎性过长而呈瘤样改变，并非真性肿瘤。

知识点 4：妊娠期龈炎的临床表现	副高：熟练掌握 正高：熟练掌握

（1）妊娠期龈炎患者在妊娠前即有不同程度的牙龈炎，从妊娠 2~3 个月开始出现症状，至 8 个月时达到高峰，分娩后龈炎可逐渐减轻。妊娠期龈炎常发生在个别或全口牙龈，以前牙区为重，牙间乳头最明显。牙龈呈鲜红或暗红色、质地松软、表面光滑，触之易出血，患者吮吸或进食时也易出血，此常为患者就诊时的主诉症状。一般无疼痛感，但重者可有溃疡和假膜形成。

（2）妊娠期龈瘤亦称孕瘤，一般发生在妊娠后 3 个月，牙间乳头出现增生物，色泽鲜红或暗紫，表面光滑，质地松软，有蒂或无蒂，探诊极易出血。直径一般不超过2cm，但严重的病例因瘤体过大可影响进食。分娩后，妊娠瘤多数能逐渐缩小，但必须去除局部刺激物才能使病变完全消失，有的还需手术切除。

知识点5：妊娠期龈炎的诊断	副高：熟练掌握　正高：熟练掌握

（1）发生于妊娠期妇女，一般口腔卫生较差。

（2）可发生于全口牙龈，以牙间乳头处较多见。但孕瘤多发生于单个牙间乳头。

（3）牙龈鲜红或暗红色，质地松软、表面光滑，易出血。

知识点6：妊娠期龈炎的鉴别诊断	副高：熟练掌握　正高：熟练掌握

本病应于化脓性肉芽肿相鉴别。化脓性肉芽肿可发生于非妊娠期妇女，临床表现为个别牙龈乳头的无痛性肿胀、突起的瘤样物，有蒂或无蒂，色泽鲜红或暗红，质地松软，极易出血，多数病变表面有溃疡和脓性渗出物，一般多可找到局部刺激因素。病理变化为血管瘤样的肉芽肿性病变，血管内皮细胞和新生毛细血管的大量增殖，并有炎细胞浸润，表面常有溃疡和渗出。

知识点7：妊娠期龈炎的治疗原则	副高：熟练掌握　正高：熟练掌握

治疗原则同慢性龈炎相似。但应注意，尽量避免使用全身药物治疗，以免影响胎儿发育。

（1）去除一切局部刺激因素，如菌斑、牙石、不良修复体等。由于牙龈易出血和患者处于妊娠期，操作时动作要轻柔，尽量减少出血和疼痛。

（2）进行细致的口腔卫生指导。

（3）对于较严重的患者，如牙龈炎症肥大明显、龈袋有溢脓时，用3%过氧化氢液和生理盐水冲洗，也可使用刺激性小、不影响胎儿发育的含漱液，如1%过氧化氢液。

（4）手术治疗对体积较大的妊娠期龈瘤，若妨碍进食，则可在彻底清除局部刺激后考虑手术切除。手术时机应选择在妊娠期的4~6个月，以免引起流产或早产。

四、药物性牙龈增生（也称药物性牙龈肥大）

知识点1：药物性牙龈增生的病因	副高：熟练掌握　正高：熟练掌握

药物性牙龈增生是指长期服用某些药物而引起牙龈的纤维增生和体积增大。与药物性牙龈增生有关的三类药物为抗癫痫类药物（苯妥英钠）、免疫抑制剂（环孢素）、钙通道阻滞

剂（硝苯地平、维拉帕米等）。

研究表明牙龈增生的程度与原有的牙龈炎症和口腔卫生状况有关，并也与年龄、服药剂量、服药时间和血清中药物浓度有关。

知识点 2：药物性牙龈增生的病理　　　副高：熟练掌握　正高：熟练掌握

苯妥英钠引起的牙龈增生，其病理特点为上皮棘层显著增厚，钉突伸长达到结缔组织深部。结缔组织中有致密的胶原纤维束、大量成纤维细胞和新生血管，间有多量无定形的基质，炎细胞很少，局限于龈沟附近。环孢素和硝苯地平引起的牙龈增生其组织学特点和临床表现与苯妥英钠引起的牙龈增生相似，但环孢素引起的增生组织中血管和慢性炎症细胞的成分较多。

知识点 3：药物性牙龈增生的临床表现　　副高：熟练掌握　正高：熟练掌握

药物性牙龈增生常发生于全口牙龈，但以上、下颌前牙区为重。增生起始于唇颊侧或舌腭侧龈乳头，病变初牙龈乳头呈小球状突起，病变继续发展，龈缘与龈乳头连在一起，盖住部分牙面，严重可影响咀嚼。牙龈表面呈桑葚状或分叶状，质地坚硬，呈淡粉红色，一般不易出血。多数患者无自觉症状，无疼痛。由于牙龈增生肿大，使龈沟加深，形成假性牙周袋，加之牙龈失去生理外形，易使菌斑堆积。多数患者均合并有不同程度的牙龈炎症，此时的牙龈可呈深红或紫红色，质地较松软，牙龈边缘部分易出血。药物性牙龈增生只发生于有牙区，拔牙后增生牙龈组织可自行消退。

知识点 4：药物性牙龈增生的诊断　　　　副高：熟练掌握　正高：熟练掌握

（1）有长期服用上述药物的历史。
（2）牙龈增生明显，呈实质性、坚韧、色粉，也可伴发明显的炎症。

知识点 5：药物性牙龈增生的鉴别诊断　　副高：熟练掌握　正高：熟练掌握

（1）牙龈纤维瘤：病此病无长期服药史，但可有家族史，牙龈增生范围广泛、程度重。
（2）以牙龈增生为主要表现的慢性龈炎：一般炎症较明显，好发于前牙的唇侧和牙龈乳头，增生程度较轻，覆盖牙冠一般不超过1/3，有明显的局部刺激因素，但无长期服药史。

知识点 6：药物性牙龈增生的治疗原则　　副高：熟练掌握　正高：熟练掌握

（1）与相关的专科医师协商更换使用其他药物或与其他药物交替使用，以减轻本病。

（2）去除局部刺激因素：通过洁治、刮治清除菌斑、牙石，并消除一切导致菌斑滞留的因素。

（3）局部药物治疗：对牙龈有明显炎症的患者，可用3%过氧化氢冲洗龈袋，并在袋内置抗菌消炎的药物，待炎症减轻后再做进一步治疗。

（4）手术治疗：对于牙龈增生明显，虽经上述治疗，增生的牙龈仍然不能消退者，可行龈切除并成形的手术治疗。

（5）进行口腔卫生指导。

五、急性龈乳头炎

| 知识点1：急性龈乳头炎的定义 | 副高：熟练掌握　正高：熟练掌握 |

急性龈乳头炎是指病损局限于个别龈乳头的急性非特异性炎症，它是在急性牙龈病损中较为常见的一种疾病。

| 知识点2：急性龈乳头炎的病因 | 副高：熟练掌握　正高：熟练掌握 |

主要为龈乳头处的机械或化学刺激引起，如食物嵌塞、不当的剔牙、邻面龋尖锐边缘的刺激、不良修复体等，均可引发龈乳头的急性炎症。

| 知识点3：急性龈乳头炎的临床表现 | 副高：熟练掌握　正高：熟练掌握 |

龈乳头发红、肿胀，探触和吸吮时易出血，有自发性的胀痛和明显的探触痛。女性患者常因在月经期而疼痛感加重。有时疼痛可表现为明显的自发痛和中等度的冷热刺激痛，易与牙髓炎混淆。检查可见龈乳头鲜红、肿胀，探触痛明显，易出血，有时局部可查到刺激物，牙可有轻度叩痛，这是因为龈乳头下方的牙周膜也有炎症和水肿。

| 知识点4：急性龈乳头炎的治疗 | 副高：熟练掌握　正高：熟练掌握 |

首先除去刺激因素如邻面的牙石、菌斑、食物残渣等。用1%~3%过氧化氢溶液冲洗牙间隙，然后敷以消炎收敛药如碘制剂、抗生素等。急性炎症消退后，应彻底去除病因，如消除食物嵌塞的原因、充填邻面龋和修改不良修复体等。

| 知识点5：急性龈乳头炎的预防 | 副高：熟练掌握　正高：熟练掌握 |

口腔医师在做各种治疗中，凡是涉及邻面的充填、修复或松牙固定时，应注意防止对龈乳头的刺激，以防急性炎症的发生。

六、急性坏死性溃疡性龈炎

知识点1：急性坏死性溃疡性龈炎的定义　　副高：熟练掌握　　正高：熟练掌握

急性坏死性溃疡性龈炎指发生在龈缘和龈乳头，以坏死为主的急性炎症，又称 Vincent 龈炎（文森龈炎）。

知识点2：急性坏死性溃疡性龈炎的病因　　副高：熟练掌握　　正高：熟练掌握

（1）微生物的作用：本病是由梭形杆菌和螺旋体引起的特殊感染。梭形杆菌和螺旋体也广泛存在于慢性牙龈炎和牙周炎患者的菌斑中，一般情况下不引起此病，局部抵抗力低下时，使梭形杆菌和螺旋体大量繁殖，侵入牙龈组织，直接或间接地造成牙龈坏死和炎症。

（2）身心因素：与本病关系密切，如精神紧张、过度疲劳或有精神刺激者常易发生本病。在以上因素的影响下皮质激素分泌过多和自主神经系统的影响，改变了牙龈的血液循环、组织代谢等使局部抵抗力下降。

（3）吸烟：多数患者有吸烟史，吸烟可使小血管收缩，口腔内白细胞功能降低，易发生此病。

（4）营养不良或消耗性疾病：如维生素 B、维生素 C 缺乏、恶性肿瘤、血液病、射线病、艾滋病及严重的消化道疾病等均易诱发此病。

知识点3：急性坏死性溃疡性龈炎的临床病理　　副高：熟练掌握　　正高：熟练掌握

急性坏死性溃疡性龈炎的组织病理学表现为牙龈的非特异性急性坏死性炎症，病变部位累及复层鳞状上皮和下方的结缔组织。上皮坏死，代之以由纤维素、坏死的白细胞和上皮细胞及各种细菌等构成的假膜，在坏死区与生活组织间见大量梭形杆菌和螺旋体。坏死区下方的结缔组织，有大量血管增生、扩张、充血，并有白细胞浸润。在距坏死区更远处有浆细胞和单核细胞浸润，并有螺旋体侵入。

知识点4：急性坏死性溃疡性龈炎的临床表现　　副高：熟练掌握　　正高：熟练掌握

（1）好发人群：本病多见青壮年男性，多发生在经济贫困区。目前在经济发达的国家中，此病已很少见。

（2）病程：本病发病急，病程短，常为数天至1~2周。

（3）症状：牙龈有明显自发痛和自发性出血，腐败性口臭，唾液分泌多而黏稠。病变严重时，可出现寒战、发热、疲乏、全身不适等症状。以龈乳头和龈缘的坏死为其特征性损坏，尤以下前牙多见。龈乳头中央坏死缺失，如火山口状，龈缘区呈虫蚀状，表面覆有灰白色污秽的假膜，易擦去。病变一般不波及附着龈，在坏死区与正常牙龈间常有一窄"红边"为界。

（4）并发症：急性炎症如未及时治疗或治疗不彻底，可转变成慢性坏死性龈炎，牙间乳头破坏严重，甚至消失、变平，龈乳头处的龈高度低于龈缘高度，呈现反波浪形，牙间乳头处牙龈颊、舌侧分离，甚至可从牙面翻开，下方有牙石、软垢。若不及时治疗可波及整个牙周组织引起坏死性溃疡性牙周炎，使牙槽骨吸收、牙周袋形成和牙齿松动。

知识点 5：急性坏死性溃疡性龈炎的诊断	副高：熟练掌握　正高：熟练掌握

根据以上临床表现，包括牙龈组织坏死、缺失，疼痛剧烈，自发性出血、腐败性口臭等诊断并不难。

知识点 6：急性坏死性溃疡性龈炎的鉴别诊断	副高：熟练掌握　正高：熟练掌握

（1）慢性龈炎：病程长，无自发痛，一般无自发性出血，仅在刷牙、进食或探诊时出血，无牙龈坏死，无特殊腐败性口臭。

（2）急性白血病：牙龈广泛肿胀、疼痛和坏死，并累及附着龈，也可有自发性出血和口臭。血象检查白细胞计数明显升高并出现幼稚白细胞，有助于诊断。

（3）与艾滋病鉴别：艾滋病患者由于细胞免疫和体液免疫功能低下，常由各种细菌引起机会性感染，可合并急性坏死性龈炎。

知识点 7：急性坏死性溃疡性龈炎的治疗	副高：熟练掌握　正高：熟练掌握

（1）去除坏死组织：急性期首先轻轻去除牙龈乳头及龈缘的坏死组织，初步去除大块龈上牙石。

（2）局部使用氧化剂：1%~3% 过氧化氢溶液局部擦拭、冲洗和反复含漱。

（3）全身治疗：给大量维生素 C、蛋白质，重者可口服甲硝唑或替硝唑等抗厌氧菌药物。

（4）急性期后的治疗：彻底进行牙周治疗，对外形异常的牙龈组织可进行牙龈成形术。

（5）口腔卫生指导：更换牙刷，保持口腔清洁，养成良好的口腔卫生习惯，防止复发。

（6）对全身因素进行矫正和治疗。

七、牙龈纤维瘤病

知识点 1：牙龈纤维瘤病的定义	副高：熟练掌握　正高：熟练掌握

遗传性牙龈纤维瘤病又名家族性或特发性牙龈纤维瘤病，为牙龈组织的弥漫性纤维

增生。

知识点2：牙龈纤维瘤病的病因　　　　副高：熟练掌握　　正高：熟练掌握

病因不明，有的患者有家族史，但也有的无家族史。有家族史者可能为常染色体显性或隐性遗传。

知识点3：牙龈纤维瘤病的病理　　　　副高：熟练掌握　　正高：熟练掌握

病理变化的特点为牙龈上皮增厚，钉突增长伸入结缔组织内，牙龈结缔组织体积增大，充满粗大的胶原纤维束以及大量成纤维细胞，血管相对少，炎症不明显，仅见于龈沟附近。

知识点4：牙龈纤维瘤病的临床表现　　　　副高：熟练掌握　　正高：熟练掌握

本病可在幼儿时就发病，最早可发生在乳牙萌出之后，一般开始于恒牙萌出之后。牙龈普遍增生，可发生于单颌也可同时波及上、下颌牙龈，同时累及附着龈、边缘龈和龈乳头，唇、舌侧龈均可发生。增生的牙龈可覆盖牙冠2/3以上，重者牙龈盖住整个牙冠，妨碍咀嚼。牙齿常因增生的牙龈挤压而发生移位。增生的牙龈表面光滑，质地坚韧，有时呈结节状，点彩明显，颜色正常，不易出血。由于牙龈的增厚，有时出现牙齿萌出困难。

知识点5：牙龈纤维瘤病的诊断　　　　副高：熟练掌握　　正高：熟练掌握

（1）有的患者有家族史。
（2）患者发病年龄较小。
（3）牙龈普遍增生，而且增生程度较重。
（4）增生的牙龈颜色正常，点彩明显，表面光滑，质地坚韧，有时呈结节状，不易出血。

知识点6：牙龈纤维瘤病的鉴别诊断　　　　副高：熟练掌握　　正高：熟练掌握

（1）药物性牙龈增生，药物性牙龈增生有服药史及牙龈增生特征。
（2）以牙龈增生为主要表现的慢性龈炎，该病主要侵犯前牙的牙龈乳头和龈缘增生程度较轻，覆盖牙冠一般不超过1/3，多数伴有炎症，有明显的局部刺激因素，但无长期服药史及家族史。

知识点 7：牙龈纤维瘤病的治疗原则	副高：熟练掌握　正高：熟练掌握

（1）龈上洁治术除去龈上菌斑和龈上牙石，配合药物治疗。

（2）牙龈成形术切除增生的牙龈并修整外形，恢复牙龈原有的外形和功能。一部分本病患者在青春期后可缓解，故手术最好在青春期后进行。本病术后易复发，复发率与口腔卫生的好坏有关。

（3）口腔卫生指导术后应指导患者保持口腔清洁，养成早、晚刷牙和饭后漱口的良好习惯，避免复发或延缓复发。

八、牙龈瘤

知识点 1：牙龈瘤的定义	副高：熟练掌握　正高：熟练掌握

牙龈瘤是指发生在牙龈乳头部位的炎症反应性瘤样增生物。它来源于牙周膜及牙龈的结缔组织，因无肿瘤的生物学特征和结构，故非真正肿瘤，但切除后容易复发。

知识点 2：牙龈瘤的病因	副高：熟练掌握　正高：熟练掌握

（1）局部刺激因素如菌斑、牙石、食物嵌塞或不良修复体等的刺激而引起局部长期慢性炎症，使牙龈结缔组织反应性增生。

（2）内分泌改变妇女怀孕期间容易发生牙龈瘤，分娩后则缩小或停止生长。

知识点 3：牙龈瘤的临床表现及病理	副高：熟练掌握　正高：熟练掌握

牙龈瘤患者女性较多，常发生于中青年。多发生于唇颊侧的牙龈乳头，舌腭侧较少，一般为单个牙发生。肿块呈圆球形或椭圆形，大小不一，一般直径由几毫米至 1~2cm，表面有时呈分叶状。肿块可有蒂或无蒂，一般生长较慢。较大的肿块可被咬破而发生溃疡、出血或伴发感染。长时间存在的大的肿块还可以发生牙槽骨壁的破坏，X 线片可见骨质吸收、牙周膜间隙增宽现象。牙齿可能松动移位。

根据组织病理学表现的不同，牙龈瘤通常分为纤维型、肉芽肿型及血管型。

（1）纤维型牙龈瘤：在组织学上表现为含有多量成束的胶原纤维和少量成纤维细胞，血管无明显充血或增生，炎症细胞不多。此型牙龈瘤的质地坚韧，色泽与正常牙龈无大差别，瘤体组织表面光滑，不易出血。临床上触之柔软者则镜下见胶原纤维略少。

纤维型牙龈瘤在组织学上还可见成骨现象，有不规则排列的骨小梁，但无牙源性上皮结构，又称为外周性骨化性纤维瘤。这种纤维瘤被认为是牙周膜来源的一种反应性瘤样增生，并非真性肿瘤。

（2）肉芽肿型牙龈瘤：在组织学上主要由肉芽组织所构成，有较多的炎症细胞及毛细血管增生、充血，纤维组织较少。临床上可以是有蒂的瘤样物或扁平无蒂的肥大。表面呈红色或暗红色，质地一般较软，触时易出血。本型又被命名为化脓性肉芽肿。

（3）血管型牙龈瘤：含有丰富的血管，颇似血管瘤，损伤后极易出血。妊娠期龈瘤多属此型。

| 知识点4：牙龈瘤的诊断 | 副高：熟练掌握　正高：熟练掌握 |

（1）多发于牙龈乳头部，唇、颊侧较舌、腭侧多见。
（2）局部可有刺激因素存在，如残根、结石、不良修复体等。
（3）牙龈瘤与妊娠及其他内分泌有关。
（4）手术切除后的病理检查有助于确诊牙龈瘤的类型。

| 知识点5：牙龈瘤的鉴别诊断 | 副高：熟练掌握　正高：熟练掌握 |

牙龈的恶性肿瘤增生物表面呈菜花状溃疡，易出血，发生坏死，应与牙龈癌鉴别。瘤体切除后应做组织病理学检查以确诊。

| 知识点6：牙龈瘤的治疗原则 | 副高：熟练掌握　正高：熟练掌握 |

牙龈瘤的主要治疗方法是手术切除。切除必须彻底，否则容易复发。手术时，应在肿块基底部周围的正常组织上做切口，将瘤体连同骨膜完全切除，刮除相应部位的牙周膜，以防止复发。创面可用牙周塞治剂保护。复发后一般仍可按上述方法切除，若复发次数多，即使病变波及的牙无松动，也应将牙拔除，防止复发。

第二节　牙周炎

一、慢性牙周炎

| 知识点1：慢性牙周炎的定义 | 副高：熟练掌握　正高：熟练掌握 |

慢性牙周炎（CP）是一种感染性疾病，其病程长、进展慢、发病率高，是最常见的一型牙周炎，约占牙周炎患者的95%。

知识点2：慢性牙周炎的病因　　　　　　　副高：熟练掌握　正高：熟练掌握

慢性牙周炎一般在菌斑性龈炎的基础上发展而来，其发病因素基本与菌斑性龈炎相同，主要为口腔卫生不良，牙面有大量菌斑堆积以及龈下牙石；食物嵌塞、咬合创伤、不良修复体和不良充填体等局部促进因素存在。有不少研究结果表明牙龈炎是牙周炎的前驱和危险因素，长期存在牙龈炎的牙以后发生牙周炎的机会远高于无炎症的牙。然而，也不是所有牙龈炎患者都会发展成牙周炎。另外，此病可受系统病影响或与之相关疾病（糖尿病、HIV 感染）的影响，还可受吸烟和情绪等的影响。

知识点3：慢性牙周炎的临床表现　　　　　副高：熟练掌握　正高：熟练掌握

（1）此病多见于成年人，但也可见于儿童和青少年。呈缓慢或中等速度进展，也可有快速进展期。病程长，可达 10 年以上，但随着年龄增长，其严重程度增加。

（2）早期表现为牙龈红肿、出血或口腔异味，能探到釉牙骨质界，有牙周袋形成，X线可见牙槽骨吸收，病变可发生于个别牙、一组牙或多数牙。由于无明显不适，不受重视；病变进一步发展，牙周附着丧失和牙槽骨吸收到一定程度，会出现牙齿松动和移位，咀嚼无力或疼痛。机体抵抗力低下时，可发生急性牙周脓肿。

知识点4：慢性牙周炎的分型和分度　　　　副高：熟练掌握　正高：熟练掌握

根据附着丧失和牙槽骨吸收波及的范围，慢性牙周炎可进一步分为局限型和广泛型，一般认为全口牙中受累部位小于30%者为局限型，若大于30%者则为广泛型。根据牙周袋深度、牙周附着丧失和牙槽骨吸收的程度，慢性牙周炎可分为轻、中、重度。

轻度：牙龈有炎症和探诊出血。牙周袋≤4mm，牙周附着丧失 1~2mm，X 线片显示牙槽骨吸收不超过根长的1/3，可有或无口臭。

中度：牙龈有炎症和探诊出血，也可有溢脓。牙周袋≤6mm，牙周附着丧失 3~4mm，X线片显示牙槽骨吸收超过根长的1/3，但不超过根长的1/2，根分叉区可有轻度病变，牙齿可有轻度松动。

重度：牙龈炎较明显，可发生牙周脓肿。牙周袋>6mm，附着丧失 >5mm，X 线片显示牙槽骨吸收超过根长的1/2，有根分叉病变，多有牙齿松动。

慢性牙周炎患者除上述特征外晚期常伴发以下病变：

（1）牙移位：由牙松动和牙槽骨吸收引起。

（2）食物嵌塞：由牙松动、牙移位和龈乳头退缩所致。

（3）继发性𬌗创伤：由于牙齿支持组织减少引起。

（4）急性牙周脓肿：深牙周袋内脓液引流不畅或抵抗力低下时可出现。

（5）口臭：由牙周袋溢脓，牙间隙食物嵌塞可引起。

（6）根面龋：由牙龈退缩、牙根暴露，牙自洁作用差等引起。

（7）逆行性牙髓炎：深牙周袋近根尖时可引起牙髓逆行感染。

知识点5：慢性牙周炎的诊断 副高：熟练掌握 正高：熟练掌握

（1）发病因素：口腔卫生状况不良。

（2）牙龈炎症：牙龈色、形、质改变，探诊出血。

（3）牙周袋形成，有附着丧失。

（4）X线检查见牙槽骨吸收。

（5）晚期有牙齿松动和移位。

知识点6：慢性牙周炎的鉴别诊断 副高：熟练掌握 正高：熟练掌握

早期牙周炎与牙龈炎相鉴别。

知识点7：慢性牙周炎的治疗原则 副高：熟练掌握 正高：熟练掌握

治疗首先应确定全口和每颗患牙的严重程度、是否为活动期，通过全面细致的检查确定易感因素，以利于制订治疗计划和判断预后。

（1）清除局部致病因素：①控制菌斑：基于菌斑的形成速度，在去除菌斑的基础上要对患者进行健康教育，使其自觉、有效的控制菌斑；②彻底清除牙石等病原刺激物，行龈上洁治术、龈下刮治术和根面平整术。

（2）药物治疗：药物治疗常选用3%过氧化氢或1:5000高锰酸钾液做牙周袋冲洗，袋内放置碘合剂、甲硝唑等，特别是缓释剂型，起到较好效果。

（3）牙周手术：经上述治疗后6~8周，若仍有5mm以上的牙周袋，且探诊有出血或有难清除的牙石，则可行手术治疗，以去除炎症并改正牙周软硬组织外形。

（4）建立平衡𬌗关系：通过调𬌗、义齿修复和牙周夹板固定松动牙等方法建立平衡𬌗关系。

（5）全身治疗：对伴有糖尿病、消化道疾病、贫血等慢性牙周炎患者，应治疗并控制全身病，以利于牙周组织愈合。

（6）拔除患牙：对不能保留的患牙，应及时拔除。

（7）维护治疗：患者经适当治疗牙周炎症消退后，应嘱患者定期复查，做好日常菌斑控制，防止复发。

二、侵袭性牙周炎

知识点 1：侵袭性牙周炎的定义　　　　　副高：熟练掌握　正高：熟练掌握

侵袭性牙周炎的特点是牙周结缔组织附着和牙槽骨迅速丧失，牙周卫生较好与牙周破坏情况不相符。侵袭性牙周炎包含了 1989 年旧的分类法中的 3 个类型，即青少年牙周炎、快速进展性牙周炎和青春前期牙周炎。在 1999 年的国际研讨会上将之命名为侵袭性牙周炎。

知识点 2：侵袭性牙周炎的病因　　　　　副高：熟练掌握　正高：熟练掌握

（1）微生物：在患牙的龈下菌斑中，分离出伴放线聚集杆菌，阳性率达 90%~100%，此菌是主要的致病菌。该菌对牙周组织有毒性和破坏作用，通过产生白细胞毒素杀伤人体白细胞；抑制中性粒细胞的趋化；产生内毒素、胶原酶，破坏结缔组织和骨的胶原纤维等。另外，在一些人群中牙龈卟啉单胞菌比例可能升高。

（2）全身因素：研究证明本病患者有周缘血的中性粒细胞和（或）单核细胞的趋化功能异常，这种缺陷带有家族性，本病带有家族聚集现象。本病也有种族易感性差异。

知识点 3：侵袭性牙周炎的病理　　　　　副高：熟练掌握　正高：熟练掌握

侵袭性牙周炎的组织学变化与慢性牙周炎无明显区别，均以慢性炎症为主。牙龈结缔组织内以浆细胞浸润为主，但其中产生 IgA 的细胞少于慢性牙周炎者，游走到袋上皮内的中性粒细胞数目也较少。这种现象可能是细菌易于入侵的原因之一。

知识点 4：侵袭性牙周炎的临床表现　　　　副高：熟练掌握　正高：熟练掌握

侵袭性牙周炎根据患牙的分布可分为局限型和广泛型。局限型大致相当于过去的局限型青少年牙周炎．病变局限于第一磨牙和切牙，年龄一般较小。而广泛型相当于过去的弥漫型青少年牙周炎和快速进展性牙周炎，波及全口多数牙，年龄相对较大

侵袭性牙周炎具有以下特征：

（1）常出现快速牙周附着丧失和牙槽骨吸收是此病的主要特点。早期即出现牙齿松动、移位，多见于上前牙呈扇形排列，出现牙间隙，探诊牙周袋窄而深。

（2）X 线片所见第一磨牙的近远中均有垂直型骨吸收，形成典型的"弧形吸收"，切牙区多为水平吸收。

（3）具有家族聚集性，在家族中常有多人患病，以母系遗传为多，患者同胞中有 50% 患病机会，也有人认为是 X 连锁性遗传或常染色体显性遗传等。

（4）本病可在 11~13 岁开始发病，早期无症状，常在 20 岁左右就诊，女性多于男性，也有报道无性别差异。病变进展迅速，牙周破坏速度比慢性牙周炎快 3~4 倍，牙槽骨迅速破坏，患者 20 岁左右即开始拔牙或患牙自行脱落。广泛型侵袭性牙周炎也可见于年龄稍大的人。

（5）好发牙位：局限型侵袭性牙周炎，局限于第一磨牙和切牙，至少两颗恒牙有邻面附着丧失，其中一颗是第一磨牙，非第一磨牙和切牙的其他牙不超过两颗。广泛型侵袭性牙周炎，具有广泛的邻面附着丧失，除第一磨牙和切牙以外，至少还累积 3 颗以上的恒牙，也就是说，侵袭全口大多数牙。

（6）早期口腔清洁，菌斑及牙石量较少，牙龈炎症较轻，但牙周袋较深，菌斑堆积量与牙周组织破坏的严重程度不相符。

知识点 5：侵袭性牙周炎的诊断　　副高：熟练掌握　正高：熟练掌握

诊断此病并非需具备所有的特征，可根据临床表现、X 线表现、病史等资料早期诊断及治疗，对保留患牙极为重要。侵袭性牙周炎应与慢性牙周炎相鉴别。

知识点 6：侵袭性牙周炎的治疗原则　　副高：熟练掌握　正高：熟练掌握

（1）早期治疗，加强维护，定期复查，早期每 1~2 个月一次，半年后若病情稳定可延长，防止复发。

（2）抗生素应用：可口服四环素 0.25g，每日 4 次，连服 2~3 周。也可服多西环素 50mg，每日 2 次。近年来还主张在龈下刮治后口服甲硝唑和阿莫西林。局部也可配合使用抗厌氧菌类抗生素治疗。

（3）调整机体防御功能：在牙周基础治疗后服用六味地黄丸，可减少复发率，服药数月后，患者的白细胞趋化和吞噬功能也有所改善。

（4）牙移位的矫正治疗：病情较轻的患牙，在炎症控制后，可用正畸的方法将牙复位。

（5）自体牙移植：如患者第一磨牙病变严重，而第三磨牙尚未萌出，X 线片显示牙根已形成 1/3~2/3，可采用自体牙移植的方法，将患病的第一磨牙拔除，而将发育中的第三磨牙移植于第一磨牙的拔牙窝内。

三、反映全身疾病的牙周炎

知识点 1：糖尿病相关性牙周炎的病因　　副高：熟练掌握　正高：熟练掌握

糖尿病与牙周炎的关系，是长期研究的一个课题，研究结果表明，糖尿病患者的牙周炎发病率及严重程度均大于无糖尿病者，糖尿病患者患牙周炎的危险性是无糖尿病者的 2.8~

3.4倍。有学者认为牙周炎应列入糖尿病的并发症，糖尿病本身不引起牙周炎，牙周组织破坏程度与糖尿病病情有关，由于牙周组织对局部致病因子的抵抗力下降，使牙槽骨吸收加速，组织愈合缓慢，出现牙周脓肿。

1型糖尿病，即胰岛素依赖型糖尿病，病情不稳定，需定时注射胰岛素，以稳定血糖，否则会发生酮中毒和糖尿病性休克。患者的粒细胞趋化功能低下及吞噬和黏附功能障碍，可能是患者易感染的原因之一。

知识点2：糖尿病相关性牙周炎的临床特点　　副高：熟练掌握　正高：熟练掌握

（1）发病年龄和发病率13~18岁患者的发病率约9.8%，而19岁以上可达39%。

（2）切牙与第一磨牙较重，年龄增大后，病变可扩展至其他部位。病情不稳定的糖尿病患者，牙周炎症状重，牙龈红肿、易出血，牙周溢脓，牙明显松动。

（3）致病菌以二氧化碳噬纤维菌、厌氧弧菌和放线菌为主，可区别于慢性牙周炎和侵袭性牙周炎。

知识点3：糖尿病相关性牙周炎的治疗原则　　副高：熟练掌握　正高：熟练掌握

（1）先治疗全身疾病，控制血糖后，进行牙周治疗。

（2）急性牙周脓肿需切开引流者，首先应用抗生素控制感染，再应急治疗。待血糖稳定、病情控制后，再行复杂的牙周治疗。

知识点4：艾滋病相关性牙周炎的病因　　副高：熟练掌握　正高：熟练掌握

艾滋病（AIDS）患者约30%先在口腔出现病变，多为牙周炎。

艾滋病由人类获得性免疫缺陷病毒引起，感染者由于全身免疫功能低下，容易发生口腔内的机会性感染，包括真菌、病毒、细菌等。HIV阳性者患病处微生物与HIV阴性者无差别，主要为伴放线聚集杆菌、牙龈卟啉单胞菌等。

知识点5：艾滋病相关性牙周炎的临床表现　　副高：熟练掌握　正高：熟练掌握

与艾滋病有关的牙周病损有以下特征：

（1）龈缘红线：龈缘处明显有鲜红的宽2~3mm的红边，附着龈有瘀斑，极易出血。对常规治疗反应不佳，此阶段一般无牙槽骨吸收。

（2）坏死性溃疡性牙龈炎和牙周炎：坏死性溃疡性牙龈炎病势较猛，病情严重。坏死性溃疡性牙周炎因患者抵抗力低下，由慢性牙周炎或坏死性溃疡性牙龈炎迅速发展而成。发生率4%~10%，此病早期病变为牙龈乳头坏死、溃疡、疼痛和出血，有严重骨吸收和牙周附着丧失，也可有死骨形成，但菌斑指数并不一定相应高。

艾滋病在口腔中的表现还有毛状白斑、白色念珠菌病、复发性口腔溃疡等，晚期可发生 Kaposi 肉瘤，其中约 50% 发生在牙龈上，需做化验检查、病理检查和会诊。

知识点 6：艾滋病相关性牙周炎的治疗　　　　副高：熟练掌握　　正高：熟练掌握

（1）局部治疗：清除牙石和菌斑，可用 0.12%~0.2% 氯己定含漱剂含漱。

（2）全身治疗：可按常规进行牙周治疗，全身给以抗生素，首选甲硝唑 200mg/次，每日 3~4 次，连服 5~7 日。治疗后疼痛常可在 24~36 小时内消失。龈缘红线不易消失，常需全身应用抗生素治疗。

知识点 7：掌跖角化–牙周破坏综合征的定义　　　副高：熟练掌握　　正高：熟练掌握

由两位学者于 1924 年首次报道本病。其特点是手掌和足掌部位的皮肤过度角化、皲裂和脱屑，牙周组织严重破坏，故得名。有的病例还伴有硬脑膜的异位钙化。本病较罕见，人群中的患病率为（1~4）/百万。

知识点 8：掌跖角化–牙周破坏综合征的病因　　　副高：熟练掌握　　正高：熟练掌握

（1）细菌学研究：对本病患者的龈下菌斑培养发现菌群与慢性牙周炎的龈下菌群相似，而不像青少年牙周炎。在牙周袋近根尖区域有极大量的螺旋体，在牙骨质上也黏附有螺旋体，也曾有学者报道发现有支原体的小集落形成。有学者报道患者血清中有抗伴放线聚集杆菌的抗体，袋内也分离出该菌。

（2）本病为遗传性疾病，属于常染色体隐性遗传：父母不患该症，但可能为血缘婚姻（约占 23%），双亲必须均携带常染色体基因才使其子女患本病。患者的同胞也可患本病，男女患病概率均等。国内外均有学者报道本病患者的中性粒细胞趋化功能降低。有学者报道本病与角质素基因的突变有关。最近的研究显示，组织蛋白酶 C 基因的突变可能是掌跖角化–牙周破坏综合征（PLS）的致病基础。组织蛋白酶 C 是一种含半胱氨酸蛋白酶，它的主要功能是降解蛋白和活化一些酶原物质，比如它对于来源于骨髓和淋巴系统的一些细胞中的丝氨酸蛋白酶的活化有着重要的作用，而这种蛋白酶包含在很多免疫和炎症反应过程中，包括细菌的吞噬破坏，局部细胞因子和其他炎症介质的活化和去活化。

知识点 9：掌跖角化–牙周破坏综合征的病理　　　副高：熟练掌握　　正高：熟练掌握

与慢性牙周炎无明显区别，牙周袋壁有明显的慢性炎症，主要为浆细胞浸润，袋壁上皮内几乎见不到中性粒细胞。破骨活动明显，成骨活动很少。患牙根部的牙骨质非常薄，有时仅在根尖区存在较厚的有细胞的牙骨质。X 线片见牙根细而尖，表明牙骨质发育不佳。

知识点 10：掌跖角化-牙周破坏综合征的临床表现　副高：熟练掌握　正高：熟练掌握

皮损及牙周病变常在 4 岁前共同出现，有学者报道可早在出生后 11 个月发生。皮损包括手掌、足底、膝部及肘部局限性的过度角化及鳞屑、皲裂，有多汗和臭汗。约有 25% 患者易有身体其他处感染。患儿智力及身体发育正常。

牙周病损在乳牙萌出不久即可发生，有深牙周袋，炎症严重，溢脓、口臭，牙槽骨迅速吸收，在 5~6 岁时乳牙即相继脱落，创口愈合正常。待恒牙萌出后又按萌出的顺序相继发生牙周破坏，常在 10 多岁时即自行脱落或拔除。有的患者第三磨牙也会在萌出后数年内脱落，有学者则报道第三磨牙不受侵犯。

知识点 11：掌跖角化-牙周破坏综合征的治疗　副高：熟练掌握　正高：熟练掌握

本病对常规的牙周治疗效果不佳，患牙的病情继续加重，往往导致全口拔牙。有学者报告对幼儿可将其全部已患病的乳牙拔除，当恒切牙和第一恒磨牙萌出时，再口服 10~14 天抗生素，可防止恒牙发生牙周破坏。若患儿就诊时已有恒牙萌出或受累，则将严重患牙拔除（也有学者主张将已萌出的恒牙全部拔除），重复多疗程的口服抗生素，同时进行彻底的局部牙周治疗，每两周复查和洁治 1 次，保持良好的口腔卫生。在此情况下，有些患儿新萌出的恒牙可免于罹病。这种治疗原则的出发点是基于本病是伴放线聚集杆菌或其他致病微生物的感染，而且致病菌在牙齿刚萌出后即附着于牙面。在关键时期（如恒牙萌出前）消除一切患牙，造成不利于致病菌生存的环境，以防止新病变的发生。这种治疗原则取得了一定效果，但病例尚少，须长期观察，并辅以微生物学研究。患者的牙周病损控制或拔牙后，皮损仍不能痊愈，但可略减轻。

知识点 12：Down 综合征的定义　副高：熟练掌握　正高：熟练掌握

Down 综合征又名先天愚型，或染色体 21-三体综合征，为一种由染色体异常所引起的先天性疾病，分为标准型、易位型和嵌合型 3 型。Down 综合征的发病率与母亲的年龄有关，据调查母亲年龄越大发病率越高，究其原因可能是由于卵细胞在母体内减数分裂过程较长，卵子老化，且受环境因素的影响，易产生染色体的不分离。

知识点 13：Down 综合征的病因　副高：熟练掌握　正高：熟练掌握

患者的龈下菌斑细菌与一般牙周炎者并无明显区别，有学者报道产黑色素拟杆菌群增多。牙周病情的快速恶化可能与细胞介导和体液免疫缺陷及吞噬系统缺陷有关，如中性粒细胞的趋化功能低下，也有报告白细胞的吞噬功能和细胞内杀菌作用也降低。

知识点 14：Down 综合征的临床表现　　　副高：熟练掌握　正高：熟练掌握

患者有发育迟缓和智力低下。约 50% 患者有先天性心脏病，约 15% 患儿于 1 岁前夭折。面貌特征为面部扁平，眶距增宽，鼻梁低宽，颈部短粗。常有上颌发育不足，萌牙较迟，错𬌗畸形，牙间隙较大，系带附着位置过高等。几乎 100% 患者均有严重的牙周炎，且其牙周破坏程度远超过菌斑、牙石等局部刺激的量。全口牙齿均有深牙周袋及炎症，下颌前牙较重，有时可有牙龈退缩，病情迅速加重，有时可伴坏死性龈炎。乳牙和恒牙均可受累。

知识点 15：Down 综合征的治疗　　　副高：熟练掌握　正高：熟练掌握

对本病的治疗无特殊。彻底的牙周基础治疗和认真控制菌斑，可减缓牙周破坏。但由于患儿智力低下，常难以坚持治疗。

知识点 16：家族性和周期性白细胞缺乏症的定义　副高：熟练掌握　正高：熟练掌握

家族性和周期性白细胞缺乏症是一种罕见的血液系统疾病。这种疾病的特征是中性粒细胞周期性减少，粒细胞减少期一般持续 3~10 天，周期为 21 天左右。

知识点 17：家族性和周期性白细胞缺乏症的病因　副高：熟练掌握　正高：熟练掌握

本病病因不明，有学者报道此病具有家族性，为常染色体显性遗传；也有学者认为是常染色体隐性遗传，与基因的缺陷有关，但只有 1/3 病例有家族史；此外，也有特发和散发的报道。大多数患者在婴幼儿期发病，但也有发病于成年期的。患者的男女比例无明显差别。

知识点 18：家族性和周期性白细胞缺乏症的临床表现
　　　　　　　　　　　　　　　　　　　　副高：熟练掌握　正高：熟练掌握

在婴幼儿期就开始反复出现发热、食欲减退、咽炎、细菌感染等症状，几乎所有患者都有口腔表现，常伴有唇、舌、颊侧黏膜和牙龈反复发作的溃疡及皮肤、胃肠道和泌尿生殖系统的溃疡，症状的出现与粒细胞的减少相一致。患者的牙周病损可累及乳牙列和恒牙列。典型病例表现为快速破坏的牙周炎，牙龈红肿出血、牙周袋形成、牙槽骨广泛吸收、牙松动，最终导致牙早失。患者牙周组织破坏的程度高于因口腔卫生不良而导致组织破坏的慢性牙周炎患者，有时伴有乳牙和年轻恒牙牙龈的重度退缩。还有些患者可发生不典型的溃疡性龈炎，并伴有牙龈瘀斑。在两个粒细胞缺乏期之间，牙龈炎症减轻。

知识点 19：家族性和周期性白细胞缺乏症的实验室检查
副高：熟练掌握　正高：熟练掌握

（1）血常规检查：粒细胞计数呈慢性周期性波动，计数低谷为零至低于正常，且持续3~10天；在粒细胞减少期常伴有单核细胞、网织细胞的数目增高和血小板计数减少。

（2）骨髓穿刺：粒细胞减少前骨髓晚幼粒细胞减少，不但表现为粒细胞增生低下，且有成熟停滞，但骨髓变化有时与外周血不一致。

知识点 20：家族性和周期性白细胞缺乏症的治疗　副高：熟练掌握　正高：熟练掌握

（1）牙周治疗

口腔卫生指导：强化刷牙和建议每日用牙线；在粒细胞减少期由于口腔溃疡和牙龈的肿痛可以暂时用 0.12%~0.2% 氯己定漱口水代替机械性菌斑控制。

牙周基础治疗和定期维护：在粒细胞恢复期进行专业的菌斑清除比较理想；同时可局部应用米诺环素作为辅助治疗，尤其是在粒细胞减少期能取得较好的效果。

一般不建议手术：因为易发生术后感染，但也有龈切术去除深牙周袋的报道。

（2）全身治疗

抗生素控制全身感染：请血液病专家提出治疗方案，如注射粒细胞集落刺激因子促进粒细胞的生成或脾切除减少粒细胞在脾的滞留。

知识点 21：粒细胞缺乏症的定义
副高：熟练掌握　正高：熟练掌握

粒细胞缺乏症又称恶性中性粒细胞减少症，是继发性粒细胞减少症。在儿童中少见，主要见于 25 岁以上成人，由循环粒细胞突然减少引起。

知识点 22：粒细胞缺乏症的病因
副高：熟练掌握　正高：熟练掌握

50% 的发病者有用药史，有些病因不明，也有先天性发生。中性粒细胞减少可能由骨髓中性粒细胞产生减少引起，或是脾或白细胞凝集引起周围中性粒细胞的破坏增加所致。不同的药物以不同的作用方式引起白细胞减少，如由免疫机制通过白细胞凝集引起周围白细胞的破坏，氯丙嗪以毒性剂量直接作用于骨髓。已知与粒细胞减少有关的药有镇痛药、吩噻嗪、磺胺、磺胺衍生物、抗甲状腺素药、抗癫痫药、抗组胺药、抗菌药、咪唑类等。其他因素如某些细菌、病毒、立克次体、原虫、支原体等感染，放射线照射，系统性红斑狼疮、类风湿关节炎等免疫性疾病，原发或继发脾大、脾功能亢进，造血系统疾病白血病、再生障碍性贫血等均可发生继发性粒细胞减少症。

| 知识点 23：粒细胞缺乏症的临床表现 | 副高：熟练掌握 | 正高：熟练掌握 |

口腔病损是粒细胞缺乏症的重要诊断症状。牙龈可出现多处溃疡或坏死病损。本病损与坏死性龈炎不同，并不局限于龈乳头尖或附着龈，可见于口腔其他部位如扁桃体和腭。口腔病损伴有剧烈疼痛，存在坏死组织时呼吸有恶臭。非特异性的系统反应有寒战、不适、高热、喉痛和头痛。

| 知识点 24：粒细胞缺乏症的实验室检查 | 副高：熟练掌握 | 正高：熟练掌握 |

白细胞总数 $< 2 \times 10^9/L$（2000/mm^3），几乎无粒细胞。红细胞和血小板计数在正常范围。骨髓显示缺乏粒细胞和浆细胞，但淋巴细胞和网织细胞可增加。

| 知识点 25：粒细胞缺乏症的治疗 | 副高：熟练掌握 | 正高：熟练掌握 |

药物引起的本病虽然表现为急症，但预后较好，停药后大部分可恢复；牙周治疗和全身治疗同周期性白细胞缺乏症。

| 知识点 26：白细胞黏附缺陷病 | 副高：熟练掌握 | 正高：熟练掌握 |

白细胞黏附缺陷病（LAD）是一种少见的遗传性疾病，目前记录在案的患者不足 100 人。患者常出现在近亲结婚的家族中。临床常表现为发生于皮肤、黏膜的反复性细菌性感染，无脓肿形成，组织愈合差，病变的严重程度取决于白细胞黏附分子的表达水平，表达越低病变往往越严重，但除表面黏附分子与该病有关外，细胞活化通路有无缺陷与该病也有关。

LAD 分为两型：Ⅰ型常染色体疾病（位于 21q22.3），特征为缺乏白细胞整合素白细胞功能相关抗原-1（LFA-1）和 p150/95 的 B2 亚单位（CD18），此种缺陷非常明显，患者的白细胞整合素水平不足正常值的 6%。纯合子表现为弥漫型青春前期牙周炎，可影响乳牙列和恒牙列，而杂合子则青春前期的牙周状况正常。Ⅱ型为选择素-配体缺陷，如白细胞缺乏 sialo-lewis x 或 gp150-Lewis。此型患者易患复发性细菌感染、中性粒细胞增多症和重度早发性牙周炎。

| 知识点 27：白细胞趋化和吞噬功能的异常 | 副高：熟练掌握 | 正高：熟练掌握 |

Down 综合征的牙周组织破坏可能与中性粒细胞的趋化功能低下有关，也有报道该病白

细胞的吞噬功能和细胞内杀菌作用也降低。掌跖角化–牙周破坏综合征患者牙周组织的严重破坏可能与中性粒细胞的趋化功能抑制有关。此外，非洲裔的侵袭性牙周炎患者中常有这些功能异常中的一种或数种。

<h2 style="text-align:center">第三节　牙周炎的伴发病变</h2>

一、牙周–牙髓联合病变

（一）牙髓根尖周病对牙周组织影响

知识点1：脓液排出途径　　　　　　　　　　副高：熟练掌握　正高：熟练掌握

牙槽脓肿若不能及时从根管引流，则脓液可沿其他阻力较小的途径排出。

（1）瘘管窦道形成：多数情况下，根尖部的脓液穿破根尖附近的骨膜到黏膜下，破溃排脓，形成相应处黏膜的瘘管或窦道，但不涉及牙周组织。

（2）牙周引流途径：少部分病例（多见于年轻恒牙和乳磨牙）脓液可沿阻力较小的途径向牙周组织排出。脓液向牙周引流的途径有：①沿牙周膜间隙内龈沟（袋）排脓，迅速形成单一的、窄而深达根尖的牙周袋。多根牙也可在根分叉处形成窄而深的牙周袋，类似Ⅲ类根分叉病变；②脓液由根尖周组织穿透附近的密质骨到达骨膜下，掀起软组织向龈沟排出，形成较宽而深的"牙周袋"，但不能探到根尖。多见于颊侧，此型在临床上易被诊断为牙周脓肿，但仔细检查会发现如下特点：在短期内形成的深牙周袋排脓，患牙无明显的牙槽嵴吸收，有时在X线片上还能隐约见到牙槽嵴顶的影像，邻牙一般也无严重的牙周炎；患牙多为死髓牙，有牙髓、根尖周病引起的急性炎症。若患牙能及时得到牙髓治疗，除去感染源，则牙周病损很快愈合，因为它只是个排脓通道。

（3）诊断治疗要点：牙槽脓肿反复发作且长期从牙周排脓而未得到彻底治疗者，终使牙周病变成立（有深牙周袋、牙槽骨吸收、牙可松动也可不松动）此为真正的牙髓–牙周联合病变，有人称此为逆行性牙周炎，治疗必须双管齐下。因此，不能将这种情况简单地诊断为牙槽脓肿。

因根尖周病未得到彻底治疗且反复急性发作，则牙周排脓处牙龈上皮向根方增殖形成袋上皮，并有菌斑长入龈下，则牙周炎病变成立，表现为深牙周袋出血溢脓、牙槽骨吸收、牙松动，相应处黏膜可有瘘管、叩诊不适等，典型病例的X线片表现为根尖区阴影与牙槽嵴的吸收相连，形成所谓的"烧瓶形"或"日晕圈"状病变，即阴影围绕根尖区并向牙槽嵴顶处逐渐变窄。临床上见到有牙髓病变或不完善的牙髓治疗的牙齿或有大的修复体等，同时有根分叉区阴影及牙周袋，而其他牙齿无明显牙周病变者，也应考虑牙髓源性牙周–牙髓联合病变的可能性。

知识点 2：治疗后的牙周病变　　　　　　　副高：熟练掌握　　正高：熟练掌握

牙髓治疗过程中或治疗后造成的牙周病变也不少见。如根管壁侧穿或髓室底穿通、髓腔或管内封入烈性药（砷制剂、戊二醛、塑化液、干髓剂等），均可通过根分叉区或根管侧支伤及牙周组织。

知识点 3：治疗后的牙根纵裂　　　　　　　副高：熟练掌握　　正高：熟练掌握

根管治疗后的牙齿，有的可发生牙根纵裂，文献报告平均发生在根管治疗后 3.25 年（3天至 14 年）。其原因多由于过度扩大根管、修复体的桩核不当、过大的𬌗力、死髓牙的牙体发脆等。还有不少发生于活髓牙齿的牙根纵裂，也可伴发局限的深牙周袋和牙槽骨吸收。临床表现患牙有钝痛、咬合痛（尤其是局限于某一个牙尖的咬合痛）、局限的深牙周袋，X 线片在早期可能仅见围绕牙根一侧或全长的牙周膜增宽，或窄的"日晕"状根尖阴影，晚期出现患根周围的骨吸收。活髓牙的根纵裂还可见到典型的根尖部根管影像变宽。

本类型的共同特点：

（1）牙髓无活力，或活力异常。

（2）牙周袋和根分叉区病变局限于个别牙。

（3）与根尖病变相连的牙周骨质破坏。

（二）牙周病变引起牙髓病变

知识点 1：牙髓病变　　　　　　　　　　　副高：熟练掌握　　正高：熟练掌握

一般情况下，牙周炎病变对牙髓的影响较小，袋内的毒素可通过牙本质小管或根管侧支对牙髓形成慢性、小量的刺激，轻者引起局限的局部炎症和修复性牙本质形成，重者或持久后可引起牙髓的慢性炎症、变性，钙化甚至坏死。国内高志荣等报告，因牙周炎拔除的无龋牙中，64% 有牙髓的炎症或坏死，牙髓病变程度及发生率与牙周袋的深度成正比。临床表现有活力迟钝的牙，80.6% 有牙髓的炎症或坏死，这些牙可能一时尚未表现出牙髓症状，但实际已发生病变。

知识点 2：逆行性牙髓炎　　　　　　　　　副高：熟练掌握　　正高：熟练掌握

临床常见。由于深牙周袋内的细菌、毒素通过根尖孔或近根尖孔处的根管侧支进入牙髓，先引起根尖区的牙髓充血和发炎，以后，局限的慢性牙髓炎可急性发作，表现为典型的急性牙髓炎。检查时可见患牙有深达根尖区的牙周袋或严重的牙龈退缩，牙齿一般松动达Ⅱ°以上。牙髓有明显的激发痛等，诊断并不困难。

| 知识点3：牙周治疗对牙髓的影响 | 副高：熟练掌握 正高：熟练掌握 |

根面刮治和平整时，将牙根表面的牙骨质刮去，常使牙本质暴露，造成根面敏感和牙髓的反应性改变。牙周袋内或根面的用药，如复方碘液、碘酚、枸橼酸等均可通过根管侧支或牙本质小管刺激牙髓，但这些情况下，牙髓的反应常较局限且为慢性，临床常无明显症状。

| 知识点4：牙周-牙髓联合病变的治疗原则 | 副高：熟练掌握 正高：熟练掌握 |

有牙周-牙髓联合病变时，应尽量找出原发病变，彻底消除其感染源，同时也要积极地治疗牙周、牙髓两方面的病变。牙髓根尖周围的病损经彻底、正规的根管治疗后大多预后较好；而牙周病损的疗效则依据病情严重程度而定，预测性不如牙髓病。因此，牙周-牙髓联合病变的预后在很大程度上取决于牙周病损的预后。只要牙周破坏不太严重，牙不是太松动，治疗并保留患牙的机会还是不错的。

（1）合理的治疗顺序：由牙髓根尖病变引起牙周病变的患牙，牙髓多已坏死或大部分坏死，应尽早进行根管治疗。病程短者，单纯进行牙髓治疗后，牙周病变即可完全愈合。若病程长久，牙周袋已存在多时，则应在根管治疗开始后，立即开始常规的牙周治疗，消除袋内的感染，促使牙周组织愈合。较合理的顺序是：清除作为感染源的牙髓，清除牙周袋内的感染，完善的根管充填。应强调对此种患牙的根管治疗务求彻底消除感染源，并严密封闭根管系统，进行完善的根管充填。在上述双重治疗后，可观察数月至半年，以待根尖和牙周骨质修复。若数月后骨质仍无修复，或牙周袋仍深且炎症不能控制，可再行进一步的牙周治疗如翻瓣术等。本型的预后一般较好，根尖和牙周病变常能在数月内愈合。

（2）牙髓治疗的判断：有的患牙在就诊时已有深牙周袋，而牙髓尚有活力，则也可先行牙周治疗，消除袋内感染，必要时行牙周翻瓣手术和调𬌗，以待牙周病变愈合。但对一些病程长且反复急性发作、袋很深、根分叉区受累的患牙，或虽经彻底的牙周治疗仍效果不佳者，应采用多种手段检测牙髓的活力，以确定是否须进行牙髓治疗。然而，应指出的是，牙髓活力测验的结果仅能作为参考依据，因为"活力测验"的结果实际上只反映牙髓对温度、电流等刺激的反应能力，而不一定反映其生活力。尤其在多根牙，可能某一根髓已坏死，而其他根髓仍生活，该牙对活力测验可能仍有反应。有些牙髓存在慢性炎症或变性，共同导致局部发生坏死，但仍可对温度和电能有反应性。因此对牙周袋较深而牙髓活力虽尚存但已迟钝的牙齿，不宜过于保守，应同时做牙髓治疗，这有利于牙周病变的愈合。

（3）患牙保留与否：逆行性牙髓炎的患牙能否保留，主要取决于该牙牙周病变的程度和牙周治疗的效果。如果牙周袋能消除或变浅，病变能得到控制，则可先做牙髓治疗，同时开始牙周炎的系列治疗。如果多根牙只有一个牙根有深牙周袋引起的牙髓炎，且患牙不太松动，则可在根管治疗和牙周炎症控制后，将患根截除，保留患牙。如牙周病变已十分严重，不易彻底控制炎症，或患牙过于松动，则可直接拔牙止痛。

二、根分叉病变

知识点1：根分叉病变的定义　　　　　　　　副高：熟练掌握　　正高：熟练掌握

根分叉病变是指牙周炎的病变波及了多根牙的根分叉区，在该处出现了牙周袋、附着丧失和牙槽骨吸收。根分叉病变可发生于任何类型的牙周炎，以下颌第一磨牙的患病率最高。上颌前磨牙最低，发生率随年龄增大而上升。

知识点2：根分叉病变的发病因素　　　　　　副高：熟练掌握　　正高：熟练掌握

（1）菌斑微生物：本病是牙周炎发展的一个阶段，菌斑微生物仍是其主要病因。只是由于根分叉区一旦暴露，该处的菌斑控制和牙石的清除十分困难。使病变加速或加重发展，且不易控制。

（2）牙根的解剖形态

根柱的长度：多根牙的牙根由根柱和根锥体两部分构成。根柱是指牙根尚未分叉的部分，其长度为自釉牙骨质界至两根分开处的距离。总的来说，第一磨牙的根柱长度大于第二磨牙和第三磨牙。在同一个牙齿上，各个牙面的根柱长度可以不同，也就是说分叉的位置可以在不同高度。以上颌第一磨牙为例，近中面根柱约长3mm，颊侧为3.5mm，而远中面则约为5mm。下颌第一磨牙的颊侧根柱比舌侧短。根柱较短的牙，根分叉的开口离牙颈部近，一旦发生牙周炎，较易发生根分叉病变；而根柱长者（例如40%的上颌第一前磨牙可有颊舌二根，其根分叉可以在近根尖1/3处）则不易发生根分叉病变，但一旦发生则疗效较差。

根分叉开口处宽度及分叉角度：牙根分叉的角度由第一磨牙向第二和第三磨牙依次减小。分叉开口处的宽度差异较大，Bower报道有58%的第一磨牙根分叉开口处的宽度＜0.75mm，尤以颊侧为著，一般龈下刮治器的宽度为0.75mm，难以进入分叉区内。

根面的外形：上颌磨牙的近中颊根和下颌磨牙的近中根均为颊舌径明显地大于近远中径的扁根，它们向着根分叉的一面常有沿冠根方向的犁沟状的凹陷，牙根的横断面呈"沙漏状"。其他牙根也可有程度不同的凹陷，一旦发生根分叉病变，沟状凹陷处较难清洁。

（3）咬合创伤：是本病的一个促进因素。因为根分叉区是咬合应力集中的部位，一旦牙龈的炎症进入该区，组织的破坏会加速进行，常造成凹坑状或垂直骨吸收。尤其是病变局限于一个牙齿或单一牙根时，更应考虑𬌗创伤的因素。

（4）牙颈部的釉质突起：约有40%的多根牙在牙颈部有釉突，多见于磨牙的颊面，约13%的牙齿釉突较长，伸进分叉区甚至到达根分叉顶部。该处无牙周膜附着，仅有结合上皮，故在牙龈有炎症时，该处易形成牙周袋。有人报告患根分叉病变的磨牙中，59.2%有釉突，而健康的对照牙中仅 9.8% 有釉突。

（5）副根管：磨牙牙髓的感染和炎症可通过髓室底处的副根管扩散蔓延到根分叉区，造成该处的骨吸收和牙周袋。

知识点 3：根分叉病变的临床表现　　　　　副高：熟练掌握　　正高：熟练掌握

正常情况下，根分叉区充满着牙槽骨间隔，从龈沟内是探不到的，一旦牙周袋和骨吸收波及根分叉区，便可从临床上探查到。主要根据探诊和 X 线片来判断病变的程度。Glickman 将其分为 4 度，此种分类法有利于指导治疗和判断预后。

（1）Ⅰ°病变属于病变早期。分叉区内骨质吸收很轻微，虽然从牙周袋内已能探到根分叉的外形，但尚不能水平伸入分叉内，牙周袋属于骨上袋。由于骨质吸收轻微，通常在 X 线片上看不到改变。

（2）Ⅱ°病变在多根牙的一个或一个以上的分叉区内已有骨吸收，但彼此尚未相通，因为尚有部分牙槽骨和牙周膜存留。用牙周探针或弯探针可从水平方向不同深度地进入分叉区内，有时还可伴有垂直吸收或凹坑状吸收，增加了治疗的难度。X 线片一般仅显示分叉区的牙周膜增宽，或骨质密度有小范围的降低。

（3）Ⅲ°病变根分叉的牙槽骨全部吸收，形成"贯通性"病变，探针能水平通过分叉区，但它仍被牙周袋壁覆盖而未直接暴露于口腔。下颌磨牙的Ⅲ°病变在 X 线片上可见完全的透影区，但有时会因牙根靠近以及下颌外斜线或上颌牙腭侧根的重叠而使病变不明显，因此应结合临床探诊。Ⅲ°病变也可存在垂直型的骨吸收。

（4）Ⅳ°病变根间骨骼完全破坏，且牙龈退缩而使病变的根分叉区直接暴露于口腔。X 线所见与Ⅲ°病变相似。

知识点 4：根分叉病变的治疗原则　　　　　副高：熟练掌握　　正高：熟练掌握

根分叉区病变的治疗原则与单根牙病变基本一致，但由于分叉区的解剖特点，如分叉的位置，两根（或三根）之间如过于靠拢则妨碍刮治器械的进入；根面的凹沟，骨破坏形态的复杂性等因素，使分叉区的治疗难度大大提高，疗效也受到一定影响。治疗的目标：

（1）清除分叉病变区内牙根面的牙石、菌斑。

（2）通过手术等方法，形成一个有利于患者自我控制菌斑并长期保持疗效的局部解剖外形。

（3）对早期病变，争取有一定程度的牙周组织再生，这方面尚有一定难度。

Ⅰ°根分叉病变：牙周袋浅，且为骨上袋。牙槽骨外形无明显破坏者，仅行龈下刮治术。若牙周袋较深，且牙槽骨形态不佳，不符合生理外形，易造成菌斑堆积者，应在基础治疗后行牙龈翻瓣术和修整骨外形。

Ⅱ°根分叉病变：牙周袋较深者不宜单纯切除，因使附着龈变窄，效果不佳，而应做翻瓣术，必要时修整骨外形，并将龈瓣根向复位，使根分叉区充分暴露以利于患者自我控制菌斑，防止病变复发。

Ⅲ°和Ⅳ°根分叉病变：因根分叉病变相通，可行颊侧根向复瓣术和舌侧牙周袋切除术，来充分暴露病变区。对效果不佳和严重者，可行截根术、分根术或牙半切除术，保存患牙。

此外，患牙还应调𬌗，以减轻其咬合负担。牙髓活力异常者应在术前先行牙髓治疗或根管治疗术。

三、牙周脓肿

知识点1：牙周脓肿的定义　　　　　副高：熟练掌握　正高：熟练掌握

牙周脓肿指发生在牙周袋邻近组织的局限性化脓性感染，可导致牙周膜和牙槽骨的破坏。此病并非独立疾病，而是牙周炎发展到晚期，出现深牙周袋后的一个常见的并发症。

知识点2：牙周脓肿的病因　　　　　副高：熟练掌握　正高：熟练掌握

此病的发生是深牙周袋的化脓性炎症向深层扩展，渗出物不能顺利引流的结果。洁治或刮治时，将牙石碎片推入牙周袋深部，损伤牙龈或刮治不彻底及机体抵抗力低下等都可引起。

知识点3：牙周脓肿的临床表现　　　　　副高：熟练掌握　正高：熟练掌握

（1）急性牙周脓肿：发病突然，在患牙的唇舌侧牙龈形成椭圆形或半球状突起，伴有牙龈疼痛、肿胀、色泽改变，牙松动及浮出，化脓时扪诊可有波动感。脓液自袋内流出或自行破溃，肿胀消退。脓肿可发生在单个牙、多个牙齿或此起彼伏。也可出现全身反应，如发热、淋巴结肿大等。

（2）慢性牙周脓肿：由于急性期治疗不及时或反复发作所致。一般无明显症状，但可见牙龈表面有窦道形成。

知识点4：牙周脓肿的诊断与鉴别诊断　　　　　副高：熟练掌握　正高：熟练掌握

牙周脓肿的诊断应结合病史和临床表现，并参考X线片。

（1）牙周脓肿与牙龈脓肿的鉴别：后者是仅累及游离龈及龈乳头的化脓性感染，而前者是牙周组织的化脓性炎症，有深的牙周袋及牙槽骨吸收。

（2）牙周脓肿与冠周脓肿的鉴别：后者是发生在不全萌出的牙冠周围组织内的局限性化脓性感染，常见下颌第三磨牙萌出不全，临床检查可明确诊断。

（3）牙周脓肿与牙槽脓肿的鉴别：两者的感染来源和炎症的扩散途径不同，因此临床表现不同。

知识点 5：牙周脓肿的治疗原则　　　　　　　副高：熟练掌握　正高：熟练掌握

急性牙周脓肿的治疗主要是止痛，防止感染扩散以及使脓液引流。在脓肿尚未形成前，可清除大块牙石，冲洗牙周袋并将碘合剂放入袋内，必要时全身给予抗生素或支持疗法。当脓肿形成、出现波动时，可选择性进行牙龈表面或牙周袋内引流。切开后应彻底冲洗脓腔，然后涂碘合剂，嘱咐患者用盐水或氯己定含漱，禁用过氧化氢液冲洗脓腔，以免因新生氧的气泡进入组织而引起剧痛。

慢性牙周脓肿可在洁治的基础上直接进行牙周手术，如做脓肿切开术或翻瓣手术。

四、牙龈退缩

知识点 1：牙龈退缩的定义　　　　　　　　　副高：熟练掌握　正高：熟练掌握

牙龈退缩也称边缘组织退缩，是指牙龈边缘向釉牙骨质界的根方退缩致使牙根暴露。在严重的牙龈退缩处当然也发生牙槽骨相应的吸收。

知识点 2：牙龈退缩的病因　　　　　　　　　副高：熟练掌握　正高：熟练掌握

（1）刷牙不当：使用过硬的牙刷、牙膏中摩擦剂颗粒太粗、拉锯式的横刷法等。多见于牙弓弯曲处，如尖牙、前磨牙部位，因这些牙根较突出，唇（颊）侧骨板较薄，易因机械摩擦而发生牙龈及牙槽骨退缩。

（2）不良修复体：如低位卡环、基托边缘压迫龈缘。有报道，全冠边缘进入龈缘以下者，比冠缘位于龈缘以上者更易发生龈缘的炎症和牙龈退缩。

（3）解剖因素：牙齿的唇（颊）向错位使唇侧牙槽骨很薄，甚至存在开窗或骨裂开，在受到殆创伤或正畸力时，骨板很容易吸收，并随即发生牙龈退缩。有人认为附着龈过窄和唇、颊系带的高位附着也是牙龈退缩的原因之一；但也有人根据临床或动物实验的结果予以否认，认为这可能与牙龈是否同时存在菌斑所引起的炎症有关，在炎症存在的情况下，较易发生牙龈退缩；还有人认为牙龈结缔组织的厚度有重要关系，在不利因素存在的条件下，较薄的牙龈容易发生退缩。

（4）正畸力与咬合力：在牙齿受到过度的咬合力时，或正畸治疗中使牙齿向唇颊向移动时，常易发生牙龈退缩，这也是与唇侧骨板和牙龈组织较薄有关。有人报告当牙齿在牙槽突范围内移动或向舌侧移动时，较少发生牙龈退缩，若向唇向移动范围超过牙槽突时，牙龈结缔组织的厚度就相当重要了。因此在正畸治疗开始前，应仔细检查受力牙部位的牙龈组织及骨的质量。

（5）牙周炎治疗后：患牙周炎时有牙龈的炎症和牙槽骨吸收及附着丧失，经过治疗后。炎症消除或牙周手术切除牙周袋后，牙根暴露。

知识点3：牙龈退缩的治疗原则	副高：熟练掌握　正高：熟练掌握

轻度、均匀的牙龈退缩一般无症状，不需处理。如牙龈退缩持续进展，则应仔细寻找原因，并针对原因进行治疗，如改变刷牙习惯、修正不良修复体、调整咬合力或正畸加力等。无论有无明确的原因，一旦发生较广泛的牙龈退缩后，较难使其再生而恢复原有的高度，治疗主要是防止其加重。

对于个别或少数前牙的牙龈退缩而影响美观者，可用侧向转位瓣手术、游离龈瓣移植术、结缔组织移植等手术来覆盖暴露的根面。牙槽骨板太薄或骨裂开者，也可用引导性骨再生（GBR）手术来治疗。也有人报告可用特殊的树脂制作假牙龈，以解决美观问题。

第六章 牙周病的治疗

第一节 牙周病的危险因素评估与预后

一、临床危险因素评估

知识点1：先天性危险因素	副高：熟练掌握 正高：熟练掌握

（1）遗传因素：牙周炎家族聚集性，尤其是重度牙周炎家族史、易感基因携带者。

（2）老龄：老年人牙周病的患病率和严重程度都要高于年轻人，是牙周病常年累积效应的结果。

（3）种族：一些种族牙周炎的患病率高，如中国人的患病率较高。

（4）某些牙体和牙周组织的发育异常或解剖缺陷：先天牙根短小或根形态异常牙一旦发生牙周炎症和骨吸收则较快发展至根尖部，以致牙松动过早脱落。

知识点2：后天获得性危险因素——局部因素	副高：熟练掌握 正高：熟练掌握

（1）菌斑生物膜：菌斑生物膜中的牙周致病菌及其产物是引发牙周病的始动因子，菌斑微生物的堆积和牙周致病菌大量的增加是牙周炎发生和发展的直接病因。

（2）牙石：由于牙石表面粗糙，容易沉积菌斑，其主要危害来自其表面积聚的菌斑生物膜。

（3）咬合异常：𬌗力的大小、方向、频率或持续时间异常均可造成牙周组织破坏。

（4）食物嵌塞：嵌塞物的机械刺激和对细菌定植、生长繁殖的促进作用可导致局部牙周组织炎症和破坏。

（5）局部解剖因素：磨牙根柱偏短、根分叉角度偏小、根面凹陷、牙颈部釉突、畸形舌侧沟、牙槽突骨开裂或骨开窗、系带附着过高、附着龈过窄或缺失、牙齿位置异常、拥挤和错𬌗畸形等，均有利于菌斑生物膜形成或不利于菌斑清除。

（6）其他局部刺激因素：充填体悬突、修复体边缘过低破坏了生物学宽度，修复体边缘不密合、表面粗糙、不恰当的正畸治疗等。

知识点3：后天获得性危险因素——全身因素	副高：熟练掌握 正高：熟练掌握

（1）糖尿病：血糖控制不佳者其牙周组织感染不容易控制、组织愈合差及再感染的风险高。

（2）骨质疏松症：骨质疏松症虽不能引发牙周炎，但是骨质密度的降低增加了牙槽骨丧失和牙周病的风险。

（3）艾滋病：人类免疫缺陷病毒感染者口腔损害较常见，艾滋病患者在经过清创治疗和牙科治疗后会出现明显的伤口延期愈合。

知识点 4：后天获得性危险因素——行为和社会心理因素
副高：熟练掌握　正高：熟练掌握

（1）吸烟：吸烟不仅提高了牙周炎发病率，还会加重牙周炎病变的严重程度。吸烟的危险程度与吸烟的量呈正比，这在年轻人中尤为明显。吸烟对牙周炎的治疗效果（包括非手术治疗、手术治疗和牙周组织再生治疗的效果）产生负面影响，并且易使牙周炎复发。

（2）心理压力与精神紧张：心理压力与精神紧张会增加肾上腺皮质激素的分泌，后者将抑制机体的免疫防御功能，影响牙周炎的发生发展。另一方面，过度的心理压力也会改变个体行为，导致口腔卫生状况不良，加重牙周组织破坏。

（3）患者的依从性差：患者的依从性差虽与牙周炎发生发展不直接相关，但却是影响牙周病治疗预后的最重要因素之一。

二、牙周病的预后

知识点 1：牙周病预后分类
副高：熟练掌握　正高：熟练掌握

（1）预后佳：无骨吸收，局部因素可消除，口腔卫生好，牙龈可恢复健康状态，患者配合良好，无全身和环境危险因素。

（2）预后较好：轻度骨吸收，可能有 $I°$ 根分叉病变和轻度松动，可疑致病因素可控制，能较好地维护局部口腔卫生，患者配合较好，不吸烟，无全身危险因素。

（3）预后较差：中、重度骨吸收，$II°\sim III°$ 根分叉病变，牙松动达 $II°$，治疗器械难以达到病变处以有效清除菌斑和牙石，或患者不合作，吸烟，有全身健康问题。

（4）预后无望：重度骨吸收，牙松动明显，病变处无法有效处理和清除菌斑和牙石，吸烟及全身健康问题明显或未控制，属拔牙指征。

知识点 2：牙龈病的预后
副高：熟练掌握　正高：熟练掌握

（1）不伴有系统性疾病的牙龈病预后：不伴有系统性疾病的菌斑性牙龈病的预后很大程度上取决于引起炎症的原因能否消除，因为其发病主要与菌斑、牙石的积聚和滞留密切相关。因此，治疗时只要将菌斑、牙石等局部刺激彻底去除，纠正菌斑滞留的因素，认真进行菌斑控制，牙龈可完全恢复健康。对已有增生的龈炎病例，在去除局部刺激因素后观察一段时间，必要时再通过手术改正不良的牙龈外形后，牙龈也可恢复健康。

（2）伴有系统性疾病的牙龈病预后：在受全身因素影响的牙龈病中，如与激素水平变化相关的妊娠期和青春期的龈炎，除了积极消除局部刺激因素使炎症减轻到最低程度外，待度过妊娠期、青春期后，牙龈也可完全恢复健康。由于服用某些药物所致的药物性牙龈增生或龈炎，在经局部治疗后，病变情况会有明显改善。远期疗效还需结合患者是否能很好地控制菌斑、药物能否更换、全身的病情能否控制或纠正来判定。白细胞及其他血液病所致的牙龈病损或炎症，由于口腔科的治疗以非手术为主，其局部病情的改善主要还取决于对全身血液病的控制情况。青壮年及儿童期的急性坏死性溃疡性牙龈炎只要全身无严重疾病，治疗及时、得当，牙龈可完全恢复健康；但如延误了治疗时机，也可能造成无法恢复的组织缺损。一些黏膜病在牙龈的损害表现需根据诊断进行相应的药物治疗，多能收到较好疗效。

知识点3：牙周炎的预后——对牙列整体预后的判断　副高：熟练掌握　正高：熟练掌握

（1）牙周炎的类型：牙周炎的类型与预后的关系较为密切。①大多数轻、中度慢性牙周炎在经过彻底的系统治疗后，只要能坚持定期的牙周支持治疗，一般疗效就比较巩固；②侵袭性牙周炎比慢性牙周炎的预后要差，因为侵袭性牙周炎发病年龄早，但病情进展迅速而广泛，且常伴有某些全身易感因素，如外周血的中性粒细胞趋化或吞噬功能异常、有单核/巨噬细胞的高表现等，有的患者还伴有遗传因素，致使机体防御反应异常，在长期的发展和治疗过程中疾病易复发；③伴有系统性疾病的牙周炎则需考虑不同类型疾病的特点、程度、控制情况等来综合判断。

（2）牙周支持组织破坏的程度：牙列中多数牙的骨吸收程度、牙周袋深度或附着丧失程度及根分叉是否受累等对预后均有影响。若牙槽骨吸收普遍且严重，则疗效较差，且不宜做基牙，故有保留价值的牙就会减少。再结合X线片所示牙槽骨的致密度、骨硬板的有无及骨缺损的类型可帮助判断治疗的效果和预后。一般牙周袋的深度与骨吸收的程度是相应的，牙周袋愈深表面骨吸收的量也多，因此，一般牙周袋很深的牙就较难治疗或保留。而且，累及多个牙面的复合袋或迂回曲折的复杂袋要比简单袋的预后差。

（3）局部因素的消除情况：菌斑和牙石是牙周病的始动因子，彻底清除龈上、龈下的菌斑是取得疗效的第一步。预后的好坏主要不在于菌斑、牙石的多少，而在于能否彻底清除之，并改善局部环境以长期有效地控制菌斑，保持疗效。有些隐匿部位不容易清洁，有些患者不能坚持自我有效清除菌斑，也不能保证定期复查，则菌斑又将堆积，病变又会复发和加重。有创伤性殆者，若能通过调殆或其他方法消除创伤，则能获得较好的疗效。但若殆关系紊乱又难以用磨改或正畸方法改正者，如重度深覆殆或其他严重的错殆、难以消除的夜磨牙或紧咬牙习惯等，都会影响疗效。其他如邻面龋、充填悬突、修复体边缘、阻生牙等问题也都需考虑及时解决。

（4）牙松动情况：一些松动牙，在基础治疗及手术治疗后控制了炎症，并消除创伤殆后，松动度可以减轻甚至变稳固。但是，对于牙槽骨吸收严重而引起的牙松动，则较难完全恢复稳固。因此，松动牙还需做完善的松牙固定，则患牙仍可以行使良好的功能并长期保存。

（5）余留牙的数量：如果牙列中余留牙的数目太少，或余留牙的解剖形态和分布不利于支持局部义齿，这样会加重基牙的负担而影响基牙的健康。因此，在修复治疗中需综合考虑全牙列和基牙状况来科学地设计包括种植体在内的治疗方案。

（6）患者的依从性：患者能否遵照医嘱按时就诊并坚持完成各项牙周治疗、能否认真地学会口腔保健方法来进行自我控制菌斑、能否持之以恒地定期复查和复治，都是成功治疗和防止牙周病复发的关键。

（7）环境因素：吸烟不但增加了局部刺激因素，使菌斑、牙石易于堆积，而且也会降低局部和全身的免疫功能；因身体的疾病、生活事件、失业等所造成的精神压力以致心理情绪的变化，都能改变患者对疾病及治疗的反应，容易降低口腔健康意识和依从性，减少口腔维护措施，从而影响预后。

（8）年龄：患者的年龄与疾病的预后有关。一般情况下，年轻者对疾病的抵抗力和恢复力均较强，愈合也较快；但还需从两方面来认识和考虑实际状况：当两位患者的骨吸收和牙周破坏程度相似，如是年轻人即确诊牙周炎，则可能预后较差，因为年轻者是在较短时间内发展到此程度的，说明年轻的重症患者可能存在全身易感因素，或对病原因素的抵抗力较弱，修复力较差；如果是中年以上患者，在其他因素相近时，则年轻者可能恢复更好。因此，年龄对预后的影响还应结合其本身的病情和全身状况来具体判断。

（9）危险因素评估：危险因素是指经流行病学研究已证实与疾病发生有关的因素。牙周病的危险因素需从生理、病理、环境、社会等多方面来综合评估。除可以人为干预而消除的危险因素，有些危险因素目前还没有完全有效的措施来干预，我们虽可发现和预测，却还没有完全的干预措施来防止疾病的发生，但在治疗计划中，应当尽可能及时而有效地采取干预性措施，才能维持远期的疗效，保持牙周组织健康的稳定性。

知识点4：牙周炎的预后——个别患牙的预后　　副高：熟练掌握　　正高：熟练掌握

（1）探诊程度：一般而言，探诊深度与牙槽骨吸收的程度是相应的。探诊附着水平能反映出牙周支持组织丧失的实际情况。一般附着丧失超过5mm以上者属于重症，但也应视分布范围而定，如同样2颗牙，单侧（或单根）的附着丧失比多侧（或多根）附着丧失的疗效及预后均要好些。

（2）牙槽骨的吸收程度和类型：牙槽骨余留的量是预后的关键，一般牙槽骨吸收越多，牙就越难保留。牙槽骨吸收的类型与预后也有关，同样两颗其牙槽骨吸收程度相似时，垂直型吸收一般比水平型吸收的疗效及远期效果为好，因为垂直型骨吸收相对于水平型骨吸收的治疗办法及修复效果更好。

（3）牙的松动度：一般情况下，牙的松动度越大，表明其牙周支持组织破坏越严重，牙就越难保留。但个别牙的松动度要具体分析原因，若为急性炎症所致，则炎症消除后，牙可变稳固。

（4）牙的解剖形态：如牙根短而细小、冠根比例不协调、磨牙融合根、上颌侧切牙的畸形舌侧沟处有深袋、磨牙颊沟的牙颈部釉突等，均会增加治疗的难度，影响疗效。

第二节　牙周病的治疗计划

知识点1：牙周病治疗的总体目标　　　　　　　副高：熟练掌握　正高：熟练掌握

（1）控制菌斑和消除炎症。

（2）恢复牙周组织的功能：①恢复或提高自然牙的咀嚼功能；②恢复缺牙；③调整咬合关系；④纠正不良咬合习惯。

（3）恢复牙周组织的生理形态：①牙龈和骨组织：通过一系列治疗加以纠正牙周病损、不正常的牙龈外形，恢复牙龈及骨的生理性外形，有利于维持牙周组织的健康和满足美观要求；②牙齿及邻接关系：牙齿正常邻接关系可消除食物嵌塞并有利于菌斑控制。

（4）维持长期疗效、防止复发。

知识点2：第一阶段基础治疗　　　　　　　　　副高：熟练掌握　正高：熟练掌握

由于牙周病特别是牙周炎的治疗是采用多种方法才能完成的，应有一定的次序，首先应消除局部刺激因素和控制菌斑，当基本消除了局部炎症后，才能进行以后的治疗。因此，下阶段的治疗必须在前面治疗的基础上进行，在制订治疗计划后，就应按照计划分先后次序进行治疗。

本阶段的目的在于首先帮助和指导患者建立正确的口腔健康意识，培养和掌握正确的口腔保健措施。运用牙周病常规的治疗方法消除致病因素，控制牙龈炎症，此阶段称病因治疗。

（1）教育并指导患者掌握自我控制菌斑的方法，如建立正确的刷牙方法和习惯，使用牙线、牙签、间隙刷等辅助工具保持口腔卫生等。

（2）拔除无保留价值的或预后极差的患牙，对不利于将来修复缺失牙的患牙也应在适当时机拔除。

（3）施行洁治术、根面平整术以消除菌斑、牙石。

（4）消除菌斑滞留因素，如充填龋洞、改正不良修复体、治疗食物嵌塞等，还应做必要的牙髓治疗、纠正口呼吸习惯等。

（5）在炎症控制后进行必要的咬合调整，以建立平衡的咬合关系，必要时可做暂时性的松牙固定。有些牙周炎患牙在炎症消除后，牙齿位置能有轻度的自行调整，一般调𬌗治疗应在炎症消退后进行。

（6）药物治疗：有明显的急性炎症及对某些重症患者可辅佐以药物短期治疗；在经过上述治疗特别是消除菌斑、牙石等局部刺激物后，还可服用补肾固齿的中成药或汤剂等；若局部炎症仍明显见龈袋或牙周袋溢脓时，可在刮治后做袋内冲洗并送入抗菌药物，并给以漱口剂。

（7）发现和尽可能纠正全身性或环境因素：在第一阶段治疗结束后 4~6 周，应复诊再评估前一阶段疗效，同时进一步了解患者全身情况、危险因素的改变情况，据此决定下一阶段的治疗计划，基础治疗阶段的时间较长，并需多次反复评估疗效。

| 知识点 3：第二阶段牙周手术治疗 | 副高：熟练掌握　正高：熟练掌握 |

在第一阶段治疗结束后 4 周时，牙龈的炎症应已基本消退。一般在基础治疗后 1~3 个月时对牙周情况进行全面再评估。此时如果仍有 5mm 以上的牙周袋，且探诊仍有出血，或牙龈及骨形态不良、膜龈关系不正常时，则一般均须进行手术治疗。其目的是为了能在直视下进行彻底的根面平整和清除感染组织，而且可用以纠正牙龈及骨的外形，手术主要包括下列内容：

（1）翻瓣术：是将袋内壁切除并翻开黏膜骨膜瓣，在直视下进行根面及软组织清创，然后将瓣复位缝合，以使牙周袋变浅或消失。同时还可以进行牙槽骨成形或植骨，恢复牙周组织的生理形态和功能。

（2）膜龈手术：是用以改正附着龈过窄、牙龈迟缩及唇、颊系带附着位置不佳等的手术，以巩固牙周治疗效果和解决美观问题。

（3）植骨术：在根分叉区病变成垂直性骨吸收处。通过移植自体骨、异体骨或骨替代品达到牙槽骨病损的修复。

（4）引导性组织再生术（GTR）：即利用植入生物屏障膜性材料，选择性保证牙周膜细胞优先贴附根面生长，利用牙周膜细胞的分化再生能力，形成新的牙骨质、牙槽骨和牙周膜。若能同时进行植骨术，其疗效更优于单独引导性组织再生或植骨术。

（5）牙种植术：用外科手段将人工牙根植入牙槽骨内以支持其上部结构义齿修复体的方法。临床研究表明，牙种植术对于缺牙患者，尤其是无牙颌者能够解决总义齿固位不良，而且达到理想地恢复功能、语言和美观。但种植术必须在全口牙周炎症得到控制的条件下施行。

| 知识点 4：第三阶段修复治疗阶段 | 副高：熟练掌握　正高：熟练掌握 |

修复治疗虽不属于牙周病学的内容，但它是牙周炎治疗程序中更重要的组成部分，特别是永久性的修复治疗，以及在修复缺牙的同时作永久的松动牙固定夹板：一般在牙周手术后 2~3 个月开始进行。此时牙龈的外形和膜龈位置已基本稳定，可进行永久性固定修复或可摘式义齿修复，必要时并同时固定松动牙。对于牙排列不齐或错殆者，也可进行正畸治疗，以建立稳定的平衡殆。

| 知识点 5：第四阶段牙周支持治疗 | 副高：熟练掌握　正高：熟练掌握 |

也称维护期，其内容包括：

（1）定期复查：每 3~6 个月临床复查 1 次，约 1 年拍 X 线片，进行病情的监测和比较。

治疗刚结束时，复查应稍勤些，以了解疗效保持情况。若病情稳定后，可酌情延长间隔期。复查时间应根据每位患者的情况而确定。

（2）复查内容：检查患者菌斑控制情况及牙石量的多少，牙龈炎症（探诊后有无出血）及牙周袋深度、附着水平、咬合情况及功能、牙松动度等。

（3）复治：根据复查发现的问题进行治疗，并针对患者在执行口腔卫生措施中存在的问题给以指导。

知识点 6：治疗中的感染控制　　　　　副高：熟练掌握　　正高：熟练掌握

（1）病史采集和必要的检查：询问患者有无传染性疾病，如肝炎、结核等。不能确定患者是否患有传染性疾病时，应按"一致对待"原则，即假定每位患者均有血源性传播的感染性疾病，在诊治过程中一律按严格的防交叉感染原则进行，必要时做相关的化验检查。

（2）治疗器械的消毒：根据治疗过程中涉及牙周组织的范围及深度，可将牙周治疗器械分类并分别采用不同的消毒方法。对穿透软组织、接触骨组织、血液等器械，必须经灭菌处理。对接触黏膜的器械，可采用灭菌或化学消毒等高效消毒法。对于使用过的器械要及时用流动水冲洗。对某些不能用高压灭菌消毒的大型设备，则需用可靠的消毒剂进行表面消毒。

（3）保护性屏障：医师在治疗过程中，应使用保护性屏障，避免和减少接触病原菌；污染的手套不得任意接触周围的物品。治疗结束后，一次性器械及保护性屏障物应妥善、单独收回，统一销毁。有条件者，尽量使用已消毒的一次性用品。

（4）减少诊室空气中的细菌量：牙周治疗前应尽量减少患者口腔中的细菌数量，可用1%~3%过氧化氢溶液、0.12%氯己定液等抗菌含漱液鼓漱 1 分钟，可大大减少超声洁治时的气雾污染。诊室内应有良好的通风，工作人员不要在诊室内饮水和进食。

（5）治疗台水管系统的消毒：每位患者治疗结束后，应空放水至少 30 秒。超声波洁治机、手机等尽量使用单独的净水储水器，并且每周用 10% 的次氯酸钠液冲洗储水系统，随后立即用蒸馏水冲洗。

第三节　牙周病的基础治疗

知识点 1：菌斑控制的概述　　　　　副高：熟练掌握　　正高：熟练掌握

菌斑控制是用物理或化学的方法消除或阻止菌斑的形成、控制牙周的炎症，从而恢复牙周的健康和维持牙周治疗的效果。菌斑控制的方法很多，包括机械的、化学的方法，以机械清除菌斑的效果较好。常用的有刷牙（多用水平颤动法）、使用牙线和牙签、洁治术、刮治术、根面平整等。

知识点 2：菌斑显示　　　　　　　　　　　副高：熟练掌握　正高：熟练掌握

菌斑显示剂能使菌斑染色，便于观察。常用的菌斑显示剂有樱桃红和碱性品红等制成的溶液或片剂。临床上医师常用国际上广泛采用的菌斑记录卡记录菌斑的量。记录方法：每个牙分 4 个牙面，凡显示有菌斑的牙面，可在卡的相应部位的格内画道，然后计算有菌斑牙面的百分率。菌斑有效控制时，菌斑记录的百分率应小于 20%。

知识点 3：菌斑控制的方法　　　　　　　　　副高：熟练掌握　正高：熟练掌握

（1）刷牙：刷牙是自我清除菌斑的主要手段，一般主张每天早晚各刷一次，也可午饭后增加一次。刷牙的方法很多。对于牙周病患者，以龈沟刷牙法（亦称水平颤动法）较为适宜。

电动牙刷的优势在于既增强菌斑清除的效果，又促进患者积极性。利用声波震动技术的电动牙刷除了清洁牙齿表面外，还可以清洁到刷毛难以触及的牙间隙和牙颈部的菌斑。这种"超出刷毛外"的清洁能力，归功于声波震动牙刷的刷毛高速摆动所带动口腔内唾液产生的流动洁力。

（2）邻面清洁：应用牙线、牙签、牙间隙刷、家用冲牙器等进行邻面清洁。

（3）化学药物控制菌斑：应用有效的化学药物来抑制菌斑的形成或杀死菌斑中的细菌是控制菌斑的另一条途径，已有大量的研究报道试验了各种药物，如某些抗菌制剂及一些酶的制剂等，但仍存在一些问题。如广谱抗菌药物长期应用会产生耐药菌株及其他副作用，而一些酶制剂等虽能减少菌斑的形成，但不稳定。如含某些抗菌药物的含漱剂、植物挥发油或生物碱，有些中药也有抗菌斑形成的作用。

知识点 4：特殊人群的菌斑控制　　　　　　　副高：熟练掌握　正高：熟练掌握

特殊人群是指因疾病或年龄幼小而缺乏生活自理能力的部分人群，需要他人的帮助来控制菌斑。特殊人群应针对不同的情况酌情选用控制菌斑的方法。

（1）对于手有残疾、弱智或因病卧床患者，最好选择电动牙刷。

（2）对于昏迷患者或植物人，可由他人用棉签或牙刷蘸抗菌剂擦洗牙面和口腔，每天 2～3 次。

（3）幼儿在乳牙萌出后即可由家长用棉签、指套牙刷或软塑料牙刷为其擦拭牙面，稍长后即应养成良好的口腔卫生习惯。

（4）对于口腔内各种手术后的患者，如能张口者除用含漱剂含漱外，对术区以外的牙面仍需用常规刷牙来控制菌斑。

知识点 5：龈上洁治术的概述　　　　　副高：熟练掌握　正高：熟练掌握

龈上洁治术是牙周病治疗的最基本措施，指用洁治器械去除龈上菌斑、龈上牙石和色渍并磨光牙面，防止或延迟龈上菌斑和龈上牙石再沉积。目前，用于龈上洁治的器械有超声洁治器与手动洁治器。

知识点 6：龈上洁治术的适应证　　　　　副高：熟练掌握　正高：熟练掌握

（1）牙龈炎、牙周炎：洁治术是所有牙周治疗的第一步。通过洁治术，绝大多数的慢性龈缘炎可以治愈。牙周炎是在洁治术的基础上再做龈下刮治术及其他治疗，因此洁治术是各型牙周病最基本的治疗方法。

（2）预防性治疗：转为支持治疗的患者，除了进行持之以恒的自我菌斑控制外，定期做洁治除去新生的菌斑、牙石，是维持牙周健康、预防龈炎和牙周炎发生和复发的重要措施。

（3）口腔内其他治疗前的准备：修复治疗前、正畸治疗前和期间、口腔内一些手术前均需要先做洁治术，消除感染隐患。

知识点 7：龈上洁治术的手持器械　　　　　副高：熟练掌握　正高：熟练掌握

（1）洁治器：①镰形洁治器：前、后牙各 2 件，前牙镰形器柄与喙在同一平面，相交成小弯形，用于刮除前牙邻面的龈上菌斑和龈上牙石。后牙镰形器柄与喙不在同一平面，相交成大弯形，用于刮除后牙邻面的龈上菌斑和龈上牙石；②锄形洁治器：成对，刀口一端为锐角；另一端为钝角。锐角端贴近牙颈部，深入龈沟，用于去除前、后牙颊舌面的龈上菌斑和龈上牙石；③磨光器：常用橡皮杯、环状刷、细砂纸片。洁治后用于磨光牙面。

（2）手持洁治器方法：①执握器械和支点：多以改良握笔式执握器械，即用拇指、示指握持器械，中指指端顶住器械柄，无名指做支点，一般置于邻牙上，以腕部发力刮除牙石；②洁治方法和顺序：洁治器械刃放于牙石底部，刀刃与牙面呈80°角。利用手指、腕和前臂肌肉的运动，用拉推力做垂直、水平或斜向刮治，尽量整块刮除牙石。先用镰形器去除唇颊、舌腭面大块牙石，再用锄形器去除细小牙石。洁治顺序是先上颌前牙、下颌前牙，再上颌后牙、下颌后牙，共六个区分段进行；③磨光：洁治完毕后，在牙面涂磨光剂，用橡皮杯或环状刷磨光牙面，邻面以纸砂片磨光；④上药：洁治完成，冲洗、干燥，以镊子或探针将适量碘甘油置于牙周袋内。

知识点 8：龈上洁治术的超声洁治器　　　　　副高：熟练掌握　正高：熟练掌握

超声波洁治机已广泛临床应用，该法省时、省力且效果好。超声波洁牙机由超声波发生器（主机）与换能器（手机）组成。其工作原理是将高频电能转换成超声震动能（每秒可达 25 万次以上，振幅约为 1/1000），通过换能器上工作头的高频震荡去除龈上菌斑和龈下牙石。每台超声洁治仪配有多种工作尖，可依牙石的大小和部位来选择所需的工作尖。其喷水装置能减少工作尖产热，并冲洗牙面。

（1）超声龈上洁治术的操作方法：①调整椅位、光源：选择超声龈上洁治工作头；②排水、冲洗：每次使用前拆下手机，打开水阀流水冲洗 30 秒以上，以排除管积水中的大量细菌，防止空气污染；③功率调节：根据牙石多少适当调节输出功率，同时调节水量至产生大气雾为止；④用握笔法执持手机，在口外选好支点：一般工作头前部与牙面平行或以小于 15°角轻触牙石下方，来回移动击碎并震落牙石。勿使工作头停在一点处，以免造成牙面损伤或产热；⑤超声洁治完成后，可用必要的手持器械洁治，去净遗漏菌斑和牙石；⑥常规抛光牙面、冲洗和上药。

（2）超声洁治机应用注意事项：注意洁治机工作尖对牙面的角度和压力，防止对牙体组织造成过度的破坏，减少牙本质敏感。严重心脏病、安装心脏起搏器或患有传染病者禁止使用超声洁治。洁治术前、后必须应用消炎含漱剂含漱。金属超声波工作头不能用于种植体表面的洁治，可改用塑料工作头。医护人员在治疗中要做好防护措施。超声波工作头及手柄要严格消毒，避免交叉感染。

> **知识点 9：龈下刮治术及根面平整的概述**　副高：熟练掌握　正高：熟练掌握

龈下刮治术指用器械刮除位于牙周袋内牙根面上的菌斑和牙石，而且，在做龈下刮治时需同时刮除牙根表面感染的病变牙骨质及嵌入其内的牙石，使刮治后的牙根面平整光滑（此即根面平整术），以利于牙周新附着的形成。龈下刮治术也有超声波和手工刮治两种方法。以下主要介绍手工器械及操作方法。

> **知识点 10：龈下刮治（根面平整）器械及用途**　副高：熟练掌握　正高：熟练掌握

（1）牙周探针：有刻度、钝头，可探测牙周袋的深浅。

（2）尖探针：探查龈下牙石的位置和数量。

（3）匙形器：临床多使用 Gracey 匙形刮治器。

Gracey 刮治器共有 9 支，均为双头成对，其使用部位为：Gracey 1/2 及 Gracey 3/4 适用于切牙与尖牙；Gracey 5/6 适用于切牙、尖牙与前磨牙；Gracey 7/8 适用于磨牙的颊舌面，前磨牙的颊舌面及邻面；Gracey 9/10 适用于磨牙各面；Gracey 11/12、15/16 适用于磨牙的近中面及前磨牙近远中面；Gracey 13/14、17/18 适用于磨牙的远中面。最常用 Gracey 5/6、7/8、11/12、13/14，可满足全口各区段刮治的需求。

（4）锄形器：前、后牙各一对，共 4 根，用于刮除唇、颊、舌、腭面龈下菌斑和龈下牙石。

（5）根面锉：前、后牙各 1 对，用于锉光牙根面。

知识点 11：龈下刮治（根面平整）操作方法　　副高：熟练掌握　正高：熟练掌握

（1）常规消毒与探查：消毒术区，必要时使用局部阻滞或浸润麻醉。用刻度探针探测牙周袋的深度和范围，用尖探针查明龈下牙石的位置和数量。

（2）先用匙形器刮除各牙邻面的龈下菌斑和龈下牙石，再用锄形器刮除各牙唇、颊、舌、腭面的龈下菌斑和龈下牙石。刮治时刮治器应与牙齿两点接触，刃置根面牙石底部，上端接触牙面，以提拉动作刮除牙石。如牙石较多，可反复提拉刮治，且每一步刮治均应与前一步有部分重叠。最后用根面锉锉光根面。

匙形器工作端（尖）分 3 部分（即上、中、下），操作时，只有下 1/3 部分与根面紧贴。匙形器进入牙周袋时工作端与根面平行（交角为 0°），达袋底后，刮治器刃面与根面交角约呈 45°，钩住牙石后转成约 80° 交角再做提拉动作，如此反复操作直至根面平整光滑，然后转成 0° 角，退出牙周袋。每次刀刃移动幅度为 2～4mm，各牙面刮治完毕后，冲洗牙周袋并上碘甘油。

知识点 12：超声龈下刮治术操作方法　　副高：熟练掌握　正高：熟练掌握

选择细而长的工作头，便于深入牙周袋内，减少对软组织的损伤。操作方法基本同超声龈上洁治术，但在去除龈下牙石、菌斑时，由于肉眼不能直视，而手的感觉又不如手持器械敏感，若操作不当易损伤组织，因此治疗前应先做牙周检查，探明牙周袋深度与形态、根面及根分叉情况、牙石等，填写牙周记录表。工作头要与根面平行，工作功率不宜过大，动作轻巧，侧向加压力较小。工作头是水平向、有重叠的迂回运动，由冠方向根方逐渐加深到牙周袋底。超声刮治后要用手持刮治器进行根面平整。最后用 3% 过氧化氢溶液冲洗牙周袋。注意事项同超声龈上洁治术。

知识点 13：食物嵌塞的治疗　　副高：熟练掌握　正高：熟练掌握

食物嵌塞分两类，即水平型和垂直型食物嵌塞。前者常需修复法矫治，后者则可用咬合调整方法矫治。

垂直型食物嵌塞咬合调整：

（1）调整边缘嵴：𬌗面过度磨损和边缘嵴高低不平是食物嵌塞的常见原因，可选合适的磨削工具，调整锐利边缘或过高一端的边缘嵴，恢复边缘嵴的原有外形和高度。可多次调，应同时脱敏。

（2）重建食物溢出沟：后牙𬌗面严重磨损后，常使食物溢出沟变浅、变小甚至消失，此时可用尖锥形或杯状磨具加宽、加深颊舌侧发育沟。有利咀嚼食物从沟内溢出。

（3）恢复牙尖的生理形态：磨牙不均匀磨损易形成楔形牙尖，咀嚼时易将食物挤入对颌牙邻间隙。此时可适当调低牙尖，并尽可能恢复牙尖原有圆钝的生理外形，消除不规则牙尖的楔力作用。

（4）加大外展隙：相邻牙邻面过度磨损会使接触区变成面接触，颊舌侧外展隙缩小，食物易嵌入而不易排出。此时可用轮状砂石将邻面和轴面角磨改，加大外展隙，尽可能恢复小圆点接触，以利食物排溢。

咬合调整较复杂，应多次少量进行和慎重对待。医师应加强医嘱，定期观察，根据咀嚼效果和检查结果，决定是否继续磨改。

知识点14：𬌗治疗的概述	副高：熟练掌握　正高：熟练掌握

牙周炎发展到一定程度，会出现牙松动和移位，从而导致𬌗创伤，而𬌗创伤又会加快牙周炎的破坏进程。因此，在牙周炎治疗早期就应纠正𬌗创伤，以利牙周组织的修复和重建。治疗指利用多种治疗方法建立平衡的功能性咬合关系，具体方法很多，如调磨牙齿的外形、牙体或牙列修复、正畸矫治、牙周夹板固定或拔除松动移位牙等。

知识点15：调𬌗的适应证、禁忌证和时机	副高：熟练掌握　正高：熟练掌握

（1）适应证：①原发性和继发性𬌗创伤；②咬合关系异常使咀嚼功能障碍或效率降低。

（2）禁忌证：①无𬌗创伤的预防性调𬌗；②未做菌斑控制等基础治疗者；③严重松动、移位、无保留价值的牙；④未获患者同意、理解和配合。

（3）时机：牙周炎症消除后。

知识点16：调𬌗的目的	副高：熟练掌握　正高：熟练掌握

减少咬合对牙周组织的损伤、增加咬合的稳定性、降低牙松动度、促进牙周组织重建和修复；消除食物嵌塞；增加患者的舒适感，提高咀嚼效率。

知识点17：调𬌗治疗的选磨原则	副高：熟练掌握　正高：熟练掌握

（1）指导患者：做正中和非正中位咬合，通过视、扪、咬蜡片和寄存模型研究等方法找出早接触或干扰点，确定需选磨的患牙。

（2）早接触点的选磨原则：①若正中𬌗有早接触而非正中𬌗正常，应磨改牙尖对应的窝，即上前牙的舌面窝或磨牙的𬌗面窝；②若正中𬌗正常而非正中𬌗有早接触，应磨改与牙尖对应的斜面，即上前牙的舌面窝至切缘或牙尖间的斜面，上颌磨牙颊尖的舌侧面或下颌磨牙舌尖的颊侧面；③正中𬌗与非正中𬌗均有早接触，应磨改有早接触的牙尖或下前牙的切缘。

（3）粭干扰的选磨原则：①前伸粭时，多个前牙保持接触，后牙应无接触，若有接触，可磨改上颌磨牙腭尖的远中斜面与下颌磨牙颊尖的近中斜面上的干扰点；②侧向粭时，工作侧有多个牙接触，非工作侧一般无接触，若有接触，可调磨上牙腭尖或下牙颊尖粭斜面的粭干扰点。粭干扰点均位于磨牙的功能性牙尖上，调磨不要降低牙尖高度。

（4）磨损牙的选磨原则：①磨牙非功能尖磨损形成的高尖陡斜面，磨改时应降低高陡的牙尖，形成相应的溢出沟并缩小粭面的颊舌径；②磨牙粭面磨损形成的平面，磨改时应缩减粭面的颊舌径、尽量恢复粭面的生理外形；③应恢复牙齿的球面外形、不应降低牙尖的高度。

知识点18：调粭方法	副高：熟练掌握　正高：熟练掌握

（1）选择合适的磨削工具，如金刚砂石、牙钻、磨头、橡皮杯、抛光粉等。在水冷却下，中速间断磨改，避免刺激牙髓。

（2）先磨改正中位的早接触点，尽量保留功能牙尖高度，边查边磨，少量多次，避免过度磨削。

（3）磨改时应以左手手指固定松动患牙，减少磨改对牙周的创伤。

（4）应分次进行，以免患者肌疲劳后，咬合运动失调，影响诊断。

（5）调磨后应抛光牙面，减少菌斑聚集，对暴露的敏感牙本质也可进行脱敏处理。

知识点19：松牙固定术的概述	副高：熟练掌握　正高：熟练掌握

由于牙周炎、创伤和牙槽骨吸收，多数牙周病患牙都存在不同程度的松动，虽经治疗，牙松动也很难改变。松动牙可导致功能障碍，甚至导致或加重创伤。松牙固定术是将多个松动牙连接，并固定到健康牙上，形成一新的咀嚼单位，分散松动牙的粭力，减轻松动牙的负担，有利于牙周健康的恢复。

知识点20：松牙固定术的适应证	副高：熟练掌握　正高：熟练掌握

（1）外伤致牙松动、移位，经复位固定能保留者。

（2）牙周炎常规治疗后炎症控制，但患牙仍松动，牙槽骨吸收不足根长1/3者。

（3）牙周手术前、后，为防患牙松动、移位加重或出现错位愈合者。

知识点21：松牙固定术的牙周夹板的种类和制作方法	
	副高：熟练掌握　正高：熟练掌握

（1）暂时性牙周夹板：常采用不锈钢丝或树脂制作，也可两者联用。使用多为1~3个月，甚至长达1年以上。

不锈钢丝夹板：先在基牙远中轴角中1/3处制备0.2~0.3mm深的沟槽，以防钢丝下滑。一般使用直径为0.25mm的不锈钢丝，长度以拟结扎牙总长度的2倍再多5cm为宜。结扎牙至少应包括2个健康牙，先将钢丝从一侧基牙远中唇颊侧穿入，至舌腭侧后绕至对侧基牙，从该基牙舌腭侧穿出，钢丝两端在对侧基牙颊唇侧轻轻打结。将钢丝紧贴牙面之中1/3（前牙舌腭侧置于舌隆突之上），再截取每段均5~10cm的钢丝，做成臂较长的U形，将此种小段钢丝从非结扎端基牙近中邻间隙颊唇侧穿入至舌腭侧，包绕水平向主钢丝，纵向从舌腭侧穿出至颊唇侧打结，扭紧，依次逐个牙间隙结扎直至另一端。最后将主钢丝扭紧，再逐一收紧每一邻间结扎丝即可。剪除多余钢丝，断端塞入牙间隙。注意勿压迫牙龈。也可只用一根主钢丝，从一端以8字法结扎至另一端。每个牙间隙均有扭结。

树脂夹板：用光固化树脂做夹板，不需要牙体制备，也不损伤牙龈，美观易行，应用较多。常规清洗拟黏接的牙邻面，预处理后用树脂充填于接触点周围或邻面冠中1/3处，应保留龈乳头上方部分牙间隙以利清洁。

不锈钢丝加树脂联合夹板：用不锈钢丝加树脂黏接的方法做成联合夹板，既省去了钢丝夹板加力的步骤，又能避免多次加力使钢丝折断，美观，易抛光，使用更舒适，使用时间可达一年以上。有时可在后牙面备沟槽，内置不锈钢丝后加树脂封闭。

（2）永久性牙周夹板：分可摘式与固定式两种。前者唇颊侧多采用铸造式连续长环，舌腭侧多采用高基板，患者可自行摘戴，易清洁，同时可修复缺失牙；后者多利用连续全冠或联合嵌体将松动牙与基牙联成一整体，形成新的咀嚼单位。

| 知识点22：松牙固定术的注意事项 | 副高：熟练掌握 正高：熟练掌握 |

（1）应保持患牙原本正常的位置，不可因扭结牵拉使之移位。

（2）结扎固定后应注意夹板维护，不咬过硬食物或反复频繁磨牙，定期复查。折断或破损应及时修复。更应加强口腔卫生，防止菌斑堆积。

第四节　牙周病的药物治疗

| 知识点1：牙周病药物治疗的目的 | 副高：熟练掌握 正高：熟练掌握 |

（1）消除病原微生物：目前牙周病最行之有效的治疗手段是采用机械方法清除微生物，但由于以下原因，有时还需要使用抗菌药物作为机械治疗的辅助手段。①存在一些器械不易达到的特殊部位：如某些重度牙周炎患者的深牙周袋、窄而深的骨下袋以及后牙根分叉区病变等；②微生物侵入牙周组织：单纯采用刮治根面的方法难以清除组织内细菌；③口腔内其他部位的微生物：口腔环境中存在着大量的微生物，容易在牙周袋内再定植，导致牙周疾病的复发；④巩固疗效、防止复发：对一些牙周病的易感者，完成洁治和刮治术后，在牙周袋内施用抗菌药物，有利于巩固疗效，防止复发；⑤牙周组织急性感染：急性感染者可视病情

需要给予全身或局部药物治疗，待急性炎症缓解后，再行洁治和刮治术；⑥某些全身疾病患者：如糖尿病、HIV 感染、风湿性心脏病等，需在进行全面牙周检查和洁治、刮治术之前或同时使用抗菌药物，以预防感染和并发症；⑦预防或减少菌斑的形成：有些患者如口腔手术后暂时不能行使口腔卫生措施，可给予化学制剂含漱，预防或减少菌斑的形成，并有利组织愈合。

（2）调节宿主防御功能：牙周病的发生不仅与致病微生物有关，也与宿主对微生物的免疫反应和防御功能有关，通过药物的使用，调节宿主的防御功能，阻断疾病的发展，达到治疗牙周病的目的。

知识点2：牙周病药物治疗的原则	副高：熟练掌握 正高：熟练掌握

（1）遵照循证医学原则，合理用药：一般情况下，牙龈炎和轻、中度的牙周炎不应使用抗菌药物，彻底的洁治和菌斑控制即可达到治疗效果。

（2）用药前清除菌斑与牙石：能够"搅乱"菌斑生物膜的结构，有利于药物作用，达到治疗目的。主要用于常规治疗效果不佳的患者，必要时可联合用药。

（3）使用抗菌药物治疗前，尽量做细菌学检查和药敏试验：针对性地选择窄谱抗菌药物，减少对口腔微生态环境的干扰。

（4）尽量采用局部给药途径：避免和减少耐药菌株和毒副作用的产生。

知识点3：牙周病的常用的抗菌药物——甲硝唑	副高：熟练掌握 正高：熟练掌握

甲硝唑：硝基咪唑类药物，高效廉价，目前作为治疗厌氧菌感染的首选药物，能有效地杀灭牙周可疑致病菌，如牙龈卟啉单胞菌、中间普氏菌、具核梭杆菌、螺旋体及消化链球菌等，不易引起菌群失调，也不易产生耐药菌株，与大多数常用抗生素无配伍禁忌。对兼性厌氧菌、微需氧菌感染无效，但如和其他抗生素联用，可起到很好的治疗作用。该药可引起恶心、胃肠道不适等消化道症状，偶有腹泻、皮疹、口腔内有金属异味等不良反应，长期服用可有多发性神经炎、一过性白细胞减少等。可能有致畸、致癌倾向，故妊娠及哺乳期妇女禁用；因经肾排出，故肾功能不全者慎用；因能抑制乙醇代谢，服药期间应严禁饮酒。用法：治疗牙周炎常规用量每次口服200mg，每日3~4次，5~7天为一疗程。

替硝唑也是咪唑衍生物，与甲硝唑相比，疗效更高、半衰期更长、疗程更短，但其不良反应的发生率也更高。用法：口服，首日顿服2g，以后每日2次，每次0.5g，3~4天一疗程。

奥硝唑为第三代硝基咪唑衍生物，其抗菌活性更强，抗菌谱与前两代基本相似。不良反应发生率低且症状轻微，一般表现为头晕与胃肠不适。可能会诱发肝损害及生殖毒性，应用时应注意。用法：成人每次500mg，每日2次，连服3天为一疗程。

知识点 4：牙周病的常用的抗菌药物——四环素族药物

副高：熟练掌握　正高：熟练掌握

四环素族药物：为广谱抗生素，对革兰阳性菌、革兰阴性菌及螺旋体均有抑制其繁殖的作用。四环素族药物口服后在体内分布广，可存在于多种组织、器官和体液中，尤其对骨组织的亲和力强，在龈沟液中的浓度为血药浓度的 2~10 倍。牙周治疗中常用的四环素族药物为四环素、多西环素、米诺环素。

四环素族药物对多种牙周可疑致病菌都有抑制作用，如牙龈卟啉单胞菌、具核梭杆菌、二氧化碳噬纤维菌及螺旋体等，特别是对伴放线聚集杆菌（Aa）具有较强的抑制作用。刮治后口服四环素可有效地消灭组织内的细菌，并有牙槽骨修复。研究表明，四环素族药物还能抑制胶原酶及其他基质金属蛋白酶的活性，抑制结缔组织的破坏，阻断骨的吸收，从而有利于牙周组织再生。

四环素族药物本身为酸性，且具有金属离子螯合作用，用这种药物处理根面还能使根面轻度脱矿，牙本质小管开放，暴露的胶原纤维刺激牙周膜细胞在根面上迁移，直接促进细胞附着与生长。此作用依赖于局部药物浓度及持续作用时间。

米诺环素是半合成的四环素族药物，抑菌谱广而强，是本族药中抗菌作用最强的药物，可抑制慢性牙周炎患者的螺旋体和能动菌，可以灭活破坏牙龈组织的胶原酶。盐酸米诺环素对牙石具有高度亲和力，可在病变局部发挥疗效。药效能保持 3 个月。

多西环素的抑菌效果与米诺环素相近，其在胃肠道的吸收优于其他四环素族药物。多西环素的抗胶原酶作用在本族药物中最强。有报道，在根面平整后口服小剂量多西环素，每次 20mg，每日一次，3 个月为一疗程，可提高牙周炎的疗效，减缓疾病的进展。糖尿病患者胶原酶活性明显增高，采用多西环素与洁治术及根面平整联合治疗合并有糖尿病的牙周炎患者，疗效很好。该药大部分随粪便排出，故肾功能不好的患者仍可应用。

四环素族药物的不良反应有：胃肠道反应，肝、肾功能损害，使发育中的牙齿着色等，孕妇及 6~7 岁以前的儿童禁用。

用法：四环素每次 250mg，口服，每日 4 次，连续服用 2 周。米诺环素每日 2 次，每次 100mg，连续服用 1 周。多西环素首日 100mg，服用 2 次，以后每次 50mg，每日 2 次，共服 1 周。若作为小剂量抗胶原酶使用，则可每次口服 20mg，每日 2 次。

知识点 5：牙周病的常用的抗菌药物——阿莫西林

副高：熟练掌握　正高：熟练掌握

阿莫西林为 β-内酰胺类半合成广谱抗生素，对革兰阳性菌及部分革兰阴性菌有强力杀菌作用，与甲硝唑联合治疗侵袭性牙周炎，可增强疗效。对四环素类药物反应较差的患者，选择该药与甲硝唑联合用药提高疗效。与克拉维酸配伍可提高抗菌活性，从而对一些能产生 β-内酰胺酶的细菌发挥作用。本药偶有胃肠道反应、皮疹和过敏反应。青霉素过敏者禁用。

不宜与口服避孕药同服。

用法：阿莫西林口服剂量为每次 500mg，每日 3 次，连服 7 天为一疗程。阿莫西林克拉维酸钾（安灭菌）每次口服 750mg，每日 3 次。

知识点6：牙周病的常用的抗菌药物——螺旋霉素　　副高：熟练掌握　正高：熟练掌握

螺旋霉素是大环内酯类抗生素，对革兰阳性菌抑菌力强，对革兰阴性菌也有一定作用，螺旋霉素进入人体后，分布于龈沟液、唾液、牙龈和颌骨中，且浓度较高，龈沟液中的浓度为血清浓度的 10 倍，在唾液及骨组织中储存时间可达 3~4 周，缓慢释放，非常有利于牙周病的治疗。该药毒副作用小，偶有胃肠道不适反应。

用法：每次 200mg 口服，每日 4 次，连服 5~7 天为一疗程。与甲硝唑联用有协同作用。

知识点7：牙周病的常用的抗菌药物——红霉素、罗红霉素　　　　　　　　　　　　　副高：熟练掌握　正高：熟练掌握

红霉素、罗红霉素：大环内酯类抗生素，作用与螺旋霉素相似，抗菌性稍强。临床上常作为对青霉素过敏者的替代药品。

用法：每次口服 250mg，每日 4 次，连服 5~7 天为一疗程。

知识点8：非甾体类抗炎药　　　　　　　　副高：熟练掌握　正高：熟练掌握

牙周炎有一些炎症因子参与，如花生四烯酸经环氧化途径产生代谢产物前列腺素是很强的促骨吸收因子。非甾体类抗炎药主要是通过抑制前列腺素的合成，减轻牙周炎时牙槽骨的吸收，取得一定的治疗效果。用于治疗牙周炎的非甾体类抗炎药主要有氟吡洛芬、吲哚美辛、布洛芬等。

知识点9：中药的应用　　　　　　　　　　副高：熟练掌握　正高：熟练掌握

中医理论认为肾虚则齿衰，肾固则齿坚。用于治疗牙周病的中药主要由补肾、滋阴、凉血等成分所组成，如以古方六味地黄丸为基础的补肾固齿丸、固齿膏等。据报道，固齿丸治疗牙周炎，尤其是侵袭性牙周炎有较好的疗效，可起到减缓牙槽骨吸收，延迟复发的作用。用法：口服，每次 4g，每日 2 次，连续用药 3~6 个月。

知识点10：牙周病的局部药物治疗——含漱药物　副高：熟练掌握　正高：熟练掌握

含漱药物理想的含漱剂应能减少口腔内细菌的数量，消除或减少牙面、舌背、扁桃体、

颊黏膜等处的微生物，并能抑制龈上菌斑的堆积，防止牙龈炎症的复发。但含漱药物在口腔内停留时间短，且药物进入龈下不超过1mm，故对牙周袋内的菌群没有直接影响。常用的含漱药物如下。

（1）0.12%~0.2%氯己定溶液：氯己定又名洗必泰，是双胍类广谱抗菌药，对革兰阳性及革兰阴性细菌和真菌都有较强的抗菌作用，是目前已知效果最确切的抗菌斑药物。大量的临床试验已充分证实了它的安全性和有效性，在临床普遍应用。该药可长期使用，不易产生耐药菌株。味苦及使牙齿及舌背黏膜着色为其主要不良反应，有的患者含漱后有一过性的味觉改变，故宜在饭后或睡前使用，少数人可有口腔黏膜烧灼感，停药后均能自行消失。牙面的着色可用洁治术清除。也有报道长期使用氯己定会使牙石增多。

用法：0.2%氯己定溶液10ml，每日含漱2次，含漱1分钟。用0.12%的浓度15ml可减少不良反应的发生，且保持同样疗效。

（2）1%~3%过氧化氢溶液：过氧化氢是一种氧化剂，对厌氧菌有良好的抑制作用，它与组织、血液、脓液中的过氧化氢酶接触时，立即释放出原生态氧，并产生大量的气泡，有清创、止血、灭菌、除臭等作用，并可改变牙周袋中厌氧环境。在进行超声波洁治前嘱患者先用1%过氧化氢溶液或0.2%氯己定溶液漱口1分钟。可大大减少喷雾中的细菌数，减少对诊室环境的污染。

（3）西吡氯铵（CPC）：其抗菌作用不如氯己定强，而不良反应也比氯己定弱。有报道，使用0.05% CPC溶液含漱，可使菌斑的量减少25%~35%。不少市售的含漱液中均有此成分。

（4）三氯羟苯醚：是一种非离子型的广谱抗菌药。近年来作为含漱剂或加入牙膏中，具有抑制菌斑形成及抗炎的双重作用。

（5）氟化亚锡液（SnF_2）：氟化物常用来防龋，0.05%或0.1%该液漱口能够抑制菌斑聚集，减轻牙龈炎症。但它不稳定，应使用新鲜配制的药液。

知识点11：牙周病的局部药物治疗——涂布药物　　副高：熟练掌握　　正高：熟练掌握

彻底的洁治、刮治和根面平整往往能使炎症消退，牙周袋变浅。目前洁治和刮治术后已不需涂药，除非炎症很重，有肉芽增生或急性脓肿等可适当涂药。

（1）聚维酮碘（碘伏）：该药低毒、安全、刺激性小，可置于脓肿引流后的牙周袋内，有较好的消炎作用。

（2）碘甘油：刺激性较小，含碘化钾、碘、甘油等，具有一定的抑菌、消炎收敛作用。复方碘甘油含碘化锌、碘片及甘油等，其收敛和杀菌作用比碘甘油强，需由医师将药置入牙周袋内。

（3）碘酚：含碘和酚，腐蚀性较强，有腐蚀坏死组织，消除溢脓、减少炎性渗出等作用。使用时应注意避免灼伤周围正常组织。现已少用。

知识点 12：牙周病的局部药物治疗——冲洗用药物　　副高：熟练掌握　正高：熟练掌握

冲洗是使用水或抗菌药液对牙龈缘或牙周袋内进行冲洗，以清洁牙周，改善局部微生物环境的一种方法。

（1）冲洗方式

龈上冲洗：单纯用水进行龈上冲洗，只能去除口腔内的食物残屑，使用抗菌药液进行龈上冲洗，也不能去除已形成的菌斑，但可抑制和缓解新菌斑的形成。龈上冲洗不能替代刷牙的清除菌斑作用。

龈下冲洗：使用抗菌药物进行龈下冲洗，一般用于治疗牙周急性炎症，也可作为刮治术和根面平整术后的辅助治疗，也可用于维护期患者的疗效巩固，但药物在袋内停留时间短，需多次冲洗。

（2）常用的冲洗器具及冲洗方法

注射针筒加弯曲的钝针头：冲洗时针头进入龈下 2~3mm。能将药物送至牙周袋深度的 70%~90% 及根分叉区。冲洗时避免产生过大压力，保持针孔通畅，应由专业人员操作。

带冲洗系统的超声洁牙机：本身带有冲洗装置，可在超声洁治和刮治的同时，给予抗菌药物冲洗，延长了冲洗药物的作用时间，并可通过超声工作头，将药物送到牙周袋底。

（3）常用的冲洗药物

3% 过氧化氢溶液：有清创、止血、灭菌、除臭等作用，并可改变牙周袋内的厌氧环境，抑制厌氧菌的生长。用于治疗急性坏死溃疡性龈炎和急性牙周感染有较好的疗效，洁治术及根面平整术后常规冲洗，有助于清除袋内的牙石碎片及肉芽组织。

0.12%~0.2% 氯己定溶液：对革兰阳性、革兰阴性菌及真菌都用很强的杀菌作用，但在牙周袋内有脓血的情况下会影响其发挥作用。

聚维酮碘：是碘与表面活性剂的结合物，对各种革兰阳性菌、革兰阴性菌、病毒、真菌、螺旋体等均有杀灭作用。刺激性小，着色轻。其效果与氯己定相似。

知识点 13：牙周病的局部药物治疗——缓释及控释抗菌药物

副高：熟练掌握　正高：熟练掌握

（1）牙周缓释抗菌药物：缓释剂是指活性药物能缓慢、有控制地从制剂中释放出来，直接作用于病变组织，使病变局部能较长时间维持有效药物浓度的特定药物剂型。缓释抗菌药物的优点：①牙周袋内药物浓度高；②药物作用时间延长；③显著减少用药剂量，避免或减少毒副作用；④减少给药频率，减少患者复诊次数；⑤由医师给药，依从性好。

牙周缓释抗菌药物的适应证：①经龈下刮治后，仍有较深的牙周袋，并探诊后出血的患牙；②顽固性或复发性牙周炎；③急性牙周脓肿引流后；④牙周瘘道；⑤急性冠周炎；⑥不宜全身用药的牙周炎患者。

牙周缓释抗菌药物的类型：根据载体的不同可分为：①可吸收性，置于牙周袋后基质遇龈沟液可缓释降解，药物随之释放，被组织吸收，不需医师取出；②不可吸收型，载体不能降解和吸收，在置入袋内一定时间后，需由医师取出。

根据药物在载体中的形态不同可分为：①液态；②固态，如各种药膜、药条或实心纤维制剂；③半固态，即凝胶或膏剂，是目前使用较广泛的剂型。

常用的缓释抗菌制剂：

米诺环素：缓释剂型有可吸收的 2% 米诺环素软膏和不可吸收的 5% 米诺环素薄片。

甲硝唑：25% 甲硝唑凝胶和甲硝唑药棒是常用剂型。甲硝唑药棒商品名为"牙康"，对牙周脓肿和深牙周袋治疗效果良好，但牙周袋内有效药物浓度维持时间较短，为 2~3 天。严格意义上讲，甲硝唑药棒是否作为缓释剂尚存争议。

其他抗菌缓释剂：四环素纤维、氯己定薄片及多西环素凝胶等，均是国外常用的牙周局部缓释抗菌药物。

（2）抗菌药物的控释系统：局部缓释抗菌药物虽能大大提高牙周袋内的药物浓度，但由于药物释放速度不稳定，通常在缓释剂置入袋内 2~3 天内就释放出 80%~90% 的药物，随后释放速度变慢，药物浓度明显下降，不利于感染的控制。而控释系统则能使药物在局部保持恒定的浓度。

药物控释系统是指通过物理、化学等方法改变制剂结构，使药物在预定时间内自动按某一速度从剂型中恒速（零级速度）释放于特定的靶组织或器官，使药物浓度较长时间恒定地维持在有效浓度范围内。产品有 10% 多西环素凝胶，为可吸收型的控释制剂；盐酸米诺环素牙用缓释膜，商品名为"艾亚林"，置入牙周袋 1 周。国外还有一种不可降解的四环素控释系统，由 25% 的盐酸四环素和 75% 的乙烯–乙酸乙烯共聚物组成纤维状，直径为 0.5mm，每 1cm 含药 0.446mg。相对恒定地释放四环素达 9 天。需由医师放置和取出，十分费时。

第五节 牙周病的手术治疗

一、牙周手术治疗的原则

知识点1：牙周病手术治疗的主要目的	副高：熟练掌握　正高：熟练掌握

直视下彻底清除牙周袋内壁的病变组织及根面的菌斑、牙石和病变组织；使牙周袋变浅或恢复正常；矫正牙周病造成的软、硬组织不良外形，重建生理性外形，利于患者菌斑控制；促进牙周组织修复和再生，建立新附着；恢复美观和功能。

知识点2：牙周手术适应证	副高：熟练掌握　正高：熟练掌握

基础治疗后牙周袋深度 ≥5mm，基础治疗不能完全清除牙周袋内病变组织及牙石、菌

斑；牙槽骨外形不规整，须手术进行骨成形、植骨术或牙周引导性组织再生术；根分叉Ⅱ°、Ⅲ°病变者；附着龈过窄、牙龈退缩等需膜龈手术治疗者；牙体充填治疗、修复或改善美观需手术延长临床牙冠者。

知识点3：手术禁忌证　　　　　副高：熟练掌握　正高：熟练掌握

病因和局部炎症未消除；患者不能配合者；患有全身疾病不能经受手术者。

知识点4：牙周手术的时机　　　　副高：熟练掌握　正高：熟练掌握

一般在牙周基础治疗后2~3个月。通过牙周检查及X线检查评估患者的牙周状况，判断是否需要手术及相关的手术方法。

知识点5：手术基本要点　　　　　副高：熟练掌握　正高：熟练掌握

术前一定先完成牙周基础治疗消除病因和炎症，患者必须菌斑控制良好。术前应向患者解释手术目的及术中、术后可能出现的情况。通过问诊、化验检查等了解患者的全身健康状况。详细记录术区的牙周临床指标。

根据术区解剖特点，选择局部浸润麻醉或传导阻滞麻醉。做牙周手术注重无菌观念及预防交叉感染。术中操作准确、轻柔，避免对牙周组织医源性损伤。龈瓣缝合时要完全覆盖骨面，并与骨面和牙面贴合，缝合后进行牙周塞治。

术后护理的重点是患者良好的菌斑控制及保持术区牙龈组织的稳定。根据手术种类、范围及患者的全身状况酌情使用抗生素。

二、牙龈切除术

知识点1：牙龈切除术的适应证　　　副高：熟练掌握　正高：熟练掌握

（1）牙龈肥大或增生，有龈袋形成，经基础治疗未能消除。

（2）浅牙周袋，骨吸收未超过牙根的1/3。

（3）制洞或冠桥修复时，牙龈覆盖过多，影响修复者。

（4）智齿冠周炎盲袋形成，龈瓣影响牙萌出者。

知识点2：牙龈切除术的非适应证　　副高：熟练掌握　正高：熟练掌握

（1）未完成基础治疗者。

（2）牙周袋过深，超过膜龈联合。

（3）伴有骨下袋而需做骨修整者。

（4）前牙的牙周袋，牙龈切除后影响美观。

知识点3：牙龈切除术的手术方法	副高：熟练掌握 正高：熟练掌握

（1）常规麻醉、消毒、铺巾。

（2）标定切口位置：用牙周探针或牙周袋印记镊在牙龈表面做标记。

（3）用斧形切龈刀的后刀缘在距标记线1~2mm的根方牙龈处切开，与牙体长轴成45°角斜形切至龈袋底，用牙龈乳头刀切断龈乳头。

（4）完整去除切断的牙龈组织，刮除残留的肉芽组织和牙石，修整龈缘接近正常生理外形。

（5）冲洗，压迫止血。

（6）牙周塞治：牙周塞治的目的是在术后保护创面、避免组织损伤、暂时固定松动牙、防止肉芽组织过度生长、预防感染、预防术后出血和牙颈部过敏。

知识点4：牙龈切除术的牙周塞治剂	副高：熟练掌握 正高：熟练掌握

牙周塞治剂分含丁香油的和无丁香油的塞治剂两种。前者由氧化锌、精制松香等粉剂和丁香油、麝香草酚液调成糊剂。后者一管为氧化锌、油脂、胶类及制霉菌素等混合糊剂；另一管为不饱和脂肪酸、麝香草酚液，两者调制而成。

先进行术区局部隔湿、止血。用调刀将其调制成面团状，搓成长度与手术切口相同的两条，分别贴至牙龈的唇颊面和舌面，并填入每一牙间隙中。如术区为牙列的1/4区且包括最后一个磨牙时，应将塞治剂弯成U状，放在最后磨牙的远中面，两端向前直达中线。用手指润油或蘸生理盐水轻压塞治剂，再牵拉唇颊部肌肉组织，修整塞治剂，避开系带区，勿影响咬合或超过前庭沟和口底。

三、牙槽骨切除（成形）手术

知识点1：牙槽骨切除（成形）手术的概述	副高：熟练掌握 正高：熟练掌握

牙槽骨切除（成形）手术是用手术的方法修整病变区的牙槽骨，恢复牙槽骨的生理外形和功能。这类手术能有效地消除深牙周袋，缺点是牺牲骨质。

知识点2：牙槽骨切除（成形）手术的适应证	副高：熟练掌握 正高：熟练掌握

（1）难有新骨修复的浅一壁或二壁骨袋者。

（2）邻面凹坑状骨吸收者。

（3）牙槽骨嵴圆钝或形成附壁骨突者。

（4）颊舌侧骨缘线成反波浪形者。

（5）Ⅱ°、Ⅲ°根分叉病变不能进行再生性手术治疗者。

知识点 3：牙槽骨切除（成形）手术的手术方法　　副高：熟练掌握　正高：熟练掌握

（1）切口及翻瓣：应用内斜切口，常规翻瓣、清除根面的菌斑、牙石、肉芽等，充分暴露骨面。

（2）骨切除及成形：用涡轮手机修整牙槽骨外形，修整后骨缘应延缓、连续，成斜坡状。

（3）瓣复位缝合、塞治。

四、牙周植骨术

知识点 1：牙周植骨术的适应证　　副高：熟练掌握　正高：熟练掌握

（1）垂直骨吸收形成二壁或三壁骨下袋者。

（2）Ⅱ°根分叉病变且龈瓣能覆盖根分叉者。

知识点 2：牙周植骨术的手术方法　　副高：熟练掌握　正高：熟练掌握

（1）常规麻醉、消毒、铺巾。

（2）切口和翻瓣：尽量多保留牙龈组织的水平切口，切透黏骨膜。在缺损区远中或近中扩展一个牙位，翻开黏骨膜瓣，暴露缺损区。

（3）清创和根面平整：清除袋内上皮和肉芽组织，彻底平整根面。

（4）骨材料置入：将移植骨材料置入骨缺损区，植入后骨材料与周围骨高度平齐即可。常用的植骨材料：自体骨、异体骨、异种骨、骨替代品。

（5）瓣的复位和缝合：黏骨膜瓣盖过骨移植材料严密缝合，如不能完全覆盖，可做冠向复位，牙周塞治剂。术后 10~14 天拆线。

（6）术后护理：保持瓣的稳定和预防感染尤为重要。酌情应用抗生素 1 周，消毒漱口液至少应用 4 周。

五、翻瓣术

知识点 1：翻瓣术的概述　　副高：熟练掌握　正高：熟练掌握

翻瓣术是用手术方法翻起牙龈黏骨膜瓣，切除牙周袋内壁，在直视下刮净龈下牙石和肉芽组织，修整牙槽骨，将牙龈复位、缝合，达到消除牙周袋或使牙周袋变浅、促进新附着形成的目的。

知识点2：翻瓣术的适应证　　　　　　　　　　　副高：熟练掌握　　正高：熟练掌握

基础治疗后1~2个月复查，确定是否需要做翻瓣术。

（1）深牙周袋或复杂性牙周袋，经基础治疗牙周袋仍≥5mm，且探诊出血者。

（2）牙周袋超过膜龈联合，不宜做牙周袋切除者。

（3）需修整骨缺损或行植骨术、牙种植术及需截根者。

（4）根分叉病变需直视下平整根面者（如暴露根分叉及畸形舌侧沟以方便刮除感染组织）。

知识点3：翻瓣术的手术方法　　　　　　　　　　副高：熟练掌握　　正高：熟练掌握

（1）常规麻醉、消毒、铺巾。

（2）切口：应根据手术目的、需暴露牙面和骨面的程度、瓣复位水平来设计。

水平切口：指沿龈缘及龈沟底所做的近远中向的切口（包括3个切口），一般需包括术区患牙加左右各1个健康牙齿。

首先做内斜切口，内斜切口是牙周翻瓣术的关键切口。应根据手术的目的、牙龈厚度、龈瓣欲将复位的位置等情况，调整切口与牙龈缘的距离及切入角度。改良Widman翻瓣术，即在距龈缘1~2mm处进刀，刀片与牙面呈10°角，刀尖指向根方，刀片以提插方式逐个牙移动，每次插入均达牙槽嵴顶，此切口为切除炎症的袋内壁上皮。其次做沟内切口，将刀片从袋底切入直达牙槽嵴顶，目的是将欲切除的袋壁组织与牙面分离。最后做牙间水平切口，将刀片与牙面垂直，水平切断已被分离的袋壁组织。除颊、舌面外，重点深入邻间隙，从颊舌向将欲切除的牙间乳头断离牙面。

纵形切口：为更好暴露牙根和骨面，常在水平切口的近中端或两端做纵形切口，切口应位于邻牙轴角处的附着龈或超过膜龈联合。一般将龈乳头包括在龈瓣内，以利术后缝合及愈合。是否做纵行切口，取决于手术目的和瓣的设计。

（3）翻瓣：从切口位置用骨膜分离器沿牙槽骨骨面钝分离翻起全厚瓣，暴露病变区，用宽的镰形洁治器刮除已被分离的领圈状袋内壁和肉芽组织，然后在直视下刮除根面的牙石，仔细平整根面。牙周龈瓣分成全厚瓣和半厚瓣两种。大多数的牙周手术需要带骨膜的全厚瓣，在膜龈手术时常需要半厚瓣。

（4）修整软组织并复位：修剪掉龈瓣内面尤其是龈乳头内侧残留的肉芽组织和上皮，生理盐水冲洗创口，将龈瓣复位。根据手术的目的和龈瓣复位的水平，分原位、根向、冠向及侧向4种复位。

（5）缝合：龈乳头用间断缝合或悬吊缝合法缝合，纵切口多采用间断缝合，缝合后创面以牙周塞治剂覆盖。

（6）牙周塞治：保护创面，止血，促进组织愈合。

知识点 4：翻瓣术的缝合类型　　　　副高：熟练掌握　正高：熟练掌握

间断缝合：用于两侧牙龈高度一致，张力相当。缝合两侧相邻的创缘，先缝游离端，再缝固定端，进针时要等宽等距，然后打结。

悬吊缝合：利用术区的牙齿悬吊固定龈瓣，使龈瓣紧贴牙面及骨面。多用于两侧牙龈高度不等、张力不同的切口缝合。

（1）单乳头悬吊法：利用伤口邻近牙将翻起的单个乳头固定。先缝乳头，通过牙间隙将缝线绕邻牙一圈，再回原位，与原缝线打结。

（2）双乳头悬吊法：利用两个乳头间的牙固定，将两个乳头同时固定。先穿过近中龈乳头，经近中邻间隙至牙舌面，再通过远中邻间隙至颊面，缝第二个乳头后回原位，与原缝线打结。

除了上述悬吊缝合方法以外，还有连续悬吊缝合。

褥式缝合：用于两侧牙龈相距较远、张力较大或切口较长，能使组织边缘更密合。分水平褥式缝合和交叉褥式缝合两种。

锚式缝合：用于最后一个磨牙远中的牙龈或缺牙间隙处的牙龈，使龈瓣紧贴牙面以锚样的方式固定在邻近的牙上。

知识点 5：翻瓣术的术后护理　　　　副高：熟练掌握　正高：熟练掌握

术后 24 小时内可局部冷敷，以减轻术后水肿。刷牙勿刷手术区，可含漱，酌情应用抗生素。1 周后拆线。术后 6 周内勿探测牙周袋，以防破坏新附着。

知识点 6：术后并发症及处理　　　　副高：熟练掌握　正高：熟练掌握

（1）术后出血：一般术后半小时内出现局部渗血可自行停止。如出现持续性出血，则须去除塞治剂，检查出血点，局部压迫或电凝止血，止血后重新塞治。

（2）术区肿胀、疼痛：术后 4 天内肿胀不消失者，应使用抗生素。术区出现感染化脓则应切开引流。牙齿出现咬合痛时，要分析原因（如咬合高点、炎症扩散等），对症处理。

（3）塞治剂脱落：及时复诊，重新塞治。

知识点 7：翻瓣术后的愈合过程　　　　副高：熟练掌握　正高：熟练掌握

愈合过程：翻瓣术后 24 小时，龈瓣与牙面间有血凝块，大量中性粒细胞渗出。术后 1～3

日，上皮爬行至龈瓣边缘并达牙冠。术后1周，上皮附于牙龈面，瓣下血凝块被结缔组织与肉芽组织代替，术后2周，胶原纤维开始形成并与牙面平行。术后3~4周，上皮与结缔组织的构建均已完成，龈沟内有正常上皮附着，结合上皮形成，牙槽嵴顶纤维成功能性排列。

知识点8：翻瓣术后的愈合方式	副高：熟练掌握 正高：熟练掌握

（1）长上皮结合：翻瓣术后复位的袋内壁与原来暴露于牙周袋内的牙根表面间被一层长薄上皮所隔开，该上皮只与牙根面紧贴，而非有机结合。由于根面有上皮覆盖，使新附着不能形成。在菌斑控制良好的情况下，长结合上皮处牙龈可长期保持健康。

（2）新附着：指原来已暴露在牙周袋中的病变牙根的表面有新的牙骨质形成，其中有新的牙周膜纤维长入，这些纤维束的另一端埋入新形成的牙槽骨内。新形成的结合上皮位于治疗前牙周袋的冠方，为牙周组织较理想的修复。

知识点9：利于新附着和组织愈合的措施	副高：熟练掌握 正高：熟练掌握

（1）彻底切除袋内壁上皮。

（2）术中少暴露骨面或缩短暴露时间，术后龈瓣严密覆盖骨面以减少骨吸收。

（3）根面平整彻底，尽量保留近牙槽嵴处根面上健康的残余纤维。

（4）保护血凝块，术后防止感染，保持良好的口腔卫生习惯。

六、牙冠延长术

知识点1：牙冠延长术的概述	副高：熟练掌握 正高：熟练掌握

牙冠延长术是通过手术的方法，去除部分牙龈和（或）牙槽骨，使牙齿的临床牙冠延长，有利于修复或美观。

知识点2：牙冠延长术的适应证	副高：熟练掌握 正高：熟练掌握

（1）不满足生物学宽度的修复体，需暴露健康的牙齿结构，重新修复者。

（2）龋坏达龈下，影响治疗或修复。

（3）牙折裂达龈下，影响牙体预备、取印模及修复。

（4）前牙临床牙冠短，露龈笑，需改善美观者。

知识点3：牙冠延长术的禁忌证	副高：熟练掌握 正高：熟练掌握

（1）牙根过短，冠根比例失调。

（2）切除牙槽骨过多，导致与邻牙不协调者。

（3）牙槽骨切除后，剩余骨高度不足以支持牙齿行使功能者。

（4）全身情况不宜手术者。

| 知识点 4：牙冠延长术的手术方法 | 副高：熟练掌握　正高：熟练掌握 |

（1）术前消除牙龈炎症，控制菌斑。

（2）探明断端，设计切口。

（3）根据术后龈缘位置确定内斜切口位置。若附着龈宽度不足，则需采用根向复位瓣术。

（4）翻瓣，除去被切除牙龈，暴露根面或断面。

（5）进行骨修整，满足生物学宽度。

（6）若为改善露龈笑的美容手术，还应注意中线两侧牙齿的龈缘位置要左右对称。

（7）彻底进行根面平整。

（8）修剪龈瓣的外形和适宜的厚度。

（9）将龈瓣复位于牙槽嵴顶水平，一般采用间断缝合，必要时配合水平或垂直褥式缝合，若为根向复位瓣，则采用悬吊缝合。

（10）冲洗、压迫、止血后，放置牙周塞治剂。

（11）术后 7~10 天拆线。

| 知识点 5：牙冠延长术的术后修复的时机 | 副高：熟练掌握　正高：熟练掌握 |

一般在术后 4~6 周组织愈合，龈缘位置基本稳定。最好在术后 1~2 周时先戴临时冠，永久修复体最好在术后 6 周开始，涉及美容的修复至少在术后 2 个月后开始。

七、膜龈手术

| 知识点 1：膜龈手术的概述 | 副高：熟练掌握　正高：熟练掌握 |

膜龈手术是牙周软组织手术的总称。膜龈手术的目的包括增宽附着龈、暴露根面的牙龈覆盖、系带成形矫正等。

| 知识点 2：游离龈移植术 | 副高：熟练掌握　正高：熟练掌握 |

游离龈移植术是指为了增宽附着龈、加深前庭沟而将自体健康角化牙龈移植到牙龈缺损区。

知识点 3：游离龈移植术的适应证　　　　副高：熟练掌握　　正高：熟练掌握

附着龈过窄；牙龈退缩；前庭沟过浅等。

知识点 4：游离龈移植术的手术方法　　　　副高：熟练掌握　　正高：熟练掌握

（1）常规消毒，铺巾，局部麻醉。

（2）受植区准备：沿膜龈联合做水平切口，勿切透骨膜，长度由所需治疗的牙位确定。锐分离做半厚瓣推向根方，瓣的边缘与根方骨膜缝合固定，形成受植区创面。用消毒后的锡箔修剪成受植区大小，创面用浸有生理盐水的纱布覆盖。

（3）龈瓣制取：取瓣位置一般位于上颌前磨牙和第一磨牙的腭侧，距离龈缘 2~3mm 处。将受植区锡箔贴于取瓣区，以受植区锡箔的边缘作为切口标志线，切口深度 1~2mm，去除锡箔。从靠近龈缘的一侧少许锐分离后，穿进一针以牵引组织瓣，继续锐分离出半厚瓣。修剪组织瓣，除去腺体及脂肪组织。

（4）移植与缝合：清除受植区血凝块，使游离瓣与受植区贴合，缝合用细针及细线，缝合 1~2 针固定在受植区的冠方。取瓣区及受植区锡箔覆盖，牙周塞治。

（5）术后护理：3 天内避免受植区剧烈运动，口腔卫生指导，10~14 天拆线。

知识点 5：侧向转位瓣术的概述　　　　副高：熟练掌握　　正高：熟练掌握

侧向转位瓣术是用相邻健康牙龈形成带蒂的半厚瓣或全厚瓣，向牙龈退缩区转位覆盖裸露的根面。

知识点 6：侧向转位瓣术的适应证　　　　副高：熟练掌握　　正高：熟练掌握

个别牙牙龈退缩或龈裂。

知识点 7：侧向转位瓣术的手术方法　　　　副高：熟练掌握　　正高：熟练掌握

（1）受瓣区的准备：距牙龈退缩区外形边缘 0.5~1mm 处做切口，切开时，刀柄与牙龈表面成 45°角，使切开的组织面成斜坡状。

（2）带蒂瓣的制取：测量受瓣区的大小，在患牙的近中或远中制取一个相当于受瓣区 1.5~2 倍的带蒂瓣（牙龈薄做全厚瓣，牙龈厚做半厚瓣）。在健康侧做垂直切口，患牙侧做内角 45°切口。转位覆盖受瓣区，如果张力较大，可切开膜龈联合区骨膜做松弛切口。

（3）缝合：先悬吊缝合牙龈乳头，再间断缝合受瓣区垂直切口。碘仿纱布覆盖转瓣区创面，牙周塞治。

知识点 8：系带修整术的概述　　　　　　副高：熟练掌握　正高：熟练掌握

系带修整术如果系带附着位置过于靠近龈缘，则当唇或颊活动时可牵拉龈缘，因此应进行系带修整术。

知识点 9：系带修整术的适应证　　　　　副高：熟练掌握　正高：熟练掌握

系带粗大并附着至龈缘处，上中切牙出现间隙者；系带附着位置过于靠近龈缘，牵拉龈缘与牙齿分离者。

知识点 10：系带修整术的手术步骤　　　　副高：熟练掌握　正高：熟练掌握

（1）局部浸润麻醉。
（2）止血镊夹住系带，在镊喙的上、下两侧各做一切口直达移行沟。切口呈 V 字形，止血镊所夹部分即被切除。
（3）钝性分离创口下纤维组织，使系带完全松弛。
（4）沿系带纵行方向作间断缝合，如中间张力大，可改用褥式缝合。
（5）压迫止血。
（6）1 周后拆线。
系带切除术常可与翻瓣术或游离龈移植术同时进行。

八、牙周组织引导再生术

知识点 1：牙周组织引导再生术的概述　　副高：熟练掌握　正高：熟练掌握

引导组织再生术（GTR）是在翻瓣术和清创的基础上，用一种生物膜性材料覆盖根方的牙槽骨缺损嵴顶与冠方暴露的根面，以机械性阻止牙龈结缔组织、上皮与根面接触并形成一个牙周组织修复空间，保证根方残余的牙周膜细胞先附着在根面上，从而形成新的牙骨质并有牙周膜纤维埋入，达到理想的牙周组织修复性再生和新附着。

知识点 2：牙周组织引导再生术的基本原理　　副高：熟练掌握　正高：熟练掌握

牙周炎经治疗后，愈合过程中再生细胞的来源有 4 种：口腔黏膜上皮、牙龈结缔组织细胞、牙槽骨骨髓腔细胞和牙周膜细胞。新附着能否形成，取决于上述 4 种细胞的生长速度和条件，只有牙周膜细胞优先向冠方生长才能形成新的牙骨质、牙槽骨和牙周膜，达到理想的牙周组织再生。因此，要获得牙周组织再生，应设法阻止上皮细胞与结缔组织细胞占据根面并为牙周膜细胞占据根面创造条件。

知识点 3：牙周组织引导再生术的生物膜材料　　　副高：熟练掌握　　正高：熟练掌握

目前生物膜分两类：非降解性生物膜和降解性生物膜。前者膜不能降解吸收，需二次手术取出，最常用聚四氟乙烯（PTFE）。后者术后可降解吸收，不需二次手术取出。可吸收性膜包括天然材料和人工合成材料两类。天然材料有胶原膜、硬脑膜和氧化纤维膜等。人工合成材料有聚乳酸膜、聚羟乙酸膜及其共聚物材料。膜性材料应具以下特性：生物相容性；阻止上皮细胞根向生长；保存根面和膜之间有一定的间隙；能与组织结合，保证在组织中愈合的位置稳定；临床可操作性。

知识点 4：牙周组织引导再生术的适应证　　　副高：熟练掌握　　正高：熟练掌握

（1）牙周病的垂直型骨吸收，骨内袋尤其是二壁或三壁骨下袋。

（2）Ⅱ°和Ⅲ°早期根分叉病变而牙龈高度足够者。

（3）Ⅰ°、Ⅱ°牙龈退缩。

知识点 5：牙周组织引导再生术的手术方法　　　副高：熟练掌握　　正高：熟练掌握

（1）常规麻醉、消毒、铺巾。

（2）切口和翻瓣：沿龈缘或龈沟做水平切口，切透黏骨膜。在缺损区远中或近中至少相隔一个牙的部位做垂直松弛切口，翻开黏骨膜瓣，暴露缺损区。

（3）清创和根面平整：清除袋内上皮和肉芽组织，彻底平整根面。

（4）膜的放置和固定：依缺损形态修整膜，使膜与牙颈部根面良好贴合，覆盖缺损区和牙槽骨边缘（至少 3mm），悬吊缝合、固定。

（5）瓣的复位和缝合：黏骨膜瓣盖过膜 2~3mm 缝合，牙周塞治。术后 10~14 天拆线。使用不可吸收膜者，术后 6~8 周应将膜取出。

知识点 6：影响引导性组织再生术疗效的因素　　　副高：熟练掌握　　正高：熟练掌握

（1）患者：口腔卫生状况、牙列中是否存留感染部位和吸烟。

（2）骨缺损：深而窄的骨内袋缺损和下颌磨牙Ⅱ°根分叉病变疗效较好。

（3）技术：瓣的良好设计、膜材料的正确放置、膜与根面的间隙保持和伤口的良好封闭是获得满意疗效的必要条件。

（4）术后感染：术后感染不能使牙周新附着形成。

九、根分叉病变的手术治疗

磨牙根分叉区有特殊的解剖结构，洁治与刮治术均较难彻底清除根分叉区的牙石、菌斑，此区域也很难进行长期有效的菌斑控制。因此，根分叉区病变常需要手术治疗。手术治疗的目标是去除根分叉区的炎症组织与坏死牙槽骨（牙骨质）、促使根分叉病变愈合、建立牙周新附着。不同程度的根分叉病变应选用不同的手术方法。

（1）Ⅰ°根分叉病变：可用洁治、刮治、根面平整治疗。如果根分叉区有深牙周袋或有骨外形不良，在刮治和根面平整后还可采用翻瓣术和骨成形术，使牙周袋变浅。通过骨外形的修整以形成良好的牙龈外形，有利于菌斑控制，从而达到长期保持牙周健康的目的。

（2）Ⅱ°根分叉病变：下颌磨牙的Ⅱ°根分叉病变可用植骨术或骨替代品植入术、引导性组织再生术或两者联合治疗，目的是获得牙周新附着。难以获得新附着的深Ⅱ°根分叉病变可采用根向复位瓣的方法，目的是消除牙周袋、充分暴露根分叉区，以期建立便于自我菌斑控制的较好的解剖结构。

（3）Ⅲ°根分叉病变：可用截根术、半牙切除术或分根术治疗，也可拔除患牙。以下仅介绍截根术、半牙切除术及分根术。

截根术常指切除患根分叉病变的磨牙中有根折或牙槽骨破坏很严重的一个或两个牙根，消除分叉区病变，保留牙冠和健康的牙根，使患牙能保持一定功能的手术方法。常用于磨牙的Ⅲ°以上根分叉病变。

（1）多根牙的一个或两个根（上颌磨牙）的牙槽骨破坏严重，伴有Ⅲ°或Ⅳ°根分叉病变，其余牙根病情较轻，牙齿松动不明显者。

（2）磨牙的一个根发生纵裂或横折，而其他根完好者。

（3）磨牙的一个根有严重的根尖病变，根管不通或有器械折断于根管内不能取出，影响治疗效果者。

知识点5：截根术的手术方法　　　　　　　　副高：熟练掌握　正高：熟练掌握

（1）翻瓣：常规局麻下翻瓣，暴露根分叉区，彻底刮治、清创、根面平整。

（2）截根：用消毒高速涡轮手机配裂钻，在根分叉处将患根截断并取出。修整截根面的外形，形成流线型斜面。

（3）密封根管口：在根断面根管口处备洞，用银汞合金或树脂严密充填。也可在做根管治疗时，将需截除牙根的根管口稍扩大加深，从髓腔充填入银汞合金，可省去截根过程中的倒充填术。

（4）清创：将根分叉深部及拔牙窝内的病变组织刮净，修整不规则的骨嵴外形。

（5）缝合与塞治：清洗创面后，将龈瓣尽量覆盖截根区的创面，复位缝合。上塞治剂。

知识点6：截根术后的护理及可能出现的并发症　　副高：熟练掌握　正高：熟练掌握

（1）截根术后应适当调低牙尖以减轻咬合力，嘱患者尽量不用患牙咀嚼，必要时可用树脂夹板固定患牙3~4周以利牙周组织愈合。

（2）截根术后可能发生的并发症是余留牙根的牙周破坏加重或根折。根折的原因是患牙支持减少，受力方向改变，原有的轴向力变为侧向力，易致患牙创伤。如术后未调低牙尖或根管治疗过程中造成根管壁过薄，或根管有内吸收都易导致牙根脆弱而发生根折。

知识点7：分根术的概述　　　　　　　　　　副高：熟练掌握　正高：熟练掌握

分根术将下颌磨牙连冠带根从正中沿颊舌方向截开，使其分离为近中、远中两半，形成两个独立的类似单根牙的牙体。这样能较彻底地清除根分叉区深在的病变组织，消除该处的牙周袋，同时也能消除原有的根分叉病变，有利于菌斑控制和自洁。被切割后暴露的牙本质和牙骨质部分，可用全冠修复体覆盖，以减少患龋的可能。

知识点8：分根术的适应证　　　　　　　　　副高：熟练掌握　正高：熟练掌握

（1）下颌磨牙根分叉区Ⅲ°或Ⅳ°病变，局部的深牙周袋不能消除者。

（2）患牙两个根周围有充分的支持骨，牙无明显松动者。

知识点9：分根术的手术方法　　　　　　　　副高：熟练掌握　正高：熟练掌握

（1）根管治疗：术前常规根管治疗，髓室内用银汞合金充填。

（2）切开：内斜切口尽量保留龈缘组织尤其是根分叉处，以利于术后形成两个"单根牙"间的龈乳头。必要时可在近、远中做垂直切口。

（3）翻瓣：翻开黏骨膜瓣，充分暴露根分叉区，彻底刮除病变组织。

（4）分根：用高速金刚砂钻或裂钻，从正对根分叉部位沿患牙牙冠的颊舌向发育沟切开，将患牙分为近、远中两半，形成两个独立的单根牙，修整近、远中两半牙体的外形。

（5）缝合与塞治：彻底清创并刮除深部的病变组织，冲洗、止血，龈瓣复位、缝合，放置牙周塞治剂。

（6）制作临时冠：伤口愈合期间应制作临时冠，以利形成牙间乳头。可在6~8周后再做永久冠修复。

知识点10：牙半切除术的概述	副高：熟练掌握 正高：熟练掌握

牙半切除术是指将下颌磨牙的牙周组织破坏较严重的一个牙根连同该半侧牙冠一起切除，保留病变较轻或正常的另一半，使患牙成为一个"单根牙"，从而达到治愈根分叉病变的目的。

知识点11：牙半切除术的适应证	副高：熟练掌握 正高：熟练掌握

主要适用于下颌磨牙根分叉病变，其中一牙根周围牙槽骨吸收严重；另一牙根周围组织较健康，患牙尚不松动且能进行根管治疗者。

知识点12：牙半切除术的手术方法	副高：熟练掌握 正高：熟练掌握

（1）术前常规根管治疗，髓室内以银汞合金充填。

（2）切口、翻瓣同截根术，如根分叉已完全暴露，也可不翻瓣。

（3）用高速金刚砂钻或涡钢裂钻，将患牙从牙冠向根分叉部位分为近远中两部分，切割的位置可略偏向患根侧，以多保留健侧的冠根。

（4）拔除患侧冠根，刮净拔牙窝及原根分叉区的病变组织，必要时做骨修整。

（5）修整保留侧的断面边缘，形成良好的牙体外形。

（6）龈瓣复位缝合。

（7）伤口完全愈合后，进行牙体或牙列修复。

第六节 牙周病的疗效维护

知识点1：牙周维护治疗主要目的	副高：熟练掌握 正高：熟练掌握

牙周维护治疗主要目的包括：

（1）通过定期复查，对其进行诊断性监测，并及时采取必要的治疗，旨在预防和减少牙周再感染和牙周炎的复发。

（2）预防或减少牙齿和种植体的缺失。

（3）及时发现和处理口腔中其他疾病和不良状况。

牙周支持治疗在积极的牙周常规治疗结束后即应开始。并且，只要有牙列或种植牙存在，应终生坚持并定期进行。

知识点2：牙周支持治疗的内容——对病情的评估 　　副高：熟练掌握　　正高：熟练掌握

对病情的评估包括对患者全身健康状况的了解，如糖尿病等疾病的控制情况、用药情况、是否已经戒烟等。

对牙周组织的评估包括菌斑指数、探诊深度、附着水平、牙龈退缩程度、炎症情况等，并与上次复查结果比较。

探诊后出血（BOP）的有无是判断牙龈有无炎症的较简便易行的客观指标。还应检查根分叉病变、牙松动度、咬合关系、医源性因素、有无根面龋、溢脓、牙的功能状态、修复体和基台的情况、种植体的稳定性及其他与疾病进展相关的情况等。每隔6~12个月拍摄X线片监测牙槽骨的变化，对有明显复发或恶化倾向的位点还可进行特殊检查，如微生物学检查、龈沟液内某些酶的含量等，除有助于诊断外，还可指导用药。

知识点3：牙周支持治疗的内容——强化与患者的沟通和菌斑控制
　　　　　　　　　　　　　　　　　　　　　　副高：熟练掌握　　正高：熟练掌握

与患者的沟通十分重要。应告知患者目前的口腔状况及相应的治疗计划，进行各种治疗和辅以口腔卫生指导，纠正个人的口腔卫生行为并激励患者保持长期维护牙周健康的信心。

在牙周炎患者的SPT期，仅靠患者自身的机械性菌斑控制来预防和治疗牙周炎是不够的。学者们提出应该定期进行专业的机械性菌斑控制（PMTC）。针对患者易于忽视或无法达到的牙面、区域进行洁治。PMTC技术强调使牙的各个面都洁净，保证牙周组织处于一个健康、安全的环境中。

知识点4：牙周支持治疗的内容——实行必要的治疗 　　副高：熟练掌握　　正高：熟练掌握

根据检查所见，进行相应的治疗，其中全口的洁治和口腔卫生指导是必不可少的。对于口腔卫生良好的患者，也可进行预防性洁治。对于探诊深度≤3mm的部位不需龈下刮治，以免造成进一步的附着丧失。对引起菌斑滞留的因素应该及时发现和治疗，如未治疗的龋齿、充填物悬突及不良的边缘、不合格的修复体、暴露的粗糙根面、根面的沟纹、根分叉病损等。若有较广泛的复发或加重，则应重新制订全面的治疗计划，进行系统治疗。

知识点 5：牙周支持治疗的内容——复查间隔期及治疗时间的确定

　　　　　　　　　　　　　　　　　　　　副高：熟练掌握　　正高：熟练掌握

　　对大多数牙龈炎患者，每 6~12 个月一次的维护治疗即可达到良好的效果。而对大多数牙周炎患者，复诊间隔期则不宜超过 6 个月。牙周积极治疗后的第一年，为重点时期。对大多数患者而言，在维护治疗的初期，每 3 个月一次已经足够。以后的维护治疗的间隔期可按照各人的临床状况及评估结果做出相应的调整。

知识点 6：牙周支持治疗的内容——牙周病患者的依从性及长期疗效

　　　　　　　　　　　　　　　　　　　　副高：熟练掌握　　正高：熟练掌握

　　临床工作中，患者经过积极治疗后，症状消失，病情明显好转，他们往往认为病已彻底治愈，不愿定期复查。只有激发患者本人的主动需求感，才能获得长期的高质量菌斑控制（包括自我菌斑控制和定期进行 PMTC），保持牙周组织健康。口腔科医师有责任向患者反复强调 SPT 的重要性和必要性，双方共同努力提高和保持疗效。

知识点 7：牙周支持治疗的内容——牙周病患者种植术后的支持治疗

　　　　　　　　　　　　　　　　　　　　副高：熟练掌握　　正高：熟练掌握

　　种植体的牙周支持治疗可分为患者日常口腔卫生维护和口腔专业维持治疗，其目的均在于控制菌斑及消除感染。牙周病患者种植术后至少每年复查一次，并根据患者口腔卫生状况调整复诊次数。

知识点 8：牙周病治疗后的疗效维持评估　　　　　副高：熟练掌握　　正高：熟练掌握

　　目前，人们已普遍接受牙周病高危人群及易感个体的理念。近年来，临床上多水平危险因素评估和控制被认为是牙周诊断和治疗的重要组成部分。欧美学者提出了牙周危险评估（PRA）。其基本理念是：将各种主要的牙周危险因素结合在一起，进行多因素的综合评定，从而有助于医师较客观地对每位患者进行牙周炎进一步发展或复发的危险加以判断，以确定维护治疗的间隔期及必要的对应治疗。对于个体发生或复发牙周炎的危险因素评估，也有助于预防 SPT 期间的治疗不足或治疗过度。

第七章 种植体周围组织及其病变

第一节 种植体周围组织

种植体周黏膜是指围绕种植体的软组织。在一段式种植体植入、黏骨膜瓣关闭后的组织愈合过程中或二段式种植体与基台连接术后种植体周黏膜就开始建立，黏膜愈合确立了软组织附着于种植体，即穿黏膜附着。种植体周黏膜组织与种植体之间形成的这种黏膜附着，构成生物学封闭，从而隔绝口腔内细菌及其代谢产物进入骨组织。穿黏膜附着由两部分构成：

（1）结合上皮（或称为屏障上皮）：长约2mm，与天然牙的结合上皮有共同的特征。

（2）结缔组织附着区：位于屏障上皮与骨嵴顶之间，高1.5~2mm，结缔组织附着于种植体。这两部分结构也构成了与天然牙类似的种植体周的生物学宽度，即在沟底至骨嵴顶之间有一定的距离，在人类的一项组织学研究结果证实，这个距离为4~4.5mm，也有人将其称为生物学屏障。

种植体可能种植在角化黏膜上或非角化黏膜上，因此种植体周黏膜可以是角化黏膜，也可以是非角化黏膜。在临床上，种植体周围软组织的厚度不同，从2mm至数毫米。临床健康的种植体周围角化的黏膜为粉红色，质地坚韧，与天然牙周围的牙龈类似，种植体周围也有类似附着龈、游离龈及龈沟的结构形成，沟内衬有沟内上皮，健康状态下，沟内上皮厚约0.5mm。沟的深度与种植体周围软组织厚度有关，一般认为，沟的深度在正常无炎症或仅有极轻微炎症状况下为1.5~2.0mm。在组织学上，种植体周围角化黏膜的外表面有角化良好的口腔上皮，与沟内上皮相连，沟内上皮向根方延伸，则为结合上皮或称屏障上皮，该上皮与天然牙的结合上皮一样，通过基底板和半桥粒附着于钛种植体上，长约2mm，终止在牙槽嵴顶的冠方1.5~2mm处。在上皮根方至牙槽骨嵴顶之间为结缔组织附着区，该区域与天然牙不同的是无牙骨质和插入的结缔组织纤维，结缔组织与种植体表面的二氧化钛层直接接触，结缔组织胶原纤维来自牙槽骨嵴顶的骨膜，由骨膜向软组织边缘伸展，方向与基台表面平行，在远离种植体部分，胶原纤维呈环形围绕种植体。这种环形纤维的作用仍不清楚，可能有助于形成围绕种植体周围的软组织"封闭"。

种植体附着区的结缔组织比天然牙的牙周组织含有更多的胶原纤维，而成纤维细胞和血管结构少于牙周组织。有研究显示，表面粗糙度不同的基台周围的结缔组织成分相似，富含细胞的界面部分主要由圆形和扁形成纤维细胞组成，说明钛表面二氧化钛层与结缔组织间的附着可以维持，如果损害，也可以通过细胞活性而修复。

种植体周围的结缔组织内只含有少量的血管，所有分支都是骨膜上血管的分支。种植体周围无牙周膜结构，其黏膜的血供系统，只来自牙槽骨嵴外侧骨膜上的大血管，血管分支至牙槽骨上方的黏膜，形成口腔上皮下方的毛细血管以及紧邻结合上皮侧方的血管丛。

知识点 2：种植体——骨界面　　　　　　副高：熟练掌握　正高：熟练掌握

成功的种植体必须与骨之间形成骨结合。骨结合的概念最早由 Branemark 提出，指负载的种植体表面与周围骨组织直接接触。

骨结合是种植体与骨组织结合的理想方式，𬌗力通过种植体直接传导到颌骨，种植体与周围组织间无相对运动，𬌗力虽不能缓冲，但能较好地传导和分散，只要力量适度，就不会对种植体与骨组织的复合体造成损伤。种植体界面往往达不到100%的完全骨结合，也会与骨髓组织相接触，有时还会有部分与纤维结缔组织接触，骨、骨髓、纤维的相对比例决定种植体的寿命和功能状态。凡骨组织占30%~75%的界面都可认为形成了"骨结合"，但如种植体中大部分或全部被纤维组织包裹，则会导致种植体松动、脱落而失败。

知识点 3：种植体周组织与牙周组织的生物学特点比较
　　　　　　　　　　　　　　　　　　副高：熟练掌握　正高：熟练掌握

种植体周组织与牙周组织的生物学特点比较两者间有许多相似之处，但也有明显的不同。

（1）上皮组织：牙周组织有结合上皮通过半桥粒和基底板紧密附着于牙颈部的牙骨质表面，两者结合界面牢固、完整。种植体周组织的结合上皮同样以半桥粒和基底板附着于种植体表面。组织学上两者的结构是相似的。

（2）结缔组织：牙龈内有围绕牙根的龈牙纤维，其一端埋入牙骨质内；另一端呈放射状排列伸入结缔组织中，能阻止探针深入。结缔组织还有丰富的血供。种植体周的结缔组织内层（即紧贴种植体表面层）为环形包绕种植体的胶原纤维，无纤维插入种植体表面，且基本无血管，外层较疏松，含少数血管。

（3）牙周膜：牙根表面有牙骨质，附有牙周膜，具有支持、悬吊、缓冲作用，其内还有本体感受器，能通过生物反馈调节𬌗力大小。种植体与周围骨组织直接接触，形成骨结合，两者之间没有牙周膜。这是种植体周围组织与牙周组织最大的不同。因此，种植体对力没有任何缓冲，只能承受全部𬌗力。

知识点 4：牙周组织与种植体周组织炎症反应的特点　副高：熟练掌握　正高：熟练掌握

牙周组织的上皮下方牙龈结缔组织及牙周膜中都含有大量血管，细菌侵入时会产生较强的炎症防御反应。同时，越隔纤维和血管能再生，以保持组织的防御能力。而种植体周结缔组织内只有少量血管，炎症反应较弱，其他部位如环状胶原纤维束及种植体与骨床之间没有血管，无防御能力。一旦细菌入侵突破了上皮封口，即可直达骨面，因此种植体周组织破坏进展较快。

第二节 牙周病患者的种植治疗

知识点 1：预后和风险 副高：熟练掌握 正高：熟练掌握

近年来的系统综述，普遍结论如下：牙周炎在经过牙周治疗后不是种植体的禁忌证，但有牙周炎病史的患者种植治疗失败的风险增高，患种植体周围炎的风险增高，重度牙周炎病史患者的种植体周围临床附着丧失明显大于牙周健康患者及轻度牙周炎患者。

总之，牙周炎是导致种植体失败的一项重要的危险因素，但进行规范牙周治疗，通过种植修复缺失牙还是可行的。

知识点 2：病史采集 副高：熟练掌握 正高：熟练掌握

（1）了解患者想进行种植修复治疗的目的及期望。

（2）了解患者口腔相关病史，包括失牙原因、时间、以往的修复治疗和牙周疾病的发病、进展和以前治疗的情况等。

（3）了解患者系统病史及不良习惯等。

知识点 3：检查 副高：熟练掌握 正高：熟练掌握

（1）口腔检查主要包括以下几项：

颌面部：观察有无各种软硬组织疾病。

缺牙区情况：用牙周探针或其他测量工具测量缺牙区的近远中向距离、颊舌向距离、垂直向空间；观察缺牙区牙槽嵴情况，包括是否有凹陷或倒凹等；并观察缺牙区软组织情况，尤其注意角化软组织的量和位置。

缺牙区的邻牙及其牙根的方向和倾斜度，因为其方向和倾斜度会影响缺牙区根方牙槽骨和冠方修复的空间。

颌位关系、颞下颌关节状态、开口度等。

全口存留牙及其牙周软硬组织的健康状态，有无感染灶，咬合情况。

（2）研究模型更好地评估缺牙区的情况和上、下颌的位置及咬合关系。

（3）放射学检查采用根尖片、曲面体层片、锥形束 CT 检查，评价缺牙区牙槽骨骨量、密度、位置等，并确定邻近重要的解剖结构，以确定牙槽骨骨量是否足以放置种植体，并有助于种植计划的制订。

知识点4：危险因素评估　　　　　　　　　副高：熟练掌握　　正高：熟练掌握

种植治疗前要评估是否存在下述的危险因素：

（1）牙周感染控制不佳或治疗后维护不佳。

（2）可能影响骨代谢或者影响愈合能力的全身疾病，包括未控制的糖尿病、骨质疏松症、人类免疫缺陷病毒感染或艾滋病等免疫缺陷疾病、是否在进行免疫抑制药物治疗、是否静脉注射或口服二膦酸盐、是否在进行头颈部放射治疗和化学治疗。

（3）心理或精神疾病。

（4）不良习惯和行为因素，如吸烟、夜磨牙、嗜酒和吸毒等。

（5）口腔内局部因素，其他感染灶、颌骨囊肿等局部骨的病变、颌骨萎缩等因素。

心理或精神疾病、放射治疗剂量超过60Gy的头颈部放射治疗、HIV感染或获得性免疫缺陷综合征、嗜酒或吸毒、静脉注射或口服二膦酸盐导致骨坏死，往往被认为是禁忌证。

知识点5：种植时机　　　　　　　　　　　副高：熟练掌握　　正高：熟练掌握

种植体置入，患者必须满足以下几点：

（1）牙周炎症彻底消除。

（2）患者能够保持良好的口腔卫生。

（3）拔牙后3个月左右牙槽骨修复重建完成，一般情况下种植时机为拔牙3个月以后。

口腔其他部位有深牙周袋的牙周致病菌易在种植体周定植，从而造成种植体周感染。因此，牙周炎患者的牙周感染在种植治疗之前必须控制感染。包括完善的牙周基础治疗及必要的牙周手术治疗。

目前尚无公认的种植前牙周感染控制的标准。最近研究发现，种植前余留牙牙周袋深度PD≥5mm的牙周袋会显著增加种植体周围炎的风险。一般认为，牙周炎患者在接受种植前需达到菌斑指数<20%，且全口BOP<25%，余留牙PD≤3mm或≤5mm。

总之，在种植体置入前消除牙周炎症并建立高标准的菌斑控制，是成功的种植治疗最终决定性因素。

知识点6：牙周炎患者修复计划的全面考虑　　副高：熟练掌握　　正高：熟练掌握

牙周炎患者存留牙大多都有不同程度的牙周组织的缺损。如果程度较轻，在经过牙周治疗后，可以保留，仅对缺牙区进行常规的种植治疗。如果有些患牙牙周缺损的程度严重，疾病难以控制，或即使暂时控制感染，也难以维持长期疗效或不能行使功能，应考虑拔除患牙，总体考虑种植修复计划。如果牙周缺损程度介于前述两种情况之间，则应判断通过现有的牙周治疗的可能预后，预后较好则应先进行牙周治疗（包括再生治疗），在相对稳定后，再进行缺失牙的种植治疗；否则予以拔除，以免将来影响种植体的长期功能及预后。对于邻近缺牙区的邻牙，也有学者采用在种植治疗同时，对缺牙区邻牙的牙周缺损进行再生治疗，也获得了不错的效果。

知识点7：牙周炎患者种植治疗中后牙区骨量不足的处理
副高：熟练掌握 正高：熟练掌握

牙周炎患者中常伴有颊舌向（唇腭向）骨量不足和垂直向骨量不足，使种植治疗更加复杂，主要可通过以下骨增量手术进行种植前处理。

（1）引导骨再生手术（GBR）：引导骨再生是指在骨缺损处，利用生物膜屏障维持手术建立的空间，并借此阻挡上皮及成纤维细胞长入，保证增殖比较慢的成骨细胞和血管的生长。术中往往需要生物膜和植骨材料联合使用。颊舌向（或唇腭向）的骨量不足，可以考虑通过引导骨再生手术达到骨增量目的。

（2）上颌窦底提升术：由于上颌窦的存在，上颌后牙缺失后，特别是牙周炎患者，常伴有牙槽骨高度不足。上颌窦提升术包括上颌窦侧壁开窗法和经牙槽突上颌窦底提升法。当上颌窦区剩余牙槽骨的高度低于种植体最低长度时，即可考虑进行这一手术。

（3）下牙槽神经解剖移位术：在下颌失牙后存留的牙槽骨高度不足，使得骨嵴顶距下牙槽神经管的距离小，不能满足种植的需求，即可考虑下牙槽神经解剖移位术。在实施治疗前，术前评估下牙槽神经管上壁的位置非常重要。

除了上述3种骨增量技术外，目前还有骨劈开/牙槽嵴扩张术、垂直牵张成骨术、外置式植骨术等。

近年来．学者们也在探讨使用短种植体来解决牙周炎患者骨量不足的问题，仍有一定骨高度（如8~10mm）的患者，可以避免手术，从而减少手术带来的手术风险和痛苦，但仍需长期研究证据来支持这种方法。

知识点8：牙周炎患者种植中的前牙美学问题
副高：熟练掌握 正高：熟练掌握

牙周炎常常伴有牙龈退缩引起的美学问题，因此，前牙种植要特别注意天然牙的咬合关系、笑线的位置、唇侧骨量和垂直向骨量缺损的程度、牙龈组织的厚度等问题。主要从以下几方面考虑。

（1）患者的需求：充分了解患者对美观的认知和期望，在患者对美观期望处于合理的水平上才可进行种植修复。

（2）骨增量术：骨量缺损较大时，可通过植骨术、引导性骨再生术、自体块状骨移植术进行骨增量。

（3）软组织手术：配合使用上皮下结缔组织移植术等软组织手术，纠正软组织缺损。

（4）拔牙方式及处理：前牙拔牙可采用微创拔牙，并同期进行拔牙窝植骨术，以便尽可能地保存拔牙窝骨壁及尽早修复缺失的骨量，节省后期骨增量手术的时间，达到尽早种植修复和恢复美观的效果。

（5）正畸治疗：若伴有牙的移位，考虑在牙周治疗控制感染和炎症后先进行正畸治疗，然后再进行种植治疗，从而获得相对理想的修复效果和美观效果。

知识点9：牙周炎患者种植治疗中软组织缺损的处理　副高：熟练掌握　正高：熟练掌握

牙周炎患者前牙缺牙区一般伴有唇侧软组织量不足，使种植区出现软组织凹陷，与邻牙不协调，如牙龈组织过薄、角化龈缺如或不足。目前，牙龈组织过薄可采用上皮下结缔组织移植术解决，对于角化龈缺损的病例，可采用游离龈移植术来解决。

知识点10：评估和维护　副高：熟练掌握　正高：熟练掌握

种植治疗后对种植体评估主要通过临床视诊检查、种植体周的探诊检查、动度仪检查和共振频率分析及放射学检查。主要评估内容包括：种植体及天然牙周围的软硬组织健康状况、种植体稳定性、修复体完整性和稳定性、患者口腔卫生控制能力和菌斑控制状况及对种植体周和牙周组织的专业维护处理。

定期复查对种植体维护非常重要。在种植体治疗完成后的第1年中，应每2~3个月复查1次，之后根据患者的自身情况调整复诊间隔，口腔卫生控制良好的患者复诊间隔可以延长，而口腔卫生差的患者复诊间隔要短。牙周炎患者最好每3~6个月复查1次，以利于医师在复查时及时发现及解决问题，并进行专业牙周维护和种植体周的清洁维护。

第三节　种植体周围组织病变

知识点1：种植体周围组织病变的病因——菌斑微生物

副高：熟练掌握　正高：熟练掌握

大多数学者认为，种植体周围疾病与牙周疾病类似，菌斑聚集是导致疾病的始动因素。该类疾病菌斑生物膜的特点：种植体周健康部位的菌斑内主要含革兰阳性需氧或兼性厌氧球菌及非能动菌。当软、硬组织存在炎症病损时，种植体周的菌斑主要由革兰阴性厌氧菌、产黑色素厌氧菌及螺旋体等组成。种植体周探诊深度大于6mm时，可培养菌的总量比健康部位增多20倍，其中厌氧菌明显增多，能动菌占总菌量的50%。菌斑生物膜结构与龈下菌斑生物膜结构相似。

部分缺牙患者口内残留的天然牙的牙周袋可作为致病菌的储库，使致病菌传播并定植于种植体周，引发炎症反应。最近的研究发现，全口拔牙并不能消除牙周致病菌，而使细菌数量明显减少，因为拔牙后唾液、舌背、扁桃体和口腔其他黏膜表面均可存留细菌。因此，未经治疗的牙周炎患者种植体的失败率高，对于全口牙因牙周炎拔除的患者，一方面要考虑口腔其他部位可能有牙周致病菌的残留；另一方面也要关注种植体周组织的健康维护，因为牙周炎的易感者也将是种植体周围炎的易感者。

咬合负载过重是种植体周围炎的重要促进因素。它导致种植体，骨界面产生微小骨折，形成垂直骨吸收，继而有上皮和结缔组织向根方增生移行，包绕种植体。负载过重并同时伴有细菌感染时，疾病进展会大大加速。可能导致种植体生物力学过载的因素如下：

（1）殆关系不正常：种植体承受了过大的侧向力。

（2）义齿固位：上部结构固位差易造成种植体损伤。

（3）种植体数目：数目越多，每个种植体上承受的力越少。

（4）义齿设计：种植体义齿设计成单端桥，桥体长度越大，末端种植体上分布的应力越大。

（5）种植体位置：种植体位置异常，不容易把人工牙排列在中性区，殆力的方向与种植体长轴不一致，还可能受到杠杆作用力，使应力在种植体上不均匀分布。

（6）种植体周围无牙周膜，缺乏本体感受器：种植体周围组织不能对过度的和方向不适当的受力通过反射弧途径有效地"自身保护"，增加了受创伤的机会。当邻牙在受到同样较大咬合力时会有一定程度的下沉，而种植体为骨结合，下沉极微小或无，如果修复时考虑不周，就会使种植体承受过大殆力，从而带来创伤。

（1）牙周炎病史：尽管牙周炎患者是经过牙周治疗后才进行种植修复，其发生种植体周围炎的比例仍高于非牙周炎者。不言而喻，患牙周炎而未经牙周治疗的患者其种植体周围炎的发生率会更高。因此，牙周炎病史被认为是种植体周围炎的危险因素。

（2）种植义齿类型：①二阶段式种植体在愈合期不易感染牙周致病菌；②上部结构为覆盖义齿时，菌斑易于清除。固定义齿难以控制菌斑；③义齿龈面外形不合理或未充分抛光，都会促使菌斑聚集。

（3）种植体表面：种植体的粗糙表面有利于形成较大面积的骨结合。然而，感染一旦到达该部位会很难清除，而且进展更快。

（4）手术技术和术后处理：手术时温度过高或创伤过大都可导致骨坏死，最终形成纤维组织包绕种植体，细菌和毒素易侵入，诱发种植体周围组织病变，术后口腔卫生差或缝线撕脱也可能引起感染。

（5）骨的质和量：下颌骨的骨皮质较厚，骨小梁致密，初期稳定性和后期的骨结合较好，而上颌骨的情况常常不如下颌骨。

（6）软组织附着类型：只要维持良好的口腔卫生，即使种植体周围为非角化的牙槽黏膜也能保证软组织健康，但如果种植体周围黏膜反复发炎，可采用膜龈手术形成附着龈，利于口腔卫生的维护。

（7）生物学宽度、种植体的深度、龈瓣的设计等也与种植体周围组织疾病的发生发展有一定关系。

（8）吸烟：是影响种植体周围骨丧失的一个重要因素。有研究显示，吸烟者种植体边缘骨的年吸收量大于非吸烟者。有牙周炎病史并且吸烟的患者发生种植体周围骨吸收的风险高于有牙周炎病史但不吸烟的患者。

（9）酗酒：是近来被认识到的一个种植体周围炎的危险因素。

（10）患者的全身健康状况：如果患者有糖尿病或其他全身系统性疾病，可能影响种植体的愈合，并可能影响组织对菌斑微生物等刺激因素的反应。

知识点4：种植体周围组织病变的临床表现和诊断　　副高：熟练掌握　　正高：熟练掌握

种植体周围组织疾病分两类：种植体周围黏膜炎和种植体周围炎。

种植体周围黏膜炎的病变局限于黏膜，不累及骨组织，病变可逆转。临床表现为种植体周围黏膜红肿、探诊出血甚至溢脓，但不伴骨吸收。它主要是由于口腔卫生不良、菌斑刺激所致。

种植体周围炎的病变已突破黏膜屏障累及骨组织，适当的治疗可阻止进一步骨吸收。其病因除菌斑聚集外还伴有咬合负载过重等因素。临床表现除了黏膜炎的表现外，还有种植体周袋的形成、溢脓和瘘管形成、骨吸收甚至种植体松动等。种植体周组织防御力较弱，炎症进展比牙周炎快，常在数月内造成种植体脱落。

医师对种植体周围炎的及时检查、诊断、预防和治疗起主导作用，包括以下内容：

（1）口腔卫生状况：需检查存留牙及种植义齿表面的菌斑和牙石量。

Mombelli等提出了改良菌斑指数（mPLI）评价和记录种植体周的菌斑情况，具体指标如下：0＝无菌斑；1＝探针尖轻划种植体表面可见菌斑；3＝大量软垢。

（2）种植周黏膜检查：观察黏膜是否充血肿胀，软组织有无增生，有无溢脓和瘘管形成。如果出现溢脓和瘘管，一定有活动性的组织破坏，必须进行治疗。

（3）探诊检查：探查种植体周袋的深度、附着丧失量和有无探诊出血。

普通牙周探针轻压力探诊（0.25N）方法被推荐用于评估种植体周组织。在健康和黏膜炎的部位，探诊深度应≤4mm。探诊深度加深往往是种植体周围炎导致骨吸收的最早的临床表征。

种植体周围软组织如果存在炎症，探诊后会有出血。Mombelli等提出了改良龈沟出血指数（mSBI），具体指标为：0＝探诊后无出血；1＝探诊后有分散的点状出血；2＝探诊后出血在沟内呈线状；3＝重度或自发出血。轻探诊出血是诊断种植体周围疾病（黏膜炎和种植体周围炎）的有效指标。BOP 可用于预测种植体周围炎患者进行性附着丧失。因此，无探诊出血可视为种植体周状况稳定的指标。

探诊出血和探诊深度仍是目前诊断种植体周围组织健康状况的较敏感指标。

（4）种植体及基台表面的检查：有无菌斑、牙石沉积于表面。

（5）𬌗关系的检查：可用咬合纸或蜡片检查有无𬌗干扰、侧向力及过大的咬合力导致生物力学负载过重。

（6）X 线检查：术后每年都应拍 X 线片（根尖片或曲面体层片），并在出现种植体周围炎症状时，随时拍片了解种植体周围骨吸收水平及骨结合情况。

种植体周围骨的水平吸收往往进展比较慢，较易控制。垂直吸收常形成深袋，在较短时间内造成种植体松动脱落。X 线片上观察到种植体–骨界面两者之间出现透射影，是晚期种植体周围炎的表现，常伴有种植体松动，预示种植失败。

（7）种植体松动度的检查：通过触诊或叩诊可检查种植体松动度，一旦出现临床可见的松动，常无法治疗，只能拔除种植体。使用动度检测仪，利于早期发现种植体周围炎，还能查有无生物力学负载过重的情况。

通过上述检查，可获得患者种植体周围组织的状况，从而得出诊断。

知识点 5：种植体周围组织病变的初期治疗　　　副高：熟练掌握　　正高：熟练掌握

（1）去除病因：种植体周有菌斑、牙石沉积，周围黏膜探诊出血阳性，无溢脓，探诊深度 <4mm. 应进行机械除菌斑治疗，是 CIST 方案中的 A 方案。

注意用塑料器械或与种植体同样硬度的钛刮治器，使牙石碎裂，用橡皮杯和抛光膏抛光种植体表面以清除菌斑。如果负载过重，则应除去过重的咬合负荷。

（2）氯己定的应用：探诊出血阳性、探诊深度 4~5mm、有或无溢脓的种植体部位，除机械治疗外，还应使用氯己定，是 CIST 方案中的 A + B 方案。

0.12%~0.2% 氯己定含漱、0.2%~0.5% 氯己定龈下冲洗，或在感染部位应用 0.2% 氯己定凝胶。3~4 周可获得治疗效果。

（3）探诊出血阳性、探诊深度 >6mm、有或无溢脓的种植体部位，X 线片显示骨吸收，种植体周袋内有革兰阴性厌氧菌，必须先进行机械治疗、应用氯己定再联合应用抗生素，是 CIST 治疗方案中的 A + B + C 方案。常规使用甲硝唑或替硝唑，全身给药，也可使用局部控释剂，但需注意，只有能动态持续释放抗生素的装置才能获得成功的临床结果。

知识点 6：种植体周围组织病变的手术治疗　　　副高：熟练掌握　　正高：熟练掌握

初期治疗的基础上，有些病例可进一步作手术治疗，是 CIST 方案中的 A + B + C + D 方案。手术可分为切除性和再生性。前者为使袋变浅，修整骨外形，清除种植体表面的菌斑牙石使之光洁；而再生性手术除上述目标外，试图使种植体周围的骨能再生。选择何种治疗需根据局部骨吸收的程度和范围，部分患者如无附着龈包绕种植体颈，且反复发生黏膜炎，可做膜龈手术，重建附着龈。手术方法如下：

（1）切除性手术：翻起组织瓣，清除袋壁肉芽组织，进行种植体的处理。先用塑料器械刮除菌斑及牙石，彻底清洁种植体表面，用生理盐水反复冲洗或擦洗，以去除毒素，恢复其生物相容性，并修整牙槽骨，将黏骨膜瓣复位、缝合。

（2）引导性骨再生术（GBR）：其生物学机制是将生物膜覆盖在骨缺损区的骨组织表面，作为一屏障将软组织与骨组织隔开，防止上皮细胞以及结缔组织来源的成纤维细胞长入缺损区，可有效地保证生长较慢的骨细胞顺利增生并充满膜下方的骨缺损间隙。GBR 技术的要点是：膜应放在缺损区骨面上并超出缺损区 2~3mm，以保证膜完全覆盖骨缺损；膜下的缺损部位一定要有血块或植入自体骨以保持间隙；术后要严密缝合切口，可将骨膜切开保证切口无张力，以免黏膜退缩暴露膜和其下的组织。

由于种植体表面粗糙，菌斑微生物难以彻底清除，常常导致 GBR 治疗难以获得成功。因此，能否有效清除种植体表面的菌斑微生物是获得成功治疗的关键。

知识点 7：种植体周围组织病变的预防和疗效维持　　　副高：熟练掌握　正高：熟练掌握

（1）适应证的选择及术前处理：牙周炎症未得到控制、病变持续进展或有重度牙周炎病史的患者，不宜实施种植修复治疗。一般患者种植前应戒烟、酒等不良习惯，常规治疗口内天然牙已有的牙周炎，保持良好的口腔卫生，并定期复查。

（2）种植体及其上部结构的设计：种植体材料、表面形态、上部结构、软组织面设计都应利于菌斑控制；种植体数目、位置、排列、上部义齿的咬合关系都应利于均匀分散力、尽量减少种植体承受的侧向力和扭力。

（3）外科手术操作：术中严格无菌操作，动作精细、轻柔，减少对组织的机械创伤和热损伤。种植体植入的深度要考虑生物学宽度。

（4）种植后的牙周维护：①种植外科术后数周内用含漱液清洁术区和口腔，植骨术者服用抗生素；②定期复诊：义齿戴入后 1、3、6 个月复诊，一年内无异常者每半年到一年复诊一次，每年摄一次 X 线片，必要时做微生物检查，及时发现感染的早期征象；③每半年到一年做一次洁治；④保持良好的口腔卫生：这对维护种植体周组织健康非常重要。可采用软毛、圆头牙刷及只含少量磨料的牙膏，以免损伤种植体表面。还可选用种植体周专用的牙线和电动牙刷清洁邻面；⑤抗菌药物含漱或龈下冲洗：可选用适当的药物如 0.12% 氯己定含漱或龈下冲洗。

第四篇
儿童口腔医学

第一章 儿童牙病的基本知识

第一节 儿童分期

知识点1：儿童分期　　　　　　　　　　副高：熟练掌握　正高：熟练掌握

儿童的生长发育表现出与年龄相关的规律性，一般按年龄划分为胎儿期、新生儿期、婴儿期、幼儿期、学龄前期、学龄期、青春期，各时期口腔发育情况不同，不同时期均有易患的口腔疾病。

知识点2：儿童分期和易患的疾病　　　　　副高：熟练掌握　正高：熟练掌握

分期	时间	易患疾病
胎儿期	0~40 周	乳牙釉质发育不良
新生儿期	出生至 1 个月	白色念珠菌感染
婴儿期	1 个月至 1 岁	乳牙迟萌
幼儿期	1~3 岁	龋病，乳牙外伤
学龄前期	3~6 岁	乳牙外伤，龋病
学龄期	6~11 岁	龋病，牙列畸形
青春期	10~20 岁	恒牙龋病、牙龈炎和错𬌗畸形

第二节   牙列发育

知识点 1：乳牙列阶段（6 个月至 6 岁）   副高：熟练掌握   正高：熟练掌握

从第一颗乳牙萌出到第一恒磨牙萌出之前，叫乳牙列阶段。这个时期口腔内没有恒牙。

知识点 2：乳牙列时期的牙列特点   副高：熟练掌握   正高：熟练掌握

3 岁前乳牙列排列紧密，无任何间隙，3~6 岁由于生长发育而出现散在间隙，一般称为生长间隙或生理间隙。

知识点 3：乳牙的作用   副高：熟练掌握   正高：熟练掌握

（1）有助于儿童的生长发育：乳牙是儿童的咀嚼器官，在咀嚼功能的刺激下促进颌骨和牙弓的发育。

（2）引导恒牙的萌出及恒牙列的形成：乳牙的存在为恒牙的正常萌出和排列创造条件。乳牙因龋病或其他原因过早丧失，不仅影响咀嚼功能，而且邻牙会向缺隙侧移位，使缺隙变小，造成恒牙萌出异常甚至牙列畸形。

（3）有利于语言发音及心理健康：上、下前牙龋坏或缺损造成唇齿音的字发音不准，会给儿童心理上带来不良刺激。

知识点 4：混合牙列阶段（6~12 岁）   副高：熟练掌握   正高：熟练掌握

恒牙开始萌出，乳牙逐渐脱落，被恒牙所替换，此期称为混合牙列阶段。这个时期是儿童颌骨和牙弓主要生长发育期，也是恒牙殆建立的关键时期。这一阶段，乳牙龋发生较多以外，年轻恒牙龋开始发病，出现龋病发生的第一高峰期。在此阶段，临床上还会遇到乳牙过早脱落或滞留，常常造成恒牙不能正常萌出，严重的可造成牙颌畸形。

知识点 5：年轻恒牙列阶段（12~15 岁）   副高：熟练掌握   正高：熟练掌握

乳牙被恒牙替换完毕，除第三磨牙外，全部恒牙均已萌出。恒牙从萌出到根尖孔完全形成之前称为年轻恒牙，根尖孔完全形成后则称为成年恒牙。新萌出的恒牙，髓腔较大，随年龄增长，髓腔逐渐缩小，恒牙一般在牙根形成 2/3 左右开始萌出，萌出后牙根继续发育，于萌出后2~3年牙根达到应有的长度，3~5年根尖才发育完成。由于牙齿结构和解剖形态的特点，年轻恒牙龋病患病率较高，好发牙龈炎。

第三节　牙萌出

知识点1：牙萌出的概述　　　　　　　　　　副高：熟练掌握　　正高：熟练掌握

牙突破口腔黏膜，逐渐暴露于口腔，到牙冠全部萌出，并与对颌牙产生咬合关系的全过程称为牙萌出或出牙。牙齿萌出时间可作为儿童生长发育的一个标志。其生理特征是：每个牙均有比较恒定的萌出时间，由于个体遗传或疾病的原因，牙齿萌出时间有一定差异；萌出有一定的顺序；左右两侧同名牙一般为成对萌出；下颌牙的萌出略早于上颌同名牙；一般女性早于男性。

知识点2：乳牙的萌出时间和顺序　　　　　　副高：熟练掌握　　正高：熟练掌握

乳牙萌出一般在出生6个月左右，从下颌乳中切牙开始到上颌乳中切牙，上下乳侧切牙，上颌第二乳磨牙最后萌出，约在两岁半出齐。到三岁半时，乳牙的牙根基本形成。

知识点3：乳牙萌出时间　　　　　　　　　　副高：熟练掌握　　正高：熟练掌握

牙位	萌出时间（月）	牙位	萌出时间（月）
Ⅰ	6~8	Ⅳ	12~16
Ⅱ	8~12	Ⅴ	20~30
Ⅲ	16~22		

知识点4：乳牙萌出顺序　　　　　　　　　　副高：熟练掌握　　正高：熟练掌握

序号	牙位	序号	牙位
1	下颌中切牙	6	上颌第一乳磨牙
2	上颌中切牙	7	下颌尖牙
3	上颌侧切牙	8	上颌尖牙

续表

序号	牙位	序号	牙位
4	下颌侧切牙	9	下颌第二乳磨牙
5	下颌第一乳磨牙	10	上颌第二乳磨牙

知识点 5：恒牙的萌出时间和顺序　　　　　　　　　副高：熟练掌握　正高：熟练掌握

恒牙的萌出一般在 5~7 岁开始，12~14 岁完全萌出。18 岁左右，第三恒磨牙萌出。

知识点 6：上颌恒牙萌出的平均年龄　　　　　　　　副高：熟练掌握　正高：熟练掌握

牙位	男性	女性
中切牙	6.5~8	6~8
侧切牙	7.5~10	7~9
尖牙	10~13	9~12
第一前磨牙	9~12	8~12
第二前磨牙	10~13	9.5~12
第一磨牙	6~7.5	5.5~7.5
第二磨牙	11.5~14	11~14

知识点 7：下颌恒牙萌出的平均年龄　　　　　　　　副高：熟练掌握　正高：熟练掌握

牙位	男性	女性
中切牙	6~7.5	5~8.5
侧切牙	6.5~8.5	5.5~9
尖牙	9.5~12	8.5~11.5
第一前磨牙	9.5~12.5	9~12
第二前磨牙	10~13	9.5~13

续表

牙位	男性	女性
第一磨牙	6~7	5~7
第二磨牙	11~13.5	10.5~13

知识点 8：恒牙萌出的顺序　　　　　　　　　　副高：熟练掌握　正高：熟练掌握

序号	牙位	序号	牙位
1	下颌第一磨牙	8	上颌第一前磨牙
2	上颌第一磨牙	9	下颌第一前磨牙
3	下颌中切牙	10	上颌第二前磨牙
4	下颌侧切牙	11	下颌第二前磨牙
5	上颌中切牙	12	上尖牙
6	上颌侧切牙	13	下颌第二磨牙
7	下尖牙	14	上颌第二磨牙

第四节　乳牙及年轻恒牙的特点

知识点 1：乳牙体积及数目　　　　　　　　　　副高：熟练掌握　正高：熟练掌握

乳牙体积小，数目少（分为切牙、尖牙、磨牙共 20 颗），咀嚼功能较同名恒牙低。

知识点 2：乳牙牙体形态特点　　　　　　　　　副高：熟练掌握　正高：熟练掌握

（1）颜色为白色或青白色，光泽度较低。
（2）除乳磨牙外，余牙外形似继承恒牙。
（3）牙冠近远中径大，高度短，牙颈缩窄明显。
（4）𬌗面牙尖多，发育沟深而窄。
（5）髓室底常有副根管，根分叉叉度大。
（6）乳牙根有生理性吸收。

知识点3：乳牙的组织结构特点　　　　　副高：熟练掌握　正高：熟练掌握

（1）釉质厚度为恒牙的1/2，水、有机物含量较恒牙高。

（2）牙本质厚度为恒牙的1/2~3/4，硬度为恒牙的1/10，水含量低于恒牙，有机物含较恒牙高。

（3）牙髓细胞丰富，胶原纤维少而细，神经少，感觉不如恒牙敏感。

（4）乳牙髓腔相对较恒牙大，髓角高，根管粗大。

知识点4：乳、恒牙的临床鉴别　　　　　副高：熟练掌握　正高：熟练掌握

（1）磨耗程度：乳牙咬牙合面磨损多，切嵴平；恒牙磨损少，切缘有切嵴结节。

（2）色泽：乳牙色白，光泽度较低；恒牙淡黄色，光泽度较高。

（3）形态：乳牙牙冠近远中径大，高度短，牙冠近颈1/3处突出明显，颈部明显缩窄，恒牙无此特点。

（4）大小：乳牙较同名恒牙小，无前磨牙。

（5）排列：在完整牙列上参考牙齿排列次序可以得到准确判断。

知识点5：乳牙的解剖生理特点与临床意义　　副高：熟练掌握　正高：熟练掌握

乳牙钙化程度比恒牙低，且邻面接触面大，容易嵌塞食物，造成菌斑滞留，多发生邻面龋；龋病发展快，一旦发现多为深龋；乳牙体积小，硬组织薄，髓腔大，髓角高，龋坏感染易进入牙髓，引起牙髓炎或根尖周炎。临床治疗制备洞形时易穿通髓角；乳牙牙髓组织疏松，细胞成分多，血管分支多，血运丰富，活力旺盛，对感染有较强的抵抗力，牙髓感染容易形成慢性炎症过程；乳牙根尖组织活力旺盛，修复能力强，根尖病经过完善根管治疗后修复较快；乳磨牙髓室底较恒牙薄，侧支和副根管多，并与牙周膜相通。牙髓感染往往易从侧、副根管扩散到根分叉。另外，乳牙根尖下方还有恒牙胚。

知识点6：年轻恒牙的解剖生理特点　　　　副高：熟练掌握　正高：熟练掌握

年轻恒牙指的是已萌出，但形态和结构尚未发育完善的恒牙。其特点是：

（1）因萌出不久，牙体无磨损，前牙切缘结节明显，后牙牙尖高锐，牙合面窝沟深，形态复杂，难以自洁，故应重点预防窝沟龋，可选择窝沟封闭或氟化物防龋。有些磨牙远中面有龈瓣覆盖。

（2）年轻恒牙的牙体硬组织比成年恒牙薄，髓腔大，髓角高，根管粗大，钙化程度较

低，渗透性强。因此，一旦发生龋病，进展快，并且容易波及牙髓组织。

（3）年轻恒牙的牙髓组织较成年恒牙疏松，细胞成分多，血运丰富，活力旺盛，抵抗感染能力和组织修复能力较强，有利于控制感染，为保存活髓疗法提供了条件，临床治疗中常选择盖髓术和活髓切断术。

（4）年轻恒牙的根尖孔大，根尖组织疏松，牙髓感染易向根尖扩散，形成根尖周炎。

（5）年轻恒牙牙根尚未完全形成，根尖孔常呈喇叭状，其下方为牙乳头。牙乳头是形成牙髓、牙本质和牙根的重要组织。如果牙乳头被破坏，牙根的发育随之停止。因此，年轻恒牙的治疗，应尽可能地保存活髓；牙髓坏死者，治疗时应注意不要损伤牙乳头，应采用促进牙根继续发育治疗方法，即根尖诱导成形术，待根尖发育完成后再行完善的根管治疗。

第二章　牙发育异常

第一节　牙数目异常

一、牙数目不足

知识点 1：个别牙或部分牙先天缺失的定义　　　副高：熟练掌握　正高：熟练掌握

个别牙缺失指缺失牙齿数目少于 6 颗（除第三磨牙外）；多数牙缺失指缺失 6 颗或更多的牙（除第三磨牙外）。

知识点 2：个别牙或部分牙先天缺失的病因　　　副高：熟练掌握　正高：熟练掌握

个别牙缺失的病因尚不明确，可能与牙板生成不足或牙胚增殖受到抑制有关。

大多数先天缺牙与遗传因素有关，已证实病例涉及与牙发育相关的一些调节基因，如 MSX1 和 PAX9 等。

知识点 3：个别牙或部分牙先天缺失的临床表现　　　副高：熟练掌握　正高：熟练掌握

口腔内先天牙缺失的数目和位置不一，先天缺牙可发生于乳牙列，也可发生在恒牙列，恒牙较乳牙多见，且存在明显的种族差异，男女比率约 2∶3。除第三磨牙外最常缺失的牙齿是下颌第二前磨牙、上颌侧切牙，上颌第二前磨牙和下颌切牙。最少缺失的是第一恒磨牙，其次是第二恒磨牙。

乳牙列的牙缺失比较少见，可见于下颌乳切牙、上颌乳切牙和乳尖牙。乳牙列缺失者，恒牙列缺牙可能性大，乳牙列多牙者，恒牙列有 30% 多牙。

先天缺牙的特征是牙齿先天缺失。先天缺牙的诊断是根据牙的数目、形态、缺牙位置和间隙情况，明确有无牙外伤史和拔牙史，并经根尖 X 线片和全口曲面体层 X 线片等确诊。

知识点 4：个别牙或部分牙先天缺失的治疗　　　副高：熟练掌握　正高：熟练掌握

处理先天缺牙问题需要全面诊断，同时仔细评估牙弓长度和咬合关系。最重要的原则是恢复咀嚼功能，保持良好的咬合关系。缺牙较少时可不处理。多数牙缺失时，可以做活动性义齿修复。

知识点 5：先天性无牙症的定义　　　　副高：熟练掌握　　正高：熟练掌握

先天性无牙症是先天完全无牙或大多数牙先天缺失。常是外胚叶发育不全综合征的一种表现。

外胚叶发育不全综合征是口腔科较多见的一类遗传性疾病，它表现为牙先天缺失、毛发稀疏和皮肤异常等多种综合征。

Clouston（1939）把本病分成两类，一类为无汗型外胚叶发育不全；另一类为有汗型外胚叶发育不全。无汗型患者皮肤无汗腺或少汗腺，故体温调节障碍。有汗型患者汗腺正常，但牙、毛发和皮肤等结构异常。

知识点 6：先天性无牙症的病因　　　　副高：熟练掌握　　正高：熟练掌握

本病为遗传性疾病，遗传方式尚未完全明了，多数病例是伴 X 隐性遗传。目前已有 2 个相关性基因，一个是外胚叶发育不全综合征基因；另一个是 Rieger 综合征的基因。

外胚叶发育不全在家族内或家族之间存在着临床异质性。

知识点 7：先天性无牙症的临床表现　　　　副高：熟练掌握　　正高：熟练掌握

无汗型外胚叶发育不全的主要表现是患儿全身汗腺缺失或缺少，不能出汗或很少出汗，不耐受高温；患儿缺少毛囊和皮脂腺，皮肤干燥而多皱纹；毛发、眉毛、汗毛干枯稀少；指（趾）甲发育不良；患儿躯体发育迟缓、矮小，前额部和眶上部隆凸而鼻梁下陷，口唇突出，耳郭明显。30%~50% 患儿智能较差。

口腔中最突出的表现是先天缺牙，余留牙间隙增宽，距离稀疏，牙形小，呈圆锥状。无牙的部位无牙槽嵴，但颌骨发育不受影响。有的涎腺发育不良，唾液少，口干。家长常因患儿不长牙而就诊咨询。

有汗型外胚叶发育不全又称毛发-指甲-牙综合征，主要表现是患儿汗腺发育正常，其他表现与无汗型外胚叶发育不全相似。口腔表现亦为牙先天缺失，缺失牙数不等，或形态发育异常，前牙多呈锥形牙，或釉质发育不良釉质薄，横纹明显或出现小陷窝。

知识点 8：先天性无牙症的治疗　　　　副高：熟练掌握　　正高：熟练掌握

早期做部分义齿或全口义齿以增强咀嚼能力，促进颌面发育。随着儿童的生长发育，义齿需要做适当的调整或重做。有些病例可能需要结合正畸治疗来调整基牙的位置。

二、牙数目过多

| 知识点1：多生牙的病因 | 副高：熟练掌握　正高：熟练掌握 |

多生牙的病因至今仍未认定。对额外牙形成的原因有数种推测：进化过程中的返祖现象，牙胚的分裂，牙板局部的活性亢进（是解释多生牙发生的、得到最广泛接受的理论遗传因素）综合征的一种表现。

| 知识点2：多生牙的临床表现 | 副高：熟练掌握　正高：熟练掌握 |

多生牙较少见于乳牙列，多见于混合牙列和恒牙列，其顺序是混合牙列＞恒牙列＞乳牙列。好发于上颌中切牙之间，其次是牙弓末端第三磨牙之后，称第四磨牙。

多生牙对牙列发育的影响，主要表现在对恒牙的发育和萌出方面，如引起恒牙迟萌或阻萌，出现牙间间隙、牙移位、牙根弯曲、邻牙扭转或萌出方向的改变。有的还与正常牙融合，或出现含牙囊肿，有的甚至引起邻牙牙根吸收。

| 知识点3：多生牙的治疗 | 副高：熟练掌握　正高：熟练掌握 |

为减少多生牙对恒牙和恒牙列的影响，应尽早发现，及时治疗。

已萌出的多生牙应及时拔除。对埋伏的多生牙，如果不产生任何病理变化，可以不处理。若需要拔除的，手术必须仔细小心。必要时，需等切牙牙根发育完成后再拔除额外牙。当多生牙近似正常牙，或牙根有足够长度时若因多生牙的存在造成正常切牙的牙根吸收或弯曲畸形，可拔除正常切牙而保留多生牙来代替正常切牙。

| 知识点4：牙瘤 | 副高：熟练掌握　正高：熟练掌握 |

牙瘤是成牙组织的错构瘤或发育畸形，不是真正的肿瘤。肿物内含有成熟的釉质、牙本质、牙骨质和牙髓组织。根据这些组织排列结构不同，分为两种类型：组合型牙瘤和混合型牙瘤。

组合型牙瘤中，所有的牙组织有序排列，解剖上与牙相似。多发生于尖牙和切牙区域，上颌比下颌多见。X线表现为阻射影像，呈小的牙样结构。混合型牙瘤中，仅仅是牙组织的混合，没有牙的形态。多发生于后牙区，X线表现为阻射团块。

牙瘤通常没有症状，常在X线检查中发现。牙瘤的临床影响与多生牙相似，可造成恒牙不萌或阻生，乳牙滞留，并与牙源性囊肿形成有关。治疗原则是在不损伤恒牙胚的情况下尽早拔除，一般预后较好。

第二节 牙形态异常

一、畸形牙尖与畸形窝

畸形舌尖是牙发育时期成釉器出现皱褶向内陷入牙乳头所致，当向内陷入牙乳头形成窝状畸形时称畸形舌窝，又称牙内陷。临床根据舌窝深浅程度和舌窝形态变异，又分为畸形舌侧窝，畸形根面沟，畸形舌尖和牙中牙。

畸形舌尖可发生于恒牙也发生于乳牙，恒牙多见上颌侧切牙，乳牙多见乳中切牙。

畸形舌尖有的完全无害，有的高达咬合面妨碍咬合，有的尖内有髓角突入，折断后易使牙髓感染。有的畸形舌尖伴有畸形舌窝。

畸形舌窝是内陷较轻的一种，牙形态无明显变异，只是舌窝较深，容易滞留食物和堆积菌斑而患龋病。

畸形舌沟是釉质内陷的裂沟，裂沟可越过舌隆突，将其一分为二。若裂沟达根尖部，感染即可由此通过而引起牙周或根尖周炎症。

牙中牙是釉质内陷较严重的一种，由于内陷深入的部位有釉质和牙本质，在X线片上可以看到牙冠中央内陷的空腔，好似包含在牙中的一个小牙，故称牙中牙。此类畸形也易发生牙髓根尖周炎症。

乳中切牙畸形舌尖若较圆钝不妨碍咬合可以不处理。如妨碍咬合，可采用分次磨除法，做间接盖髓或直接盖髓术。如牙尖已折断，根据牙髓感染程度，选择冠髓切断术或根管治疗术。年轻恒牙的畸形舌尖若牙髓感染坏死，需选择根尖诱导成形术。

畸形舌窝的牙，早期应进行窝沟封闭或预防性充填，以预防龋病发生。

畸形舌沟引起牙周和根尖周炎症者，一般应拔除。

畸形中央尖是指在前磨牙的中央窝处，或接近中央窝的颊尖三角嵴上，突起一个圆锥形的牙尖。大多数中央尖是左右侧同名牙对称性发生。最多出现于下颌第二前磨牙。

知识点5：畸形中央尖的临床表现　　　　　　副高：熟练掌握　　正高：熟练掌握

中央尖的高低不等，结构不一，大部分为釉质组成，中央部为薄层牙本质，并有髓角突入。中央尖磨损或折断后，可见底部的环状痕迹，颜色较深的中心为突入到尖内的髓角或形成的继发性牙本质。细而高的中央尖极易折断，折断后牙髓暴露而易引起牙髓感染、坏死以至根尖周炎症，属无龋性根尖周感染，当牙根未发育完成而中央尖折断使牙髓和根尖周组织发生炎症时，牙根即停止发育，此时 X 线片上显示的患牙牙根短、根管粗、根尖孔敞开或呈喇叭口状。

畸形中央尖患者一般无临床症状，常在口腔检查时偶然发现，多数患者是在中央尖折断并发牙髓和根尖周炎症后就诊。

知识点6：畸形中央尖的治疗　　　　　　　　副高：熟练掌握　　正高：熟练掌握

低而圆钝的中央尖可不做处理，让其自行磨损。为防止中央尖折断和并发症发生，可采用预防性充填法和中央尖加固法。

中央尖折断并出现轻度牙髓或尖周病变时，需要根据牙髓感染的情况和牙根发育情况，选择治疗方法。

牙根没有发育完成的年轻恒牙可采用冠髓切断术、根尖诱导成形术、牙髓血管再生术等控制炎症，促进牙根的发育。

牙根发育完成的患牙，可采用根管治疗术。

牙根过短且根尖周病变范围过大的患牙，可予以拔除。

二、过大牙、过小牙

知识点1：过大牙　　　　　　　　　　　　　副高：熟练掌握　　正高：熟练掌握

（1）病因：过大牙有个别牙过大和普遍性牙过大。个别牙过大的病因尚不清楚。普遍性牙过大多见于脑垂体功能亢进的巨人症。环境因素与遗传因素共同决定牙的大小。

（2）临床表现：过大牙的形态与正常牙相似，但体积较正常牙显著偏大，多见于上颌中切牙和下颌第三磨牙。

（3）治疗：个别牙过大对身体健康无任何影响可不做处理，或可进行适当调磨，调磨应以不引起牙髓敏感症状为原则。

知识点2：过小牙　　　　　　　　　　　　　副高：熟练掌握　　正高：熟练掌握

过小牙是指小于正常牙的牙，又称牙过小，常呈圆锥形，又称锥形牙。

（1）病因：过小牙有个别牙过小和普遍性牙过小，其病因多与遗传有关。

（2）临床表现：体积较正常牙显著偏小，见于上颌侧切牙和上颌第三磨牙。

（3）治疗：牙过小影响美观，可做树脂冠修复，或做光固化树脂修复外形。有的学者认为，对身体健康无任何影响，可不做处理。

三、双牙畸形

知识点1：融合牙	副高：熟练掌握　正高：熟练掌握

融合牙是由两个正常牙胚的釉质或牙本质融合在一起而成。除牙发育受压力因素影响外，还有遗传倾向。

（1）临床表现：根据融合时间的早晚，可以形成冠根全融合、冠部融合而根部分离和（或）冠部分离而根部融合，临床上看到的多是冠部融合。根管可以是1个，也可以是2个。乳牙、恒牙均可以出现融合。乳牙多见于下颌乳中切牙和乳侧切牙，或乳侧切牙和乳尖牙融合。恒牙多见于额外牙和正常牙融合。融合牙的融合线处是龋齿的好发部位。

（2）治疗：融合牙对牙列无任何影响，可不做处理。若有碍美观，易患龋病者，应早做窝沟封闭或光固化树脂修复。替牙前后应摄片检查有无恒牙缺失，及时进行间隙管理。若X线片显示已达到后继恒牙萌出时间，但融合牙仍滞留可考虑拔除。

知识点2：结合牙	副高：熟练掌握　正高：熟练掌握

结合牙是2个或2个以上基本发育完成的牙，由于牙拥挤或创伤，使2个牙根靠拢，由增生的牙骨质将其结合在一起而成。

结合牙造成菌斑滞留，引起龋病或牙周组织炎症，必要时可考虑切割分离并拔除非功能牙。

知识点3：双生牙	副高：熟练掌握　正高：熟练掌握

双生牙是牙胚在发育期间，成釉器内陷将牙胚分开而形成的畸形牙，表现为牙冠的完全或不完全分开，但有一个共同牙根和根管。双生牙是由一个牙胚发育而来，牙数目不少。在恒牙列有时需要对该牙进行片切减径以建立正常的𬌗关系。乳牙列和恒牙列均可发生，双生乳牙常伴有其继承恒牙的先天缺失。

四、其他牙形态异常

知识点1：弯曲牙的定义	副高：熟练掌握　正高：熟练掌握

弯曲牙是牙冠和牙根形成一定弯曲角度的牙，多指的是前牙弯曲。

（1）病因：弯曲牙形成的原因主要是乳牙外伤，其次是乳牙慢性根尖周炎，偶见于多生牙。

（2）临床表现：弯曲牙多见于上颌中切牙，可在牙冠部弯曲，也可在牙根中部或近根尖处弯曲。

（3）治疗：弯曲牙的治疗取决于弯曲程度、牙根形态、牙发育程度和牙位置等。对牙根尚未发育完成、弯曲程度较轻的牙，可手术开窗助萌或手术翻瓣结合牙牵引复位。弯曲严重者不宜保留而需拔除。

知识点 2：釉珠	副高：熟练掌握 正高：熟练掌握

（1）病因：釉珠的形成是牙根发育时期上皮根鞘的某一局部异常分化，再度出现造釉功能而形成的附着在牙骨质表面的珍珠状釉质突起。

（2）临床表现：釉珠是发生于根面上的移位釉质。多出现于磨牙根分叉处，以上颌恒磨牙居多。多数是单个，有时也可沿牙根的纵沟成串排列。

（3）治疗：釉珠位置如果偏向牙颈部，则可影响牙龈附着或妨碍牙周手术。通常不做处理，必要时可将其磨去。

知识点 3：牙髓腔异常	副高：熟练掌握 正高：熟练掌握

牙髓腔异常的牙齿是指牙冠长而牙根短小，牙髓腔大而长，或髓室顶至髓室底的高度大于正常，根分歧移向根尖处的牙。Show（1928）根据牙体和髓室延长的程度将牛牙样牙分为 3 度，即比正常牙的髓室稍长的为轻度牛牙样牙，分歧接近根尖的为重度牛牙样牙，处于这两者之间的为中度。

（1）病因：出现牛牙样牙的病因尚不清楚。有学者推测可能是一种原始型。也有学者推测可能与遗传有关，也有学者认为，是发育期间上皮根鞘没有正常内折所致。

（2）临床表现：牛牙样牙的特征是牙体长牙根短，根分歧到牙颈部的距离大于𬌗面到牙颈部的距离，髓室底的位置比正常牙齿明显移向根尖处。乳牙、恒牙均可发生。恒牙多见于下颌第二磨牙，乳牙多见于下颌第二乳磨牙。

（3）治疗：髓腔异常牙对身体健康无明显影响，可不做处理。在需做根管治疗时由于髓室底位置低，根管口定位较困难，在有条件的情况下，可利用显微镜探寻管口进行治疗。

第三节　牙结构异常

一、釉质发育不全

知识点 1：遗传性釉质发育不全的病因	副高：熟练掌握 正高：熟练掌握

遗传性釉质发育不全（AI）是一组影响釉质发育的遗传性疾病，有特定的遗传方式。

已证实与遗传性釉质发育不全相关的基因有 AMELX 基因、ENAM 基因、MMP-20 基因、KLK4 基因以及 DLX3 基因。AMBN 基因和 TUFT1 基因也可能与遗传性釉质发育不全相关。

| 知识点 2：遗传性釉质发育不全的临床表现 | 副高：熟练掌握 正高：熟练掌握 |

正常釉质发育经历釉质的形成、矿化和成熟。遗传性釉质发育不全分为 4 型。

（1）釉质发育不良型：主要是釉质基质形成缺陷，表现为釉质形成数量不足，但硬度正常，矿化好。表面可呈点窝状或粗糙颗粒状改变，严重者部分牙体组织缺失；也可表现为光滑型釉质发育不全，牙冠颜色由白到棕色不等；X 线片显示，釉质与牙本质对比度正常。

（2）釉质矿化不良型：釉质数量正常，但基质矿化不良，质地软。表现为牙萌出时釉质呈橘黄色，易碎，厚度正常，但表面釉质很快剥脱并暴露出牙本质。X 线片显示，釉质阻射率低于牙本质。

（3）釉质成熟不全型：釉质基质形成基本正常，但釉质晶体成熟阶段受累，X 线密度值和矿物质含量低。表现为釉质厚度正常，硬度有减低，探针尖端用力可刺入，易于从正常的牙本质上碎落丧失。X 线片显示釉质阻射率接近于牙本质。

（4）釉质发育不全、成熟不全伴牛牙样牙：釉质表现为黄棕色斑块及唇面点样凹陷，磨牙表现为牛牙样牙，牙体长，牙根细，髓腔大。

| 知识点 3：外源性釉质发育不全的病因 | 副高：熟练掌握 正高：熟练掌握 |

在牙齿发育过程中，周围环境的变化常会影响成釉细胞的功能而造成釉质的缺陷。环境因素又可分为全身因素和局部因素。

（1）全身因素：营养不良，特别是钙、磷、维生素 A、维生素 D、维生素 C 的失调。脑损伤和神经系统的缺陷、肾病综合征、严重过敏、铅中毒、过量 X 线照射、化学治疗、风疹等。

由于釉质发育不全是既往牙发育状态的记录，根据各牙发育期先后不一和釉质发育不全的部位，可以推断影响其的全身性因素发生的时间。如 11、13、16、21、23、26、31、32、33、36、41、42、43、46 牙的切缘和尖处出现釉质缺损，表示发育障碍发生在 1 岁以内；如果上侧切牙切缘也累及，表示发育障碍发生在或延续到 2 岁。如前牙无影响，只在前磨牙和第二恒牙出现釉质发育不全，则表示发育障碍发生在 3 岁以后。

（2）局部感染和创伤最常见的为特纳牙：其严重程度取决于乳牙根尖周感染的程度及感染发生时恒牙形成的阶段。由于乳牙的慢性根尖周炎导致的继承恒牙釉质发育不全称为 Turner 牙。

| 知识点 4：遗传性釉质发育不全的临床表现 | 副高：熟练掌握 正高：熟练掌握 |

乳恒牙列均可发生。恒牙受累时，同期发育的牙，成组、左右对称出现釉质发育不全。

在釉质基质形成时受到障碍，就会出现釉质实质性缺损，牙表面有带状或窝状的凹陷。釉质发育不全的主要表现为牙变色和釉质缺损。

按病损程度，临床上习惯将釉质发育不全分成轻、中、重度。

（1）轻度釉质发育不全：釉质形态基本正常，表现为色泽改变，呈白垩或黄褐色着色；釉质表面可有少量浅沟、小凹点、细横纹，探诊不平。

（2）中度釉质发育不全：釉质表面出现实质性陷窝或带状缺损；色泽改变加重，为黄、棕或深褐色。

（3）重度釉质发育不全：釉质大面积缺失，呈蜂窝状缺损或釉质消失，前牙切缘变薄。

知识点 5：遗传性釉质发育不全的治疗	副高：熟练掌握 正高：熟练掌握

对釉质发育不全的牙齿应注意早期防龋，可涂氟化钠等防龋制剂。仅为釉质矿化不良或只有很表浅的小陷窝，可不做处理。

大面积釉质发育不全有时发生在第一恒磨牙的𬌗1/3，治疗应在牙未完全萌出前开始，可局部涂氟降低牙髓敏感性，及早行充填治疗，必要时可行预成冠修复。

对于釉质着色而没有实质缺损的牙，可采用釉质微磨除法结合使用牙漂白剂，或冷光美白技术与 YAG 激光治疗。

对于着色深、牙体组织缺损多的釉质发育不全，可使用树脂、瓷贴面甚至烤瓷冠或金属全冠。对于遗传性釉质发育不全的患者，易发生快速磨耗和釉质崩脱，应早期使用全冠修复磨牙，稳定𬌗关系，同时避免患牙的进一步破坏。

二、牙本质发育不全

知识点 1：牙本质发育不全的概述	副高：熟练掌握 正高：熟练掌握

牙本质发育不全是一种牙本质发育异常的常染色体显性遗传疾病，无性连锁，可在家族中连续几代出现，男女都可患病。

牙本质发育不全可分为 3 型：

I 型伴有全身骨骼发育不全的牙本质发育不全。

II 型牙本质发育不全，又名遗传性乳光牙本质，单独发生不伴有骨骼发育不全的表现。

III 型牙本质发育不全，又名壳状牙。牙变化特征为空壳状牙和多发性露髓。

知识点 2：牙本质发育不全的临床表现	副高：熟练掌握 正高：熟练掌握

牙本质发育不全的牙变化主要表现在牙本质，而釉质基本正常。乳牙、恒牙皆可受累，但乳牙列病损更为严重。I 型和 II 型均有类似的牙齿改变。I 型伴有骨生成不良，II 型不伴有骨生成不良。

牙齿变化的特征为：

（1）全口牙呈半透明的灰蓝色、棕黄或棕红色或呈半透明的琥珀色，牙冠多呈钝圆球形。

（2）全口牙磨损明显，釉质剥脱后牙本质外露，暴露的牙本质极易磨损而使牙冠变短。

（3）牙髓腔早年宽大，而后由于牙本质堆积使其狭窄或完全闭塞。

（4）X线片显示，牙髓腔明显缩小，根管呈细线状，严重时可完全阻塞。

（5）有家族遗传史，可追溯到家族遗传图谱。

知识点3：牙本质发育不全的病理 副高：熟练掌握 正高：熟练掌握

牙本质发育不全的病理变化主要表现在釉牙本质界和牙本质。釉质一般均属正常。牙本质呈层板状，牙本质小管排列紊乱，Ⅲ型牙本质发育不全的患牙，由于罩牙本质层形成后牙本质停止生成，使牙呈空壳状。牙本质小管数目很少，排列紊乱。

知识点4：牙本质发育不全的治疗 副高：熟练掌握 正高：熟练掌握

主要原则是防止牙齿磨耗，保持牙功能，改善美观。后牙可采用不锈钢预成冠防止磨耗。年龄较大的患儿可考虑后牙全冠修复。前牙可采用树脂改善美观。伴有根尖周透影和根折的患儿可考虑拔除。

对于垂直距离降低，伴有颞下颌关节紊乱病的患者，须进行咬合重建。

三、氟牙症

知识点1：氟牙症的定义 副高：熟练掌握 正高：熟练掌握

氟牙症又称斑釉牙或氟斑牙，是一种特殊类型和原因明确的釉质发育不全，也是一种地方性的慢性氟中毒症状。

知识点2：氟牙症的病因 副高：熟练掌握 正高：熟练掌握

主要是儿童在牙发育期摄入了过量的氟所致，损害了牙胚的成釉细胞，使釉质的形成和矿化发生障碍，导致釉质发育不全。

氟牙症的发生具有明显的地域特征性，也存在一定的个体差异。饮水中的氟是氟牙症的重要发病因素，当水中氟含量超过1ppm，即1mg/L时有可能出现氟牙症。除饮水外还要重视环境中其他来源的氟化物的影响。

知识点3：氟牙症的临床表现　　　　　副高：熟练掌握　正高：熟练掌握

同一时期萌出的牙齿釉质上有白垩色到褐色斑块，严重者还伴有釉质的实质缺损。病损通常对称出现，其斑块呈散在的云雾状，与周围牙体组织没有明显的界线。

临床上常按其轻、重而分为轻度、中度和重度3个类型。

（1）轻度：在多数牙齿表面有白垩状斑块，但仍保持硬而有光泽，无实质缺损。

（2）中度：在多数牙表面有白垩到黄褐或深褐色的斑块，但牙面仍光滑坚硬，无实质缺损。

（3）重度：多数牙甚至全口牙出现黄褐或深褐色斑块，同时有点状、线状或窝状凹陷缺损，牙面失去光泽，凹陷内均有较深的染色。

氟牙症主要发生于恒牙，很少出现于乳牙。

知识点4：氟牙症的治疗　　　　　　　副高：熟练掌握　正高：熟练掌握

根本的治疗和预防是改良水源。轻度的氟牙症一般无须治疗。严重的氟牙症，可进行脱色漂白、贴面、光固化树脂覆盖以及全冠修复等。近年，采用过氧化脲化合物对轻、中度氟牙症进行脱色，有较好的治疗效果。

四、四环素着色牙

知识点1：四环素着色牙的定义　　　　副高：熟练掌握　正高：熟练掌握

四环素着色牙是在牙发育期间服用了四环素类药物而引起的牙齿内源性着色现象。

知识点2：四环素着色牙的病因　　　　副高：熟练掌握　正高：熟练掌握

牙发育期服用了四环素类药物，其机制目前未完全定论。颜色的轻重与服药剂量和时间有关，用药量越大变色越重，用药时间越长，牙冠变色范围越广。

因四环素能够通过胎盘进入胎儿体内，乳牙也可以发生四环素着色。乳牙和恒牙最容易受影响的时期是从胎儿4个月到出生后7岁，因此，孕妇和儿童必须禁用四环素类药物。大量的四环素还可引起釉质发育不全。

知识点3：四环素着色牙的临床表现　　　副高：熟练掌握　正高：熟练掌握

四环素着色牙的主要表现是牙齿变色，其变色程度分为3度：

（1）轻度：牙呈均匀乳黄色或淡黄色。

（2）中度：牙呈浅灰色或黄褐色。

（3）重度：牙呈深浅不等的黄褐色、棕褐色、灰色、黑色。

变色牙的部位和程度决定于服用四环素时牙齿发育所处的阶段。

知识点 4：四环素着色牙的治疗　　　　　副高：熟练掌握　　正高：熟练掌握

最根本的方法在于预防，即在牙发育矿化期间不用四环素类药物。轻度着色牙可不做处理，重度着色牙可在脱色后采用光敏固化树脂覆盖法处理。对严重的病例，可采用树脂贴面的方法。不仅可以遮盖牙异常的颜色，而且可以修复牙表面的釉质缺损。

五、先天性梅毒牙

知识点 1：先天性梅毒牙的定义　　　　　副高：熟练掌握　　正高：熟练掌握

先天性梅毒牙是在胚胎发育后期和出生后第 1 年内，牙胚受梅毒螺旋体侵害而造成的釉质和牙本质发育不全。

知识点 2：先天性梅毒牙的病因　　　　　副高：熟练掌握　　正高：熟练掌握

母体的梅毒螺旋体致胎儿发生梅毒性炎症，影响了发育期的牙胚，引起牙发育障碍。

知识点 3：先天性梅毒牙的临床表现　　　　副高：熟练掌握　　正高：熟练掌握

表现为半月形切牙或桶状牙，桑葚状磨牙或蕾状磨牙等，主要发生在上中切牙和第一恒磨牙。

哈钦森发现先天性梅毒的四大特征是半月形牙、蕾状牙、耳聋和间质性角膜炎。

知识点 4：先天性梅毒牙的诊断　　　　　副高：熟练掌握　　正高：熟练掌握

双亲中有梅毒史；患者本人梅毒血清试验阳性；恒中切牙、第一恒磨牙形态结构异常，有的有听力和视力障碍等。

知识点 5：先天性梅毒牙的治疗　　　　　副高：熟练掌握　　正高：熟练掌握

最根本的治疗和预防是妊娠期对母体行抗梅毒治疗，妊娠 4 个月内用抗生素治疗，基本上可预防婴儿先天性梅毒的发生。

形态结构异常的梅毒牙可用复合树脂、树脂冠修复，第一磨牙可做高嵌体或金属冠修复。

六、牙根发育不良

知识点1：牙根发育不良的定义　　　　　副高：熟练掌握　正高：熟练掌握

牙根发育不良（HTR）又称短根异常（SRA）是指牙齿根部生理性发育障碍的疾病，是一类先天性发育异常疾病，其牙根短小、牙根缺如，严重者造成牙过早脱落。

知识点2：牙根发育不良的病因　　　　　副高：熟练掌握　正高：熟练掌握

牙根发育不良的病因尚不明确，可能与以下因素有关。
（1）遗传性因素碱性磷酸酶（ALP）缺乏。
（2）全身性疾病。
（3）放射治疗和化学治疗等医源性因素。

知识点3：牙根发育不良的临床表现　　　　副高：熟练掌握　正高：熟练掌握

牙根发育不良的牙变化主要表现在牙根部，牙冠部基本正常，乳牙、恒牙均可累及，但在乳牙的牙根病损更为严重。

知识点4：牙根发育不良的诊断及鉴别诊断　　副高：熟练掌握　正高：熟练掌握

（1）年龄：出现松动或脱落的乳牙是处于乳牙根生理吸收尚未开始的年龄。
（2）X线片显示：患牙的继承恒牙胚牙冠尚未发育完成或仅有牙尖的影像。

知识点5：牙根发育不良的治疗　　　　　副高：熟练掌握　正高：熟练掌握

为了恢复咀嚼功能，促进颌面骨骼肌肉的发育，牙齿脱落后可做活动义齿修复体。

七、萌出前牙冠内病损

知识点1：萌出前牙冠内病损的病因　　　　副高：熟练掌握　正高：熟练掌握

病因尚不清楚，目前较广泛被接受的理论是牙本质吸收学说，因为组织学上发现病损内有多核巨细胞、破骨细胞和吸收陷窝。

知识点2：萌出前牙冠内病损的临床表现　　　副高：熟练掌握　　正高：熟练掌握

通常无症状，在 X 线片上偶然发现。表现为未萌（或部分萌出）的恒牙牙冠部牙本质内邻近釉牙本质界的透射区。

知识点3：萌出前牙冠内病损的治疗　　　副高：熟练掌握　　正高：熟练掌握

早期发现并在累及牙髓前，早期干预非常重要。在儿童应拍摄系列的全口曲面断层片，仔细观察未萌的恒牙是否存在该病损。治疗的原则与龋齿的治疗相似。

第四节　牙萌出与脱落异常

一、牙萌出过早

知识点1：乳牙早萌的概述　　　副高：熟练掌握　　正高：熟练掌握

乳牙早萌较少见，一种称诞生牙，另一种称新生牙。诞生牙是指婴儿出生时口腔内已有的牙，新生牙是指出生后 4 周萌出的牙。发生率为 0.02%~0.1%。

知识点2：乳牙早萌的病因　　　副高：熟练掌握　　正高：熟练掌握

乳牙早萌的原因不甚了解，一种说法是由于牙胚距口腔黏膜很近，而过早萌出。也有学者认为可能与种族特性有关。

知识点3：乳牙早萌的临床表现　　　副高：熟练掌握　　正高：熟练掌握

诞生牙和新生牙多见于下颌中切牙。偶见上颌切牙及第一乳磨牙。诞生牙多数是正常牙，少数是额外牙。

早萌的乳牙牙冠形态基本正常，牙根尚未发育或根发育很少，松动或极度松动。

知识点4：乳牙早萌的治疗　　　副高：熟练掌握　　正高：熟练掌握

极度松动的早萌乳牙，应及时拔除。拔除后仔细搔刮牙槽窝。

如果早萌乳牙松动不明显可保留观察。

知识点5：恒牙早萌的病因　　　　　　　副高：熟练掌握　正高：熟练掌握

恒牙早萌多见于前磨牙，下颌多于上颌。恒牙早萌主要与先行的乳磨牙根尖周病变或过早脱落有关。

知识点6：恒牙早萌的临床表现　　　　　副高：熟练掌握　正高：熟练掌握

早萌的恒牙极度松动，常伴有釉质矿化不良或釉质发育不全现象。

知识点7：恒牙早萌的治疗　　　　　　　副高：熟练掌握　正高：熟练掌握

控制乳磨牙根尖周围炎症是防止恒牙早萌的重要治疗环节。
对早萌牙是否进行阻萌，需根据早萌牙的松动情况，以及对颌牙存在与否而定。

二、牙萌出过迟

知识点1：牙萌出过迟的概述　　　　　　副高：熟练掌握　正高：熟练掌握

牙萌出过迟又称牙迟萌，是牙萌出期显著晚于正常萌出期。要由局部和全身因素所决定。局部因素主要包括龋病、外伤和口腔不良习惯；全身因素主要包括营养障碍、内分泌功能异常、骨功能异常和遗传性疾病。

知识点2：乳牙萌出过迟的病因　　　　　副高：熟练掌握　正高：熟练掌握

个别乳牙萌出过迟较少见。全口或多数乳牙萌出过迟或萌出困难多与全身因素有关。

知识点3：乳牙萌出过迟的治疗　　　　　副高：熟练掌握　正高：熟练掌握

查明原因，而后针对全身性疾病进行治疗，以促进乳牙萌出。

知识点4：恒牙萌出过迟的病因　　　　　副高：熟练掌握　正高：熟练掌握

个别恒牙萌出过迟多与乳牙病变、过早脱落或滞留有关。最常见的是上颌乳切牙过早脱落，其次是乳尖牙和乳磨牙过早脱落。

知识点 5：恒牙萌出过迟的治疗 　　　副高：熟练掌握　正高：熟练掌握

乳切牙过早脱落造成恒牙萌出过迟，可在局部麻醉下，施行开窗助萌术。

与全身性疾病有关者，应查明原因，针对全身性疾病进行治疗。

知识点 6：埋伏牙 　　　副高：熟练掌握　正高：熟练掌握

牙萌出期已过而仍在颌骨组织中未能萌出的牙称为埋伏牙。乳牙多发于乳磨牙，恒牙多发于下颌第三磨牙，上颌中切牙。

三、牙异位萌出

知识点 1：第一恒磨牙异位萌出的定义 　　　副高：熟练掌握　正高：熟练掌握

第一恒磨牙异位萌出是指第一恒磨牙萌出时近中阻生，同时伴随第二乳磨牙牙根吸收和间隙丧失。

知识点 2：第一恒磨牙异位萌出的病因 　　　副高：熟练掌握　正高：熟练掌握

造成第一恒磨牙异位萌出的因素很多。

（1）牙体积较大，儿童颌骨较小。

（2）恒牙萌出角度异常。

知识点 3：第一恒磨牙异位萌出的诊断 　　　副高：熟练掌握　正高：熟练掌握

（1）第一恒磨牙生理性的萌出轨迹，萌出时期的确认。

（2）X 线检查。

（3）其他：头颅侧位描绘。

知识点 4：第一恒磨牙异位萌出的临床表现 　　　副高：熟练掌握　正高：熟练掌握

可见异位的第一恒磨牙近中边缘嵴阻生在第二乳磨牙的远中牙颈下，导致第二乳磨牙远中根吸收。

知识点5：第一恒磨牙异位萌出的治疗　　副高：熟练掌握　　正高：熟练掌握

早期发现可以不处理，临床追踪观察。如果8岁后仍不能自行调整萌出到正常位置，应采用治疗措施，最简单的方法是铜丝分离法。当下第二乳磨牙的远中根被完全吸收，而近中根完好时，可采用截冠法诱导第一恒磨牙萌出。当第二乳磨牙牙根吸收严重时，则可拔除第二乳磨牙，并做导萌器，引导恒牙萌出到正常位置。

知识点6：恒尖牙异位萌出的定义　　副高：熟练掌握　　正高：熟练掌握

恒尖牙异位萌出可分为唇侧异位和腭侧异位，最常见的是上颌尖牙的唇侧异位萌出。

知识点7：恒尖牙异位萌出的病因　　副高：熟练掌握　　正高：熟练掌握

主要原因是尖牙萌出时间迟于侧切牙和第一前磨牙，另外尖牙处在牙弓转弯处的解剖位置，易受邻牙变化的影响。

知识点8：恒尖牙异位萌出的临床表现　　副高：熟练掌握　　正高：熟练掌握

包括触诊尖牙区牙槽骨的颊侧是否存在尖牙的膨隆，可初步提示尖牙的位置。

知识点9：恒尖牙异位萌出的治疗　　副高：熟练掌握　　正高：熟练掌握

临床上保护好乳尖牙，并尽可能地保持到正常替换。其次及时治疗侧切牙和第一乳磨牙的根尖周病，也可防止恒尖牙位置的变异。对已经异位的恒尖牙，可结合整个牙列情况进行正畸复位。

四、牙脱落异常

知识点1：牙固连的定义　　副高：熟练掌握　　正高：熟练掌握

牙固连是牙骨质与牙槽骨的直接结合，固连部位牙周膜丧失，患牙的𬌗面低于正常的𬌗平面。值得注意的是患牙并非真正下沉。

知识点2：牙固连的病因　　副高：熟练掌握　　正高：熟练掌握

（1）遗传或牙周膜先天缺失。

（2）局部代谢障碍。

（3）局部创伤。

知识点3：牙固连的临床表现　　　　　　　副高：熟练掌握　正高：熟练掌握

（1）牙固连的诊断指征

牙下沉，患牙的殆面低于正常殆平面。根据下沉的程度可以分为3度：①轻度：患牙殆面低于殆平面，位于邻牙接触点上方；②中度：患牙边缘嵴平或低于邻牙接触点；③重度：患牙整个殆平面平或低于邻面牙根。

叩诊：因牙周膜缓冲作用减少，患牙呈实性叩诊音。

患牙正常的生理动度消失。

X线检查显示：牙周膜消失，根骨连接处不清。

（2）乳磨牙固连对牙列的影响

受累牙本身：可发生脱落延迟，邻面正常接触关系改变，容易发生食物嵌塞。

对继承恒牙的影响：阻碍恒牙的发育和萌出，造成恒牙延迟萌出或阻生，有时恒牙萌出路径改变或发生扭转。

对殆的影响：一般认为牙固连是发生错殆的隐患。

知识点4：牙固连的治疗　　　　　　　　　副高：熟练掌握　正高：熟练掌握

（1）定期观察：对于轻度下沉的乳牙，可以采取记存模型、间隙测量、定期复查的方法，观察患牙能否自行替换。

（2）修复维持殆面高度：利用树脂、金属冠或嵌体等修复低位乳牙重建咬合和邻接关系，以防止邻牙倾斜和对颌牙过长。

（3）松解法：在保持根尖周血供的情况下破坏牙周膜的固连处。

知识点5：乳牙滞留的定义　　　　　　　　副高：熟练掌握　正高：熟练掌握

乳牙滞留是指继承恒牙已萌出，未能按时脱落的乳牙，或恒牙未萌出，保留在恒牙列中的乳牙。

知识点6：乳牙滞留的病因　　　　　　　　副高：熟练掌握　正高：熟练掌握

（1）继承恒牙萌出方向异常。

（2）继承恒牙先天缺失、埋伏阻生、异位萌出。

（3）继承恒牙萌出无力，乳牙根不被吸收。

（4）全身因素，如佝偻病、侏儒症、外胚叶发育异常。

（5）遗传因素。

知识点7：乳牙滞留的临床表现　　　　　　　　副高：熟练掌握　正高：熟练掌握

乳牙滞留常见于1个乳牙，其次是2个乳牙。2个乳牙滞留往往是对称性的。

混合牙列时期，最常见的是下颌乳中切牙滞留，后继之恒中切牙于舌侧萌出，乳牙滞留于唇侧呈双排牙现象。其次是第一前磨牙颊侧或舌侧。据报道，乳牙滞留的牙位排列顺序为第二乳磨牙 > 第一乳磨牙 > 乳中切牙 > 乳尖牙 > 乳侧切牙。上下颌乳牙滞留的牙位排列顺序不完全相同。

乳牙滞留诊断的依据是已到达替换时期尚未替换的乳牙，而且该乳牙根部或唇、颊、舌侧又有继承恒牙萌出。

知识点8：乳牙滞留的治疗　　　　　　　　　　副高：熟练掌握　正高：熟练掌握

当恒牙异位萌出，乳牙尚未脱落，应及时拔除该滞留的乳牙。X线片显示无继承恒牙胚，则不予处理。

第三章 儿童龋病

第一节 乳牙龋病

一、乳牙龋病的基本状况

知识点1：乳牙患龋状况 副高：熟练掌握 正高：熟练掌握

乳牙一经萌出，不久就可患龋，但临床发现常需要一段时间。出生后6个月儿童，上颌乳中切牙已患龋。1岁左右起呈直线上升，7岁时达高峰。乳牙龋病有多发、易发的特点，左右侧同名牙常同时患龋。

知识点2：乳牙患龋的好发牙 副高：熟练掌握 正高：熟练掌握

乳牙龋病的好发牙位以下颌乳磨牙最多见，其次是上颌乳前牙及上颌乳磨牙，下颌乳前牙最少。3岁前主要发生于上颌乳前牙。第二乳磨牙面较第一乳磨牙更易患龋，主要是因为第二乳磨牙面窝沟较深且常不完全融合。年轻恒牙龋以下颌第一磨牙最多见。

知识点3：乳牙患龋的好发部位 副高：熟练掌握 正高：熟练掌握

好发牙面由于左右侧同名乳牙的解剖形态及所处位置等相似，又处于同一口腔环境内，故在乳牙中，左右侧同名牙往往同时患龋。乳切牙好发于邻面，乳磨牙好发于𬌗面和邻面。

知识点4：儿童龋病分类——奶瓶龋 副高：熟练掌握 正高：熟练掌握

长期采取奶瓶喂养的婴儿，可见上颌乳切牙平滑面的广泛性龋损，这种典型的乳牙龋病称奶瓶龋。奶瓶龋发生的原因主要是喂养方法不当，如长期用奶瓶人工喂养，由于瓶塞贴附于上颌乳切牙，而喂养的牛奶、果汁等含糖量高，易产酸发酵。

临床上主要发生于上颌乳切牙的唇面，且较快发展成广泛性龋。

知识点5：儿童龋病分类——环状龋 副高：熟练掌握 正高：熟练掌握

环状龋又称轮状龋，是指围绕乳前牙牙冠中1/3至颈部1/3处的环形的特定龋病。邻面龋可较快发展成围绕牙冠的广泛性环状龋，呈卷脱状。环状龋在恒牙中实为少见。

知识点6：儿童龋病分类——猖獗龋　　　　副高：熟练掌握　　正高：熟练掌握

猖獗龋又称猛性龋，是指短期内发生在多数牙位，多数牙面的急性进展型重度龋病。临床上常见在同一个体的大多数乳牙，甚至全部乳牙在短时期内同时患龋，且在同一牙上亦有多个牙面患龋，牙冠很快被破坏，甚至成为残冠和残根。猖獗龋多由全身因素所致。如消瘦、虚弱型体质者；心情紧张、情绪不稳者，特别喜吃甜食者；某些传染病之后；某些导致唾液减少或缺乏的全身性疾病。

知识点7：乳牙龋的临床特点　　　　副高：熟练掌握　　正高：熟练掌握

与恒牙龋相比，乳牙龋的临床表现有如下的特点：

（1）患龋率高，发病时间早：乳牙的患龋率高，且发病时间早，在牙齿刚萌出不久，甚至牙尚未完全萌出，即可发生龋坏。

（2）龋患发展速度快：由于乳牙的釉质和牙本质均较薄，且矿化程度低，髓腔大、髓角高，龋坏易波及牙髓，很快发展为牙髓病、根尖周病甚至形成残冠和残根。

（3）自觉症状不明显：因为乳牙龋进展快，自觉症状不明显，常被患儿家长忽视。临床上常见患儿龋已发展成牙髓病或根尖周病时才来就诊。

（4）龋齿多发，龋坏范围广：在同一儿童的口腔内，多数牙齿可同时患龋，如两侧上下颌第一、第二乳磨牙可同时患龋；也常在一颗牙的多个牙面同时患龋。

知识点8：乳牙龋的危害——局部影响　　　　副高：熟练掌握　　正高：熟练掌握

（1）对咀嚼功能的影响：乳牙因龋病造成牙体缺损，最终致残冠、残根、失牙。尤其在波及大部分乳磨牙时，使咀嚼功能明显降低或丧失。

（2）对恒牙的影响：乳牙的龋坏，牙冠的破坏，导致口腔卫生变差，使继承恒牙易患龋，尤其对相邻的恒牙影响较大。乳牙龋继发根尖周炎可致继承恒牙釉质发育不全（特纳牙）。乳牙根尖周炎致牙根吸收异常，残根滞留等，使继承恒牙萌出过早或过迟，影响恒牙萌出顺序和位置。乳牙因龋致牙体缺损或早失，乳牙列变短，常使恒牙萌出时因间隙不足而发生位置异常，导致恒牙咬合关系异常。

（3）对口腔黏膜软组织的影响：残冠或残根可刺激局部唇颊黏膜及妨碍舌的运动，慢性根尖周炎时，根尖有时可穿透根尖部牙龈黏膜外露于口腔，使局部软组织发生创伤性溃疡。

知识点 9：乳牙龋的危害——全身影响　　　　副高：熟练掌握　　正高：熟练掌握

乳牙龋齿使咀嚼功能下降，加重胃肠负担，影响消化吸收功能及儿童营养的摄入，长期营养缺乏将导致机体抵抗力下降。

龋病所致慢性根尖周炎可成为病灶，使机体的其他组织发生病灶感染，如风湿性关节炎、心内膜炎、慢性肾炎、视网膜炎等。乳牙的缺损或早失会影响发音，龋坏尤其前牙严重龋坏还会影响美观，造成儿童自卑心理。

二、乳牙龋的治疗

知识点 1：乳牙龋的治疗目的　　　　　　　　副高：熟练掌握　　正高：熟练掌握

乳牙龋病的治疗目的是终止龋病的发展，保持牙髓的正常活力，避免继发病，恢复牙体的外形和咀嚼功能，维持牙列的完整；为恒牙的正常萌出，颌骨的正常发育创造良好的条件。

知识点 2：乳牙龋的治疗——磨除法　　　　　副高：熟练掌握　　正高：熟练掌握

磨除法是用钻针或磨石磨除表层龋坏组织及锐尖、锐缘，并磨光表面，制备自洁区，以消除食物和菌斑滞留的环境，终止龋病的发展，多与药物疗法联用。适用于大面积浅龋，不易形成洞形，充填物固位不好的乳牙。多用于乳前牙邻面和唇面龋坏。

知识点 3：乳牙龋的治疗——再矿化法　　　　副高：熟练掌握　　正高：熟练掌握

再矿化法对脱矿但尚未形成龋洞的早期釉质龋，通过涂布有利于矿物质沉淀的矿化液或用矿化液含漱，使已脱矿的釉质重新矿化，从而治愈龋病的方法。具体方法同恒牙。

知识点 4：乳牙龋的治疗——药物疗法　　　　副高：熟练掌握　　正高：熟练掌握

药物疗法是用药物处理龋坏部位，使病变终止的方法。适用于尚未形成缺损的浅龋、龋损面广泛的浅龋或剥脱状的环状龋、不易制备洞形的乳牙龋。常用药物和方法同恒牙。

知识点 5：乳牙龋的治疗——充填治疗　　　　副高：熟练掌握　　正高：熟练掌握

充填治疗就是去除龋坏组织，制备洞形，用牙科材料充填窝洞，以恢复牙冠形态和功能的方法。常用充填材料有玻璃离子黏固剂、复合树脂、银汞合金。

（1）洞形制备：在制备洞形时，应考虑乳牙牙体解剖结构特点，如釉质和牙本质薄、髓腔大、髓角高、乳磨牙面颊舌径短、牙颈部缩窄等，还应考虑到材料不同，对洞形的要求不同。

彻底去除感染软化牙本质是龋病治疗成功的关键。临床上常因术者怕露髓或担心患儿怕痛，而不易彻底去净，导致充填失败。

（2）隔湿、消毒：洞形制备完成后应严格彻底隔湿、干燥。可用棉卷或配合吸唾器。乳牙牙本质小管粗大，渗透性强，应选择杀菌力强，刺激性小的药物。一般用樟脑酚液、麝香草酚乙醇、75%酒精等药物。

（3）垫底：乳牙的髓腔大，釉质和牙本质薄，所制备的窝洞即使已接近髓腔也较恒牙浅。为防止充填体折断，多选用单层垫底。一般选用对牙髓无刺激的氧化锌丁香油粘固粉，也可选用既对牙髓刺激小，又具有良好抗压强度的聚羧酸黏固粉。

（4）充填。

知识点 6：乳牙龋的制备洞形的原则　　　　副高：熟练掌握　正高：熟练掌握

Ⅰ类洞：乳磨牙Ⅰ类洞制备同恒牙，但因牙冠体积小，洞深较恒牙浅。乳前牙Ⅰ类洞制备时，洞过浅则充填体易脱落，过深则易露髓，应在许可的范围内有一定的深度。倒凹应做在近中或远中部分，而不宜做在近髓的切端和龈端，而应做在近中和远中部分。

Ⅱ类洞：邻面龋往往要制备成复面洞。𬌗面洞形的制备原则与Ⅰ类洞相同。由于乳牙颈部收缩明显，故龈壁越近颈部，轴壁越近髓腔，易穿髓。为避免露髓，轴壁可制备成倾斜状，与牙髓保持一定距离。轴龈线角应圆钝，防止台阶的楔形力将充填体折断。乳磨牙邻面龋在接触点以下，且邻牙缺失或邻牙相接邻面亦有龋坏，牙钻可以达到时，可制成单面洞。

Ⅲ类洞：乳前牙邻面龋坏较小，邻牙缺失或生理间隙较大时，可制备成简单的单面洞，其外形与邻面形态相似，呈三角形。轴壁沿牙面略圆凸，各壁与轴壁相交呈直角。近切端比近龈端更近髓腔，应避免露髓。

龋坏面积较大或单面洞操作困难时，可制备成复面洞，龋坏近舌面制备成邻舌面洞，近唇面时，可制备成邻唇面洞。

Ⅳ类洞：乳牙Ⅳ类洞及广泛性龋坏，去净腐质后，可用复合树脂修复，无需用银汞合金充填。

Ⅴ类洞：制备Ⅴ类洞，近远中壁沿釉柱方向稍向外倾斜，龈轴线角、切轴线角处可稍做倒凹。环状龋可用复合树脂修复。

知识点 7：充填材料的对比　　　　　　　　副高：熟练掌握　正高：熟练掌握

（1）玻璃离子黏固粉充填：适用于乳牙非咬合面及接近替换期乳牙的各类洞形的充填。

玻璃离子黏固粉对牙髓刺激性小，有良好的生物相容性、黏接性和抗龋性，对洞形的固位形要求不高，但抗压强度小，脆性大，更适用于前牙邻面龋的充填。

（2）银汞合金充填：多用于后牙充填。充填、雕刻及磨光原则和方法都与恒牙相同。

（3）复合树脂充填：复合树脂是一种既美观又具良好性能的充填材料，可用于乳牙的各类洞，制备洞形和充填方法与恒牙相同。乳牙釉质表面为无釉柱层，有机质成分高、钙化差，酸蚀时间可适当延长。

<table>
<tr><td>知识点 8：嵌体修复法</td><td>副高：熟练掌握　正高：熟练掌握</td></tr>
</table>

嵌体修复法主要用于乳磨牙Ⅰ类复合洞形和Ⅱ类复合洞形。材料多选用银合金，近来复合树脂嵌体的应用也正在增多。

嵌体修复乳牙窝洞的优点：能很好地恢复患牙的形态和邻接关系，可修复范围较大，不易折裂，修复体保持率高，修复后继发龋少。缺点：牙体制备时磨牙较多，金属嵌体与牙色不协调。

牙体制备时，应注意Ⅰ类洞形的深度应达牙本质约1.2mm，𬌗面与颊舌面洞缘稍制成斜面。Ⅱ类洞龈壁的洞缘处不制备斜面。由于乳牙牙质薄，髓角高，牙体制备时应注意，勿造成穿髓。

<table>
<tr><td>知识点 9：金属全冠修复</td><td>副高：熟练掌握　正高：熟练掌握</td></tr>
</table>

金属成品冠是厚度为0.14mm的镍铬合金冠，富有弹性，操作简便，是儿童牙科常用的修复方法之一。此法适用于牙体缺损范围广，难以获得抗力形和固位形，颈部龋深而无法制备龈壁者，也适用于釉质发育不全或部分冠折牙以及缺隙保持器的固位体等。此修复法的优点是牙体制备所去除的组织较少，较易恢复牙冠的形态和功能，操作较简单。缺点是颈缘密合度差，成品冠较薄而易磨损，乳牙牙冠高度不足时易脱落。

第二节　年轻恒牙龋病

<table>
<tr><td>知识点 1：年轻恒牙龋的临床特点</td><td>副高：熟练掌握　正高：熟练掌握</td></tr>
</table>

（1）第一恒磨牙发病早，龋患率高：第一恒磨牙于儿童6岁左右即萌出，因萌出时间早又处于口腔的后位，因而发生龋患率最高（约占年轻恒牙患龋率的90%），且常被家长将其误认为乳牙，不予重视，从而耽误其早期发现早期治疗的时机。第一恒磨牙的龋坏可影响到整个混合牙列和恒牙列的功能，影响到颌骨的发育及面颌的形态。值得注意的是，儿童的第一恒磨牙患龋常常呈左右对称，40%以上的第一恒磨牙龋累及2个以上的牙面。

（2）耐酸性差，龋坏进展快：因年轻恒牙萌出后2年左右才能进一步矿化完全，存在萌出后的再矿化现象，因此，刚萌出的年轻恒牙表面釉质不成熟，硬度较差，渗透性较大，耐酸性差而易患龋，且进展较快。不仅如此，年轻恒牙的髓腔大、髓角尖高，牙本质小管粗大，病变快，容易引起牙髓感染和根尖周组织的炎症。

（3）受乳牙患龋状态的影响：有研究已证实乳牙患龋可增加年轻恒牙患龋的概率，相邻乳牙的龋坏可能波及相邻年轻恒牙的邻面。

知识点 2：年轻恒牙易患龋的因素　　　　　副高：熟练掌握　正高：熟练掌握

（1）年轻恒磨牙解剖形态复杂：新萌出的年轻恒磨牙咬合面较大，窝沟点隙复杂，易滞留细菌和食物残渣。上下颌恒磨牙的咬合面、上颌恒磨牙的腭沟、下颌恒磨牙的颊沟、上颌切牙的舌侧窝均为龋易发生且发展迅速的部位。

（2）年轻恒磨牙萌出时间长，难自洁：恒磨牙新萌出时其咬合面远中部分龈瓣覆盖时间较长，龈瓣下的牙面长期处于不洁状态，容易发生龋坏。另年轻恒磨牙的咬合面在较长时间内低于咬合平面，容易滞留菌斑，也容易导致龋病的发生。

（3）第一恒磨牙萌出时期儿童年幼，口腔卫生措施常不彻底：因第一恒磨牙多在6岁左右萌出，这时候的儿童因年龄小，口腔健康意识薄弱，刷牙效果相对较差，加上第一恒磨牙位于口腔后部，常被家长误认为是乳牙而不予重视，导致第一恒磨牙患龋率高居恒牙列榜首。

（4）替牙期的暂时性拥挤：年轻恒牙新萌出时可出现暂时性拥挤和不规则排列，被拥挤的隐蔽部位很难自洁，也容易导致菌斑堆积，龋病发生。

知识点 3：年轻恒牙龋的好发部位　　　　　副高：熟练掌握　正高：熟练掌握

在混合牙列期，随着恒牙逐渐萌出，恒牙的患龋率开始升高。其好发部位为第一、第二恒磨牙咬合面、上颌舌面和下颌颊面沟，上颌中切牙邻面。

知识点 4：年轻恒牙龋的治疗——再矿化治疗　　　副高：熟练掌握　正高：熟练掌握

适用于早期脱矿无牙体缺损的釉质龋，或正畸治疗后托槽周围的白垩斑治疗，应用方法见乳牙龋病的再矿化治疗。

知识点 5：年轻恒牙龋的治疗——预防性树脂充填（PRR）治疗
　　　　　　　　　　　　　　　　　　　副高：熟练掌握　正高：熟练掌握

当牙面窝沟有可疑龋或小范围龋坏时，仅去除窝沟处的病变釉质或牙本质，采用酸蚀技术和树脂材料充填窝洞，并在此基础上施行窝沟封闭术，这就是儿童口腔临床对年轻恒牙沟裂龋常用的 PRR 治疗。这是一种治疗与预防相结合的措施，符合目前提倡的微创牙科的观点。

其优点是充填洞型不要求预防性扩展，保留了更多的健康牙体组织，同时也达到了预防窝沟龋再次发生的目的。

知识点 6：年轻恒牙龋的治疗——预防性树脂充填（PRR）的适应证
副高：熟练掌握　正高：熟练掌握

（1）年轻恒牙窝沟点隙能卡住探针者。
（2）年轻恒牙窝沟深在，封闭剂不易流入窝沟基部者。
（3）窝沟有早期龋迹象，釉质混浊或呈白垩色者。

知识点 7：预防性树脂充填（PRR）治疗的操作步骤　副高：熟练掌握　正高：熟练掌握

（1）用钻机去除龋坏组织，球钻大小依龋坏范围而定，若窝沟仅有患龋倾向或可疑龋，需用最小号球钻去除脱矿釉质；若龋坏有一定范围和深度，则采用小号或中号球钻去除龋损，但要求尽可能地多保护健康牙体组织。
（2）清洁牙面，彻底冲洗、干燥、隔湿。
（3）若去除龋坏组织后牙本质暴露，需用氢氧化钙垫底。
（4）酸蚀咬合面和窝洞。
（5）对窝洞宽度超过 1mm 的窝洞，在涂抹釉质黏接剂用复合树脂充填后再涂抹并固化封闭剂；对窝洞宽度不超过 1mm 的窝洞，可直接用流动树脂充填，注意避免产生气泡。
（6）术后应检查充填及固化情况，有无漏涂、有无咬合高点。

知识点 8：年轻恒牙龋的治疗——充填治疗　　　副高：熟练掌握　正高：熟练掌握

银汞合金充填适用于后牙 Ⅰ、Ⅱ类洞，基本方法同恒牙龋的银汞合金充填术，应注意预防性扩展，减少继发龋，正确恢复咬合面和邻接面的形态，以防影响日后正常的咬合与邻接关系。

复合树脂及树脂改良型 GIC 充填适用于年轻恒牙前牙 Ⅰ、Ⅲ、Ⅴ类洞和后牙 Ⅴ类洞，复合树脂还可用于前牙 Ⅳ类洞和后牙 Ⅰ、Ⅱ类洞的修复，传统型 GIC 在年轻恒牙仅用于 Ⅴ类洞及后牙的非创伤性充填术中。

知识点 9：年轻恒牙龋的治疗——嵌体修复　　　副高：熟练掌握　正高：熟练掌握

适用于龋坏面积较大或伴邻接面、咬合面缺损的年轻恒牙窝洞。嵌体在年轻恒牙的应用有金属嵌体，树脂嵌体和陶瓷嵌体等种类，由于 20K 的金合金嵌体边缘强度，耐磨性较为理想，适用于磨牙，Ⅱ类洞以及高嵌体的修复。制备洞形时要注意预防性扩展及边缘的移行。

知识点 10：年轻恒牙龋的治疗-预成冠修复	副高：熟练掌握　正高：熟练掌握

年轻恒牙尚在不断萌出，多牙面龋洞的修复需做冠修复时可选用成品冠或冠套做暂时修复，待恒牙列发育完成后再改做永久性修复。

预成冠多选用抗压性能好的不锈钢成品冠，操作步骤基本同与乳牙的预成冠修复。

第三节　儿童龋病的预防

知识点 1：龋风险评估	副高：熟练掌握　正高：熟练掌握

儿童的龋风险评估是儿童口腔健康理论的一个分支，儿童也许暴露在容易患龋的风险下，但不一定患龋。通过在龋发生前尽可能地去除患龋风险因素，儿童龋病是可以被预防的。龋病治疗的干预也应着力于改变儿童的口腔健康不良习惯并降低儿童龋病发生的风险。美国儿童牙科学会（AAPD）推荐的儿童龋风险评估工具（CAT），用以分析 6 个月以上儿童患龋的风险，并以此来作为制订个性化防龋方案的依据。

知识点 2：儿童龋病治疗中的个性化防龋	副高：熟练掌握　正高：熟练掌握

儿童龋病治疗前后及治疗过程中，针对每个患儿的个性化防龋可有效防止继发龋及新发龋，其内容包括以下几方面。

（1）实施治疗前：通过与其父母的交流，详细了解患儿的发育过程及现状、饮食和口腔卫生习惯及其父母的患龋状况，综合分析，找出患儿发生龋病的主要因素并予以纠正。

（2）治疗中：积极治疗活动性龋坏，充填材料要选择得当，并严格遵守操作规程，以保证良好的远期效果。

（3）治疗后：视患儿不同的患龋风险选择不同的防龋措施，如选用各种含氟制剂（含氟牙膏、含氟漱口水、含氟凝胶、含氟泡沫、氟保护膜等）或进行窝沟封闭。儿童龋病治疗后还应对家长和患儿进行口腔卫生知识宣教，儿童良好口腔卫生的维持需要家长的参与，甚至起主导作用，尤其在婴幼儿期和学龄前期。

（4）定期口腔检查：对于学龄前儿童建议每 3 个月进行口腔检查，学龄儿童建议每 6 个月进行口腔检查，以达到早期发现和治疗龋齿的目的。对于高龋风险的儿童可缩短定期进行口腔检查的时间。

第四章　儿童牙髓病与根尖周病

第一节　乳牙牙髓病与根尖周病的检查和诊断方法

知识点 1：收集病史　　　　　　　　　副高：熟练掌握　正高：熟练掌握

（1）疼痛的发作方式：激发痛和自发痛。自发痛意味着牙髓的严重损害，通常无法保留；但也可由食物嵌塞导致的龈乳头炎引起，这些牙的牙髓可以保留。激发痛可根据激发因素、持续时间提示牙髓状态。

（2）疼痛发作时间：牙髓炎常有夜间疼痛发作或加重。

（3）疼痛发作频率：持续性和阵发性。炎症早期一般是持续时间短，缓解时间长；晚期时持续时间长，缓解过程短或消失。发作频率越高，说明炎症越严重，范围越广。

（4）疼痛能否定位：急性牙髓炎表现为牵涉痛，往往不能定位；根尖周感染引起的疼痛可较好定位。

（5）疼痛的程度：一般来说，急性牙髓炎可引起跳痛、锐痛及难以忍受的剧痛；急性根尖周炎可表现为持续性剧痛、肿痛或跳痛；慢性炎症表现为钝痛、隐痛或不适等。

知识点 2：临床检查　　　　　　　　　副高：熟练掌握　正高：熟练掌握

（1）软组织肿胀和瘘管：主要依靠视诊和触诊。儿童牙周组织的特点是牙槽骨疏松、骨皮质薄、血供丰富等，这就导致根尖炎症容易扩散，引起颜面部肿胀，易突破骨壁，在颊舌侧牙龈黏膜上形成瘘管。牙龈的红肿，或有瘘管排出脓液的严重龋坏的牙齿都提示牙髓病变。此外，充填体的折断和脱落以及边缘继发龋坏，也是牙髓病变的指征。

（2）叩诊和松动度检查：一般来说，叩诊敏感意味着牙髓的炎症已经累及牙根周围组织；松动度病理性增加则意味着患牙存在慢性炎症，牙槽骨或牙根已吸收。叩诊检查从正常牙到可疑牙，力量由轻至重。幼小患儿，注意观察其眼神和表情的变化。Belanger 认为，不能使用口镜叩诊，而用手温和地进行，使儿童免于不必要的不适刺激。松动度检查注意病理性动度与生理性动度的区别，注意与对侧正常同名牙或邻牙对比，必要时 X 线检查确诊。

（3）露髓和出血：露髓孔的大小与牙髓感染的范围不一定成正比关系，如龋源性露髓。露髓孔处的出血量及颜色对判断牙髓状态有帮助，如露髓处出血量大，颜色暗红，常说明牙髓有感染。

（4）牙髓活力测试：牙髓状况的初步检查。由于乳牙解剖和组织学结构特点及儿童感知能力和语言表达能力的限制，使得温度测试和电测试的结果可信度低。

知识点3：X线检查   副高：熟练掌握   正高：熟练掌握

主要是根尖片和𬌗翼片。乳牙X线应注意观察的内容。

（1）龋病的深度与髓腔的关系。

（2）髓腔内有无钙变，有无牙体内吸收。

（3）根尖周组织病变的状况和程度根分歧区域硬骨板的消失和骨密度的降低是牙髓坏死或即将坏死的最早体征。

（4）乳牙牙根是否出现生理性或病理性吸收。

（5）恒牙牙胚发育状况及其牙囊骨壁是否完整。

但X线片有其局限性，如只能显示二维图像，同时由于周围结构的干扰和影像重叠，不易明确病变的有无及范围的大小。

第二节 乳牙牙髓病与根尖周病的临床表现和诊断

知识点1：急性牙髓炎   副高：熟练掌握   正高：熟练掌握

临床特点是发病急、疼痛剧烈，多数为慢性炎症的急性发作，无慢性过程的多出现在牙髓受到物理损伤、化学刺激以及感染的情况下。

（1）临床表现

症状：自发痛、阵发痛、夜间痛及不能自行定位，温度刺激诱发或加重疼痛，对化脓性或部分坏死者"热痛冷缓解"。

检查：牙体硬组织疾病或有充填物；可有叩诊不适。

（2）诊断：疼痛的特征、临床检查。痛侧有几个患牙时，逐一检查，确定患牙。

知识点2：慢性牙髓炎   副高：熟练掌握   正高：熟练掌握

最常见，根据穿髓与否分为慢性闭锁性牙髓炎和慢性开放性牙髓炎，后者又可分为慢性溃疡性牙髓炎和慢性增生性牙髓炎。

（1）临床表现：多数患牙症状轻微，X线检查可示根分歧部位牙周膜间隙增宽，硬骨板破损。①慢性溃疡性牙髓炎：髓室已穿孔，症状轻微，食物等刺激嵌入洞内痛，持续性疼痛；②慢性增生性牙髓炎：常见于穿髓孔较大的乳磨牙及外伤露髓的乳前牙，丰富的血供使炎症牙髓组织过度增生形成息肉，对刺激不敏感；③慢性闭锁性牙髓炎：未露髓，可有不定时的自发痛，冷热刺激痛，持续性疼痛。

（2）诊断：各型慢性炎症的表现，无明显症状的慢性闭锁性牙髓炎需与深龋鉴别，后者仅有激发痛，刺激去除后疼痛即可消失。

知识点 3：牙髓坏死　　　　　　　　副高：熟练掌握　正高：熟练掌握

常是牙髓炎症的自然结局，细菌感染、牙外伤或毒性药物都会引起牙髓坏死。

（1）临床表现：一般无疼痛症状，但有牙变色；引起根尖周炎时可有疼痛；龋源性炎症开髓时可有恶臭。坏死是个演变的过程，部分坏死的临床表现取决于尚未坏死的部分牙髓的炎症的类型。X 线检查可能显示根分歧区域硬骨板破损、骨质稀疏现象。

（2）诊断：主要是牙髓有无活力、牙髓炎、外伤史、牙齿变色等。

知识点 4：牙髓钙化　　　　　　　　副高：熟练掌握　正高：熟练掌握

两种形式：结节性钙化（又称髓石）游离于牙髓组织或附在髓腔壁上；弥漫性钙化可造成整个髓腔闭锁，多见于外伤后的牙。

（1）临床表现：一般无明显症状，可出现与体位相关的自发痛，与温度刺激无关。X 线检查示髓腔内有阻射钙化物或弥漫性阻射影像而使原有髓腔的透射区消失。

（2）诊断：X 线检查是重要诊断依据，外伤史及氢氧化钙治疗史可作为参考。

知识点 5：牙内吸收　　　　　　　　副高：熟练掌握　正高：熟练掌握

指正常的牙髓组织肉芽性变，分化成破牙本质细胞，从髓腔内部吸收牙体硬组织，致髓腔壁变薄。原因与机制尚不明确，临床上多发生于乳牙。

（1）临床表现：一般无自觉症状，常在 X 线检查时发现。当髓室吸收接近牙面时，牙冠内富有血管的肉芽组织颜色可透过菲薄的釉质，使牙冠显示出"粉红色"；当吸收使牙面破坏穿孔，牙髓暴露时，可引起疼痛、出血等症状。位于乳磨牙髓室的吸收也可使髓底穿通，位于根管的内吸收可使牙根折断。

（2）诊断：X 线检查是主要的诊断依据，可出现髓腔内窝状透射区。

知识点 6：乳牙根尖周病的定义　　　副高：熟练掌握　正高：熟练掌握

乳牙根尖周病指根尖周围或根分歧部位的牙骨质、牙周膜和牙槽骨等组织的炎症性疾病，又称根尖周炎。

知识点 7：乳牙根尖周病的病因　　　副高：熟练掌握　正高：熟练掌握

（1）牙髓来源的感染（最主要）。

（2）牙外伤、牙齿发育异常、牙髓治疗过程中药物或充填材料使用不当等。

知识点8：乳牙根尖周病的临床表现　　　　副高：熟练掌握　正高：熟练掌握

（1）急性根尖周炎：常是慢性根尖炎症的急性发作，引流不畅、破坏严重而集体抵抗力差时可导致急性发作，表现为剧烈的自发性疼痛、咀嚼痛和咬合痛，穿通髓腔时见穿髓孔溢血或溢脓；患牙松动并有叩痛，根尖部牙龈红肿，有的出现颌面肿胀，所属淋巴结肿大，并伴全身发热等症状。X线检查示根尖周无明显改变或仅有牙周膜间隙增宽现象。

（2）慢性根尖炎：无明显的自觉症状，可有咀嚼不适感，牙龈瘘管。临床检查可查及深龋洞或修复体、牙冠变色、瘘管等。X线检查示根尖部和根分歧部牙槽骨破坏的透射影像。

知识点9：乳牙根尖周病的诊断　　　　　　副高：熟练掌握　正高：熟练掌握

急性根尖周炎可有典型的咬合痛或自发痛、剧烈持续的跳痛，牙龈或颈部肿胀，叩诊敏感等；慢性根尖周炎确诊的关键是患牙X线片上根尖或根分歧区域骨质破坏。

知识点10：乳牙根尖周病的特点　　　　　　副高：熟练掌握　正高：熟练掌握

（1）根尖周炎时可存在部分活髓：乳牙侧支根管和副根管较多，组织疏松，血供丰富。
（2）易累及根分歧区域：乳牙副根管和副孔较多。
（3）易引起软组织肿胀：乳牙根尖牙周膜宽，纤维组织疏松且不成束，导致感染易扩散。
（4）易导致牙根吸收：特别是不稳定期，生理性及病理性吸收共同作用，加快吸收。
（5）牙槽骨骨质疏松，代谢活跃，对治疗反应较好。

第三节　乳牙牙髓治疗

知识点1：直接盖髓术　　　　　　　　　　副高：熟练掌握　正高：熟练掌握

一般不推荐用于乳牙，只有当牙髓活力正常，无任何症状和体征，备洞或外伤导致的露髓，露髓孔小于1mm时可采用。操作步骤同恒牙。

知识点2：活髓切断术的概述　　　　　　　副高：熟练掌握　正高：熟练掌握

活髓切断术是在局部麻醉下将冠髓切断去除，于牙髓断面上覆盖盖髓剂，保持根部生活牙髓的治疗方法。

知识点3：活髓切断术的适应证 　　副高：熟练掌握　　正高：熟练掌握

（1）乳牙深龋露髓或外伤露髓，露髓孔大于1mm，不能做直接盖髓术者。

（2）乳牙冠髓牙髓炎。

知识点4：活髓切断术的药物 　　副高：熟练掌握　　正高：熟练掌握

乳牙活髓切断术的药物：临床有氢氧化钙活髓切断术、甲醛甲酚活髓切断术和戊二醛活髓切断术3种。

（1）氢氧化钙：同恒牙。

（2）甲醛甲酚：利用甲醛甲酚对牙髓断面的固定和杀菌作用而保留牙髓的治疗方法。取1%甲醛甲酚和丁香酚各1滴与适量氧化锌粉调成糊剂，也可用40%甲醛甲酚和蒸馏水各1份，甘油3份配制成甲醛甲酚甘油混合液，用时将此液稀释5倍与氢氧化钙粉调成糊剂，做盖髓剂盖髓。近年认为，甲醛甲酚活髓切断术临床应用中有其局限性：①术后可能发生牙根内吸收或牙根病理性吸收，这可能与手术创伤、甲醛甲酚刺激、边缘性渗漏、剩余根髓感染和炎性变有关；②因甲醛甲酚溶液中的甲醛渗透性强，容易引起根尖周、牙周组织的刺激；③甲醛甲酚具有半抗原作用，可能导致根尖周、牙周组织的免疫学反应。目前，甲醛甲酚已逐渐被其他生物相容性更好的药物所取代，如氢氧化钙制剂、硫酸亚铁溶液、无机三氧化物凝聚体（MTA）等。

（3）戊二醛：用2%戊二醛小棉球处理牙髓断面后，将2%戊二醛与适量氧化锌调成糊剂，覆盖根髓断面，然后垫底，封闭窝洞观察。据报道，戊二醛的固定和杀菌作用较甲醛甲酚强，且毒性和刺激性小，盖髓后根髓断面发生机化，再形成修复性牙本质，覆盖根髓，保持根髓活力。

知识点5：活髓切断术的操作步骤 　　副高：熟练掌握　　正高：熟练掌握

（1）术前拍X线片，了解牙根吸收情况，若牙根吸收超过根长的1/2，禁做。

（2）局部麻醉，最好用橡皮障隔离手术区。

（3）消毒手术区，去净洞壁龋坏组织，制备洞形。

（4）揭去髓室顶，用锐利挖器或大球钻去除冠髓。

（5）用生理盐水冲洗髓室，轻压止血，选择不同的药物如：氢氧化钙制剂、甲醛甲酚、戊二醛、硫酸亚铁溶液、无机三氧化物凝聚体（MTA）等，对牙髓断面进行相应的处理。

（6）垫底充填。

根管治疗；如有内吸收或牙髓炎症累及下方恒牙胚，需拔除患牙。

知识点 6：活髓切断术的定期复查   副高：熟练掌握   正高：熟练掌握

乳牙活髓切断术后需要定期复查有无临床症状和体征，X 线检查有无病理性根吸收，首次复查在术后 3 个月，以后为 6 个月。如有牙髓病变的症状和体征，需考虑进行。

第四节   年轻恒牙的牙髓病与根尖周病

知识点 1：年轻恒牙牙髓病的临床表现及诊断   副高：熟练掌握   正高：熟练掌握

年轻恒牙牙髓炎按临床表现分为：可复性牙髓炎、不可复性牙髓炎（急性牙髓炎、慢性牙髓炎）和牙髓坏死与坏疽。其临床表现及诊断同成人。

知识点 2：年轻恒牙牙髓病的治疗方法   副高：熟练掌握   正高：熟练掌握

年轻恒牙治疗的目的主要是尽可能维持生活牙髓，使牙根继续发育完成。如果牙髓不能保留，也应根据具体情况尽量保留牙齿，以维持正常牙列和功能。

（1）活髓保存治疗包括盖髓术和活髓切断术

盖髓术：同恒牙。

活髓切断术：治疗步骤与乳牙活髓切断术相似，值得注意的是：年轻恒牙活髓切断术主要目的是保留根髓健康活力，促使牙根继续生理性发育，因此用于断面处理的药物应有活髓保存功能，常用氢氧化钙制剂作为盖髓剂，也可采用 MTA、羟基磷灰石、磷酸三钙生物陶瓷、骨形成蛋白等材料做盖髓剂。

（2）根尖诱导成形术：在年轻恒牙牙髓发生严重病变或根尖周感染时，由于开放的根尖无法形成有效的封闭，不能进行常规的根管治疗，因此治疗时首先通过诱导患牙根尖钙化屏障的形成或诱导牙根发育不全的患牙根尖继续发育、根尖孔形成而达到根尖闭锁的目的，见成人恒牙牙髓病和根尖周病的治疗部分。

第五章　儿童牙外伤

第一节　概　述

| 知识点1：牙外伤 | 副高：熟练掌握　正高：熟练掌握 |

牙外伤是指牙受急剧创伤，特别是打击或撞击所引起的牙体硬组织、牙髓组织和牙周支持组织损伤。牙外伤是仅次于龋病造成儿童牙齿缺损或缺失的第二大疾病。近年来，儿童牙外伤的发病率在不断升高。牙齿的意外损伤会直接影响和干扰儿童的口腔，甚至造成后天发育的缺陷和畸形，因此，对儿童牙外伤的预防和治疗应引起家长及医务人员的高度重视。

| 知识点2：乳牙外伤的发生 | 副高：熟练掌握　正高：熟练掌握 |

乳牙外伤的发生高峰期为1~2岁。近年也有学者报道，2~4岁儿童乳牙外伤有增加趋势。

由于乳牙牙槽骨较薄，具有弹性，上颌乳切牙牙根向唇侧倾斜，乳牙牙根未发育完成或存在生理性吸收、牙根较短等原因乳牙外伤造成牙齿移位较常见，特别是在刚刚萌出的乳牙，主要表现为嵌入、脱出、唇舌向移位及不完全脱出等。

| 知识点3：乳牙外伤的危害 | 副高：熟练掌握　正高：熟练掌握 |

乳牙外伤后须考虑对继承恒牙胚的影响及其影响程度。

由于儿童上前牙区继承恒牙位于乳牙根尖区，乳牙挫入（嵌入）和伴发的牙槽骨骨折，可直接伤及其下方的继承恒牙胚。

在婴幼儿，严重的牙齿脱出会使牙极度松动或全脱出，处理不当可能造成误吞和误吸，若误吸入气道可危及生命。

乳牙硬组织折断和牙周组织损伤还可继发牙髓、牙周组织感染，如不能及时治疗，同样可危害恒牙胚的正常发育，导致不良后果。

创伤对正在发育中的恒牙牙齿的影响在临床和动物实验中已得到证实，主要表现有以下几点。

（1）恒牙牙胚的萌出异常：牙胚的位置异常、萌出的位置异常、迟萌。

（2）牙冠部形成异常：釉质发育不全、白垩色斑或黄褐色斑、牙冠形态异常。

（3）牙根部形成异常：牙根弯曲、短根、双重牙根、牙根部分发育或全部停止。

（4）严重创伤：甚至可使恒牙胚坏死，牙胚停止发育，牙埋伏、倒生、牙瘤样形态等。

第二节　乳牙外伤

知识点 1：乳牙外伤的诊治原则	副高：熟练掌握　正高：熟练掌握

乳牙外伤的总的治疗原则是应使乳牙外伤对继承恒牙生长发育的影响降到最低。

在处理乳牙外伤时，应考虑以下因素：乳牙牙根与继承恒牙胚间关系的密切程度；距替牙的时间；患儿的配合程度。

知识点 2：牙折断	副高：熟练掌握　正高：熟练掌握

（1）简单冠折：如果折断边缘尖锐，可采取调磨的方法。对患儿家长有美观要求，或大面积牙本质外露近髓的牙，可采取光固化复合树脂修复的方法。一般在术后 3 个月、6 个月复查，如果发现牙髓感染的症状，应及时行牙髓摘除术。

（2）复杂冠折：对露髓时间短（24 小时以内）的牙齿，可采取部分冠髓切断术或冠髓切断术；如果牙冠缺损大，不易修复者，或露髓时间长的牙齿，可采取牙髓摘除术。

（3）冠根折：多数情况下乳牙冠根折的牙齿需要拔除。

（4）根折：乳牙根折常发生在根中或根尖 1/3。

根尖 1/3 折断：牙一般只有轻微松动，不做其他处理，让患儿避免使用该牙咬合 2～3 周，根尖部断端常被生理吸收。一般在术后 3 个月、6 个月复查，如果发现牙髓感染的症状，应及时行牙髓摘除术。

根中部折断：如果冠方牙极度松动，应拔除冠部断端，避免极度松动的牙脱落而被患儿误吸。根部断片可被生理吸收。如果患儿配合良好，冠部断端没有严重移位，可考虑复位＋钢丝树脂固定 4 周左右，但这种治疗的效果不肯定，通常拆除固定后乳牙仍松动，根部断端仍被吸收，造成乳牙早失。

知识点 3：脱位性损伤和全脱出	副高：熟练掌握　正高：熟练掌握

（1）乳牙牙齿震荡和亚脱位：乳牙牙震荡和亚脱位常不做临床治疗，定期观察，嘱患儿勿咬坚硬物 2 周。同时，注意维护口腔健康，避免牙龈炎症。一般在术后 4 周、3 个月、6 个月复查，如果发现牙髓感染的症状，应及时行牙髓摘除术。

（2）乳牙侧方移位和半脱出：是否保留侧方移位和半脱出的乳牙取决于该牙移位的程度和松动度。如果牙极度松动，移位严重，应考虑拔除；如果没有及时就诊，由于牙槽窝内血凝块已经开始机化而不能复位，应考虑拔除。对于就诊及时，牙移位不严重，可顺利复位的牙，可考虑复位后钢丝＋复合树脂固定 10～14d，术后应观察乳牙髓转归，一般在术后 4

周、3 个月、6 个月复查，如果发现牙髓感染的症状，应及时行牙髓摘除术。

（3）乳牙挫入：临床上需要鉴别乳牙全挫入和全脱出。必要时应 X 线片检查帮助诊断。

是否保留挫入乳牙取决于挫入程度和牙根与恒牙胚的关系。如果乳牙挫入 1/2 以内，X 线片检查没有伤及恒牙胚，不做处理，可观察其自动再萌出。但应观察牙髓转归，术后 4 周、3 个月、6 个月复查，如果发现牙髓感染的症状，应及时行牙髓摘除术。

如果乳牙严重挫入，特别是乳牙冠向舌侧移位，根向唇侧移位时，X 线检查发现乳牙牙根与恒牙胚大量重叠，应及时拔除乳牙。一般在术后 4 周、6 个月、1~2 年复查，观察继承恒牙胚的发育情况

（4）乳牙全脱出：X 线片检查确认缺失牙未挫入。乳牙全脱出，一般不再植。应定期 X 线片检查，观察恒牙胚情况。

第三节　年轻恒牙外伤

知识点 1：釉质裂纹和冠折的临床表现　　　副高：熟练掌握　正高：熟练掌握

（1）釉质裂纹在光线平行于牙体长轴时最易发现，单纯釉质裂纹患者可没有不适症状，但常合并有轻重不等的牙周和牙髓损伤，检查时应注意牙齿有无叩痛或松动度改变。

（2）釉质折断仅限于釉质的牙体组织缺损，为简单冠折。一般无自觉症状，断面粗糙。

（3）釉质牙本质折断局限于釉质和牙本质的牙体组织缺损，而未伤及牙髓，为简单冠折。常出现冷热刺激痛，其疼痛程度与牙本质暴露的面积和牙发育程度有关。牙髓表面牙本质较薄时，可以见到牙本质下面的粉红色牙髓。注意探诊时不要用力，以免穿透牙本质暴露牙髓。

（4）冠折露髓、釉质、牙本质折断，牙髓暴露，患儿可有明显疼痛，不敢用舌舔牙，也可有冷热刺激痛，影响进食，应及时处理。

知识点 2：釉质裂纹的诊治原则　　　副高：熟练掌握　正高：熟练掌握

釉质裂纹一般来说，不需要特殊处理，但对深的釉质裂纹可用无刺激性的保护涂料或复合树脂黏接剂涂抹，以防止细菌侵入裂隙刺激牙本质或食物和饮料引起的色素沉着。

当釉质裂纹合并牙髓–牙周组织损伤时，要密切追踪观察。当存在正中𬌗咬合创伤时应做必要的调𬌗，严重时需做全牙列𬌗垫，消除咬合创伤。

知识点 3：简单冠折的诊治原则　　　副高：熟练掌握　正高：熟练掌握

简单冠折的治疗原则是恢复正常功能和美观。

釉质表面折断，不影响美观时，只需要磨钝表面就可。缺损较大时，可采用断冠黏接或

树脂修复。若上述两种方法均不可行时，可采用玻璃离子应急处理。

在年轻恒牙，由于牙本质较薄，离牙髓腔近，加之牙本质小管较粗大，外界任何刺激都会通过牙本质小管传入牙髓。虽然年轻恒牙牙髓组织具有较强的防御和修复能力，但这种能力是有限度的。因此，当牙本质暴露时，无论牙本质外露面积多少，都应该封闭牙本质断面，注意保护牙髓。

另外，年轻恒牙冠折造成切角缺损后，应及时修复外形，以防随着邻牙的萌出，外伤牙会丧失应有的三维间隙，导致成年后修复困难。

知识点4：复杂冠折的诊治原则　　　副高：熟练掌握　正高：熟练掌握

生活的牙髓是年轻恒牙继续发育的保障，年轻恒牙冠折露髓后应尽可能保存活牙髓。年轻恒牙的牙髓组织抵抗力较强，若露髓孔不大（1mm以内）且外伤时间短（1~2小时），可做直接盖髓治疗。但临床经验表明，直接盖髓不易成功．有学者认为，与牙受震荡和牙髓的程度有关。

冠髓切断术或部分冠髓切断术是年轻恒牙露髓后首选的治疗方法。如露髓时间较长，发生牙髓弥漫性感染，甚至牙髓坏死时，应去除感染牙髓，行根尖诱导成形术。治疗中应注意尽可能多地保存活的根髓和（或）根尖牙乳头，使牙根能够继续发育。

各种活髓保存治疗的外伤牙，术后有并发髓腔和根管闭塞的可能，故在日后复查中要注意髓腔钙变的现象，及时做根管治疗，为永久修复做准备。

通常情况下冠折露髓后，牙体组织缺失较多，及时修复牙齿外形，保持外伤牙的三维间隙显得尤为重要。可采用断冠黏接或树脂修复。从目前的黏接材料和技术来讲，断冠黏接是一种过渡性的修复方法，要嘱咐患儿不要用患牙咬太硬的东西，待患者成年后可改用其他的永久性修复方法。

知识点5：冠根折的临床表现　　　副高：熟练掌握　正高：熟练掌握

冠根折断是指由外伤引起牙的釉质、牙本质和牙骨质的同时折断，表现露髓或不露髓。临床上分为简单冠根折断和复杂冠根折。冠根折通常起于牙冠唇面中部，延展至腭面龈下。冠方断片会向切端方向移位，引起咬合痛。可伴有牙龈撕裂、龈沟溢血。

知识点6：冠根折的诊治原则　　　副高：熟练掌握　正高：熟练掌握

冠根折的治疗方法依据损伤程度有很大差别。

（1）简单冠根折：断端常在龈下1~2mm，通过排龈止血，可行光固化复合树脂修复，亦可根据断端情况施行断冠黏接术。

（2）复杂冠根折：此类损伤严重，治疗复杂，应根据情况采取断冠再接术，冠延长术，根管治疗-正畸联合治疗，或拔牙的方法。

近年来，随着种植技术的普及，越来越多的恒牙缺失患者选择种植治疗，为减少儿童恒牙拔除后牙槽骨吸收，可对不能利用的恒牙根进行根管治疗，把根埋伏在颌骨内，上方做功能性间隙保持器，为成年后种植修复预留比较好的条件。

临床上分为根尖 1/3、根中 1/3 和近冠 1/3。

根折的主要症状可有牙松动、咬合痛，牙冠稍显伸长，常伴发咬合创伤。越近冠方的根折，症状越明显；近根尖 1/3 部位的根折，症状较轻或不明显。

X 线检查是诊断根折的主要依据。由于根折线显像变化较多，临床上常有误诊和漏诊的可能。需结合临床症状进行诊断，有可疑时，应变换投照角度再次拍摄，也可结合 CBCT 片进行诊断。

根折愈合方式可分为 3 类：

（1）根折缝间形成牙本质和牙骨质沉积，临床检查牙齿动度正常，牙髓活力正常，X 线检查示，依稀的根折线，称硬组织愈合。

（2）牙周膜细胞侵占整个根折间隙，封闭两端，牙齿动度增加，牙髓活力正常，根折线清晰可见，称结缔组织愈合。

（3）肉芽组织作为感染后冠根髓的反应性病变在两断端间形成，牙过度松动，牙髓反应阴性，根折处断端距离增宽，有骨吸收。

根折治疗的总原则是使断端复位并固定患牙，消除咬合创伤，定期观察牙髓状态。

（1）近冠 1/3 根折：残留牙根牙根长：牙周情况良好者，在根管治疗术联合正畸根牵引术，或辅以龈切除术和去骨术后桩冠修复。

残留牙根长度和强度：不足以支持桩冠修复，需要拔除该牙，进行义齿修复。随着种植技术的普及，越来越多的患者希望成年后种植修复，对残留牙根行根管治疗，埋伏无感染的牙根于牙槽骨内，避免过早的牙槽骨塌陷，为成年后的种植修复，创造好的条件。

（2）根中 1/3 根折：患牙如有错位应在局麻下先行复位，再固定患牙。根中 1/3 折断的牙需固定 2~3 个月，坚固固定 1~2 周后应改为弹性固定，保持牙一定的生理动度。固定后应注意检查咬合，消除咬合创伤。

定期复诊做 X 线片检查断端愈合情况，并观察牙髓状态。检查若发现牙髓已发生坏死，应进行根管治疗。如此时断端尚未完全愈合，根管治疗时可在根管内放入合金根管固位桩或纤维桩，做根内固定，增加根折牙齿的牢固度。

（3）根尖部1/3：根折一般来说，根尖1/3折断可以不予以处理，只须嘱患儿不要用受伤部位咀嚼，可以不用固定等处理，进行定期追踪复查。如有明显松动并伴有咬合创伤时，应对患牙进行固定，定期观察牙髓、牙周组织状态和断面愈合情况。如发现根尖出现病变或牙髓钙化时，可在做根管治疗后行根尖切除术和根尖倒充填术。

知识点10：牙震荡和亚脱位的临床表现　　副高：熟练掌握　正高：熟练掌握

牙齿震荡是单纯牙支持组织损伤而没有异常的牙松动和移位，患者自觉牙酸痛，咬合不适。X线片检查显示根尖周无异常。亚脱位亦是牙周支持组织损伤，有异常动度，未移位。患者可有叩痛，龈沟渗血。X线片检查显示根尖周无异常或牙周间隙稍增宽。牙震荡和亚脱位的牙髓组织近期表现为充血、出血和感觉丧失，远期可表现为牙髓钙变，牙吸收，根尖周囊肿等。

知识点11：牙震荡和亚脱位的诊治原则　　副高：熟练掌握　正高：熟练掌握

一般来说，牙震荡和亚脱位在没有咬合创伤时，可不做特殊处理，嘱患者该牙避免咬硬物2周左右，并定期复查，观察期应在6个月以上。当存在明显咬合创伤（特别是正中𬌗咬合创伤）时，应注意消除创伤。

知识点12：半脱出、侧方移位和挫入的临床表现　　副高：熟练掌握　正高：熟练掌握

半脱出时牙齿部分脱出牙槽窝，明显伸长，通常腭向移位，牙非常松动，龈沟内出血；侧方移位时牙齿发生侧方离心性移位，伴有牙槽嵴骨的粉碎或折断，由于牙与牙槽窝的锁结关系，牙齿不松动，叩诊呈高调固连音，龈沟内有或无出血，根尖可于移行区触到；挫入时患牙比相邻牙短，常不松动，叩诊呈高调金属音，牙龈可有淤血样改变。在恒牙列上述3种移位性损伤均不难判断，但对于正在替牙的混合牙列儿童，有时会存在判断困难，此时，X线片检查是诊断的关键手段。

X线片检查示挫入的牙，根尖区牙周间隙变小，或消失；半脱出的牙齿，根尖区牙周间隙增宽；侧方移位的牙可表现为近、远中两侧牙周间隙不对称，一侧减少，另一侧增宽。但当牙唇舌向移位时，普通的根尖片上可看不出变化，必要时需配合拍摄CBCT诊断。

知识点13：半脱出和侧方移位的诊治原则　　副高：熟练掌握　正高：熟练掌握

半脱出和侧方移位的治疗原则是及时复位并固定牙，同时消除咬合创伤，严密观察牙髓状态的转归。

复位：应在局部麻醉下进行，手法应轻柔，首先应解除唇腭侧根尖锁结，然后向根方复位。复位后的牙需固定 2 周左右，如果正中𬌗存在咬合创伤，应使用全牙列𬌗垫治疗。

固定：脱位性损伤的牙，患牙应保持一定的生理动度，采用弹性固定。常用的固定单位是 1 个外伤牙 + 两侧各 2 个正常邻牙构成的 5 牙固定单位。

消除咬合创伤：全牙列𬌗垫是最佳治疗方法。临床上制取印模时，对极其松动的牙，应先行固定后再取印模。

全牙列𬌗垫在口腔中佩戴时间因损伤程度、类型和患者咬合情况不同存在较大差异，临床上应佩戴至外伤牙基本不松动，正中咬合时没有异常动度。

| 知识点 14：挫入的诊治原则 | 副高：熟练掌握　　正高：熟练掌握 |

对于挫入牙的即刻复位价值尚未肯定，应视挫入的程度、患儿的年龄和牙发育的程度区别对待。

（1）根尖开放的年轻恒牙：不宜将牙拉出复位，应观察牙自行再萌出。一般可观察 2~3 周，挫入的牙应有再萌出的迹象，整个再萌出过程时间较长，一般为 6 个月，但存在很大变异，可 2~14 个月。对严重挫入的牙（如牙冠挫入 2/3 以上），观察 4 周组织左右仍没有再萌出迹象，牙生理动度降低，应及时采取正畸牵引的方法，拉出该牙。

（2）根尖闭合的挫入牙：挫入较少时，可以观察其再萌出，如果没有再萌出迹象，应在发生牙齿固连前，采用正畸牵引的方法，使该牙复位；对于挫入较多的牙（2/3 以上），可用拔牙钳即刻钳出挫入的牙，复位固定，或者进行部分复位后黏接托槽，采用正畸牵引的方法，复位患牙。

牙移位性损伤对牙髓组织预后最重要的影响因素是外伤时牙根的发育阶段。牙根形成越多牙髓坏死的发生率就越高。对于牙根尚处于开敞状态的年轻恒牙，牙髓血管神经愈合能力较强，有可能保持活髓；牙根基本发育完成的牙，出现牙髓坏死的危险性明显增高，在复查中应密切观察牙髓状态的转归。对于移位严重的牙，复位固定治疗后，除可发生牙髓坏死外，还可能出现牙根外吸收，或替代性吸收。X 线检查上出现根外吸收或替代性吸收时，可考虑摘除牙髓，用氢氧化钙类药物充填根管，治疗根吸收。

| 知识点 15：全脱出——牙再植术 | 副高：熟练掌握　　正高：熟练掌握 |

（1）牙再植术的步骤：用手或上前牙钳夹住牙冠，生理盐水冲洗清洁牙表面，除去明显的污染物。若污物附着在根面上不易冲洗掉，可用小棉球蘸生理盐水小心轻柔地把污物去掉，注意不要损伤牙周膜。

用生理盐水冲出牙槽窝内的血凝块。

用轻柔的力量将牙再植，如遇阻力，应拿开牙，存于生理盐水中，检查牙槽窝有无骨折。

　　用弹性固定方式固定 7~10 天，若有正中殆存在明显早接触者，应使用全牙列殆垫。

　　（2）抗生素的应用：再植后应常规全身使用抗生素。抗生素治疗可以减少感染，并且可以在一定程度上减少牙根的吸收。还需根据患儿免疫状态，评估是否需要打破伤风预防。

　　（3）牙髓的处理：全脱出年轻恒牙施行再植术后的牙髓处理常难以选择，一方面希望保存活髓使牙根继续发育，同时可提高再植术的成功率；另一方面，由于全脱出的牙齿牙髓血管完全断裂，再植后牙髓成活的机会很小，一味地保留牙髓可造成根尖周组织感染，引发根内外吸收，导致再植术失败。牙根未发育完成的全脱出牙若能够迅速再植，其血管存在再生成的机会。一般来说，牙根发育在 NOLLA Ⅷ 以上时，建议实施根尖诱导成形术；对更加"年轻"的恒牙可试保留牙髓，密切观察牙髓的活力。

　　再植牙应在牙髓坏死分解前行牙髓摘除术，一般来说，在再植后 2 周内。即使是牙根完全形成的再植牙，氢氧化钙制剂也是首选的根管充填材料，因为其对于预防牙根吸收有一定益处。

　　知识点 16：全脱出——再植牙的愈合方式　　　　副高：熟练掌握　　正高：熟练掌握

　　由于多数再植牙都不能成功保留活髓，谈到再植牙预后时更多考虑牙周组织预后。

　　（1）牙周膜预后：牙周膜预后时最理想的愈合方式，在牙骨质和牙槽骨间的牙周间隙可见新生的结合上皮，结合上皮可在釉牙骨质界再附着。牙周膜愈合常发生在即刻再植之后。

　　（2）表面吸收愈合：是一种常见的较为成功的愈合方式，常发生在牙再植后 3 个月左右。最大的特点是这种吸收具有自限性和可修复性。

　　（3）牙固连或称替代性吸收：病理上，牙固连代表牙根表面和牙槽骨融合，没有正常的牙周间隙。发生在牙根表面缺乏活的牙周膜覆盖的再植牙。这种替代吸收分为暂时性替代性吸收和进行性替代性吸收。

　　（4）炎性吸收：延迟再植、不当的离体牙保存和不当的再植处理等常导致再植后牙根发生炎性吸收，导致治疗失败。

　　知识点 17：全脱出——影响再植牙成功的因素　　　　副高：熟练掌握　　正高：熟练掌握

　　（1）再植的时间：牙齿再植术成功的关键是尽可能保持离体牙牙周膜活性，故再植时间和离体牙保存是影响再植术的主要因素。牙齿脱出牙槽窝时间越短，成功率越高，15~30分钟再植成功率较高。

　　（2）离体牙的保存：Andreasen 研究发现离体牙保存在自来水中超过 20 分钟，会导致再植牙牙根吸收。Kinirons 研究指出，干燥保存时间超过 5 分钟，发生根吸收的危险性就大大增加了，如果干燥保存时间超过 60 分钟，牙周膜细胞几乎不可能存活。目前最理想的保存介质是 Hanks 平衡盐溶液（HBSS）和 Via Span，但通常难以在事故地点获得。也可以用生理盐水和牛奶（最好是 40℃左右）及唾液来替代。

（3）正确的再植术术式：是影响再植术成功的重要因素；再植术中固定的方式和时间也可影响愈合方式。固定方式应为弹性固定，固定时间：国际牙齿外伤学会建议 < 10 天；Andreasen 研究指出，固定超过 6 周将显著降低牙周膜愈合的发生率。

（4）患者的年龄和牙根发育程度：Andreasen 发现再植牙牙根发育越成熟，发生牙周膜愈合的机会越小。牙根未发育成熟的牙比发育成熟的恒牙虽然出现血管再生的机会更大，但其替代性吸收的发生率高于成人。

知识点 18：牙外伤后牙髓组织损伤的风险性评估　　副高：熟练掌握　　正高：熟练掌握

牙外伤后，牙髓组织的转归可分为牙髓存活、髓腔钙化、牙髓坏死，与以下因素有关。

（1）外伤本身的冲击力对牙髓组织的损伤：包括因牙折断导致的直接牙髓暴露、因牙震荡和移位造成的根尖血管的扭曲、拉伸或断裂。

（2）外伤后外界不良刺激对牙髓组织的损伤：如长时间的牙本质外露，咬合创伤等。

（3）外伤牙的自身情况：如牙齿发育程度、个体差异等。

研究表明，外伤后牙髓组织预后与患者牙根发育情况、外伤类型、就诊时间等因素可能相关，其中，外伤时牙根发育情况和外伤类型与牙髓组织预后有显著相关性，牙根发育成熟的牙发生牙髓坏死的风险是牙根发育未成熟牙的 2~5 倍。

知识点 19：牙外伤后牙周组织损伤的风险性评估　　副高：熟练掌握　　正高：熟练掌握

牙周组织损伤也是一种普遍存在于牙外伤中的损伤，其程度可从最轻的牙周膜仅受到牵拉，到严重的牙周膜撕裂，甚至完全断开（如全脱出），其预后与损伤程度高度相关，另外也与外伤后的治疗和牙发育程度、组织修复能力有关。

在牙周膜仅受到牵拉时（如牙震荡、亚移位），如果外伤后没有严重的咬合创伤，一般预后良好，应为牙周膜愈合。在牙齿发生移位性损伤，移位不严重，牙周膜可部分撕裂，愈合时牙根可出现表面吸收，严重的牙齿移位，特别是牙挫入，会引起牙根替代性吸收。

牙外伤未经治疗，经过长时期以后，还可能出现创伤性根尖周囊肿。这种情形只在陈旧性外伤病例中发现。

第四节　牙外伤伴发的支持组织损伤

知识点 1：支持骨组织损伤　　　　　　　　副高：熟练掌握　　正高：熟练掌握

牙支持骨损伤包括牙槽窝破碎、牙槽窝壁折断、牙槽突骨折和颌骨骨折。一般来说，与儿童牙外伤关系最密切的是前三者。

（1）临床表现：牙槽窝破碎和牙槽窝壁折断是牙槽窝受压后发生的损伤，牙槽窝壁折断时损伤局限于牙槽窝的面壁或口内侧壁，牙槽窝破碎时损伤更为严重，整个牙槽窝粉碎性骨折。牙槽突折断时可波及或不波及牙槽窝。

（2）愈合方式与预后：在外伤后短期内牙槽窝壁折断和牙槽窝破碎的愈合常常是不完全愈合，之后在牙移位的愈合中，随着牙槽窝骨改建，折断部分愈合，此过程中，外伤累及的牙可能发生根吸收，还可以造成牙髓内出血，甚至牙髓坏死。

在年轻恒牙，牙槽突骨折多为不全骨折，个别严重病例中，也可发生牙槽突完全断裂分类，累及的牙齿也随断裂的牙槽突与颌骨整体分类。在牙槽突骨折后应严密观察牙髓和根尖周组织的感染。牙槽突折断后，可发生牙髓坏死、髓腔钙变、牙根吸收和牙槽骨吸收。牙槽突折断的预后与外伤的程度和固定治疗相关。外伤后1小时内行夹板固定的牙齿发生牙髓坏死的风险性明显低于延迟固定的牙齿。

知识点2：牙龈和口腔黏膜损伤　　　　　副高：熟练掌握　　正高：熟练掌握

软组织损伤包括擦伤、挫伤、撕裂，甚至组织缺失。较严重的软组织损伤是牙龈撕裂伤和唇撕裂伤。

软组织损伤的一般处理原则有以下几点：

（1）挫伤一般不用特殊处理，但应警惕下方骨组织损伤，甚至骨折。如颏部皮肤挫伤，应检查髁突是否存在骨折。

（2）擦伤和撕裂伤应注意彻底清创，清除异物，如伤口污染严重，应注射破伤风疫苗，配合全身使用抗生素。

（3）大片的软组织缺损应建议患者到专业的整形外科就诊。

第五节　儿童牙外伤的预防

知识点1：乳牙外伤的预防方法　　　　　副高：熟练掌握　　正高：熟练掌握

（1）为儿童的护理人员提供必要的指导和培训可以减少在日常生活中儿童因为跌倒、碰撞等出现牙外伤。

（2）在儿童游乐场地增加安全保障设施，可以减少儿童在玩耍的过程中因跌倒、碰撞而出现的乳牙外伤。

（3）在汽车上使用安全带和儿童椅位，这样可以因为交通意外或交通事故导致的儿童乳牙外伤。

（4）在乳牙发生了外伤以后，要进行适当的治疗。可以保护后期恒牙胚的正常发育，降低外伤后遗症的发生率。

知识点 2：恒牙外伤的预防方法　　　　　　副高：熟练掌握　　正高：熟练掌握

（1）对儿童进行安全教育，提高自我保护意识。

（2）为参加体育锻炼的孩子或者小运动员提供专业的运动防护牙托。采用运动防护牙托以后，因为运动撞击而导致的恒牙外伤可以大幅减少。

（3）为患儿提供早期的矫治，在致伤性的外力作用下，可以减少出现牙齿外伤。

知识点 3：运动防护牙托　　　　　　　　　　副高：熟练掌握　　正高：熟练掌握

运动防护牙托覆盖并包裹在牙、牙龈以及牙槽骨上，隔绝上、下牙与面颊等组织，具有力量传导与再分配作用的防护器具。定制式防护牙托可提供最大的保护。有效的防护牙托必须达到如下要求。

（1）佩戴舒适，与牙及牙龈有良好的贴合性和固位性。

（2）根据不同的保护需要，有一定的厚度，能覆盖所有易受伤区域，减少冲击力。

（3）佩戴后上下牙齿咬合时，能确保最大范围的上下牙接触关系，减少骨折的可能性。

（4）使用时不影响呼吸和说话，不会推挤牙而出现牙移动等。

知识点 4：防护牙托使用注意事项　　　　　　副高：熟练掌握　　正高：熟练掌握

使用前请将牙托浸湿以增强吸附力，有助于牙托在口腔中的固位。使用完毕，请使用牙刷牙膏认真清洁防护牙托，然后晾干或置于清洁水中保存而可使用较为温和的化学药剂消毒，再用清水彻底清洗，但禁止使用高温、高压法消毒。初戴时可能对说话有一定影响，时间稍长即可适应，不要因此而排斥防护牙托。在牙颌明显发育变化或防护牙托重度磨耗及材料变硬时，需更换牙托。

第六章 儿童牙周组织病

第一节 儿童牙龈病

一、单纯性龈炎

知识点1：单纯性龈炎的定义	副高：熟练掌握 正高：熟练掌握

单纯性龈炎又称为边缘性龈炎，是菌斑性牙龈病中最常见的疾病，在1999年牙周病的新分类法中，属于"仅与牙菌斑有关的牙龈炎"，牙龈的炎症只位于游离龈和龈乳头，是一种在儿童和青少年中患病率较高的牙龈病。

知识点2：单纯性龈炎的病因	副高：熟练掌握 正高：熟练掌握

龈缘附近牙面上堆积的牙菌斑是单纯性龈炎的始动因子，其他如不良修复体、牙错位拥挤、口呼吸等因素均可促进菌斑的积聚，引发或加重牙龈的炎症。

知识点3：单纯性龈炎的临床表现	副高：熟练掌握 正高：熟练掌握

龈炎症一般局限于游离龈和龈乳头，以前牙区为主，表现为龈缘和龈乳头红肿、易出血，龈沟液量增多，局部有牙垢和食物残渣附着，一般无自发性出血，探诊出血（BOP）对龈炎的早期诊断有意义。

知识点4：单纯性龈炎的诊断	副高：熟练掌握 正高：熟练掌握

根据上述主要临床表现，龈缘附近牙面有明显的菌斑、牙石堆积，以及存在牙列拥挤等菌斑滞留因素即可诊断。

知识点5：单纯性龈炎的治疗	副高：熟练掌握 正高：熟练掌握

彻底清除菌斑、牙石，消除造成菌斑滞留和局部刺激牙龈的因素，帮助掌握正确的刷牙方法，保持患儿的口腔清洁。如有口呼吸不良习惯的患儿，应注意检查患儿鼻咽部的疾病，

经治疗去除口唇闭锁不全的有关因素，改变其口呼吸习惯。牙列不齐和拥挤引起的菌斑牙石堆积，经矫治和掌握良好的口腔卫生习惯后牙龈炎症会逐渐减轻、消失。

二、萌出性龈炎

| 知识点1：萌出性龈炎的定义 | 副高：熟练掌握　正高：熟练掌握 |

萌出性龈炎是在乳牙和第一恒磨牙萌出时常可见的暂时性牙龈炎。乳牙萌出前，临床上有时可见覆盖牙的黏膜局部肿胀，呈青紫色，内含组织液和血液，称为萌出性囊肿。

| 知识点2：萌出性龈炎的病因 | 副高：熟练掌握　正高：熟练掌握 |

牙齿萌出时，牙龈常有异样感，使儿童喜用手指、玩具等触摸或咬嚼，使牙龈黏膜擦伤；牙萌出过程中，尚有部分残留的牙龈覆盖于牙面，易因咀嚼而受伤；在牙冠周围或覆盖牙冠的龈袋内常由食物残屑等堆积而易导致炎症发生。

| 知识点3：萌出性龈炎的临床表现 | 副高：熟练掌握　正高：熟练掌握 |

正在萌出的牙冠周牙龈组织充血，但无明显的自觉症状，随着牙齿的萌出而渐渐自愈。第一恒磨牙萌出时常见冠周红肿，远中龈袋内可有溢脓，患儿诉疼痛，严重时炎症扩散可引起间隙感染、面肿。

| 知识点4：萌出性龈炎的诊断 | 副高：熟练掌握　正高：熟练掌握 |

患者处于乳牙或恒牙萌出期，牙冠周围的牙龈组织或远中龈瓣充血或红肿，探诊出血，感染较重时可扪及同侧淋巴结肿大等，即可诊断。

| 知识点5：萌出性龈炎的治疗 | 副高：熟练掌握　正高：熟练掌握 |

轻微的炎症无须特殊处理，改善口腔卫生即可减轻牙龈症状。炎症较重时可用3%的过氧化氢（双氧水）和0.9%的生理盐水冲洗，局部上消炎防腐药。伴发淋巴结肿大或间隙感染时需要全身应用抗生素。萌出性囊肿可以随着牙齿的萌出而消失，影响萌出时可切除部分组织暴露牙冠。

三、青春期龈炎

知识点1：青春期龈炎的定义	副高：熟练掌握　正高：熟练掌握

菌斑引起的慢性龈炎在某些全身或局部因素的影响下，其临床表现、组织病理学改变以及疾病转归可发生变化。牙周病新分类法将菌斑引起的牙龈病分为"仅与菌斑有关的"和"受全身因素影响的牙龈病"，青春期龈炎是受内分泌影响的牙龈炎之一，男女均可患病，女性稍多于男性。

知识点2：青春期龈炎的病因	副高：熟练掌握　正高：熟练掌握

（1）局部因素：菌斑仍然是青春期龈炎的主要病因。这个年龄段的儿童由于乳恒牙的更替、牙齿排列的暂时性不齐、口呼吸或佩戴矫治器等原因，牙齿不容易清洁，加之孩子不易保持良好的口腔卫生习惯，容易造成菌斑在牙面及邻面间隙的滞留，引起牙龈炎的发生，而牙石一般较少。

（2）全身因素：青春期儿童体内性激素水平的变化是青春期龈炎发生的全身原因。牙龈是性激素的靶向组织，由于内分泌的改变，牙龈组织对菌斑等局部刺激物的反应性增强，产生较明显的炎症反应，或使原有的慢性龈炎加重。

知识点3：青春期龈炎的临床表现	副高：熟练掌握　正高：熟练掌握

好发于前牙唇侧的牙龈乳头和龈缘，唇侧牙龈肿胀明显，龈乳头常呈球状突起，颜色暗红或鲜红，松软发亮，探诊出血明显，龈沟可加深形成龈袋，但附着水平无变化，也无牙槽骨的吸收。舌侧和后牙区牙龈炎症较轻。患儿主诉常为刷牙或咬硬物时出血，口腔有异味等。患儿因害怕刷牙出血而不刷牙，口腔卫生差时可加重病情。

知识点4：青春期龈炎的诊断	副高：熟练掌握　正高：熟练掌握

患儿处于青春期，且牙龈的炎症反应较重，主要累及前牙唇侧牙龈，据此，诊断较易。

知识点5：青春期龈炎的治疗	副高：熟练掌握　正高：熟练掌握

青春期龈炎反映了性激素对牙龈炎症的暂时性增强，青春期过后牙龈炎症可有部分消退，但原有的龈炎不会自然消退。因此，去除局部刺激因素、改善口腔卫生状况仍是青春期龈炎治疗的关键。多数患儿经基础治疗后可痊愈，对个别病程长且牙龈过度肥大增生的患

儿，必要时可采用牙龈切除术。完成治疗后应定期复查，同时教会患儿正确刷牙和控制菌斑的方法，养成良好的口腔卫生习惯。特别是对于准备接受正畸治疗的患儿，在正畸治疗过程中更应进行仔细的牙周检查和预防性洁治，避免正畸过程中由于矫治器或患儿口腔卫生不良造成的对牙周组织的刺激和损伤。

四、药物性牙龈增生

知识点1：药物性牙龈增生的定义　　　　　　副高：熟练掌握　正高：熟练掌握

药物性牙龈增生主要是指因长期服用某些药物，如抗癫痫药和免疫抑制药等所致的牙龈纤维性增生和体积增大。

知识点2：药物性牙龈增生的病因　　　　　　副高：熟练掌握　正高：熟练掌握

长期服用抗癫痫药苯妥英钠（大仑丁）、钙通道阻滞药、免疫抑制药等药物是本病发生的主要原因。药物引起牙龈增生的真正机制目前尚不十分清楚，一般认为牙龈增生程度与性别、服药剂量、持续用药的时间、血清和唾液中苯妥英钠的浓度均无关系，但也有报道，认为牙龈增生程度与服药剂量有关。另有研究认为，药物性牙龈增生患者的成纤维细胞对苯妥英钠的敏感性增强，易产生增殖性变化，这可能是本病的基因背景，但关于此病的遗传因素尚无定论，有待进一步的探讨。

知识点3：药物性牙龈增生的临床表现　　　　副高：熟练掌握　正高：熟练掌握

苯妥英钠所致的牙龈增生一般开始于服药后的1~6个月，增生起始于唇颊侧或舌腭侧龈乳头，呈小球状突起于牙龈表面，继而增生的龈乳头继续增大而互相靠近或相连，并向龈缘扩展，盖住部分牙面，使牙龈外观发生明显的变化。增生牙龈的表面呈颗粒状或小叶状。近、远中增生的龈乳头在牙面相接处如呈裂沟状。牙龈增生严重时能使牙齿发生移位、扭转，以致牙列不齐。增生的牙龈组织一般呈淡粉红色，质地坚韧，略有弹性，不易出血，多数患儿无自觉症状，无疼痛。增生的好发区域依次为上颌前牙唇面最好发，其次是下颌前牙唇面、上颌后牙颊面和下颌后牙颊面。牙龈增生的临床表现与服药的年龄阶段有关。在恒牙萌出前开始服用，牙龈组织增生和纤维化会使恒牙萌出受阻。

知识点4：药物性牙龈增生的诊断　　　　　　副高：熟练掌握　正高：熟练掌握

根据牙龈实质性增生的特点以及长期服用上述药物的病史，对药物性牙龈增生做出诊断并不困难。

知识点5：药物性牙龈增生的治疗	副高：熟练掌握　正高：熟练掌握

（1）立即停止使用引起牙龈增生的药物：这是对药物性牙龈增生最根本的治疗。对那些病情不允许停药的患儿，需与相关医师协商，考虑更换使用其他药物或与其他药物交替使用，以减轻不良反应。

（2）去除局部刺激因素：通过洁治、刮治清除菌斑、牙石，并消除一切可能导致菌斑滞留的因素。一些症状较轻的病例，经上述处理后，牙龈增生可明显好转或痊愈。

（3）局部药物治疗：对于牙龈有明显炎症的患儿，可用3%过氧化氢溶液冲洗龈袋，并可在袋内放置抗菌消炎药物，待炎症减轻后再做进一步的治疗。

（4）手术治疗：对于牙龈增生明显，虽经上述治疗，增生牙龈仍不能完全消退者，可采用牙龈切除术可以去除增生的牙龈组织，并修整其外形。

（5）口腔卫生指导：教会患儿控制菌斑、保持口腔清洁的方法，以减少和避免术后的复发。对于需要长期服用苯妥英钠、环孢素或钙通道阻滞药的患儿，应在开始用药前先进行口腔检查，消除一切可能引起牙龈炎的刺激因素，减少本病的发生。

五、遗传性牙龈纤维瘤病

知识点1：遗传性牙龈纤维瘤病的定义	副高：熟练掌握　正高：熟练掌握

遗传性牙龈纤维瘤病又名家族性或特发性牙龈纤维瘤病，为牙龈组织的弥漫性纤维结缔组织增生疾病。此病的发病率很低，未发现有性别差异。

知识点2：遗传性牙龈纤维瘤病的病因	副高：熟练掌握　正高：熟练掌握

病因尚不清楚。有的患儿有家族史，但有的患儿并无家族史，有家族史者可能为常染色体显性或隐性遗传。

知识点3：遗传性牙龈纤维瘤病的临床表现	副高：熟练掌握　正高：熟练掌握

牙龈开始纤维增生可在乳牙萌出时、恒前牙萌出时或恒后牙萌出时，一般开始于恒牙萌出之后，牙龈逐渐增生，可累及全口的牙龈缘、龈乳头和附着龈，甚至达膜龈联合处，但不影响牙槽黏膜。增生的牙龈组织致密而硬，色泽正常略白。增生的范围可呈局限性，也可呈广泛性增生。增生通常是对称性，也有单侧增生。一般下颌症状轻于上颌，上颌磨牙区、上颌结节部及下颌磨牙区的病变，均为舌腭侧比颊侧明显，其中以上颌磨牙腭侧最为严重。

知识点 4：遗传性牙龈纤维瘤病的诊断　　　　副高：熟练掌握　　正高：熟练掌握

根据典型的临床表现，或有家族史，即可做出诊断。无家族史者并不能排除诊断本病。诊断本病时应与药物性牙龈增生和以增生为主要表现的慢性龈炎进行鉴别。药物性牙龈增生有服药史而无家族史，且牙龈增生主要累及龈缘和龈乳头，一般不波及附着龈。

知识点 5：遗传性牙龈纤维瘤病的治疗　　　　副高：熟练掌握　　正高：熟练掌握

牙龈纤维瘤病的治疗以牙龈成形术为主，切除增生的牙龈并修整成形，以恢复牙龈的生理功能和外观。但是应注意恰当地选择手术的时期。在发病后 1~2 年，或是 X 线片显示牙已萌出于牙槽骨，表面仅为软组织所覆盖时行手术为宜。七八岁时行前牙区牙龈切除术，14岁左右行后牙区牙龈切除术，疗效较佳。

六、急性龈乳头炎

知识点 1：急性龈乳头炎的定义　　　　　　副高：熟练掌握　　正高：熟练掌握

急性龈乳头炎是指病损局限于个别牙龈乳头的急性非特异性炎症，是一种较为常见的牙龈急性病损。

知识点 2：急性龈乳头炎的病因　　　　　　副高：熟练掌握　　正高：熟练掌握

因儿童乳牙相邻之间为面的接触，且存在一定的生理间隙，或乳牙邻面龋的发生，使儿童进食时容易引起食物嵌塞，造成牙龈乳头的压迫，再加上食物发酵产物的刺激，引起龈乳头的急性炎症。充填体的悬突、预成冠不良的边缘等均可刺激龈乳头，造成龈乳头的急性炎症。

知识点 3：急性龈乳头炎的临床表现　　　　副高：熟练掌握　　正高：熟练掌握

牙龈乳头发红肿胀，探触和吸吮时易出血，可有自发性的胀痛感。有时局部可检查到刺激物或邻面龋，去除嵌塞的食物牙龈可有渗血，患牙可有轻叩痛。

知识点 4：急性龈乳头炎的诊断　　　　　　副高：熟练掌握　　正高：熟练掌握

单个牙龈乳头出现上述临床表现，不难诊断为本病。

知识点5：急性龈乳头炎的治疗　　　　　副高：熟练掌握　正高：熟练掌握

去除嵌塞的食物、充填体的悬突等局部刺激物，去除邻面的菌斑、牙石，局部使用抗菌消炎药物如3%的过氧化氢溶液冲洗等，待龈乳头的急性炎症消退后，彻底去除病因，如消除食物嵌塞的原因，治疗邻面龋和调改不良修复体的边缘等。

第二节　儿童牙周病

一、侵袭性牙周炎

知识点1：侵袭性牙周炎的病因　　　　　副高：熟练掌握　正高：熟练掌握

侵袭性牙周炎的病因虽未完全明了，但某些特定微生物的感染及机体防御能力的缺陷可能是引起本病的两个主要因素。大量研究表明伴放线菌聚集杆菌是侵袭性牙周炎的主要致病菌。此外，AgP的龈下优势菌还有牙龈卟啉单胞菌、福赛坦氏菌、牙垢密螺旋体等牙周其他致病微生物。

已有一些研究证明本病患儿可出现外周血的中性粒细胞和（或）单核细胞的趋化功能降低，宿主自身的易感因素可降低宿主对致病菌的防御能力和组织修复能力，也可加重牙周组织的炎症和破坏。但不同的研究结果显示不同地区和人种可能存在吞噬细胞功能的差异。

知识点2：侵袭性牙周炎的临床表现　　　　副高：熟练掌握　正高：熟练掌握

（1）局限型侵袭性牙周炎（LAgP）：LAgP的发病始于青春期前后，女性多于男性，进展快速，早期出现牙齿松动和移位。局限于第一恒磨牙或切牙的邻面有附着丧失，至少波及2个恒牙，其中1个为第一恒磨牙，其他患牙（非第一恒磨牙和切牙）不超过2个，多为左右对称。牙的移位多见于上切牙，呈扇形散开排列，后牙移位较少见，可出现不同程度的食物嵌塞。本病的早期患者菌斑、牙石量很少，牙龈炎症轻微，但却能探及深牙周袋，袋壁有炎症和探诊后出血，晚期可发生牙周脓肿。牙周组织的破坏程度与局部刺激物的量不成比例。X线片可见第一恒磨牙的邻面有垂直型骨吸收，若近远中均有垂直型骨吸收则形成典型的"弧形吸收"，在切牙区多为水平型骨吸收。

（2）广泛性侵袭性牙周炎（GAgP）：GAgP受累的患牙广泛，LAgP和GAgP究竟是两个独立的类型，抑或后者是前者发展和加重的结果尚不肯定，但有不少研究支持两者为同一疾病不同阶段的观点。GAgP在临床上可见广泛的邻面附着丧失，累及除切牙和第一恒磨牙以外的牙至少3颗；有严重而快速的附着丧失和牙槽骨破坏，在活跃期牙龈有明显的炎症；患者有时伴有发热、淋巴结肿大等全身症状。

知识点 3：侵袭性牙周炎的诊断　　　　　副高：熟练掌握　正高：熟练掌握

侵袭性牙周炎初期时无明显症状，待就诊时多已为晚期。如果青少年患者的牙石等刺激物不多，炎症不明显，但发现少数牙松动、移位或邻面深牙周袋，应引起高度警觉 LAgP 的可能性。重点检查切牙及第一恒磨牙邻面，拍摄 X 线片有助于发现早期病变。有条件时可做微生物学检测，观察有无 Aa（伴放线聚集杆菌）等的异常，有助于本病的诊断。早期诊断及治疗对保留患牙极为重要。

临床上常以全口多数牙齿的重度牙周破坏作为诊断 GAgP 的标准，但应注意排除一些明显的影响因素，如是否曾接受过不正规的正畸治疗，有无伴随 1 型糖尿病、HIV 感染等全身疾病。

知识点 4：侵袭性牙周炎的治疗　　　　　副高：熟练掌握　正高：熟练掌握

本病特别强调早期、彻底消除感染的治疗。通过洁治、刮治等牙周基础治疗大多数患者可有较好的疗效。但因 Aa 可入侵牙周组织而不易清除，不少学者主张全身服用抗生素作为洁、刮治疗的辅助疗法。近年来的研究和临床实践证明，甲硝唑和阿莫西林配伍使用可有效抑制 Aa 和厌氧致病菌，对于一些单纯刮治术效果不佳的病例可起到很好的效果。

二、反映全身疾病的牙周炎

知识点 1：低磷酸酯酶症患儿的口腔表征　　副高：熟练掌握　正高：熟练掌握

按发病年龄低磷酸酯酶血症一般分为婴儿型、儿童型和成人型 3 型。婴儿型为常染色体隐性遗传，6 个月前发病，骨骼为佝偻病表现，许多患儿在婴儿期就已死亡。儿童型为常染色体显性或隐性遗传，6 个月以后发病，症状较婴儿型轻，主要口腔表征为乳牙早失，下颌前牙好发，其次为上前牙，磨牙较少累及。成人型为常染色体显性遗传，是 3 型中较轻的一型，在病史中可有乳牙早失和佝偻病的表现。X 线片显示牙槽骨水平性破坏，主要在前牙区。牙本质钙化不良和髓腔扩大，牙根牙骨质形成不全或发育不良。

其治疗方案包括积极治疗全身性低磷酸酯酶血症，义齿修复早失乳牙，注意口腔卫生，控制菌斑，并定期复查。

知识点 2：郎格罕斯细胞组织细胞增生症患儿的口腔表征
　　　　　　　　　　　　　　　　　副高：熟练掌握　正高：熟练掌握

郎格罕斯细胞组织细胞增生症可发生在任何年龄、任何器官，主要好发于儿童和青少年，发病率为 3/万左右，1~4 岁是发病高峰期，牙槽骨或颌骨经常被累及。

可在口腔表现为牙龈糜烂、红肿、出血，牙根暴露，牙松动甚至脱落。发育不同时期的牙由于牙槽骨破坏而萌出于口腔。X 线片显示牙槽骨或颌骨内有单发或多发的边缘不规则的溶骨性缺损，不同发育期的牙悬浮在病灶中成为"浮牙"。组织病理学检查是本病诊断的重要依据，镜下可见大量的组织细胞浸润，电子显微镜可见病损细胞中有诊断意义的 Birbeck 颗粒。

确诊本病后，应及时将患儿转诊到儿童专科医院，继续做全面细致的检查并按分型施治。目前的治疗方法有免疫治疗、化学药物治疗、手术及放射治疗。

三、创伤性牙周炎

知识点 1：橡皮圈引起的创伤性牙周炎　　　　副高：熟练掌握　正高：熟练掌握

在混合牙列期恒中切牙萌出时牙冠常向远中倾斜，其中间产生一暂时性的间隙，此间隙随着侧切牙和尖牙的萌出而逐渐关闭。有些家长和牙医不了解此生理现象，擅自用橡皮圈直接套在中切牙上进行间隙的关闭。橡皮圈逐步滑向根尖，可引起急性创伤性牙周炎。

橡皮圈引起的急性创伤性牙周炎病变仅局限于 2 个中切牙，牙龈红肿，牙周袋深，可伴有溢脓，患牙松动，甚至伸长。

本病的处理首先要去除埋入牙龈中的橡皮圈，局部涂抹消炎防腐药物，松动患牙可应用超强石英纤维或正畸托槽固定法予以固定。

其预后与病程长短有关，若发现及时、治疗得当、牙槽骨吸收未达根尖尚可保留患牙。发现时牙周破坏已达根尖、牙槽骨吸收明显、松动明显的患牙多数情况下无法保留。

知识点 2：个别牙反殆引起的创伤性牙周炎　　　　副高：熟练掌握　正高：熟练掌握

个别恒前牙反殆可引起对颌牙的牙周组织创伤，常合并下切牙的唇侧牙龈退缩和牙周袋形成，下切牙突出于下颌殆线唇侧，出现异常松动度。

引起个别恒前牙反殆的常见原因有：

（1）唇向的多生牙导致恒切牙位置发生扭转和舌向异位。

（2）受外伤的乳切牙可引起正常发育的继承恒切牙牙胚位置发生改变。

（3）由于外伤或龋齿导致乳牙牙髓坏死，引起乳牙脱落延迟，滞留乳牙阻挡了继承恒切牙的唇向移动，导致恒前牙异位萌出。

（4）牙弓长度不足引起上颌侧切牙舌向萌出，发生反殆。

第七章　儿童常见口腔黏膜病

第一节　急性假膜型念珠菌口炎

知识点1：急性假膜型念珠菌口炎的定义　　　副高：熟练掌握　正高：熟练掌握

婴幼儿口腔黏膜因白色念珠菌感染所患之念珠菌性口炎主要是急性假膜型念珠菌口炎。损害的临床表现为凝乳状的假膜，又称"鹅口疮"或"雪口"。

知识点2：急性假膜型念珠菌口炎的病因　　　副高：熟练掌握　正高：熟练掌握

病原菌为白假丝酵母菌。新生儿、婴儿体内的抗真菌成分含量低于成人，因此，新生儿和6个月以内的婴儿最易患此病。

分娩是使新生儿受感染的重要环节。乳头或哺乳用具等感染白假丝酵母菌时，也常致婴儿纤嫩的口腔黏膜发生感染。

知识点3：急性假膜型念珠菌口炎的临床表现　　　副高：熟练掌握　正高：熟练掌握

婴幼儿多表现为假膜型，感染好发于唇、舌、颊、软腭与硬腭等黏膜，若不及时治疗，任其扩展，假膜可蔓延至咽喉部。最初，受损黏膜充血、水肿，随后表面出现散在的凝乳状斑点，并逐渐扩大而相互融合，形成色白微凸的片状假膜。假膜由纤维蛋白、脱落的上皮细胞、炎症细胞等构成，内含菌丛，假膜与黏膜粘连，若强行剥离假膜，则露出黏膜的出血创面。患儿全身反应多不明显，部分婴儿可稍有体温升高，拒食与啼哭不安等症状较为多见。

知识点4：急性假膜型念珠菌口炎的诊断　　　副高：熟练掌握　正高：熟练掌握

通常根据发病年龄、临床表现不难做出诊断。若需做涂片法检查，可取少许假膜置于载玻片上加1滴10%氢氧化钾，镜下观察可见菌丝及孢子即可确诊。

知识点5：急性假膜型念珠菌口炎的治疗　　　副高：熟练掌握　正高：熟练掌握

由于白假丝酵母菌不适合在碱性环境中生长繁殖，用1%~2%碳酸氢钠溶液轻轻擦洗患儿口腔可起到抑制白假丝酵母菌生长繁殖的作用。该溶液为治疗婴幼儿鹅口疮的常用药物，用于哺乳前后擦洗口腔，以消除能分解产酸的残留凝乳或糖类，使口腔成为碱性环境，阻止白假丝酵母菌的生长和繁殖。轻症患儿不用其他药物，病变在 2~3 天即可消失，但仍需继续用药数日，以预防复发。也可用本药在哺乳前后洗净乳头，以免交叉感染或重复感染。重症患儿可口服克霉唑，给药量为 20~60mg/（kg·d），一天 3 次。克霉唑的毒性低，口服后能迅速吸收，并可进入黏膜和唾液中，使真菌细胞膜缺损，内含物溢出，导致真菌死亡。

在药物治疗的同时，应提醒家长注意口腔卫生及食具的消毒。母乳喂养者应用碳酸氢钠溶液清洗乳头，及时换洗内衣，以消除感染源。

第二节　疱疹性口炎

知识点 1：疱疹性口炎的定义	副高：熟练掌握　正高：熟练掌握

疱疹性口炎属于一种急性感染性炎症，多发于 6 岁前的儿童，特别是在出生后 6 个月至 3 岁的婴幼儿更为多见，因为多数婴儿出生后即有对抗单纯疱疹病毒的抗体，这是一种来自母体的被动免疫，4~6 个月时即行消失，2 岁前不会出现明显的抗体效价。

知识点 2：疱疹性口炎的病因	副高：熟练掌握　正高：熟练掌握

病原体为单纯疱疹病毒（HSV）。口腔周围与颜面部皮肤等部位的疱疹主要由单纯疱疹病毒 I 型感染所致。单纯疱疹病毒属 DNA 病毒，可通过接触或呼吸道传染。

知识点 3：疱疹性口炎的临床表现	副高：熟练掌握　正高：熟练掌握

患者常有与疱疹患者的接触史，潜伏期为 4~7 天，儿童发病多急骤。可出现唾液增多而流涎，拒食、烦躁不安，发热，且有时发生高热，颌下淋巴结肿大，压痛、咽喉部轻度疼痛等前驱症状。全身症状往往在出现口腔损害后逐渐消退。

疱疹可发生于口腔黏膜角化程度不等的任何部位，而且并不完全局限于单侧。初期为部分黏膜充血、水肿、平伏而不隆起和界限清楚的红斑。随后于红斑基础上出现针头大小或直径为 2mm 左右数量不等的圆形小水疱。水疱一般都丛集成簇，但少数也可为单个散在。由于口腔黏膜上皮很薄，疱壁容易破裂，故临床上难以看到完整的黏膜疱疹而多见溃疡。初裂时，常在水疱周围留有隆起的灰白色疱壁。单个水疱所形成的溃疡一般较小，簇集的水疱则融合成大而不规则的溃疡面，边缘常呈不规则弧形的痕迹。儿童患者常伴有急性龈炎，舌背有明显的白苔。

患儿的症状随机体产生抗体而缓解。抗病毒的抗体在发病后 14~21 天可达高水平，以后逐渐下降至较低水平。临床症状一般在 7~14 天逐渐消失。溃疡愈合，不留瘢痕。

知识点4：疱疹性口炎的诊断　　　　　　　副高：熟练掌握　正高：熟练掌握

根据临床表现不难做出诊断，如儿童急性发作时，发热、淋巴结肿大等全身反应明显，口唇周围皮肤出现成簇的小水疱及口腔黏膜常见散在的有簇集迹象的溃疡，疱液中分离病毒诊断最为准确。临床应与儿童易罹患的疱疹性咽峡炎和手-足-口病相鉴别。

知识点5：疱疹性口炎的鉴别诊断　　　　　副高：熟练掌握　正高：熟练掌握

（1）疱疹性咽峡炎为柯萨奇病毒 A4 所引起的口腔疱疹损害，临床表现较似急性疱疹性龈口炎，但前驱期症状和全身反应都较轻，病损的分布只限于口腔后部，如软腭、悬雍垂、扁桃体等口咽部，初为丛集或成簇的小水疱，破裂后形成溃疡。损害少发于口腔前部，牙龈不受损害，病程约 1 周。

（2）手-足-口病由肠道病毒引起的婴幼儿常见传染病，最常见的病原微生物为柯萨奇 A16 型病毒与肠道病毒 71 型。在我国主要为前者。柯萨奇 A16 型病毒多在婴幼儿中流行，肠道病毒常致较大儿童及成人罹患。患者口咽部分分泌物及唾液中的病毒可通过空气飞沫传播，或唾液、粪便污染手和用具，接触或饮用被污染的水源也可致病。

托幼单位是本病的主要流行场所，3 岁以下的幼儿是主要罹患者。手-足-口病可发生于四季，但夏秋季最易流行。前驱症状为低热、困倦、淋巴结肿大，口腔和咽喉部疼痛，皮疹多在第 2 天出现，呈离心性分布，多见于手指、足趾背面及指甲周围，也可见于手掌、足底、会阴及臀部。开始时为玫红色丘疹，1 天后形成半透明的小水疱，如不破溃感染，常在 2~4 天吸收干燥，呈深褐色薄痂，脱落后无瘢痕。口腔黏膜发生散在的水疱、丘疹或斑疹，斑疹直径为 2~10mm，数量不等，可数个至近百个。斑疹四周红晕，无明显压痛，中央有小水疱，数日后干燥结痂。唇、颊、舌、腭等口腔黏膜出现小水疱后极易破溃变为溃疡，上覆灰黄色假膜，周围黏膜充血红肿，患儿常有流涎、拒食、烦躁等症状。本病的整个病程为 5~7 天，个别长达 10 天。一般可自愈，预后良好，并发症少见。

知识点6：疱疹性口炎的治疗与预防　　　　副高：熟练掌握　正高：熟练掌握

（1）局部治疗：消炎防腐止痛药涂抹或撒敷，年龄较大的儿童尚可用含漱法。局部涂抹 1%~5% 5-碘-去氧尿嘧啶核苷的混悬液，以抑制 DNA 单纯疱疹病毒。也可用 0.1% 疱疹净眼药水，使用时应注意有无疼痛加重，水肿加剧等变态反应迹象，以便及时停药。

皮肤损害的治疗以保持洁净、防止感染、促使干燥结痂为主。若疱疹已破裂，且范围比较广泛时应采用湿敷。湿敷法可用 6~8 层纱布浸在复方硼酸液中，取出后即覆在病损表面，随时滴加该溶液，直至痂皮脱落为止。在无渗出液时可局部涂疱疹净霜。

（2）全身治疗：保证患儿充分休息，并给予大量维生素 B、维生素 C 及有营养价值的易消化的饮食，进食困难者可静脉输液。可给患儿肌内注射板蓝根注射液。体温升高者给解热药，必要时可考虑补液。为预防继发感染，可加用抗生素或磺胺类药物，但局部或全身禁用皮质类固醇药物，以免病毒扩散产生严重后果。

（3）预防：由于儿童初发者症状比较严重，因此，在托儿所及幼儿园等儿童聚集的场所，一旦出现本病应立即做好消毒隔离工作。除隔离患儿外，尚需做到以下各点：衣服被褥暴晒，食具、玩具消毒，房间需有良好的通风换气。

第三节　创伤性溃疡

知识点 1：Riga-Fede 病的定义	副高：熟练掌握　正高：熟练掌握

创伤性溃疡是由物理性、机械性或化学性刺激引起的病因明确的黏膜病损，婴幼儿创伤性溃疡多由于局部机械刺激与不良习惯所致。Riga-Fede 病专指发生于儿童舌腹的创伤性溃疡。

知识点 2：Riga-Fede 病的病因	副高：熟练掌握　正高：熟练掌握

本病的发生主要有两种原因，一是新萌出的下颌乳中切牙的锐利切缘不断与舌系带摩擦而发生溃疡；另一个原因是舌系带过短，且偏近舌尖，或下颌乳中切牙萌出过早，即使是正常的吮乳动作也可发生此病。

知识点 3：Riga-Fede 病的临床表现	副高：熟练掌握　正高：熟练掌握

损害常位于舌系带中央的两侧，类似希腊字母的"φ"形，左右对称。局部起始为充血、糜烂，随后形成溃疡。由于常受摩擦刺激，溃疡面可扩大。病程长者可形成肉芽肿，甚至局部发生质硬、颜色苍白的纤维瘤而影响舌的运动。

知识点 4：Riga-Fede 病的治疗	副高：熟练掌握　正高：熟练掌握

局部可涂 1% 甲紫（龙胆紫）或亚甲蓝（美蓝），忌用腐蚀性药物。牙齿应做磨改，以减少刺激。损害明显者可适当改变喂养方式，尽量减少吸吮动作，促进溃疡的愈合。对舌系带过短者，可行舌系带修整术。

知识点 5：Bednar 溃疡	副高：熟练掌握　正高：熟练掌握

婴儿上腭黏膜较薄，常因吸吮拇指、橡胶乳头或玩具等摩擦，或在护理婴儿口腔时用纱

布擦洗不当，造成上腭黏膜损伤。损伤为浅在性溃疡，常呈圆形或椭圆形，且左右对称。上腭翼钩处易致糜烂溃疡，用指轻压即可触及翼钩。问明病史，去除刺激因素，局部涂抹消毒防腐类药物，能促使损害愈合。

知识点6：创伤性溃疡	副高：熟练掌握	正高：熟练掌握

乳牙残冠、残根以及慢性根尖周炎而根尖外露等刺激，持续损伤相对应的黏膜，可形成局部溃疡。

幼儿在口腔注射局部麻醉药物后，尤其是下颌神经阻滞麻醉后，颊、舌、唇黏膜出现增厚和麻木感，患儿常用牙咬麻木部位的黏膜造成口腔黏膜损伤，形成糜烂、溃疡。

对儿童乳牙残冠、残根以及慢性根尖周炎引起的创伤性溃疡治疗时，应及时拔除患牙，局部应用消毒、抗感染药物；对需要应用局部麻醉进行治疗的患儿，应在治疗后向家长及患儿交代勿在麻木感未消失前进食，勿咬麻木侧的黏膜；如已经产生局麻注射后的咬伤，应局部应用消炎、抗感染药物，注意保持口腔清洁，避免溃疡的进一步扩大和感染。

第四节 儿童常见唇舌疾病

一、地图舌

知识点1：地图舌的定义	副高：熟练掌握	正高：熟练掌握

地图舌又称地图样舌，是一种浅表性非感染性的舌部炎症。因其表现类似地图样标示的蜿蜒围界，故名地图舌。其病损的形态和位置多变，又被称为游走性舌炎。

知识点2：地图舌的病因	副高：熟练掌握	正高：熟练掌握

确切病因尚不明了，可能与遗传、免疫因素、微量元素及维生素缺乏有关。任何年龄都可发病，但多见于幼儿期和少儿期，随年龄增长有可能自行消失。

知识点3：地图舌的临床表现	副高：熟练掌握	正高：熟练掌握

地图舌好发于舌背、舌尖、舌缘部。病损部位由周边区和中央区组成。中央区表现为丝状乳头萎缩微凹，黏膜充血发红、表面光滑的剥脱样红斑。周边区表现为丝状乳头增殖而形成的白色或黄白色的弧形边界，此边界的宽度2~3mm，且微微隆起，与周围正常黏膜形成明显的分界。红斑和边缘可不断地变动形态和改变所处的部位，故有游走性。多个红斑的扩大、融合，损害区呈边缘清楚的地图状。损害区移动位置后，原部位能自行愈合。患儿一般

无明显的自觉症状，局部无痛，可有灼热感、轻度瘙痒或对刺激性食物稍有敏感。女童发病多于男童。

知识点4：地图舌的诊断　　　　　　　副高：熟练掌握　正高：熟练掌握

根据舌背、舌尖、舌缘等病损好发部位和地图状形态不断变化的游走特征不难做出诊断，一般不需要进行病理检查。

知识点5：地图舌的治疗　　　　　　　副高：熟练掌握　正高：熟练掌握

分析其有关的发病因素，尽可能地去除这些因素的影响，尽量避免食用热、辣、酸及干咸坚果等食物。局部以注意口腔卫生为主，适当地给予消毒防腐药含漱、清洗。症状明显时可用0.05%氯己定溶液含漱，1%金霉素甘油等涂抹。

二、口角炎

知识点1：口角炎的定义　　　　　　　副高：熟练掌握　正高：熟练掌握

口角炎是发生于上、下唇两侧联合处口角区的炎症，好发于儿童，特点为口角区皮肤对称性的潮红、脱屑、糜烂及皲裂。

知识点2：口角炎的病因　　　　　　　副高：熟练掌握　正高：熟练掌握

口角炎的发病因素大致包括以下几个方面：

（1）创伤：如口腔治疗时使用粗糙的一次性口镜，口角牵拉时间过长造成口角破损；儿童经常以舌舔口角与口唇、咬手指、咬铅笔等异物摩擦口角等不良习惯导致口角损害。

（2）感染：儿童唾液分泌过多经常使口角区潮湿，给链球菌、葡萄球菌或白色念珠菌感染提供了有利条件。口角潮湿、皲裂或长期服用抗生素容易导致白假丝酵母菌感染，小儿患猩红热时口角区易感染链球菌，此外还有疱疹性病毒感染、梅毒螺旋体感染、HIV感染等，分别引起念珠菌性口角炎、球菌性口角炎、疱疹性口角炎、艾滋病非特异性口角炎等。

（3）变态反应：患儿常有过敏体质，一旦接触变应原或毒性物质即可引起发病，常与变态反应性唇炎相伴发生。变应原通常是某些唇膏等化妆品以及可能引起Ⅰ型或Ⅳ型变态反应的某些食物药品。

（4）维生素B_2缺乏：维生素B_2（核黄素）是各种黄素酶辅基的组成成分，广泛地参与生物氧化过程中的递氢作用，在维生素B_2缺乏的情况下，可引起生物氧化、脂肪与蛋白质的代谢障碍。维生素B_2缺乏长达1~2年者，有可能发生典型的黏膜皮肤损害。维生素B_2缺乏常因由食物摄入的量不足，或因消化功能不良，机体吸收少所致。烟酸、泛酸、吡哆醇和维生素 B_2 等缺乏时，也可发生口角炎。

| 知识点3：口角炎的临床表现 | 副高：熟练掌握 正高：熟练掌握 |

主要为对称性的口角区皮肤的潮红、脱屑、形成糜烂面，发生皲裂，皲裂呈水平状，可见浅表的裂隙。局部皮肤因被口角溢出的唾液浸湿而呈苍白色，其周围为范围不等的轻度皮炎。皮肤皲裂长约数毫米，并与黏膜皲裂相连，但黏膜损害不如皮肤明显。皲裂的渗出液可结成淡黄色痂，化脓性感染后为黄褐色痂，张口可导致痂裂出血、疼痛，影响患儿的说话与进食，口唇的活动又延缓损害的愈合。

一般口角炎为双侧性，但因咬手指、铅笔、钢笔或其他异物摩擦唇角所致的口角炎则为单侧性。

| 知识点4：口角炎的治疗 | 副高：熟练掌握 正高：熟练掌握 |

局部可用消炎防腐类溶液清洗，如 0.1% 高锰酸钾溶液、1.5% 过氧化氢溶液等。裂缝处可涂抹 1% 甲紫（龙胆紫）溶液。无渗出时可涂含有抗生素或激素的软膏。在疑有白假丝酵母菌感染时，可涂以克霉唑霜或 10 万 U/ml 的制霉菌素混悬液。

由接触变应原或毒性物质引起者，首要措施是去除过敏原，其次是合理应用抗过敏药物。口角渗出减少后，可用软膏等局部涂抹。

缺乏维生素 B_2 引起者，应给予维生素 B_2 5mg，每日 3 次口服，即可获得良好的效果。也可同时给予复合维生素 B，每次 1~2 片，每日 3 次。

三、慢性唇炎

| 知识点1：慢性唇炎的定义 | 副高：熟练掌握 正高：熟练掌握 |

慢性唇炎又称慢性非特异性唇炎，是一种病程迁延、反复发作、不能归为各种有特殊病因或病理变化的唇部炎症。

| 知识点2：慢性唇炎的病因 | 副高：熟练掌握 正高：熟练掌握 |

病因不明，可能与温度、化学、机械性因素的长期持续性刺激有关，如气候干燥、风吹、身处高原寒冷地区，喜欢舔唇或咬唇等不良习惯等。

知识点 3：慢性唇炎的临床表现　　　　副高：熟练掌握　正高：熟练掌握

寒冷、干燥季节多发。下唇唇红部好发，以干燥脱屑、发痒灼痛、渗出结痂为主要临床表现。唇红部淡黄色干痂，伴灰白色鳞屑，周围轻度充血。患处干胀、痒痛。患儿经常舔唇或咬唇，有时可引起皲裂，可见血痂形成于唇红部，反复感染可有脓痂。

知识点 4：慢性唇炎的诊断　　　　副高：熟练掌握　正高：熟练掌握

根据病程反复，时轻时重，寒冷干燥季节好发，唇红部反复干燥、脱屑、痛痒、渗出结痂等临床特点，排除各种特异性唇炎后即可做出诊断。

知识点 5：慢性唇炎的治疗　　　　副高：熟练掌握　正高：熟练掌握

消除刺激因素是首要的治疗措施，如改变咬唇、舔唇的不良习惯，避免风吹、寒冷刺激，保持唇部湿润等。干燥脱屑者可涂抹抗生素软膏，如金霉素眼膏等局部涂抹，进食前应用温水将残留的软膏洗净，然后涂抹医用甘油。

第八章　咬合诱导

第一节　咬合诱导的概念

> 知识点：咬合诱导的概念　　　　　　　　　副高：熟练掌握　　正高：熟练掌握

在牙发育时期，引导牙沿咬合的正常生理位置生长发育的方法，称咬合诱导。

咬合诱导有广义和狭义之分。广义咬合诱导指保护牙，使其发育成正常𬌗的一切措施和方法，包括龋齿的充填修复和牙冠的修复，牙髓病、根尖周病的治疗，以及乳牙早失的间隙保持等。狭义咬合诱导指通过间隙管理、乳牙部分磨除法、上下颌𬌗关系调整和口腔不良习惯破除等治疗手段，防止错𬌗畸形发生或对已发生的错𬌗畸形进行早期治疗等，诱导建立正常恒牙咬合关系的措施。

第二节　影响咬合发育的因素

> 知识点1：龋病　　　　　　　　　　　　　　副高：熟练掌握　　正高：熟练掌握

（1）乳牙龋坏：乳牙的邻面龋坏，使牙冠近远中径减小，邻牙向龋坏缺损处移动，使牙弓的长度和宽度减小，乳牙𬌗面的龋坏还会影响𬌗高度。因此，乳牙的龋坏应进行积极早期治疗，对多个牙面龋坏的牙齿应采用金属成品冠修复，从而恢复牙冠的外形。

（2）乳牙牙髓、根尖周组织疾病：乳牙牙髓、根尖周组织疾病会影响乳牙牙根正常吸收，并阻止或延迟乳牙的正常替换，还会影响继承恒牙胚的发育方向。

（3）乳牙早失：由于部位、时间的不同，可产生邻牙倾斜，缺隙减小或消失，以至影响恒牙的萌出而造成牙列拥挤或阻生，或在牙弓之处萌出。

（4）第一恒磨牙龋齿：第一恒磨牙是恒牙的建𬌗关键，保持良好的第一恒磨牙关系是建立一个恒牙平衡的重要条件。然而，第一恒磨牙萌出较早（6岁左右），是恒牙列中龋齿发病率最高的牙齿，常因大面积龋坏或拔除而破坏了正常恒牙的建立。其影响程度取决于恒磨牙的萌出情况。

（5）恒牙萌出顺序异常：因乳牙早失、乳牙滞留和额外牙等原因，使恒牙的萌出顺序发生改变，从而导致错𬌗的发生。

> 知识点2：口腔不良习惯　　　　　　　　　　副高：熟练掌握　　正高：熟练掌握

口腔不良习惯对牙列和口周肌肉将产生各种影响，是形成咬合异常的病因之一，是否导致畸形的发生，关键取决于不良习惯持续的时间、发生的频率和作用的强度。儿童的口腔不良习惯会随年龄增长而日趋减少，若在 6 岁以后仍然不能克服不良习惯，应采用矫正器，帮助患儿克服不良习惯。

（1）吮指：多由复杂的心理因素引起的无意识行为。常会引起上前牙前突，形成前牙深覆盖。还会影响语音的发音及正常的切割功能。常见到手指上有茧子和手指弯曲等现象。

（2）舌习惯：有伸舌、舔舌及吐舌之分。习惯不同，造成畸形的机制及症状各异。伸舌习惯形成前牙梭形开𬌗，双颌前突。舔舌习惯使前牙向唇侧倾斜，出现牙间隙。

（3）唇习惯：多为咬下唇习惯。咬下唇时，使上前牙向唇侧倾斜移位出现牙间隙，下前牙向舌向倾斜而拥挤，形成深覆盖。

（4）口呼吸：常见于有鼻咽部疾病的患者，导致腭盖高拱，牙弓狭窄，上前牙唇向倾斜，上颌前突，下颌后缩，使患儿颜面表现为开唇露齿。

（5）偏侧咀嚼习惯：偏侧咀嚼常因牙弓一侧有严重的龋齿，多数牙缺失或严重错位牙，迫使患儿用健侧咀嚼，久之形成偏侧咀嚼习惯，面部两侧出现显著的大小不对称，废用侧牙齿可见牙垢、牙石堆积。

（6）其他：常见的还有咬物、托腮等。咬物以咬铅笔、指甲和衣物等较为常见。

第三节　间隙管理

知识点1：间隙保持的意义　　　　　　　　副高：熟练掌握　　正高：熟练掌握

牙齿在牙列中位置的维持是一系列外力作用的结果。如果其中一个外力发生改变或丢失，牙齿同邻牙间的状态就可能会发生改变，导致位置的变化或间隙的改变。乳牙早失后其邻牙和对颌牙可能会向缺隙处倾斜，造成继承恒牙萌出间隙不足，从而影响继承恒牙的正常萌出而造成恒牙排列不齐。恒牙列受影响的程度因儿童丧失乳牙时的年龄、牙列阶段、牙位与丧失牙齿的多少而不同。乳尖牙或乳磨牙早失后，发生恒牙列错𬌗畸形的机会比乳前牙早失者高 3~4 倍。儿童牙早失后，为防止邻牙向缺隙部位倾斜和对颌牙伸长，应设计间隙保持器保持早失牙的近远中和垂直距离，保证继承恒牙的正常萌出。

知识点2：影响错𬌗畸形的因素　　　　　　副高：熟练掌握　　正高：熟练掌握

（1）口腔肌肉组织异常：舌位过高加之强大的颊肌力量将会在下颌乳磨牙早失后影响咬合关系，表现为下颌牙弓的紊乱和前牙区的远中移位。

（2）口腔不良习惯：吮指的习惯会给牙弓施加异常外力，常导致牙的倾斜和非正常时间的脱落。

（3）已经出现的错𬌗畸形：牙弓长度的不调和其他类型的错𬌗畸形，尤其是 Ⅱ 类错𬌗 Ⅰ 分类，常常在下颌牙非正常时间脱落后变得愈发严重。

（4）咬合发育的阶段：当邻近非正常时间脱落牙间隙处的新生牙处于积极萌出阶段时，

间隙丧失发生的可能性更大。

（1）儿童的年龄和牙龄：乳牙丧失时年龄越小，越易造成邻牙倾斜。乳牙接近脱落时拔除，邻牙很少倾斜移位。观察冠矿化及牙根形成的多少，评估牙发育阶段，依据牙龄考虑牙活动萌出趋向，决定是否保持间隙。许多研究发现，7岁前丧失乳磨牙可能会导致继承恒牙的迟萌，而7岁后乳磨牙的早失则会导致继承恒牙的早萌。随着年龄的增长，这一作用的显著程度降低。

（2）恒牙胚发育情况：通过X线片确定有无继承恒牙胚存在，了解继承恒牙牙胚发育是否正常，有无扭转、弯曲、异位，能否正常萌出。注意观察恒牙胚表层覆盖的骨质厚度及其是否完整，预测继承恒牙萌出时间。通过𬌗翼片观察，未萌牙每冲破1mm的骨质往往需要4~5个月的时间。

（3）牙齿萌出的先后顺序：观察早失牙的邻牙与正在发育及萌出牙之间的关系，判断是否需制作间隙保持器及应用何种间隙保持器。第一乳磨牙早失的影响取决于咬合发育的阶段及第一恒磨牙和恒侧切牙萌出情况。如果侧切牙处于积极萌出的时期而同侧第一乳磨牙早失，恒侧切牙往往造成乳尖牙的远中移位从而导致第一前磨牙的萌出间隙丧失，往往伴有中线的偏移。下颌牙弓往往还会出现前牙的"倾倒"从而导致深覆𬌗。第二乳磨牙早失后，第二恒磨牙和第一恒磨牙的发育萌出情况对第二前磨牙的萌出影响较大。当第二恒磨牙早于第二前磨牙萌出时，将对第一恒磨牙近中移位起强大的推动作用，第一恒磨牙占据第二前磨牙的位置。如第二乳磨牙丧失在第一恒磨牙萌出之前，有可能使第一恒磨牙萌出之前即向近中移位，从而使第二前磨牙部分阻生或完全阻生。如第二乳磨牙丧失在第一恒磨牙萌出之后，第一恒磨牙亦常向近中移位使第二前磨牙阻生。因此，除第二前磨牙先天缺失有意关闭间隙的病例外，第二乳磨牙早失均应及时制作间隙保持器。

（4）骨量与牙量的关系：若患儿骨量明显大于牙量，患儿牙列中有散在间隙，无拥挤的趋势，可暂时观察，选择时机决定是否做间隙保持器。

（5）牙齿丢失后所经过的时间长度：间隙的丧失常常发生在拔牙后的前6个月。当需要拔除乳磨牙且各种因素提示需要采取间隙保持时，在拔牙后应尽可能早的采用间隙保持装置。

（6）恒牙的迟萌：经常发现单个恒牙发育迟缓从而导致迟萌，部分区域的恒牙因为阻生或偏离萌出道从而萌出缓慢。在这种情况下，经常需要拔除对应的乳牙，安放间隙保持器，保证恒牙在正常位置萌出。

（7）年轻恒牙早失的间隙处理：恒前牙早失，短期内就可能移位，需尽早做间隙保持器。如间隙已关闭，应扩展间隙后再制作间隙保持器。第一恒磨牙早失后，不论第二恒磨牙萌出与否均会向近中移位。第一恒磨牙早失时第二磨牙已经萌出，更为常见的现象仅仅是第二磨牙的倾斜。虽然前磨牙远中移位的程度最为明显，但缺隙前方同侧的牙齿，包括切牙和尖牙都有可能出现不同程度的"漂移"。临床上常见牙间接触的丧失及前磨牙远中移位过程中的旋转。较之于下颌前磨牙单个远中移位而言，上颌牙列中前磨牙往往成群移动。

知识点 4：间隙保持器应具备的条件　　　　　副高：熟练掌握　　正高：熟练掌握

（1）保持间隙近远中距离，防止对颌牙伸长，继承恒牙顺利萌出。
（2）不妨碍牙齿萌出及牙槽骨高度的增长。
（3）不妨碍颌骨及牙弓的正常生长发育。
（4）恢复咀嚼及发音功能。
（5）维持正常的下颌运动和咬合关系。
（6）不引起邻牙龋坏或牙周黏膜组织疾病。
（7）制作简单，容易调整、修理，不易变形。
（8）取得患儿及家长的理解和配合。

知识点 5：间隙保持器的适应证　　　　　　　副高：熟练掌握　　正高：熟练掌握

（1）带环丝圈式或全冠丝圈式间隙保持器：带环丝圈式或全冠丝圈式间隙保持器是在选择的基牙上装配带环（全冠），在缺失牙处通过弯制的金属丝来维持间隙的近远中距离。

适应证：①乳牙列期、混合牙列期单侧第一乳磨牙早失；②混合牙列期单侧第二乳磨牙早失；③应用远中导板式间隙保持器后，第一恒磨牙萌出后更换；④双侧乳磨牙早失，用其他间隙保持器装置困难的病例。

（2）远中导板式间隙保持器

适应证：适于第一恒磨牙尚未萌出或萌出中、第二乳磨牙无法保存需要拔除者。用第一乳磨牙做基牙，戴入预成的或自制的合金全冠，冠的远中端焊接弯曲导板，插入牙槽窝内，远中导板贴合于未萌出的第一恒磨牙的近中面。

（3）充填式间隙保持器：将钢丝的一端埋在充填体里，另一端弯成弧形接触缺失牙另一邻牙的邻面。此种保持器操作简便，在临床上可直接完成，但其适用范围较窄。

适应证：单个乳磨牙早失，间隙前端牙有远中邻面龋，或后端牙有近中邻面龋，均波及牙髓需做根管治疗。

（4）舌弓式间隙保持器：将舌弓的两端固定在第二磨牙或第一恒磨牙上，以保持牙弓周长和牙齿间隙的保持器。是一种用于下颌的保持器。多用于下颌乳牙列及混合牙列期多个后牙早失。通常在下颌切牙萌出后使用，以免影响其萌出。

适应证：①两侧第二乳磨牙或第一恒磨牙存在的病例；②乳磨牙早失、近期内侧方牙即可萌出者；③因适时拔除第二乳磨牙，需对其间隙保持时；④两侧多个牙早失，活动式间隙保持器患儿不合作者。

（5）Nance 弓（腭弓）式间隙保持器：与舌弓式间隙保持器用途一致。用于上颌缺牙间隙保持，前方不与下前牙切缘接触。

（6）可摘式间隙保持器适应证：乳磨牙缺失 2 颗以上，或两侧乳磨牙缺失，或伴有前牙缺失。原则上不用固位卡环。尤其应避免在乳尖牙上使用卡环固位，因它可影响乳尖牙宽度的发育。

| 知识点6：戴间隙保持器后的管理 | 副高：熟练掌握 正高：熟练掌握 |

原则上3~4个月应来院定期检查1次，主要检查以下几个方面：

（1）确认间隙是否达到间隙保持的目的。

（2）是否引起牙龈、黏膜、邻牙和其他牙损伤。

（3）是否影响继承恒牙萌出。

（4）有无变形、破损。

（5）是否需要调整及更换。

（6）是否需调整咬合关系。

（7）患儿是否已经习惯，可摘式能否坚持佩戴。

（8）检查邻牙及存留牙的龋坏。

（9）患儿是否有不良习惯。

（10）是否影响牙生理性移动及颌骨发育。

（11）患儿的口腔卫生状态。

（12）是否需要拆除及预测拆除时间。

（13）根据具体情况决定下次复诊时间。

第四节　恒牙萌出间隙不足的治疗

| 知识点1：片切法 | 副高：熟练掌握 正高：熟练掌握 |

混合牙列期恒牙萌出间隙不足者，可适当磨除相邻乳牙。

（1）适应证：侧方牙群替换期，第一前磨牙萌出间隙不足的病例，可磨除部分第二乳磨牙近中邻面釉质。因第二乳磨牙牙冠近远中径大于第二前磨牙，乳牙侧方牙群牙冠近远中径大于恒牙侧方牙群。

（2）操作方法：磨除乳磨牙部分釉质，以使恒牙顺利萌出。磨除的乳磨牙牙面涂氟。

| 知识点2：间隙恢复法 | 副高：熟练掌握 正高：熟练掌握 |

由于乳牙的龋损和早期缺失，引起牙弓周长缩短，第一恒磨牙近中移位，这时必须推第一恒磨牙向远中移动，使第一恒磨牙回到正常位置，恢复丧失的间隙，利于恒牙列的整齐排列。一般，间隙在3mm以下时，推第一恒磨牙向远中移动，可使其间隙恢复；不足量在5mm以上，多采用序列拔牙或减数拔牙矫治；3~5mm，以上两法均可。一般间隙恢复装置有以下几种：

（1）上颌口外弓的矫治器：①口外弓：头帽或颈托每侧 150～300g，每月加力 1 次。②口内弓：插于 6|6 颊面管圆管中。

（2）固定的附有螺旋弹簧装置：用口内支抗，使舌弓固定整个牙弓，用螺旋弹簧推动一侧前移的第一恒磨牙，每 2～3 周加力 1 次，间隙恢复后做间隙保持。

（3）上颌螺旋弹簧矫治器：上颌活动矫治器上放置开展间隙的各种装置或作为保持间隙装置也常见。

（4）弹簧式间隙扩大矫治器：用 0.7mm 直径的金属丝做成的弹簧，作用力可使第一恒磨牙远中移动。

知识点 3：牙弓扩大	副高：熟练掌握　正高：熟练掌握

牙弓狭窄使恒牙排列不齐，前牙前突的病例。扩大牙弓可改善牙弓形态，使前牙排入牙列中。适应证有以下两种：

（1）上颌尖牙间牙弓窄小。

（2）口腔不良习惯使上牙弓狭窄，上颌前突者。

知识点 4：序列拔牙法	副高：熟练掌握　正高：熟练掌握

混合牙列时，严重牙列拥挤的治疗原则是增大牙弓长度或减少牙的数量。一般牙弓长度增加 3mm 是可能的。4～9mm 为中等拥挤，10mm 以上为严重拥挤，这两种均须采取拔牙治疗。Dewel 将序列拔牙定义为按次序拔除提前选择好的乳牙及恒牙，先拔乳尖牙，其次第一乳磨牙，最后第一前磨牙，两次拔牙间隔 6～15 个月。只有当牙弓长度出现结构性的不调从而无法容纳发育中的牙齿且基本上没有希望获得正常的牙弓长度时才采取序列拔牙治疗。最初的序列拔牙用于混合牙列期 I 类错𬌗的儿童，其牙弓长度无法容纳牙体组织。Salz-mann 认为，无法在早期判断牙弓长度是否合适容纳所有的恒牙使其正常排列。序列拔牙在临床口腔治疗中的作用有限，需要患者保证定期的复查以判断是否有必要继续序列拔牙计划。

（1）乳尖牙拔除：恒侧切牙移位或阻生，或牙弓长度不足使 1～2 个下切牙牙龈退缩，并有牙槽骨破坏时拔除乳尖牙，下颌放置舌弓以保持第一恒磨牙位置，且预防切牙舌倾。上颌用 Hawley 型保持器。为防中线偏移，常对称性拔除两侧乳尖牙。

（2）第一乳磨牙拔除：切牙中度拥挤，无严重错位或阻生时，为防止乳尖牙拔除后切牙舌倾，可对称性拔除第一乳磨牙。拔除第一乳磨牙可促进第一前磨牙萌出，如果颌骨生长赶上或超越原来的发育不足，第一前磨牙可能不需要拔除。

（3）第一前磨牙拔除：一般一侧牙列拥挤在 4mm 以上时，如尖牙唇侧错位，其间隙不足尖牙本身宽度的 1/2 以上时，需拔除 1 颗第一前磨牙。牙列拥挤超过 10mm 时，需左右对称拔除 2 颗第一前磨牙。一般在恒尖牙即将萌出时，拔牙前必须先用 X 线检查第二前磨牙是否先天缺失或畸形，检查恒尖牙的位置是否在拔除第一前磨牙后，能进入其拔牙间隙。如有异常，则不能轻易拔除第一前磨牙。

第五节 牙萌出障碍的治疗

| 知识点1：乳牙滞留 | 副高：熟练掌握 正高：熟练掌握 |

由于乳牙根吸收不足，不及时脱落，导致恒牙异位萌出，应及时拔除滞留乳牙。

| 知识点2：多生牙 | 副高：熟练掌握 正高：熟练掌握 |

多生牙又称额外牙，好发于上颌前牙区，不仅影响恒牙胚的正常发育方向，而且常常阻碍恒牙的正常萌出，造成邻牙扭转、异位，牙列拥挤。多生牙的处理常是外科拔除，但其造成的牙列紊乱大部分病例不会因多生牙的拔除而自行消失，必要时需行咬合诱导。

（1）开窗助萌：多生牙阻挡或挤压造成恒切牙萌出困难时，拔除多生牙同时须切除覆盖在阻生牙上的牙龈组织和牙槽骨组织，暴露阻生牙的 1/3~1/2 牙冠，使其自然萌出。如萌出潜力不大时，必须设计牵引阻生牙的装置。

（2）治疗切牙扭转：多生牙造成切牙扭转，拔除多生牙后及时做活动矫治器，利用舌簧、唇弓等使扭转牙排入正常牙列。如果多生牙牙冠外形近似正常而恒切牙弯曲畸形，多生牙有足够的根长，可拔除恒切牙用多生牙取代之。

| 知识点3：乳牙早失 | 副高：熟练掌握 正高：熟练掌握 |

上颌乳切牙过早脱落，儿童习惯用牙龈咀嚼，局部牙龈角化增生，变得坚韧肥厚，使恒牙萌出困难。应拍摄 X 线片了解受阻恒牙的牙轴方向、牙根发育状况、牙根是否弯曲等，否则若牙根弯曲，牙轴方向异常，或存在其他阻碍，行助萌术后牙齿也难萌出。乳尖牙和乳磨牙过早脱落，邻牙移位使间隙缩小，造成恒尖牙和恒前磨牙萌出困难或异位萌出。

| 知识点4：遗传因素 | 副高：熟练掌握 正高：熟练掌握 |

遗传因素造成牙齿萌出困难极为罕见。如锁骨颅骨发育不全（CCD）综合征即 Marie-Sainton 综合征，是一种常染色体显性遗传病，除牙齿萌出困难外，还伴有颅骨囟门不闭合和锁骨部分缺如等症状，主要是遗传性成骨不全，牙槽骨重建困难，缺乏恒牙的萌出潜力导致的。先天性甲状腺激素分泌缺乏，也可引起发育迟缓、全身性水肿、牙萌出过迟和错𬌗畸形等。治疗应查明原因，针对全身性疾病进行治疗。

第五篇
口腔黏膜疾病

第一章 概 述

口腔黏膜是指口腔内的湿润衬里。在结构或功能上具有皮肤的某些特点，两者均由上皮和结缔组织组成，有相似的组织学结构，其交界处呈波浪形。但与皮肤相比，口腔黏膜具有呈粉红色、表面光滑湿润等特点。口腔黏膜病是指发生在口腔黏膜与软组织上的类型各异、种类众多疾病的总称。

根据损害的来源，口腔黏膜病分为4类：主要发生在口腔黏膜的疾病，如复发性口疮、口腔黏膜的创伤性溃疡；可同时发生在皮肤或单独发生在口腔黏膜上的皮肤，黏膜疾病，在口腔黏膜与皮肤的病损表现有明显不同，这类疾病最多，如扁平苔藓、盘状红斑狼疮、天疱疮和感染性疾病；全身疾病在口腔的表现，如维生素缺乏、血液病和某些代谢性疾病；合并起源于外胚层和中胚层的某些疾病，如合并外阴、肛门、眼结膜、虹膜的多形红斑、贝赫切特病（旧称白塞病）等。

（1）口腔黏膜的结构：口腔黏膜由上皮层及固有层构成，上皮为复层鳞状上皮，角化型上皮分为四层，即基底层、棘层、粒层和角化层；非角化型上皮为2~3层，无角化层。

黏膜下层为疏松结缔组织，内含腺体、血管、淋巴管、神经及脂肪组织等，主要分布在被覆黏膜，而牙龈、硬腭的大部分区域及舌背无黏膜下层。此层为固有层提供营养及支持作用。

基底膜为上皮与固有层连接处。

（2）口腔黏膜分类和分区：按黏膜部位可分为唇、前庭穹隆、牙槽黏膜、牙龈、颊、腭、口底和舌黏膜等八个区；按黏膜功能可分为咀嚼黏膜、被覆黏膜和特殊黏膜 3 类。口腔黏膜有 3 个危险区：口底、舌腹区，包括口底、舌腹、舌缘；唇联合区，即颊黏膜在口角区的三角形区域；软腭复合区，包括软腭、咽前柱、舌侧磨牙后垫。这些部位是癌肿、癌前病变离发区。

（3）口腔黏膜功能：口腔黏膜主要具有屏障和感觉的功能。

知识点 3：口腔黏膜病的基本临床病损——斑与斑片　副高：熟练掌握　正高：熟练掌握

斑与斑片是指皮肤黏膜上的颜色改变。直径小于 2cm 的局限颜色异常，称为斑；斑密集融合成直径大于 2cm 时，称为斑片。一般不高出黏膜表面，不变厚，无硬结改变，呈现圆形、椭圆形和其他不规则形态。色泽可呈红色、红棕色和棕黑色。

（1）红斑：一般为黏膜固有层血管扩张，充血或血管增生所致。炎性红斑早期为鲜红色，晚期为暗红色。

（2）出血性斑：如出血少则称淤点，出血较多呈斑块状，则称淤斑。其原因为血管受损、严重感染、中毒、过敏、血管性改变、凝血机制改变、血小板减少及第Ⅷ因子缺乏等。

（3）黑斑（色素沉着斑）：内源性的色素沉着多见于阿狄森病。黏膜固有层的陈旧性出血因有含铁血黄素，或脂色素、胆色素等也可使表面发黑。而外源性黑斑往往是由于金属颗粒的沉积，如铅、银、铋、汞等金属中毒。

（4）色素减退斑：如盘状红斑狼疮和白癜风患者唇、颊的色素减退。

知识点 4：口腔黏膜病的基本临床病损——丘疹　副高：熟练掌握　正高：熟练掌握

丘疹是黏膜上一种小的实体性突起，针头大小，直径一般小于 1cm。基底形状为圆形或椭圆形，表面的形状可为锥形、圆形或扁平形，颜色呈灰色或红色，消退后不留痕迹。口腔黏膜上只有扁平苔藓可出现针头大小的丘疹损害，丘疹可以排列组成各种图案，亦可单独出现。

知识点 5：口腔黏膜病的基本临床病损——斑块　副高：熟练掌握　正高：熟练掌握

斑块又译为丘斑，多数由多个丘疹密集融合而成、直径大于 1cm，界限清楚，大小不等，高出或不高出稍增厚的病损，为白色或灰白色，表面平滑或粗糙，可见有沟裂将病损分割开。对薄而不高出的白色损害多用斑片描述，如扁平苔藓、盘状红斑狼疮、白色角化病等。对厚而高出的白色损害多用斑块进行描述，如白斑。

知识点6：口腔黏膜病的基本临床病损——溃疡　　副高：熟练掌握　正高：熟练掌握

溃疡是黏膜上皮的完整性发生持续性缺损或破坏。因其表层坏死脱落而形成凹陷。浅溃疡只破坏上皮全层，而不累及固有层，愈合后无瘢痕，如轻型口疮。深溃疡则破坏固有层甚至黏膜下层，愈合后留有瘢痕，如腺周口疮。

知识点7：口腔黏膜病的基本临床病损——疱　　副高：熟练掌握　正高：熟练掌握

黏膜内储存液体而形成疱，呈圆形突起，直径小于1cm，表面为半球形。疱位于上皮内者称上皮内疱（如天疱疮），疱位于上皮下者称上皮下疱（如扁平苔藓、类天疱疮）。疱的内容物有浆液（水疱）、血液（血疱）及脓液（脓疱）。疱壁一旦破裂，则形成糜烂或溃疡。疱性损害，可见于病毒感染、药物反应、烫伤或疱性皮肤病等。

疱损害直径大于1cm，称为大疱。大疱壁的厚薄取决于部位是上皮还是上皮内。病损可直接发生或由数个邻接的小疱融合而成。典型的大疱，见于天疱疮或类天疱疮，也可见于典型的疱性疾病，如多形性红斑。

知识点8：口腔黏膜病的基本临床病损——结节　　副高：熟练掌握　正高：熟练掌握

结节是一种突起于口腔黏膜的实体病损，多为结缔组织成分的团块，大小不等，一般直径为5cm，形状不定，颜色从粉红至深紫色，如纤维瘤或痣。

知识点9：口腔黏膜病的基本临床病损——肿瘤　　副高：熟练掌握　正高：熟练掌握

肿瘤是一种起自于黏膜而向外突起的实体生长物，或向外突起生长，或向内呈浸润生长。大小、形状、颜色不等。肿瘤在组织学上有真性肿瘤（有良性和恶性之分）和瘤样病变（肉芽肿、血管瘤、囊肿）。

知识点10：口腔黏膜病的基本临床病损——糜烂　　副高：熟练掌握　正高：熟练掌握

糜烂是黏膜的一种表浅缺损，为上皮的部分损伤，不损及基底细胞层。大小形状不定，边界不清，表面光滑。常见于上皮内疱破溃后，如单纯疱疹、天疱疮，或由于机械创伤引起。因上皮部分缺失而呈红色，有刺激痛。

知识点 11：口腔黏膜病的基本临床病损——皲裂　副高：熟练掌握　正高：熟练掌握

皲裂是黏膜表面的线状裂口，由于炎性浸润使组织失去弹性变脆而成，如维生素 B，缺乏引起的口角皲裂。浅的皲裂位于上皮内，愈合后不留瘢痕；深的皲裂可达黏膜下层，能引起出血、灼痛，愈合后留有瘢痕。

知识点 12：口腔黏膜病的基本临床病损——鳞屑　副高：熟练掌握　正高：熟练掌握

鳞屑是指已经或即将脱落的表皮角质细胞，常由角化过度和角化不全而形成。

知识点 13：口腔黏膜病的基本临床病损——萎缩　副高：熟练掌握　正高：熟练掌握

萎缩是组织细胞的体积变小，但数量不减少。上皮变薄，表面呈红色，病损部位略呈凹陷。如舌乳头的萎缩，可使舌面光滑而发红。

知识点 14：口腔黏膜病的基本临床病损——坏死与坏疽

副高：熟练掌握　正高：熟练掌握

体内局部细胞的病理性死亡称为坏死。较大范围的坏死，又受到腐物寄生菌作用而发生腐败，称为坏疽。黏膜组织坏死或坏疽时形成腐肉而脱离，遗留深溃疡。

知识点 15：口腔黏膜病的基本临床病损——假膜与痂皮

副高：熟练掌握　正高：熟练掌握

假膜为灰白色或黄白色膜，由炎性渗出物的纤维素、坏死脱落的上皮细胞和炎性细胞聚集在一起形成，它不是组织本身，可以擦掉或撕脱。在黏膜的温润环境下称为假膜。在皮肤或唇红上称为痂皮，多为黄白色痂皮，如有出血则为深褐色，为纤维素性及炎性渗出物与上皮表层粘连凝固而成。

知识点 16：口腔黏膜病的病史　副高：熟练掌握　正高：熟练掌握

病史包括主诉、现病史、治疗史、既往史和家族史。由于口腔黏膜病的病种繁多且常与全身性疾病或皮肤病有一定的联系，因此询问和记录病史时应更详尽，注意症状的特征、程度、性质（如疼痛是阵发性剧痛、痒痛或持续性烧灼痛等）、发作时间的规律、加剧或减轻的因素、部位等。

知识点 17：口腔黏膜的检查　　　　　　　副高：熟练掌握　正高：熟练掌握

（1）唇红：注意唇线的对称性，唇的张力和形态，上下唇的封闭情况，皮肤黏膜交界是否清楚，唇红的色泽、有无皲裂、脱屑及痂壳等。

（2）唇、颊黏膜：注意系带位置及唇前庭部位黏膜形态。在上下牙的咬颊线相对位置常可见前后纵向的组织皱襞，色灰白而微水肿，称为颊白线，是牙齿长期机械刺激所致，有时演变为部位较宽的白水肿。正对上颌第二磨牙牙冠处，颊黏膜隆起称为腮腺乳头。其周围常有皮脂腺颗粒，称为迷脂症。下颌最后一颗磨牙的远侧称为磨牙后垫，聚集了较多颊腺。

（3）口底及舌腹：检查舌系带、舌下腺、舌下肉阜等。颌下腺导管开口位于舌系带两侧的舌下肉阜；舌下腺的主导管开口位于舌下肉阜或邻近；一些小的导管分别开口于舌下皱襞；扪诊时可压出唾液。

（4）舌：检查伸舌是否对称，有无震颤或歪斜，舌乳头有无增生或萎缩，舌苔的形态和颜色。检查时，用纱布包绕舌前份，用手握持并向前拉出。

（5）腭：检查腭皱襞、切牙乳头（腭乳头）、硬软腭交界的腭小凹、软腭的活动性及腭垂的形态。

（6）咽：检查咽前后柱是否充血，扁桃体是否肿大。

（7）龈：检查牙龈的形态、色泽，有无起疱或上皮剥脱，白色斑纹的分布等，这些均与口腔黏膜疾病关系密切。

知识点 18：口腔黏膜病的辅助检查　　　　　副高：熟练掌握　正高：熟练掌握

（1）血液学检查：血常规、凝血功能、血清铁、叶酸和维生素 B_{12}。

（2）免疫学检查：免疫功能及免疫成分的测定，抗核抗体和抗上皮基底膜抗体。免疫组织化学检查，具有敏感、快速且能在组织原位检测目标抗原的优点，有时也用于某些黏膜疾病的诊断和鉴别诊断。

（3）活体组织检查：是重要的辅助检查，其目的一是辅助诊断；二是排除恶变。病变范围较小的损害一般采用切除活检。切除组织的部位、大小和深度均应合适，组织块大小应不小于 $0.5cm \times 0.5cm$，深浅达黏膜下层，应含有正常组织的边缘。

（4）脱落细胞学检查：主要了解上皮细胞的种类和性质，也可作为病毒性疾病及天疱疮的辅助诊断。

（5）微生物学检查：直接涂片检查微生物，如真菌、螺旋体、细菌等。

（6）免疫组织化学检查：利用特异免疫反应以定位组织中某类抗原成分分布的新技术，具有敏感、快速且能在组织细胞原位检测目标抗原的优点，有助于某些黏膜疾病的诊断、鉴别诊断、分型分期及转归的判断。

（7）分子生物技术：分子生物技术如聚合酶链反应（PCR）、印迹杂交等已逐渐应用于病原微生物的检测和鉴定。目前也用于某些黏膜疾病的病因和发病机制的研究。

第二章　口腔黏膜感染性疾病

第一节　口腔单纯性疱疹

口腔单纯性疱疹是由单纯疱疹病毒（HSV）引起口腔黏膜、咽喉、口周与颜面等处的感染性疾病。以簇集性小水疱为特征，有自限性，易复发。单纯疱疹病毒在体液及表面可生存数小时。一般认为，人类是单纯疱疹病毒的天然宿主，口腔、皮肤、眼、会阴部及中枢神经系统易受累。

单纯疱疹病毒是有包膜的 DNA 病毒。根据生物学特征将单纯疱疹病毒分为 I 型单纯疱疹病毒和 II 型单纯疱疹病毒。前者主要导致口腔黏膜、咽、口周皮肤、面部、腰以上的皮肤黏膜及脑的感染；后者主要引起腰以下的皮肤黏膜及生殖器黏膜的感染。虽然引起口腔损害的主要为 I 型单纯疱疹病毒，但也有约 10% 的口腔损害中可分离出 II 型单纯疱疹病毒，并且15%~37%的原发生殖器疱疹是由 I 型单纯疱疹病毒引起。II 型单纯疱疹病毒与宫颈癌关系密切。

口腔单纯疱疹病毒感染患者及无症状的带病毒者为传染源，主要通过飞沫、唾液及疱疹液直接接触传播，也可通过餐具和衣物直接传染。

单纯疱疹病毒直接经呼吸道、口腔、鼻、眼结膜、生殖器黏膜或破损的皮肤进入人体，在侵入处生长、繁殖，造成原发感染，大多无临床症状或呈亚临床感染，其中只有约10%的患者表现出临床症状。此后病毒可沿感觉神经干周围的神经迁移而感染神经节（如三叉神经节），也可潜伏于泪腺及唾液腺内，当全身状况改变影响免疫系统功能或局部受到外来刺激（如身体疲劳、失眠、情绪烦躁、上呼吸道感染、发热、日照、女性月经期）时，便沿神经干向外迁移至神经末梢，并在邻近的上皮细胞内自身复制，形成复发（再发）。有的病毒核酸与人体的 DNA 发生整合，长期潜伏在局部的上皮细胞内，一是可以导致此处反复感染，二是引起细胞癌变。因此，学者们推论 HSV–I 型与唇癌有关。

知识点4：口腔单纯性疱疹的病理　　　　　　　副高：熟练掌握　　正高：熟练掌握

细胞内有包涵体；多核巨细胞（桑葚样细胞）形成；上皮细胞内水肿，呈气球样变性。

知识点5：口腔单纯性疱疹的临床表现　　　　　副高：熟练掌握　　正高：熟练掌握

单纯疱疹在临床上可分为原发性和复发性两型。

（1）原发性疱疹性口炎：为最常见的Ⅰ型单纯疱疹病毒引起的口腔病损，可能表现为一种较严重的龈口炎，即急性疱疹性口炎。6岁以下儿童多见，尤以半岁至2岁儿童易患。

潜伏期为4~7天，以后出现发热、头痛、疲乏不适、全身肌痛、咽喉肿痛、颌下淋巴结肿大、患儿流涎、拒食、烦躁不安。经1~2天后，口腔黏膜可出现广泛充血水肿，附着龈和边缘龈红肿明显，易出血。在口腔黏膜的任何部位均可能出现成簇的小水疱，疱小而透明，薄而易破，破后形成糜烂，并相互融合，外形不规则，面积较大，继发感染，可有假膜覆盖。唇及口周皮肤也有类似的病损，疱破溃后形成痂壳。表现为一种较严重的广泛性龈炎和口腔黏膜多处溃疡损害，即急性疱疹性龈口炎，7~10天可自愈。

如极度营养不良，抵抗力虚弱的儿童可伴发脑膜感染和坏疽性龈口炎。

（2）复发性疱疹性口炎：以成人多见，原发性损害愈合后，30%~50%可发生复发性损害。一般复发感染的部位在唇部，尤以唇红黏膜与皮肤交界处易发生，故又称复发性唇疱疹。如发生在口角，称疱疹性口角炎。

临床表现特征：①损害总是在已发生过的部位或相邻处；②发病前局部先有刺痛、痒痛、缩紧感或麻木感；③损害均以水疱开始，常以成簇的小水疱出现，单个较少，可相互融合成数个较大水疱，周围有轻度红斑；④10小时内出现水疱，24小时左右疱破裂、糜烂、结痂，痂皮呈橘黄色，10天左右愈合，如继发感染常延缓愈合；⑤愈合后不留瘢痕，可有色素沉着。

知识点6：口腔单纯性疱疹的诊断　　　　　　　副高：熟练掌握　　正高：熟练掌握

（1）原发性疱疹性口炎：婴幼儿多见，急性发作，有1~2天发热史，全身反应重，牙龈红肿明显，口腔黏膜的任何部位和口唇周围可出现成簇的小水疱或融合性糜烂面，口周皮肤形成痂壳。

（2）复发性疱疹性口炎：成人多见，无全身症状，有诱因，口角唇缘处的黏膜皮肤交界处好发，成簇的水疱或橘色痂皮或血痂。

（3）实验室检查：主要用于最终诊断，常用方法：①取疱疹的基底物直接涂片，可发现上皮细胞气球样变性，核内包涵体的多核巨细胞；②病毒分离培养阳性；③血常规和血清学检查，白细胞计数升高，以淋巴细胞升高明显。

知识点 7：口腔单纯性疱疹的鉴别诊断　　　　　　　副高：熟练掌握　　正高：熟练掌握

（1）疱疹样阿弗他溃疡：从好发年龄、发作情况、病损特点上都可区别。

（2）三叉神经带状疱疹：由水痘–带状疱疹病毒引起，疱疹沿三叉神经的分支排列成带状，但不超过中线，疼痛剧烈，极少复发。

（3）手足口病：感染柯萨奇病毒 A16 所引起的皮肤黏膜病，但口腔损害比皮肤重。前驱症状有发热、困倦与局部淋巴结肿大；之后在口腔黏膜、手掌、足底出现散在水疱、丘疹与斑疹，数量不等。斑疹周围有红晕，无明显压痛，其中央为小水疱，皮肤的水疱数日后干燥结痂；口腔损害广泛分布于唇、颊、舌、腭等处，初起时多为小水疱，迅速成为溃疡，5~10 天后愈合。

（4）疱疹性咽峡炎：柯萨奇病毒 A4 所引起口腔疱疹损害，临床表现为较似急性疱疹性龈口炎，但前驱症状和全身反应较轻，病损只限于口腔后部，如软腭、腭垂和扁桃体处，疱疹丛集成簇，不久溃破成溃疡，损害很少发生于口腔前庭部，牙龈不受损害，病程为 7 天左右。

（5）过敏性口炎：有过敏因素，口腔黏膜突然发生广泛糜烂，易出血，不以牙龈为主要损害部位。

（6）多形性红斑：是一组累及皮肤和黏膜，以靶形或虹膜状红斑为典型皮损的急性炎症性皮肤黏膜病。诱发因素包括感染、药物的使用。表现为黏膜充血水肿，有时可见红斑及水疱，但水疱很快破溃，因此临床最常见的病变为大面积糜烂，糜烂表面有大量渗出物形成厚的假膜，病损易出血，在唇部常形成较厚的黑紫色血痂。皮损常对称分布于手背、足背、前臂，损害为红斑、丘疹、水疱、大泡或血疱等。斑疹为水肿性红斑，呈圆形或卵圆形，可向周围扩散，中央为暗紫红色，衬以鲜红色边缘，若中央水肿吸收凹陷成为盘状者，称为靶形红斑。

知识点 8：口腔单纯性疱疹的治疗　　　　　　　　　副高：熟练掌握　　正高：熟练掌握

（1）全身抗病毒治疗：①核苷类抗病毒药物：如阿昔洛韦（无环鸟苷）口服，成人每日 5 次，每次 200mg，5 天一个疗程；伐昔洛韦口服，成人每天 2 次，每次 1000mg，10 天一个疗程；泛昔洛韦口服，成人每日 2 次，每次 125mg，5 天一个疗程。②利巴韦林：又称病毒唑，是一种广谱抗病毒药物。成人口服，每天 3~4 次，每次 200mg；成人肌内注射 5~10mg/（kg·d），每天 2 次。

（2）局部治疗：抗病毒软膏、抗生素软膏、抗病毒漱口水、抗生素漱口水等均可使用。

（3）支持和对症治疗：急性发作时患者应卧床休息，输液，保持电解质平衡，补充营养、补充维生素 B 和维生素 C，发热者可用退热剂。

（4）抗感染：继发感染者应使用广谱抗生素。如伴有牙龈损害可配合使用甲硝唑。抗生素可按病情选用静脉滴注或口服。

（5）中医中药治疗：以疏风清热、凉血解毒、泻火通腑为主。冲剂、散剂、煎剂均可使用。如银翘散、板蓝根冲剂、抗病毒冲剂等。

全身或局部均禁用肾上腺皮质类药物。

| 知识点9：口腔单纯性疱疹的预防 | 副高：熟练掌握 正高：熟练掌握 |

原发性单纯疱疹感染均因接触了单纯疱疹患者引起。单纯疱疹病毒经口-呼吸道传播，也可通过皮肤、黏膜、眼角膜等疱疹病灶处传染。因此，患者应避免与其他儿童与幼儿接触。复发性单纯疱疹感染目前无理想预防复发的方法。

第二节 带状疱疹

| 知识点1：带状疱疹的定义 | 副高：熟练掌握 正高：熟练掌握 |

带状疱疹是由水痘-带状疱疹病毒所引起的，以沿着单侧周围神经分布的簇集性小水疱为特征，常伴有明显的神经痛的皮肤黏膜疾病。

| 知识点2：带状疱疹的病因 | 副高：熟练掌握 正高：熟练掌握 |

水痘-带状疱疹病毒为本病的病原体，侵犯儿童可引起水痘，在成年人和老年人则引起带状疱疹。水痘-带状疱疹病毒具有极高的传染性，经呼吸道传染为主，多数患者感染后可获得终生免疫，个别免疫功能缺陷者可再发。

水痘-带状疱疹病毒在儿童无免疫力的情况下初次感染表现为水痘。也可形成潜伏期感染，病毒可长期潜伏于脊髓神经后根神经节或三叉神经节内，当机体免疫力低下时（极度疲劳、肿瘤、年老体衰、严重的系统性疾病、系统性免疫病、艾滋病等），可诱发带状疱疹。

| 知识点3：带状疱疹的病理 | 副高：熟练掌握 正高：熟练掌握 |

上皮细胞呈气球样变性，细胞核内有嗜酸性包涵体。

| 知识点4：带状疱疹的临床表现 | 副高：熟练掌握 正高：熟练掌握 |

本病夏秋季的发病率较高。

（1）前驱症状发病前1~2天常有低热、乏力。发疹部位有烧灼、疼痛感，三叉神经带状疱疹可出现牙痛。本病最常见为胸腹或腰部带状疱疹，约占整个病变的70%；其次为三叉神经带状疱疹，约占20%，损害沿神经的三支分布。

（2）局部表现病损部位先出现不规则或椭圆形充血性红斑，数小时后在红斑上发生水疱，成簇成串，逐渐增多并融合为大疱，严重者可为血疱，如继发感染可为脓疱。数日后疱液吸收或破裂，1~2周脱痂，遗留色素沉着，色素沉着可逐渐消退，一般不留瘢痕。黏膜上的损害为较大的溃疡面，形态不规则，表面有假膜。损害常不越过人体中线。老年人病程可为4~6周。

剧烈疼痛为本病的特征之一，甚至少数患者有类似三叉神经痛，发作时间长，有的愈合后仍有疼痛，可出现偏头痛。

颜面及口腔损害沿三叉神经三支的分布范围出现：第一支累及额部皮肤及眼角膜，可致失明；第二支累及上唇、腭、颞下部、颧部及眶下皮肤；第三支累及舌、下唇、颊及颏皮肤。

如病毒侵入面神经的膝状神经节可出现外鼓膜疱疹，表现为耳痛、面瘫及愈后听力障碍，称为赖-享综合征。

<hr>

知识点5：带状疱疹的诊断和鉴别诊断　　　副高：熟练掌握　　正高：熟练掌握

根据有特征的单侧性皮肤-黏膜疱疹，沿三叉神经分布及剧烈疼痛，一般易于诊断。但应与单纯疱疹、疱疹性咽峡炎等鉴别。

<hr>

知识点6：带状疱疹的治疗　　　副高：熟练掌握　　正高：熟练掌握

其治疗原则同疱疹性口炎，但本病的治疗应注意以下内容：

（1）止痛：阿司匹林每次0.5g，每天3次；布洛芬（芬必得）每次0.2g，每天2次；卡马西平每次100mg，每天3次。

（2）防止持久性脑患：早期使用短疗程小剂量泼尼松（每日30mg），对防止持久性脑神经麻痹和严重的眼部疾患有积极意义，但要结合患者感染程度和全身状况应用。

（3）物理疗法：微波、毫米波、氦氖激光、紫外光局部照射、神经节部位照射或穴位照射，对减轻疼痛、加快愈合均有一定辅助治疗效果。

第三节　手-足-口病

<hr>

知识点1：手-足-口病的定义　　　副高：熟练掌握　　正高：熟练掌握

手-足-口病（HFMD）是一种儿童传染病，又名发疹性水疱性口腔炎。以手、足和口腔黏膜疱疹或破溃后形成溃疡为主要临床特征，其病原体为多种肠道病毒。

| 知识点 2：手-足-口病的病因 | 副高：熟练掌握　正高：熟练掌握 |

最常见的病原微生物为柯萨奇 A16 型病毒与肠道病毒 71 型。我国主要为前者，日本则由肠道病毒引发，且逐年增多。此外尚有 A4、A5、A7、A9、A10 型及 B3、B5 型等。柯萨奇 A16 型多在婴幼儿中流行，而肠道病毒常致较大儿童及成年人患病。

| 知识点 3：手-足-口病的临床表现 | 副高：熟练掌握　正高：熟练掌握 |

主要发生于 3 岁以下的幼儿，可发生于四季，但夏、秋季最易流行。潜伏期为 3~4 天，多数无前驱症状突然发病。常有 1~3 天的持续低热，口腔和咽喉部疼痛，或有上呼吸道感染的特征，皮疹多在第 2 天出现，呈离心性分布。

多见于手指、足趾背面及指甲周围，也可见于手掌、足底、会阴及臀部。开始时为玫红色斑丘疹，1 天后形成半透明的小水疱，如不破溃感染，常在 2~4 天吸收干燥，呈深褐色薄痂，脱落后无瘢痕。口内颊黏膜、软腭、舌缘及唇内侧也有散在的红斑及小疱疹，多与皮疹同时出现，或稍迟一二天出现。口内疱疹极易破溃成糜烂面，上覆灰黄色假膜，周围黏膜充血红肿。患儿常有流涎、拒食、烦躁等症状。

本病的整个病程为 5~7 天，极少数达 10 天，一般可自愈，预后良好。一般无并发症，但少数患者可复发。

少数患者可并发无菌性脑膜炎、脑炎、急性弛缓性麻痹、呼吸道感染和心肌炎等，个别重症患儿病情进展快，易发生死亡。

| 知识点 4：手-足-口病的诊断与鉴别诊断 | 副高：熟练掌握　正高：熟练掌握 |

夏秋季多见于托幼单位群体发病，患者多为 3 岁以下幼儿，根据病毒感染的全身症状和典型的疱疹分布部位（手、足、口），即可诊断。

应与水痘、单纯性疱疹性口炎及疱疹性咽峡炎鉴别。水痘是由水痘-带状疱疹病毒初次感染引起的急性传染病，也主要好发于婴幼儿，但以冬春两季多见，以发热及成批出现周身性、向心性分布的红色斑丘疹、疱疹、痂疹为特征，口腔病损少见。原发性疱疹性口炎四季均可发病，一般无皮疹，偶尔在下腹部可出现疱疹。疱疹性咽峡炎为柯萨奇 A4 型病毒引起，其口腔症状与本病相似，但主要发生于软腭及咽周，而且无手足的病变。

| 知识点 5：手-足-口病的治疗 | 副高：熟练掌握　正高：熟练掌握 |

（1）对症治疗：由于手足口病的症状较轻，预后良好，主要应注意患儿的休息和护理，给予稀粥、米汤、豆奶及适量冷饮，注意补充维生素 B_1、维生素 B_2 及维生素 C。

（2）抗病毒治疗：小儿口服利巴韦林 10mg/kg，每天 4 次；或肌内注射利巴韦林，每千克体重 5~10mg，每天 2 次；不良反应为口渴、白细胞减少等，妊娠早期禁用。

（3）中医中药治疗：可用口炎颗粒、板蓝根颗粒或抗病毒颗粒口服；托幼单位的群体发病情况下，用中草药口服有较好的疗效。

（4）局部用药：主要用于病损部位，如各种抗病毒糊剂和软膏，口腔可用 0.1% 氯己定含漱。

知识点 6：手-足-口病的预防   副高：熟练掌握   正高：熟练掌握

及时发现疫情和隔离患者是控制本病的主要措施。托幼园所应注意观察体温、双手和口腔，发现病儿应隔离 1 周，同时注意日用品、食具、玩具和便器的消毒。

第四节　口腔念珠菌病

知识点 1：口腔念珠菌病的定义   副高：熟练掌握   正高：熟练掌握

口腔念珠菌病是由念珠菌属感染所引起的口腔黏膜疾病，是人类最常见的口腔真菌感染。

知识点 2：口腔念珠菌病的病因   副高：熟练掌握   正高：熟练掌握

口腔念珠菌病的病原体为白色念珠菌，此菌在 25%~50% 的健康人的口腔、阴道、消化道寄生，为正常菌群，正常情况下不致病，只有当条件发生改变时，方可引起疾病，故称为条件致病菌。如全身性疾病引起的抵抗力低下，长期使用广谱抗生素和先天或病毒药物所致的免疫功能低下，以及口腔生态环境的改变等。

知识点 3：口腔念珠菌病的病理   副高：熟练掌握   正高：熟练掌握

口腔肥厚性白色念珠菌病的病理特征是增厚的不全角化上皮，其中有白色念珠菌菌丝侵入，称为上皮斑。用 PAS 染色可见菌丝垂直地侵入角化层，其基底处有大量炎细胞聚集，并能形成微脓肿。上述病损都在棘细胞层的上方，接近上皮表面，而棘层则常有增生，固有层有慢性炎细胞浸润。

知识点 4：口腔念珠菌病的临床表现   副高：熟练掌握   正高：熟练掌握

口腔念珠菌病在口腔主要表现为念珠菌口炎，也可仅表现为念珠菌唇炎与口角炎。

（1）念珠菌口炎一般分为四种类型：①急性假膜型念珠菌口炎（雪口病）：可发生于任

何年龄，多见于长期使用激素者、HIV 感染者、免疫缺陷者、婴幼儿及衰弱者。但以新生婴儿最多见；②急性红斑型念珠菌口炎：可原发或继发于假膜型，又称为抗生素口炎、抗生素舌炎。多见于成年人长期使用抗生素、激素及 HIV 感染者，且大多数患者原患有消耗性疾病，如白血病、营养不良、内分泌紊乱、肿瘤化疗后等；③慢性增生性念珠菌病：又称慢性肥厚型念珠菌口炎、念珠菌性白斑。多见于颊黏膜、舌背及腭部；④慢性红斑型（萎缩型）念珠菌病：又称义齿性口炎，念珠菌唇炎或口角炎的患者中 80% 有义齿性口炎，但本型病损可单独发病，不一定并发唇和口角的损害。

（2）念珠菌唇炎无特征表现，只有镜检多次发现芽生孢子和假菌丝，并经培养证明为白色念珠菌时才能确诊。

（3）念珠菌口角炎多发生在垂直距离降低的老年人和流唾液的儿童。

知识点 5：口腔念珠菌病的诊断与鉴别诊断　　　副高：熟练掌握　　正高：熟练掌握

白色念珠菌病除了根据病史和临床特征进行诊断外，实验室检查也有重要意义，包括涂片检查病原菌、分离培养、免疫学和生化检验、组织病理学检查和基因诊断等。

（1）直接涂片：取口腔黏膜区假膜、脱落上皮等标本，并于载玻片上，滴入 10% KOH，微加热以溶解角质。光镜观察可见折光性强的芽生孢子和假菌丝。

（2）革兰染色：用棉签或竹片刮去病损组织后趁湿润时固定，常规革兰染色呈阳性。

（3）PAS 染色：标本干燥后用 PAS 染色，芽孢呈红色，假菌丝较蓝；较便于观察。涂片法只能发现真菌而不能确定菌种，其阳性率也较低。

（4）其他检查：必要时可行分离培养、活检、免疫、生化和基因检查等。

口腔念珠菌病应与另一种以假膜病损为特征的球菌性口炎（膜性口炎）鉴别。后者黏膜充血水肿明显，有成片的灰黄色假膜，表面光滑致密，且易被拭去，遗留糜烂面，而且有渗血，多为继发性损害，区域淋巴结肿大，可伴有全身反应。

知识点 6：口腔念珠菌病的局部药物治疗　　　副高：熟练掌握　　正高：熟练掌握

（1）2%~4% 碳酸氢钠（小苏打）溶液：本药系治疗婴幼儿鹅口疮的常用药物。用于哺乳前后洗涤口腔，使口腔成为碱性环境，可阻止白色念珠菌的生长和繁殖。轻症患儿不用其他药物，病变在 2~3 天内即可消失，但仍需继续用药数日，以预防复发。还要用本药在哺乳前后洗净乳头和喂养器具以免交叉感染或重复感染。

（2）氯己定（洗必泰）：氯己定有抗真菌作用，可选用 0.2% 溶液或 1% 凝胶局部涂布、冲洗或含漱，也可与制霉菌素配伍成软膏或霜剂，其中亦可加入少量去炎舒松，以治疗口角炎、义齿性口炎等（可将霜剂涂于基托组织面戴入口中）。以氯己定液与碳酸氢钠液交替漱洗，可消除白色念珠菌的协同致病菌-革兰阴性菌。

（3）西地碘：是一种具有高效、低毒和广谱杀菌活性的分子态碘制剂，商品名华素片。

抗炎杀菌能力强而且适合于混合感染，口感好。每日 3~4 次，每次一片含后吞服。禁用于碘过敏者。

（4）制霉菌素：本药属多烯类抗生素，1mg 相当于 2000U，宜低温存放。局部可用 5 万~10 万 U/ml 的水混悬液涂布，每 2~3 小时一次，涂布后可咽下，7~10 天为一疗程。

（5）咪康唑：局部使用的硝酸咪康唑的商品名为达克宁。散剂可用于口腔黏膜，霜剂适用于舌炎及口角炎，疗程一般为 10 天。

此外，克霉唑霜、酮康唑溶液及中成药西瓜霜、冰硼散等均可局部应用治疗口腔白色念珠菌感染。

知识点 7：口腔念珠菌病的全身药物治疗　　　　副高：熟练掌握　　正高：熟练掌握

（1）抗真菌治疗：①氟康唑：氟康唑口服治疗浅部真菌病疗效好。对口腔念珠菌感染疗效优于酮康唑。剂量：首次一天 200mg，以后每天 100mg，连续 7~14 天。本品无严重不良反应；②酮康唑：成人剂量为每日每千克体重 3~5mg，2~4 周一疗程。并可与其他局部用的抗真菌药合用，效果更好。

（2）增强机体免疫力：对于身体衰弱、有免疫缺陷或与之有关的全身性疾病，长期使用免疫抑制剂的白色念珠菌感染患者，以及慢性念珠菌感染者，需辅以增强免疫力的治疗措施，如注射胸腺肽、转移因子。

知识点 8：口腔念珠菌病的手术治疗　　　　　　副高：熟练掌握　　正高：熟练掌握

对于白色念珠菌白斑中的轻度、中度上皮异常增生，经以上药物治疗后（疗程可达 3~6 个月），可能逆转或消失。对于此种癌前损害，在治疗期间应严格观察白斑的变化，定期复查，若治疗效果不明显或患者不能耐受药物治疗，应考虑手术切除。

知识点 9：口腔念珠菌病的预防　　　　　　　　副高：熟练掌握　　正高：熟练掌握

避免产房交叉感染，分娩时应注意会阴、产道、接生人员双手及所有接生用具的消毒。

长期使用抗生素和免疫抑制剂的患者，或患慢性消耗性疾病的患者，均应警惕白色念珠菌感染的发生，特别要注意容易被忽略的深部（内脏）白色念珠菌并发症的发生。

第五节　口腔结核

知识点 1：口腔结核的定义　　　　　　　　　　副高：熟练掌握　　正高：熟练掌握

口腔结核是由结核分枝杆菌侵犯黏膜引起的慢性感染。由于结核分枝杆菌的数量、毒力及机体抵抗力的差异，可呈现不同的临床表现。口腔软组织的结核病损包括口腔黏膜结核初疮、口腔黏膜结核性溃疡及口腔寻常狼疮。

| 知识点2：口腔结核的病因 | 副高：熟练掌握 正高：熟练掌握 |

病原微生物主要是人型或牛型结核分枝杆菌。可经受损的皮肤黏膜直接感染，也可由血行或邻近组织病灶播散到皮肤。

| 知识点3：口腔结核的病理 | 副高：熟练掌握 正高：熟练掌握 |

最主要特征性变化为结缔组织中形成多个结节，结节的中心为无结构的干酪样物质，环绕着许多上皮样细胞核朗格汉斯多核巨细胞，结节最外层为大量淋巴细胞。结核结节之间可见增生的成纤维细胞。老化的结节细胞成分减少，逐渐瘢痕化。结节中心的干酪样物质一般不能被吸收，可逐渐发生钙化。抗酸染色可检测出结核分枝杆菌。

| 知识点4：口腔结核的临床表现 | 副高：熟练掌握 正高：熟练掌握 |

（1）结核初疮（原发性综合征）：临床少见，多见于成人。结核杆菌经破损的黏膜侵入，经2~3周潜伏期后，在入侵处可出现一小结，并可破溃成为顽固性溃疡，周围有硬结，称为结核性初疮，一般无痛感。发生于口腔的典型损害，常位于口咽部或舌部。

（2）结核性溃疡（继发性损害）：病变可发生在口腔任何部位，但常见于舌部，多有全身的结核病灶（如肺结核）。其口腔溃疡特征为：边界清楚或呈线性；表面浅表，微凹而平坦；基底有少许脓性渗出物；除去渗出物后，可见暗红色的桑葚样肉芽肿；溃疡基底质地可能与周围正常黏膜组织近似；溃疡边缘微隆，呈鼠啮状，并向中央卷曲，形成潜掘状边缘；溃疡边缘处可见黄褐色粟粒状小结节，破溃后成为暗红色的桑葚样肉芽肿，溃疡也随之扩大；溃疡外形不规则。患者疼痛程度不一，舌部溃疡疼痛明显，溃疡也可出现硬结现象，但一般不如恶性病变明显。

（3）寻常狼疮：临床少见，好发于无结核病灶且免疫功能较好的青少年或儿童。早期损害表现为一个或数个绿豆大小的结节，质稍软而略高于皮肤表面，边界清楚，常无明显自觉症状。若合并感染，则可发生坏死，造成组织的缺损，形似狼噬，故名狼疮。

| 知识点5：口腔结核的诊断 | 副高：熟练掌握 正高：熟练掌握 |

对于无复发史而又长期不愈的浅表溃疡，如有上述溃疡特征，应怀疑为结核性溃疡。口腔结核损害的确诊，主要取决于组织病理学检查。可见典型的结核结节，即中央为干酪样坏死，其周围绕上皮样细胞，最外层为淋巴细胞浸润。除常规的病理检查外，也可利用其他辅

助检查进行确诊，如结核菌素试验，可检查是否感染过或正在感染结核；胸透和胸片，可检查有无结核病史；萋-尼抗酸染色，可检查有无结核杆菌病原体等。

知识点6：口腔结核的鉴别诊断　　　　副高：熟练掌握　正高：熟练掌握

（1）创伤性溃疡：溃疡形态与机械损伤因子基本契合，去除创伤因子后，损害愈合较快。

（2）口腔鳞状细胞癌：基底较硬，浸润块较溃疡面大，边缘隆起呈堤状，较硬，相应的淋巴结肿大且较硬、粘连。

（3）口腔梅毒溃疡：无潜掘性，基底有软骨样硬度感，通过梅毒血清试验、结核菌素试验可鉴别。

（4）腺周口疮：呈弹坑状溃疡，无潜掘性，有复发史和自限性。

知识点7：口腔结核的治疗　　　　副高：熟练掌握　正高：熟练掌握

（1）按照国际防结核协会建议给予全身抗结核治疗。

（2）局部封闭与肌内注射相结合。可以将链霉素局部封闭与全身注射相结合，异烟肼亦可局部封闭注射，隔日一次。

（3）支持疗法和对症处理。补充营养，增强抗病能力，去除局部一切刺激因子，含漱抗生素水预防继发感染。

第六节　球菌性口炎

知识点1：球菌性口炎的定义　　　　副高：熟练掌握　正高：熟练掌握

球菌性口炎是急性感染性口炎的一种，临床上以形成假膜损害为特征，故又称为膜性口炎。

知识点2：球菌性口炎的病因　　　　副高：熟练掌握　正高：熟练掌握

球菌性口炎主要致病菌有金黄色葡萄球菌、草绿色链球菌、溶血性链球菌、肺炎双球菌等。口腔黏膜感染常是几种球菌同时致病，引起口腔黏膜的急性损害。

知识点3：球菌性口炎的病理　　　　副高：熟练掌握　正高：熟练掌握

黏膜充血水肿，上皮破坏有大量纤维索性渗出，坏死上皮细胞、中性粒细胞及多种细菌和纤维蛋白形成假膜，固有层有大量淋巴细胞浸润。

| 知识点4：球菌性口炎的临床表现 | 副高：熟练掌握   正高：熟练掌握 |

可发生在口腔黏膜任何部位。口腔黏膜充血，局部形成糜烂或溃疡，在溃疡或糜烂的表面覆盖着一层灰白色或黄褐色假膜。假膜特点是较厚，微突出黏膜表面，致密而光滑，擦去假膜，可见溢血的糜烂面，周围黏膜充血水肿。患者唾液增多，疼痛明显，有炎性口臭，区域淋巴结肿大压痛，有些患者可伴有发热等全身症状。

| 知识点5：球菌性口炎的诊断与鉴别诊断 | 副高：熟练掌握   正高：熟练掌握 |

多发生于体弱和抵抗力低下的患者。病损有灰黄色假膜覆盖，假膜致密光滑，擦去可见溢血的糜烂面，病损周围炎症反应明显，伴有炎性口臭，淋巴结肿大压痛，白细胞数增高，体温升高。必要时，可做涂片检查或细菌培养，以确定主要的病原菌。

注意与口腔念珠菌病、坏死性龈口炎性鉴别。

| 知识点6：球菌性口炎的治疗 | 副高：熟练掌握   正高：熟练掌握 |

（1）局部治疗：聚维酮碘漱口液含漱15秒，每6小时一次；或0.2%氯己定漱口液含漱1分钟，每6小时一次。西地碘片1.5mg含化，每天4~6次，可具有光谱杀菌收敛作用。溶菌酶片20mg含化，每天4~6次，有抗菌抗病毒作用。

（2）控制感染：感染程度较严重或伴有全身感染症状者，应根据细菌检查和药敏试验结果针对性选择抗菌药物。

（3）补充维生素：维生素 B_1 10mg、维生素 B_2 5mg、维生素 C 100mg，每日3次。

（4）中药治疗：可选有清热解毒作用的药物，如银翘散等。

第七节   坏疽性口炎

| 知识点1：坏疽性口炎的定义 | 副高：熟练掌握   正高：熟练掌握 |

坏疽性口炎是梭状杆菌和螺旋体感染为主要病因的急性坏死性溃疡性口腔病变。

| 知识点2：坏疽性口炎的病因 | 副高：熟练掌握   正高：熟练掌握 |

本病病原体是梭状杆菌和螺旋体。正常情况下在口内不易感染致病，但在局部或全身抵抗力下降时，则可使两种细菌大量繁殖而发病。可合并其他细菌造成混合感染。

知识点 3：坏疽性口炎的病理　　　　　　　副高：熟练掌握　正高：熟练掌握

主要以组织坏死为主，细胞核和细胞质溶解，开始为细胞核固缩，之后核破裂，最后溶解。

知识点 4：坏疽性口炎的临床表现　　　　　副高：熟练掌握　正高：熟练掌握

坏疽性口炎为急性感染性炎症，多见于 18~30 岁年轻人。牙龈边缘及龈乳头顶端出现坏死，下前牙唇侧多见。牙龈边缘呈"虫蚀状"，牙龈乳头消失变平如"刀削状"。在坏死组织表面可有灰白色的假膜形成，容易擦去，擦去后可见出血的创面。唇、颊、舌、腭、咽、口底等处黏膜均可受累，形成不规则形状的坏死性深溃疡，上覆灰黄色或灰黑色假膜，周围黏膜有明显的充血水肿，触之易出血。患者口腔有特殊腐败性臭味，常伴有流涎、发热、头痛、淋巴结肿大等症状。

如急性期未及时治疗，坏死向邻近的口腔黏膜及深层组织蔓延，在全身抵抗力急剧下降，同时合并产气荚膜杆菌感染时，大量坏死组织脱离，颊部皮肤肿胀发亮，进一步可造成面颊部的穿通性缺损，称为走马牙疳或面颊坏疽。溃疡产生的大量毒素可导致患者死亡。愈后可留有颜面部的严重缺损。

知识点 5：坏疽性口炎的诊断　　　　　　　副高：熟练掌握　正高：熟练掌握

坏疽性口炎起病急，受累的黏膜形成不规则形状的坏死性深溃疡，上覆黄或灰黑色假膜，自发性出血，有典型的腐败性口臭，坏死区涂片可见大量梭状杆菌和螺旋体。

知识点 6：坏疽性口炎的诊断与鉴别诊断　　副高：熟练掌握　正高：熟练掌握

（1）疱疹性龈口炎：多见于婴幼儿，为病毒感染，一般具有高热，体温超过 38℃，充血范围波及全口牙龈及口腔黏膜。典型病变为多个小泡及疱破溃后形成的溃疡面，无坏死。

（2）球菌性口炎：口腔黏膜广泛充血，牙龈充血水肿，易出血，但龈缘无坏死，在颊、舌、唇等部位可见表浅平坦的糜烂面，上覆盖黄色假膜。也可见于附着龈，但无恶臭及腐败气味。涂片镜检为大量各种球菌。

知识点 7：坏疽性口炎的治疗　　　　　　　副高：熟练掌握　正高：熟练掌握

尽早进行治疗，给予抗感染治疗和支持疗法，以控制感染，消除炎症，防治病损蔓延和促进组织恢复。

（1）急性期治疗：轻轻去除牙间乳头和龈缘的坏死组织，去除大块牙石。局部用 1.5%~3% 过氧化氢溶液冲洗和含漱。聚维酮碘漱口液含漱 15 秒，每 6 小时一次，或 0.2% 氯己定漱口液含漱 1 分钟，每 6 小时一次。

（2）全身抗感染：可给予光谱抗生素，同时使用甲硝唑或替硝唑等抗无芽胞厌氧菌活性较强的药物。

（3）全身支持治疗：给予高维生素、高蛋白等饮食，加强营养。必要时可输液，以补充液体和电解质。

（4）中药治疗：以清热、解毒、祛腐为主。

第三章 口腔黏膜超敏反应性疾病

第一节 药物过敏性口炎

知识点1：药物过敏性口炎的定义	副高：熟练掌握 正高：熟练掌握

药物过敏性口炎，是药物通过口服、注射或局部涂擦、含漱等不同途径进入机体内，使过敏体质者发生变态反应而引起的黏膜及皮肤的炎症反应性疾病，严重者可累及机体其他系统。药物过敏若仅导致口炎则称药物过敏性口炎；若伴有其他部位皮肤黏膜损害，部位较为固定，则称固定性药疹。

知识点2：药物过敏性口炎的病因	副高：熟练掌握 正高：熟练掌握

由于过敏体质者使用药物引起变态反应而发病，引起过敏的药物一般以抗原性较强的化学药物所产生的反应最多，常见的有解热镇痛药、失眠镇静药、磺胺类药，抗生素类药。有些药物本身是完全抗原如血清及生物制剂、蛋白制品等，但大多数药是半抗原。药物过敏性口炎多为Ⅰ型变态反应。

知识点3：药物过敏性口炎的病理	副高：熟练掌握 正高：熟练掌握

组织病理变化表现为急性炎症：上皮细胞内及细胞间水肿，或有水疱形成；结缔组织水肿，有炎症细胞浸润；早期嗜酸性粒细胞增多，以后中性粒细胞增多，血管扩张明显。

知识点4：药物过敏性口炎的临床表现	副高：熟练掌握 正高：熟练掌握

药物过敏性口炎一般有一定潜伏期。初次用药导致的发病一般需经4~20天（平均为7~8天）的潜伏期后，才发生变态反应。初次发作潜伏期长，随着反复发作潜伏期缩短，甚至数小时或数分钟即可发病。

药物过敏性口炎的病变可单发于口腔黏膜，也可伴有皮肤的病损。轻型患者可无全身症状，或仅在病损出现前有轻度全身不适，如头痛、咽痛及低热等前驱症状。

口腔黏膜病变多见于口腔前部，如唇及颊、舌的前2/3部分，亦可发生在上腭。表现为口腔黏膜明显充血发红、水肿，有时出现红斑、水疱，但疱很快破溃形成糜烂或溃疡，有时在舌背及软腭可见疱破溃后残留的疱壁；病变面积较大，外形不规则，表面有较多渗出物，形或灰黄或灰白色的假膜；病变易出血，在唇部因出血常形成黑紫色血痂，使张口受限，疼痛剧烈。口腔中唾液增多，唾液中常混有血液；局部淋巴结可肿大、伴压痛。

可伴有皮肤损害，好发于口唇周围，四肢下部，手足的掌背两面，以及躯干等部位，出现斑疹、疱疹、斑疱疹，疱为表皮内疱。如果皮肤损害明显重于口腔损害，就超过了过敏性口炎的范畴，其诊断也相应改变。全身症状多不明显。

病损有时表现为固定型药疹，即在同一部位反复以同一形式发生病损，口唇及口周皮肤是固定型药疹的好发部位。皮肤出现水肿性红斑，有灼热感，或红斑中心有水疱；经停用过敏药物及治疗处理后，病损于 10 天左右可消退，而遗留色素沉着，留存较长时间而不消退；再用该过敏药物数分钟或数小时后在原处又出现病损，复发时其他部位亦可出现新的病损。

重型的药物过敏又称莱氏综合征。常为急性发病，全身和皮肤损害重。发生全身广泛性大疱，波及全身体表、黏膜和内脏，称为中毒性表皮坏死松解症；出现高热、咽痛、头痛、肌肉痛、关节痛、呕吐、腹痛或腹泻等症状，严重者出现昏迷；皮肤出现全身性广泛性红斑性水疱和大疱，可融合成片损害，破溃呈现糜烂面。身体其他腔孔也可出现相应病变。

知识点 5：药物过敏性口炎的诊断　　　　　副高：熟练掌握　　正高：熟练掌握

（1）发病前有用药史和过敏原的接触史，且与发病时间的潜伏期吻合，结合临床表现，一般可做出诊断。

（2）药物性过敏性口炎起病急，损害面积广泛，有大面积糜烂和假膜。

知识点 6：药物过敏性口炎的治疗　　　　　副高：熟练掌握　　正高：熟练掌握

（1）截断致敏原：首先找出可疑致敏原，并立刻停用药物和拆除充填物、修复体，停用与可疑致敏药物结构相似的药物。

（2）给予抗组胺药：以抑制药理活性介质的释放，降低机体对组胺的反应，减少各种过敏症状。可选用氯苯那敏（扑尔敏）、阿司咪唑（息斯敏）、氯马斯汀（吡咯醇胺）、赛庚啶等。

（3）10% 葡萄糖酸钙加维生素 C：静脉注射可增加血管的致密性以减少渗出，减轻炎症反应。

（4）肾上腺皮质激素治疗：视病情轻重给予肾上腺皮质激素治疗。轻者可给予泼尼松（强的松）每日 15~30mg，分 3 次口服，控制病情后逐渐减量；重症者可给氢化可的松 100~200mg、维生素 C 1~2g 加入 5%~10% 葡萄糖 1000~2000ml 中静脉滴注，每日 1 次用药，3~5 日病情改善后停用滴注，以适量泼尼松口服代替。

（5）应用抗生素为了预防继发感染：必要时谨慎选用一种抗生素，但必须注意所选药物与致敏药物在结构上应不相似，以免引起交叉过敏反应。

（6）口腔局部治疗以对症治疗及预防继发感染为主：用0.05%氯己定和替硝唑含漱液做唇部湿敷及含漱，局部病损处涂抹消炎、防腐、止痛药膏，如抗生素及氟氢松软膏、中药养阴生肌散等。皮肤病损可用2%硼酸钠或生理盐水洗涤后辅以消毒粉剂或炉甘石洗剂、氟氢可的松霜等。

知识点7：药物过敏性口炎的预防　　　副高：熟练掌握　正高：熟练掌握

避免再接触已知过敏的药物以及与其同类结构的其他药物；用过敏性抗原（已确定的过敏药物）浸出液做脱敏治疗。

第二节　过敏性接触性口炎

知识点1：接触性过敏性口炎的定义　　　副高：熟练掌握　正高：熟练掌握

接触性过敏性口炎是过敏体质者局部接触抗原物质后，发生变态反应而引发的一种口腔黏膜炎症性疾病。

知识点2：接触性过敏性口炎的病因　　　副高：熟练掌握　正高：熟练掌握

接触性过敏口炎除了局部使用药物外，主要为充填和修复材料引起，如银汞合金、自凝塑料等，多为Ⅳ型变态反应。

知识点3：接触性过敏性口炎的病理　　　副高：熟练掌握　正高：熟练掌握

组织病理变化表现为急性炎症：上皮细胞内及细胞间水肿，或有水疱形成；结缔组织水肿，有炎症细胞浸润；早期嗜酸性粒细胞增多，以后中性粒细胞增多，血管扩张明显。

知识点4：接触性过敏性口炎的临床表现　　　副高：熟练掌握　正高：熟练掌握

接触性过敏性口炎接触变应原后，经2~3天在接触部位发生病变，轻者黏膜肿胀发红，或形成红斑、重者发生水疱、糜烂或溃疡，甚至组织坏死。病变除在接触部位外，也可向邻近部位扩展。口腔科临床常见为修复材料引起的接触性口炎。

另一种较常见情况为银汞合金或金属冠引发的过敏反应。临床可见银汞充填或金属冠的牙齿在相应部位的颊黏膜和牙龈黏膜发红，可伴有白色条纹状病变，患者有粗糙不适感、烧灼感或刺痛感，可发生糜烂，此称为苔藓样变。

口腔黏膜局部用抗生素软膏、止痛剂、含漱剂或化妆唇膏等亦有发生过敏反应者。在药物接触部位有瘙痒不适或烧灼刺痛，亦可出现肿胀发红，甚至糜烂、出血，与药物性口炎的临床表现相似。

知识点5：接触性过敏性口炎的诊断　　　　　副高：熟练掌握　正高：熟练掌握

发病前有用药史和过敏原的接触史，且与发病时间的潜伏期吻合，结合临床表现，一般可做出诊断。接触性过敏性口炎起病缓慢，损害位于接触物处。

知识点6：接触性过敏性口炎的治疗　　　　　副高：熟练掌握　正高：熟练掌握

（1）首先找出可疑致敏原，并立刻停用药物，同时停用与可疑致敏药物结构相似的药物；如因充填体或修复体造成的，应立即拆除。

（2）给予抗组胺药，以抑制药理活性介质的释放，降低机体对组胺的反应，减少各种过敏症状。可选用氯雷他定、氯苯那敏（扑尔敏）、氯马斯汀（吡咯醇胺）、赛庚啶等。

（3）10%葡萄糖酸钙加维生素C做静脉滴注，可增加血管的致密性以减少渗出，改善水肿，减轻炎症反应。

（4）肾上腺皮质激素治疗视病情轻重，轻者可给泼尼松每日15~30mg分3次口服，控制病情后逐渐减量。重症者可给氢化可的松100~200mg、维生素C 1~2g加入5%~10%的葡萄糖1000~2000ml中静脉点滴，每日1次。用药3~5日病情改善后停用滴注，以适量泼尼松口服代替。

（5）为了预防继发感染，必要时谨慎选用一种抗生素，但必须注意所选药物与致敏药物在结构上应不相似，以免引起交叉过敏反应。

（6）口腔局部以对症治疗及预防继发感染为主。复方硼砂溶液等作唇部湿敷及含漱。局部病损处涂抹消炎、防腐、止痛药膏，如抗生素及氟氢松软膏、中药养阴生肌散等。皮肤病损可用2%硼酸钠或生理盐水洗涤后辅以消毒粉剂或炉甘石洗剂、氟氢可的松霜等，但需注意避免过多使用而形成药痂。

第三节　血管神经性水肿

知识点1：血管神经性水肿的定义　　　　　副高：熟练掌握　正高：熟练掌握

血管神经性水肿为一种局部急性反应型的黏膜皮肤水肿，又称巨型荨麻疹。其特点是突然发作的局限性水肿，消退较迅速。

知识点 2：血管神经性水肿的病因   副高：熟练掌握   正高：熟练掌握

血管神经性水肿为一种过敏性疾病，其发病机制属 I 型变态反应。其过敏原可能为食物、药物、感染因子、情绪激动、寒冷刺激等多种因素，亦有些与家族性的遗传有关，但在临床上部分患者可能不易找到确切的过敏原。

知识点 3：血管神经性水肿的病理   副高：熟练掌握   正高：熟练掌握

病理变化为深层结缔组织内可见毛细血管扩张充血，有少量炎症细胞浸润。

知识点 4：血管神经性水肿的临床表现   副高：熟练掌握   正高：熟练掌握

血管为突然急速发病，病变好发部位为头面部疏松结缔组织处，如唇、舌、颊、眼睑、咽喉等，上唇较下唇好发，下眼睑较上眼睑好发，外阴部、胃肠道黏膜也可被侵犯，有时也发生于手、足部的背和侧面。开始患处有瘙痒、灼热痛，随之即发生肿胀。唇部发病者可见唇肥厚、翘突；如肿胀发生在舌或软腭，可引起口腔功能障碍；如肿胀发生在会厌处则影响呼吸而引起窒息，如不立即施行气管切开，可致死亡。肿胀可在数小时或 1~2 天内消退，不留痕迹，但可复发。

知识点 5：血管神经性水肿的诊断   副高：熟练掌握   正高：熟练掌握

根据临床表现可明确诊断。发病突然而急速，病变为局限性水肿，但界限不清；按之韧而有弹性；好发部位为皮下结缔组织疏松处，如唇及眼睑最常见；病变在十几分钟或数十分钟内发生，常在数小时或 1~2 天消失，而不留痕迹；常有复发史。部分患者可追寻到过敏因素，更能明确诊断。

知识点 6：血管神经性水肿的鉴别诊断   副高：熟练掌握   正高：熟练掌握

（1）颌面部蜂窝织炎病因多为牙源性细菌感染，可找出病源牙。肿胀发生缓慢，病区红肿，触痛明显，肿胀不经治疗不会自行消退，全身反应较明显，血常规往往可显示白细胞计数增加，根据上述特点可与血管神经性水肿鉴别。

（2）口底的血管神经性水肿需要注意与下颌下腺和舌下腺囊肿相鉴别，后两者发病缓慢，常有一个较为长期的慢性过程，表现为反复发生的口底肿痛不适感，进食时症状加重，可伴有炎性甚至脓性分泌物。而血管神经性水肿为快速发生的过程，一般与进食无关，且无分泌物。

（3）与心源性水肿和肾源性水肿的鉴别：注意详细询问全身系统性病史，水肿的具体发作情况，系统背景的水肿往往发病缓慢，且过程迁延，累及的范围也多比较广泛。心源性水肿多见于早晨起床时，眼睑部位和头面部均可有水肿表现；肾源性水肿在下肢胫骨表面多可见有凹陷性水肿，久坐或长时间站立时更为明显。

（4）与肉芽肿性唇炎的鉴别：肉芽肿性唇炎好发于下唇，慢性起病，病史迁延，就诊时症状多持续数月甚至数年。损害从一侧始发，逐渐向另一侧发展，不能自行消退。触诊质地坚韧，有时可能触及结节样感，皮温无改变。

知识点 7：血管神经性水肿的治疗　　　　副高：熟练掌握　正高：熟练掌握

尽量寻找过敏原，并加以隔离，可解除症状，防止复发。对于轻症者，可不给予药物治疗；重症者可于皮下注射 0.1% 肾上腺素 0.25～0.5ml，但应注意，对有心血管系统疾病的患者慎用。其他药物的应用可根据情况参看药物过敏性口炎的治疗。

对伴有喉头水肿，呼吸困难的病例应密切观察病情的发展，如发生窒息应立即施行气管切开术以抢救生命。

第四节　多形性红斑

知识点 1：多形性红斑的定义　　　　　　副高：熟练掌握　正高：熟练掌握

多形性红斑是黏膜皮肤的一种急性渗出性炎症性疾病。发病急，具有自限性和复发性。黏膜和皮肤可以同时发病或仅侵犯皮肤，皮肤表现为多种类形的皮疹，如斑疹、斑丘疹、斑疱疹，故而得名多形性红斑。又因损害表面往往有大量的纤维素性渗出物，故又称多形渗出性红斑。

知识点 2：多形性红斑的病因　　　　　　副高：熟练掌握　正高：熟练掌握

一般认为发病和过敏体质有关，也可能和病毒感染、体内慢性病灶和结缔组织疾病、甚至恶性肿瘤等因素有关。但临床上有些病例并不一定能找出明确的发病诱因或过敏原。

知识点 3：多形性红斑的病理　　　　　　副高：熟练掌握　正高：熟练掌握

在镜下表现均有细胞间及细胞内水肿，上皮下有疱形成，且有炎症细胞浸润；血管明显扩张，内皮细胞肿胀变性，有血管炎；血管周围有炎症细胞浸润，主要为淋巴细胞，有时可见渗出的红细胞。

知识点4：多形性红斑的临床表现	副高：熟练掌握　正高：熟练掌握

任何年龄均可发病，但以青壮年多见。起病急骤，常在春、秋季节发病和复发，病程一般为2~4周，有自限性。

临床表现可分为轻型和重型两种情况。

（1）轻型：一般无全身症状，或仅有轻微全身不适，病损只限于黏膜和皮肤，无身体其他器官和系统的病变。

口腔黏膜病损可伴随皮肤同时发生，亦可单独发生。口腔病损分布广泛，可发生于唇、颊、舌、腭等部位。黏膜大面积充血水肿和糜烂，有时可见红斑及水疱，但疱很快破溃，因此最常见的病变是大面积糜烂；糜烂表面有大量渗出物形成厚的假膜；有时渗出物很多，病损易出血，在唇部常形成较厚的黑紫色血痂；疼痛明显，影响进食；颌下淋巴结肿大，有压痛。部分患者除口腔黏膜外尚可有其他黏膜如眼或外阴黏膜病变，均表现为急性炎症。

皮肤病损常对称分布，好发于手背、手掌、足背及四肢伸侧，有时躯干亦可发生。常见病损为红斑，典型的为虹膜状红斑，即直径为0.5cm左右的圆形红斑，中心有粟粒大小的水疱，又称靶形红斑。此种红斑多见于腕部、踝部及手背，开始时为淡红色，1~2天后中心部位红色转暗，并发生水疱，边缘呈鲜红色环状，亦可出现丘疹，皮损有瘙痒感，无明显疼痛。

（2）重型：常有严重的全身症状，如高热39~40℃，全身无力，肌肉痛、关节痛、头痛、咳嗽等，有些病例有鼻炎、咽炎等。

皮肤病损除红斑外还出现大疱、丘疹、结节等，疱破后皮损形成大片糜烂面，疼痛明显。

黏膜病损除口腔表现与轻型者相同外，眼睛，鼻腔、阴道、尿道及直肠等部位黏膜均可受累，发生糜烂及炎症。如发生在眼睛，病变较严重，眼结膜毛细血管广泛充血发红，亦可出现小丘疹或疱疹，严重时可引起角膜溃疡、脉络膜炎等，个别病例处理不当可致失明。如身体各腔孔均受累，则称为多腔孔糜烂性外胚叶病，亦即斯－约综合征。

本病有自限性，轻型者一般2~3周可以痊愈，但重型者或有继发感染时，病期可延长至4~6周，极少数病甚可迁延数月不愈。若治疗处理得当，一般预后良好，但痊愈后可复发。

知识点5：多形性红斑的诊断	副高：熟练掌握　正高：熟练掌握

（1）根据病史：突然发生急性炎症，发病与季节有关，春、秋季常见，可有复发史。有些患者能询问出发病前的用药史或进食某些食物，接触某些环境刺激因素而诱发疾病。

（2）根据检查所见：口腔黏膜广泛地充血、发红、水肿，并有大面积糜烂，表面渗出多，形成厚的假膜，易出血，有剧烈疼痛。皮肤可见多种病损，如红斑、丘疹、疱疹、斑疱疹，特别是虹膜状红斑有诊断意义。重型者有全身症状，有多窍黏膜损害。

知识点6：多形性红斑的鉴别诊断　　　　　　　副高：熟练掌握　　正高：熟练掌握

（1）寻常性天疱疮：临床表现为黏膜及皮肤渐进性地发生水疱，为慢性病程。一疱刚愈另一疱又起，发疱此起彼伏；无急性炎症反应。病理变化天疱疮为上皮内疱，有棘层松解现象。

（2）疱疹性口炎：临床表现为口腔黏膜上小水疱，成簇，小水疱融合成疱。除口周皮肤可见病损，其他皮肤无损害。

知识点7：多形性红斑的治疗　　　　　　　　　副高：熟练掌握　　正高：熟练掌握

（1）去除诱发因素：详细询问患者全身健康状况，有无慢性病灶，全身系统疾病或过敏史，如发现可疑致敏物质，应立刻去除。如口腔内有根尖周炎、牙周炎或全身其他疾病时应进行治疗，以除去可能致病的诱发因素。

（2）药物治疗：参见药物过敏性口炎。但需考虑患者身体正处于发敏阶段，过敏性往往增高，因此用药应慎重，凡不急需之药可暂时不用，以防接触新的过敏原而加重过敏反应。

（3）支持治疗：可根据患者的情况给予高营养、高蛋白食物、大量维生素等以促进病损愈合。

第四章　口腔黏膜溃疡性疾病

第一节　复发性阿弗他溃疡

| 知识点1：复发性阿弗他溃疡的定义 | 副高：熟练掌握　正高：熟练掌握 |

复发性阿弗他溃疡（RAU）是口腔黏膜病中最常见的溃疡类疾病，居口腔黏膜病的首位。本病具有复发性、自限性，复发且有一定的规律性。具有明显的灼痛感。同义名有：复发性口腔溃疡（ROU）、复发性口疮、复发性阿弗他口炎（RAS）等。根据溃疡大小、深浅及数目不同分为轻型阿弗他溃疡、疱疹样阿弗他溃疡和重型阿弗他溃疡3种。

| 知识点2：复发性阿弗他溃疡的病因 | 副高：熟练掌握　正高：熟练掌握 |

该病病因复杂，存在明显的个体差异。研究报道的发病因素甚多，但尚无统一的确切说法，目前较为公认的与免疫、遗传、环境三大因素有关。免疫因素中细胞免疫的异常起主要作用，其主要机制是T细胞亚群之间存在免疫不平衡现象，如CD4/CD8之间的比值在溃疡前期、溃疡期和溃疡后期各不一样；遗传因素对RAU的单基因遗传、多基因遗传、遗传标记物和遗传物质的研究表明，RAU的发病有遗传倾向，尤其与多基因遗传有关；环境因素包括患者口腔生态环境、心理环境、生活环境、社会环境等，在本病的发病中也起到诱发作用。其他因素如内分泌因素、微循环等对该病的发生也有一定影响。

| 知识点3：复发性阿弗他溃疡的病理 | 副高：熟练掌握　正高：熟练掌握 |

复发性阿弗他溃疡为非特异性炎症性溃疡，重型阿弗他溃疡可深及黏膜下层。除炎症表现外，还有小涎腺腺泡破坏，腺管扩张、腺管上皮增生，直至腺小叶结构消失，由密集的淋巴细胞替代，呈淋巴滤泡样结构。

| 知识点4：复发性阿弗他溃疡的临床表现 | 副高：熟练掌握　正高：熟练掌握 |

临床分型尚不统一。目前常见的分类为轻型、重型及疱疹样溃疡3种类型。

（1）轻型阿弗他溃疡：是最常见的类型，约占RAU的80%。溃疡不大，一般直径2~4mm，圆或椭圆形，周界清晰，孤立散在，数目不多，每次1~5个不等。好发于角化程度较差的区域，如唇、颊黏膜。溃疡有"黄、红、凹、痛"特征。即溃疡表面覆有浅黄色假膜，周边围有约 1mm 的充血红晕带，中央凹陷，基底不硬，灼痛感明显。复发有一定规律，即随着病程的推延，溃疡个数由少变多，溃疡由小变大，溃疡愈合期由短变长，间歇期由长变短，溃疡部位由前向后。其溃疡周期是：约 24 小时后出现白色或红色小点，2~3 天后上皮破损，形成溃疡，4~5 天后红晕消失，溃疡愈合。整个溃疡期一般持续 1~2 周，具有自愈性。

（2）重型阿弗他溃疡：又称复发性坏死性黏膜腺周围炎、腺周口疮。发作时溃疡大而深，"似弹坑"。直径可达 10~30mm，深及黏膜下层直至肌层，周边红肿隆起，扪之基底较硬，但边缘整齐清晰。溃疡常单个发生，或在周围有数个小溃疡。初始好发于口角，其后有向口腔后部移行趋势，如咽旁、软腭、腭垂等。重型的发作规律基本同轻型，但发作期可长达月余甚至数月，也有自限性。溃疡疼痛较重，愈后可留瘢痕，甚至造成舌尖、腭垂缺损和软腭穿孔。

（3）疱疹样阿弗他溃疡：又称阿弗他口炎，溃疡小而多，散在分布，直径小于 2mm，可达数十个之多，似"满天星"。邻近溃疡可融合，但界限清楚。黏膜充血发红，疼痛较轻型重。唾液分泌增加，可伴头痛、低热、全身不适、局部淋巴结肿大等症状。发作规律同轻型，不留瘢痕。

知识点 5：复发性阿弗他溃疡的诊断　　　　　副高：熟练掌握　　正高：熟练掌握

（1）问诊：疼痛的部位、性质、程度，发生的诱因、持续时间和复发情况。
（2）检查可见：溃疡的外形、部位、色泽、质地、有无对应的局部刺激物。
（3）活组织检查：对大而深且长期不愈的溃疡，应警惕癌肿，需做活检明确诊断。
（4）复发性、周期性、自限性的病史特点。
轻型阿弗他溃疡：具备黄、红、凹、痛特征。
重型阿弗他溃疡：溃疡大而深，似"弹坑"。
疱疹样阿弗他溃疡：溃疡小而多，散在分布，似"满天星"。

知识点 6：复发性阿弗他溃疡的鉴别诊断　　　　副高：熟练掌握　　正高：熟练掌握

重型应与癌性溃疡、结核性溃疡和创伤性溃疡相鉴别。疱疹样阿弗他溃疡应与原发性疱疹性口炎鉴别。后者多发于儿童，牙龈为好发部位。溃疡数目多而细小，一般似针头大小，可相互融合，黏膜大面积充血发红，急性炎症反应明显，全身症状较重。

知识点 7：复发性阿弗他溃疡的局部治疗　　　　副高：熟练掌握　　正高：熟练掌握

局部治疗的目的为消炎、止痛、促进溃疡愈合。
（1）凡能在口腔使用的具有消炎、止痛、促进溃疡愈合的药膜、软膏、散剂、含漱液、口含片均可使用，表皮生长因子、表面麻醉药、物理疗法、微波激光等有时配合使用。

（2）对于持久不愈或疼痛明显的重型阿弗他溃疡，可在溃疡部位做黏膜下封闭注射。常用曲安奈德5~10mg/ml、醋酸泼尼松龙混悬液25mg/ml加等量1%普鲁卡因液，行溃疡下局部浸润，每周1~2次，有止痛促进愈合作用。

知识点8：复发性阿弗他溃疡的全身治疗　　　　副高：熟练掌握　正高：熟练掌握

全身治疗以病因治疗、减少复发、促进愈合为目的。

（1）针对与该病有关的全身性疾病进行治疗。

（2）肾上腺糖皮质激素治疗：对RAU的重型，可适当采用泼尼松，每天总量不宜超过30mg，一般主张在上午9时前一次性服下，时间一般不宜超过15天，后逐渐减量。对于其他型，一般不主张使用该类药物。

（3）细胞毒类药物：也仅限于RAU的重型患者，使用前必须了解肝肾功能和血象。常用环磷酰胺片，每片50mg，每次1/2片，每日2次。甲氨蝶呤片，每片2.5mg，每次1/2片，每日2次，口服。硫唑嘌呤片，每片50mg，每次1/2片，每日2次，口服，连服不超过4~6周。

（4）免疫增强剂：①主动免疫制剂：有激发机体免疫系统，产生免疫应答的作用。常用转移因子（TIF）每周1~2次，每次1支。注射于上臂内侧或大腿内侧皮下淋巴组织较丰富部位。左旋咪唑片剂，每片15mg或25mg，每日用量100~150mg，分3次或2次口服，连服3天后停药4天，4~8周为1疗程。偶有头晕恶心，白细胞减少。胸腺素注射液，每支2mg或5mg，每日或隔日肌内注射1次，每次2~10mg，有促进T淋巴细胞功效。卡介苗：每支0.5mg，每周2~3次，每次1支，肌内注射，3个月为1疗程；②被动免疫制剂：如胎盘球蛋白、丙种球蛋白等，对免疫功能低下者有效。肌内注射，每隔1~2周注射1次，每次3~6ml。胎盘脂多糖，是人胎盘组织提取的脂多糖，有抗感染、抗过敏作用。每次0.5~1mg，每日1次，肌内注射，20天为1疗程。

知识点9：复发性阿弗他溃疡的中医药治疗　　　　副高：熟练掌握　正高：熟练掌握

辨证施治。成药：可用昆明山海棠片，有良好的抗炎和抑制增生作用，抑制毛细血管通透性，减少炎性渗出，毒副作用较小，但长期使用应注意血象改变。每片0.25g，每次2片，每日3次，口服。

第二节　贝赫切特综合征

知识点1：贝赫切特综合征的定义　　　　副高：熟练掌握　正高：熟练掌握

贝赫切特综合征（BD），又称白塞病、口-眼-生殖器三联征。同时或先后发生的口腔黏膜溃疡以及眼、生殖器、皮肤病损是该病的主要临床特征。

知识点 2：贝赫切特综合征的病因　　　　副高：熟练掌握　正高：熟练掌握

确切病因尚不明确，但有关研究表明免疫、遗传等因素，纤溶系统、微循环系统障碍，在该病发病中起重要作用。病毒、细菌、结核、梅毒等感染和微量元素缺乏等也可能有关。

知识点 3：贝赫切特综合征的病理　　　　副高：熟练掌握　正高：熟练掌握

此病主要表现为血管壁受累及血管周围的非特异性炎症。

知识点 4：贝赫切特综合征的临床表现　　　　副高：熟练掌握　正高：熟练掌握

本病以先后出现多系统多器官病损，且反复发作为特征。依照病损出现的概率多少，可分为常见症状和少见症状两大类。前者包括口腔、生殖器、皮肤、眼等症状，后者包括关节、心血管、神经、消化、呼吸、泌尿等系统病变。

（1）常见症状

口腔：反复发作的口腔黏膜溃疡，与复发性阿弗他溃疡类似。多表现为轻型或疱疹样型，亦可出现重型。

眼：病变可分为眼球前段病变和后段病变。前段病变主要是虹膜睫状体炎、前房积脓、结膜炎和角膜炎。后段病变主要为脉络膜炎、视神经乳头炎、视神经萎缩和玻璃体病变、继发性白内障、青光眼、视网膜剥离、黄斑区变性、眼球萎缩，造成视力逐渐减退，甚至导致失明。

生殖器：主要为外生殖器溃疡，常反复发作，但间歇期较长。溃疡多见于大小阴唇、阴茎、龟头、阴囊，形态与口腔溃疡相似，直径较大，可达 0.5cm 左右。溃疡数目虽少，但因该处易受感染和摩擦，常愈合较慢，疼痛剧烈。溃疡有自愈倾向，可留有瘢痕。溃疡亦可发生于阴道、子宫颈，累及小动脉会引起阴道出血，还可引起男性附睾炎，有局部淋巴结肿大。生殖器溃疡发生率极高，仅次于口腔溃疡。

皮肤：主要表现有反复发作的结节性红斑、面部毛囊炎、痤疮样皮疹、皮下血栓性静脉炎和皮肤针刺反应。最常见而典型的是结节性红斑；多发生在四肢，尤以下肢多见。红斑直径 1~2cm，触痛，一周后自愈，愈后有色素沉着，无瘢痕。皮肤针刺反应是指：患者接受肌内注射后，24~48 小时内，该处可出现红疹和小脓点，即为针刺反应阳性。静脉注射后可出现血栓性静脉炎。这是末梢血管对非特异性刺激呈超敏反应所致，具有诊断意义。

（2）偶见症状

关节：主要累及大关节，与风湿关节炎的症状相似，有红肿热痛。一般 X 线检查无异常。

心血管系统：主要特征为血管症状。以前报道和注意较少，目前临床报道增多，男性多发。

消化系统、神经系统、呼吸系统、泌尿系统均有受累报道。

检查可见：可观察到复发性口腔溃疡、眼炎、生殖器溃疡以及特征性皮肤损害，另外出现大血管或神经系统损害高度提示BD的诊断。

实验室检查：无特异性实验室异常。活动期可有血沉增快、C反应蛋白升高；部分患者冷球蛋白阳性。血小板凝集功能增强。HLA-B51阳性率57%~88%，与眼、消化道病变相关。

针刺反应试验：用20号无菌针头在前臂屈面中部垂直刺入约0.5cm沿纵向稍作捻转后退出，24~48小时后局部出现直径>2mm的毛囊炎样小红点或脓疱疹样改变为阳性。此试验特异性较高且与疾病活动性相关。静脉穿刺或皮肤创伤后出现的类似皮损具有同等价值。

反复口腔溃疡、反复外阴溃疡、眼病变、皮肤病变、针刺试验阳性。有反复口腔溃疡并有以上其他症状4项中2项以上者，除外其他疾病后可诊断为贝赫切特综合征。

（1）口腔溃疡的鉴别诊断：BD与复发性阿弗他溃疡、疱疹性口炎均以反复发作的口腔溃疡为基本特征，其病损形态相似，但前者累及多系统、多脏器。

（2）多系统损害的鉴别：BD与斯-约综合征鉴别。

（1）口腔溃疡治疗同RAU。

（2）外阴溃疡可用1:5000高锰酸钾坐浴，每晚1次，再用四环素可的松眼膏涂于溃疡面，或用苦参汤、蛇床子汤熏洗。

（3）眼部轻型炎症可用0.5%醋酸氢化可的松液滴眼。

（4）0.1%醋酸氟氢可的松软膏局部涂布皮肤。

（1）免疫抑制法：参照RAU重型的用药，量可适当增加。

（2）免疫增强剂或免疫调节剂：参照RAU的用药方法。

（3）其他：异烟肼成人每日300mg，晨间1次顿服，同时服用维生素B_6 40~60mg，1~2

个月为一疗程，对伴有血沉升高，乏力、低热者有效。

（4）中医辨证施治：中医认为 BD 与肝经湿热、脾胃湿热、肝阴虚、脾肾阳虚等有关，因此根据辨证可施以清肝利湿法、清胃泻火法、补肾养阴法和温补脾肾法等治疗。

第三节　创伤性溃疡

知识点1：创伤性溃疡的病因　　　　　　　　　副高：熟练掌握　正高：熟练掌握

（1）机械性刺激

自伤性刺激：指下意识地咬唇、咬颊或用铅笔尖、竹筷等尖锐物点刺颊脂垫等不良习惯的长期慢性刺激引起相应部位的溃疡。

非自伤性刺激：指残根残冠，尖锐的边缘嵴和牙尖对黏膜的刺激；婴儿吮吸拇指、橡胶乳头、玩具等硬物刺激腭部翼钩处黏膜；婴儿中切牙边缘过锐与舌系带过短引起的摩擦等不良刺激。

（2）化学性灼伤：误服入强酸、强碱等苛性化合物或口腔治疗操作不当，造成硝酸银、三氧化二砷、碘酚等腐蚀性药物外溢灼伤黏膜。偶见因牙痛而口含阿司匹林、因白斑用维生素 A 酸液涂布过度或贴敷蜂胶引起溃疡。

（3）物理性刺激：偶因饮料、开水、食物过烫引起黏膜烫伤。

知识点2：创伤性溃疡的病理　　　　　　　　　副高：熟练掌握　正高：熟练掌握

非特异性溃疡表现为上皮连续性破坏，表层脱落坏死形成凹陷，溃疡底部结缔组织有淋巴细胞、中性粒细胞和浆细胞浸润。慢性机械刺激引起的溃疡可见肉芽组织增生。

知识点3：创伤性溃疡的临床表现　　　　　　　副高：熟练掌握　正高：熟练掌握

不同病因引起的创伤性溃疡临床表现不同。

（1）压疮性溃疡：由持久的非自伤性机械刺激造成，多见于老年人。残根残冠或不良修复体长期损伤黏膜，溃疡深及黏膜下层，边缘轻度隆起，色泽灰白，疼痛不明显。

（2）贝氏口疮：婴儿由吮吸拇指和过硬的橡皮奶头引起，固定发生于硬腭、双侧翼钩处表面黏膜，呈双侧对称分布，溃疡表浅，婴儿有哭闹表现。

（3）李-弗氏病：专指发生于婴儿舌系带处的溃疡。过短的舌系带和过锐的新萌中切牙长期摩擦，引起舌系带处充血、肿胀、溃疡。长期不治疗则转变为肉芽肿性溃疡，扪诊有坚韧感，影响舌活动。

（4）自伤性溃疡：好发于青少年，性情好动，用铅笔尖捅刺黏膜。右利手，溃疡好发于左侧颊脂垫尖或磨牙后垫处；左利手，溃疡部位好发于右侧；咬唇咬颊习惯者，溃疡好发于下唇内侧或两颊、口角区，溃疡深在，长期不愈，基底略硬，或有肉芽组织，疼痛不明显，有时有痒感。溃疡可发生在舌背，舌背溃疡常表浅，增生明显并伴有痒痛。

（5）化学灼伤性溃疡：组织坏死，表面有易碎的白色薄膜，溃疡表浅，疼痛明显，常发于治疗中的患牙附近。

（6）烫灼性溃疡：烫伤后初始为疱疹，疱壁破溃后形成糜烂面或浅表溃疡，疼痛明显。

知识点4：创伤性溃疡的诊断　　　　　副高：熟练掌握　正高：熟练掌握

有明显的理化刺激因素或自伤、烫伤等病史；创伤性溃疡部位和形态往往与机械性刺激因子相符合；去除刺激因素后，溃疡很快明显好转或愈合；无复发。经治疗不愈者应做活检，以明确诊断。

知识点5：创伤性溃疡的鉴别诊断　　　　副高：熟练掌握　正高：熟练掌握

对去除刺激因素后仍长期不愈的深溃疡应与一些特异性深溃疡鉴别。

（1）腺周口疮：溃疡深大，常伴发其他部位小溃疡，有反复发作史，无创伤史和自伤性不良习惯，口内无机械性刺激因素存在，愈合后留有瘢痕。

（2）结核性溃疡：溃疡深凹，呈潜掘性，边缘呈鼠咬状，基底面有粟粒状小结节，有红色肉芽组织。伴低热、盗汗、淋巴结肿大，OT试验阳性，无理化刺激因素存在。

（3）癌性溃疡：常为鳞状细胞癌，溃疡深大，底部有菜花状细小颗粒突起，边缘隆起翻卷，似堤围绕在病损周围，扪诊基底较硬有浸润块，疼痛不明显。

知识点6：创伤性溃疡的治疗　　　　　　副高：熟练掌握　正高：熟练掌握

（1）尽快去除刺激因素：拔除残根残冠，磨改过锐牙尖和边缘嵴，修改不良修复体等；纠正咬唇、咬颊等不良习惯，改变婴儿喂食方式及吮吸奶瓶的方式；手术矫正舌系带过短。

（2）局部治疗：敷涂皮质散、养阴生肌散、冰硼散等消炎防腐药物；氯己定、依沙吖啶（雷佛奴尔）、复方硼酸液等含漱，以防止继发感染。

（3）全身症状治疗：对有全身症状或继发感染者可用抗生素等。

（4）长期不愈的深大溃疡：应做活检，以排除癌变。

知识点7：创伤性溃疡的预防　　　　　　副高：熟练掌握　正高：熟练掌握

避免理化因素的不良刺激，养成良好进食习惯，定期检查口腔牙齿咬合状况，避免口腔治疗中的操作失误，正确应用药物。

第五章　口腔黏膜大疱类疾病

第一节　天疱疮

天疱疮是一种严重的、慢性皮肤黏膜的自身免疫性疾病，出现不易愈合的大疱性损害，其病因不明。临床上根据皮肤损害特点可以分为寻常型、增殖型、落叶型和红斑型等几种类型，其中口腔黏膜损害以寻常型天疱疮最为多见，且出现损害最早，故口腔医师的早期诊断具有重要的意义。

天疱疮的病因不明，但多认为与自身免疫有关，采用直接免疫荧光研究在患者的皮肤和黏膜的损害部位发现了抗棘细胞层间黏合物质的自身抗体；发现抗棘细胞层间黏合物质抗体沉积的部位是相应的病理变化的主要部位；某些病毒、紫外线照射、某些药物可诱发该病。

各型天疱疮的组织病理学改变，都是以上皮内棘细胞层松解和上皮内疱（成裂隙）为特征。寻常型与增生型的水疱形成于上皮基底层以上，落叶型与红斑型的水疱形成于上皮颗粒层中。疱底见有不规则的绒毛乳头突起，疱内见有松解的单个棘细胞或呈团状分布的棘细胞，这种细胞较大，呈球形，核大而深染，核周胞质呈晕状，称为天疱疮细胞。

（1）口腔：口腔是早期出现病损的部位。在起疱前，常先有口干、咽干或吞咽时感到刺痛，有1~2个或广泛发生的大小不等的水疱，疱壁薄而透明，水疱易破、出现不规则的糜烂面；破后留有残留的疱壁，并向四周退缩；若将疱壁撕去或提起时，常连同邻近外观正常的黏膜一并无痛性撕去一大片，并遗留下一鲜红的创面；这种现象被称为揭皮试验阳性。若在糜烂面的边缘处探针轻轻置入黏膜下方，可见探针无痛性伸入，这是棘层松解所致，对诊断有重要意义。口腔糜烂面长期存在而不易愈合，继发感染时糜烂加重，并引起疼痛。

此型几乎全部有口腔病损，其发生在牙龈往往误诊断为剥脱性龈炎或坏死性溃疡性龈炎。损害可出现在软腭、硬腭、咽旁及其他易受摩擦的任何部位，如咽、翼颌韧带等处，疱可先于皮肤或与皮肤同时发生。

（2）皮肤：易出现于前胸、躯干以及头皮、颈、腋窝、腹股沟等易受摩擦处。患病的早期，全身症状不明显，仅在前胸或躯干处有1~2个水疱，常不被注意。在正常皮肤上往往突然出现大小不等的水疱，疱不融合，疱壁薄而松弛，疱液清澈或微浊（为淡黄色的透明血清）。用手压疱顶，疱液向四周扩散；疱易破，破后露出红湿的糜烂面，感染后可化脓而形成脓血痂，有臭味，以后结痂，愈合并留下较深的色素，若疱不破，则可渐变为混浊后干瘪。

用手指轻推外表正常的皮肤或黏膜，即可迅速形成水疱，或使原有的水疱在皮肤上移动。在口腔内，用舌舐及黏膜，可使外观正常的黏膜表层脱落或撕去，这些现象称尼氏征阳性。尼氏征阳性常出现于急性期的寻常型和落叶型天疱疮，是比较有诊断价值的检查方法。但需注意的是，在急性期的类天疱疮和大疱型多形性红斑，有时可出现此征。

皮肤损害的自觉症状为轻度瘙痒，糜烂时则有疼痛，病程中可出现发热、无力、食欲缺乏等全身症状；随着病情的发展，体温升高，并可不断地出现新的水疱，由于大量失水，电解质和蛋白质从疱液中消耗，患者出现恶病质，常并发感染，若反复发作，不能及时有力控制病情，可因感染而死亡。

（3）其他部位黏膜：除口腔外，鼻腔、眼、外生殖器、肛门等处黏膜均可发生与口腔黏膜相同的病损，往往不易恢复正常。

知识点5：天疱疮的临床表现——增殖型天疱疮　　副高：熟练掌握　正高：熟练掌握

该型的口腔损害与寻常型相同，只是在唇红缘常有显著的增殖。

知识点6：天疱疮的临床表现——落叶型天疱疮　　副高：熟练掌握　正高：熟练掌握

该型口腔黏膜完全正常或微有红肿，若有糜烂也是表浅的并不严重。皮肤上水痘破溃后形成广泛性剥脱性皮炎。

知识点7：天疱疮的临床表现——红斑型天疱疮　　副高：熟练掌握　正高：熟练掌握

该型口腔黏膜损害极少见，主要累及皮肤，损害特点是红斑基础上的鳞屑并结痂。

知识点8：天疱疮的诊断　　副高：熟练掌握　正高：熟练掌握

（1）检查可见：见长期不能愈合的表浅糜烂面和疱破坏后的残壁，尼氏征阳性或揭皮试验阳性。

（2）细胞学检查：检查有无天疱疮细胞或棘层松解变性的棘细胞。

（3）活体组织检查：在切取完整的病损处，可见上皮内疱形成。取活检时手术刀要锋锐，以避免在切取组织时上皮与其下方组织分离，没有上皮及其下方组织连接，诊断也是困难的。

（4）免疫学检查：经典的方法是免疫荧光直接法，直接法可显示棘细胞层间的抗细胞黏接物质的抗体。

| 知识点9：天疱疮的鉴别诊断 | 副高：熟练掌握　正高：熟练掌握 |

（1）多形性红斑是一种急性炎症性疾病，起病急，水疱为上皮下疱，口内黏膜呈大小不等的红斑、糜烂，其上覆以灰黄色假膜，但在糜烂面的边缘，用探针不能伸入表皮下方，尼氏征阴性，皮肤表现为靶形红斑。而天疱疮则是在貌似正常的皮肤上起疱。

（2）瘢痕性类天疱疮。

（3）剥脱性龈炎表现为牙龈缘及附着龈呈弥散性红斑，亮红色，上皮易剥脱，严重者全口牙龈疼痛，伴有脱皮，表面覆盖坏死的假膜，易出血。

| 知识点10：天疱疮的局部用药 | 副高：熟练掌握　正高：熟练掌握 |

其原则是治疗和预防糜烂面的继发感染，包括细菌和真菌感染可选用抗菌含漱液和3%碳酸氢钠含漱。

| 知识点11：天疱疮的全身治疗 | 副高：熟练掌握　正高：熟练掌握 |

（1）糖皮质激素治疗：糖皮质激素为治疗该病的首选药物，根据用药的过程，可动态地分为起始、控制、减量、维持四个阶段。在起始及控制阶段强调"量大、从速"；在减量与控制阶段则侧重"渐进、忌躁"。泼尼松的起始量国外学者建议为120~180mg/d；而国内学者推荐为60~100mg/d或1~2mg/（kg·d），具体用量可视病情而调整，但切忌由低量再递加。起始量用至无新的损害出现1~2周，即病情控制后可递减，每次递减5mg或减原量的10%较为稳妥，1~2周减一次，至泼尼松剂量低于30mg/d后减量更应慎重，减量时间也可适当延长，直到每日5~15mg为维持量。长期大剂量应用糖皮质激素，要注意各种不良反应，常见不良反应有消化性溃疡、糖尿病、骨质疏松、低血钾症，各种感染和中枢神经系统的毒性等，应注意观察并做相关实验室检查，并适时加以辅助治疗。

对于病情较轻着，糖皮质激素的用量相对减少。

对于严重天疱疮患者，可以选用冲击疗法，以加快显效时间，降低副作用。为降低副作用，利于垂体和肾上腺皮质功能的恢复，还可选用间歇给药法。即大剂量给糖皮质激素至病情稳定（约需10周），逐渐减量至泼尼松30mg/d，采用隔日给药或给3天药，休息4天的方法。

使用免疫抑制剂（硫唑嘌呤、甲氨蝶呤等）和糖皮质激素联合治疗，疗效较好且有助于减量。

（2）免疫抑制剂：环磷酰胺、硫唑嘌呤或甲氨蝶呤和泼尼松等肾上腺糖皮质激素联合治疗，以达到减少后者的用量和帮助减量，从而降低副作用目的。

（3）抗生素：长期应用糖皮质激素时应注意加用抗生素以防止继发感染，在糖皮质激素与抗生素合用时应注意防止真菌感染。

（4）中医中药：中医辨证施治对治疗天疱疮有一定疗效，尤其对减少糖皮质激素的副作用有益。

知识点12：天疱疮的支持疗法　　　　　副高：熟练掌握　　正高：熟练掌握

大疱和大面积的糜烂可使血清蛋白及其他营养物质大量丢失，故应给予高蛋白、高维生素饮食。进食困难者可由静脉补充，全身衰竭者需少量多次输血。要有充足的睡眠和愉快的精神情绪，预防上呼吸道感染和继发感染。

第二节　类天疱疮

知识点1：类天疱疮的定义　　　　　　副高：熟练掌握　　正高：熟练掌握

类天疱疮是一类临床以黏膜皮肤的厚壁张力性大疱为特征的疾病。根据临床特征，与口腔黏膜表现相关的有瘢痕性类天疱疮和大疱性类天疱疮两种类型，前者多见。

瘢痕性类天疱疮又称良性黏膜类天疱疮，是类天疱疮中较常见的一型。以水疱为主要表现，好发于口腔、结合膜等体窍黏膜，故称黏膜类天疱疮。该病病程缓慢，平均3~5年，有的可迁延一生，预后较好。但严重的眼部损害可影响视力，甚至造成失明。

该病女性是男性的2倍，中年或中年以上较多见，死亡者少见。

知识点2：类天疱疮的病因　　　　　　副高：熟练掌握　　正高：熟练掌握

一般认为是属自身免疫性疾病，用免疫荧光直接法检查患者的组织，20%~40%可见抗基底膜区抗体。

知识点3：类天疱疮的病理　　　　　　副高：熟练掌握　　正高：熟练掌握

上皮完整，上皮与结缔组织之间有水疱或裂隙，故为上皮下疱，无棘层松解。免疫荧光直接法检查，可见基底膜区有一连续的细长的荧光带。

知识点 4：类天疱疮的临床表现   副高：熟练掌握   正高：熟练掌握

（1）口腔：损害可发生在口腔任何部位，但牙龈最多见，其次为硬腭和颊部。牙龈是最早出现体征的部位，最典型的表现是剥脱性龈炎。损害的早期在龈缘及近附着龈有弥散性红斑，其上常见有直径为 2~6mm 的疱，疱液清亮或为斑疱，疱膜较厚，破后可见白色或灰白色疱膜，膜去除后为一光滑的红色溃疡面，尼氏征阴性，虽疱膜较厚但在口腔环境中仍然容易破裂，故水疱不常见到。

若损害发生在腭垂、软腭、扁桃体、舌腭弓和咽腭弓等处，常出现咽喉疼痛、吞咽困难。愈合后出现瘢痕，容易与邻近组织粘连，以致畸形，瘢痕粘连发生在口角区则可致张口受限或小口畸形，瘢痕性类天疱疮因而得名。

（2）眼：50%~85% 的瘢痕性类天疱疮患者出现眼部损害，单纯性的眼部损害被称为眼天疱疮。眼部早期损害呈持续性的单纯性结合膜炎，以后可有小水疱出现，但少见。局部有痒感、剧痛，反复发作后睑、球结膜间有少许纤维附着，往往相互粘连，此称睑-球粘连，以致睑内翻、倒睫及角膜受损，角膜瘢痕可使视力丧失。

（3）皮肤损害：此病常累及面部皮肤及头皮，胸、腹、腋下及四肢屈侧皮损亦可发生。皮肤出现红斑或在正常皮肤上出现张力性水疱，疱壁厚，不易破，尼氏征阴性。若疱破溃可形成溃疡、结痂。

（4）其他黏膜：如咽、气管、尿道、阴部和肛门等处偶有受累。

知识点 5：类天疱疮的诊断   副高：熟练掌握   正高：熟练掌握

多窍性黏膜损害，口腔多见，临床检查出现牙龈呈剥脱状或红斑时应考虑是否发生本病，尼氏征阴性，常出现瘢痕粘连，尤其是睑-球粘连均有助于诊断。常规组织病理学检查，表现为上皮下疱，无棘层松解。

直接免疫荧光检查在新鲜的黏膜标本上，基底膜区显示有免疫球蛋白的结合，呈均匀的连续细带，主要是 IgG 及 C3，偶有 IgA、IgM。

知识点 6：类天疱疮的鉴别诊断   副高：熟练掌握   正高：熟练掌握

（1）需与寻常型天疱疮相鉴别。

（2）需与大疱性类天疱疮相鉴别。

（3）多形渗出性红斑：该病为急性炎症性病损，有时也可起疱，疱破后糜烂，且以唇部表现最突出。皮肤多表现为虹膜状红斑，多见于四肢。

（4）糜烂型扁平苔藓：该病可表现为牙龈的剥脱性损害，颜色鲜红，触之出血，其邻近区域或口腔其他部位可见白色条纹，组织病理显示基底细胞液化变性和固有层淋巴细胞浸润带；而类天疱疮在牙龈处虽有剥脱性损害，但口腔黏膜无白色细长条纹，且皮肤往往有水疱，组织病理和免疫病理检查有助于鉴别诊断。

知识点 7：类天疱疮的治疗　　　　　　副高：熟练掌握　　正高：熟练掌握

（1）局部用药：该病宜局部用药，以糖皮质激素制剂的溶液滴眼以防止纤维性粘连。口腔因剧痛而妨碍进食时，应用止痛、消炎为主的含漱剂。

也可在病变区进行糖皮质激素注射，一般每周 1 次为宜，因为该病迁延，若反复、长期注射，易引起组织萎缩。

（2）全身用药：病情严重者，考虑全身用糖皮质激素，但效果常不明显。有报道，用红霉素可以作为辅助的药物。此外，氨苯砜与磺胺吡啶合用、四环素与烟酰胺合用治疗该病也有成功的报道。

第三节　大疱类天疱疮

知识点 1：大疱性类天疱疮的定义　　　　副高：熟练掌握　　正高：熟练掌握

大疱性类天疱疮是一种慢性自身免疫性大疱性皮肤–黏膜病。主要特点为皮肤上的红斑和张力性水疱，仅 10%~20% 的患者出现黏膜损害。多见于 60 岁以上的老年人，无明显性别和种族差异性，病程较长，但预后较好。

知识点 2：大疱性类天疱疮的病因　　　　副高：熟练掌握　　正高：熟练掌握

（1）嗜酸性粒细胞。基底膜带是循环自身抗体（抗基底膜抗体）发生反应的部位。由于嗜酸性粒细胞在病损的早期已出现，故有观点认为，嗜酸性粒细胞在基底膜区的损伤、局部水疱的形成及在上皮–结缔组织界面的分离中发挥了重要作用。

（2）大疱性类天疱疮抗原（BPAg）的两个成分 BPAg1 和 BPAg2 主要由表皮基底细胞产生，这两个抗原均为跨膜蛋白，介导上皮与其下方的结缔组织的联系。免疫印迹及免疫沉淀技术已证实，80%~90% 的患者血清中存在循环抗 BPAg1 抗体；约 50% 的大疱性类天疱疮患者血清中存在抗 BPAg2 的抗体。

（3）对细胞因子的研究发现，γ-干扰素可在蛋白质及 mRNA 水平对 230kD 的类天疱疮抗原进行转录前调控，而这种调控具有时间及剂量依赖性。

（4）IL-1β、IL-5、IL-6 的血清浓度、疱液浓度与病情严重性相关，可作为监控疾病指标。

知识点 3：大疱性类天疱疮的临床特征　　　　副高：熟练掌握　正高：熟练掌握

（1）病程迁延，易反复发作。

（2）皮肤损害：病损常发生在腋窝、腹股沟、四肢屈侧等易受摩擦处。主要表现为外观正常的皮肤出现红斑或厚壁的张力性大疱，可伴有瘙痒，水疱不易破溃，内容物大多清亮，少数为血性或脓性，少有糜烂面，易于愈合，愈合后可见色素沉着。早期病损亦可仅表现为红斑而无水疱。

（3）口腔病损：20% 左右的患者可发生口腔黏膜损害，一般症状较轻，上腭黏膜、颊黏膜易受累。主要表现为粟粒样、张力性小水疱，疱小，数量少，疱壁坚实不易破溃。病损发生于牙龈者，可表现为非特异性剥脱性龈炎，牙龈缘及附着龈充血，表皮剥脱，严重时可并发出血症状。疱破溃后可形成糜烂溃疡面，较易愈合。口内病损疼痛多不明显，并多在皮肤病损出现后发生。

（4）水疱无周缘扩展现象，尼氏征、揭皮试验和探诊试验阴性。

（5）全身症状不明显，严重时亦可伴有发热、乏力及食欲缺乏等全身症状。

知识点 4：大疱性类天疱疮的诊断　　　　　　副高：熟练掌握　正高：熟练掌握

大疱性类天疱疮的诊断主要依据临床表现、组织病理及免疫病理特征。

（1）以皮肤病损为主，主要表现为厚壁的张力性大疱，疱液饱满，不易破溃。

（2）口腔病损以粟粒样、张力性小水疱为主，疱壁坚实不易破溃；发生于牙龈者，可表现为非特异性剥脱性龈炎。

（3）尼氏征阴性。

（4）疱液涂片无天疱疮细胞。

（5）组织病理学表现为上皮下疱，无棘层松解现象。

（6）直接免疫荧光法检查，可见基底膜区有一连续细长的荧光带，主要为 IgG。

（7）间接免疫荧光法检查，可检测出抗基底膜区抗体，并有 70%~80% 患者的血清中抗体效价较高。

知识点 5：大疱性类天疱疮与寻常型天疱疮的鉴别　　副高：熟练掌握　正高：熟练掌握

（1）前者好发于老年人，女性居多，后者好发于青、中年人，无明显性别倾向或女性稍多。

（2）前者主要临床表现为粟粒样、张力性小水疱，数量少，疱壁厚，不易破，后者主要表现为反复出现的松弛性薄壁大疱，疱易破溃形成糜烂，不易愈合。

（3）前者尼氏征、揭皮试验、探诊试验均为阴性，后者可均为阳性。

（4）前者组织病理学表现主要为上皮下疱形成，无棘层松解，后者表现为上皮内疱和棘层松解。

（5）前者直接免疫荧光检查表现为 IgG 和 C3 沿基底膜呈线状沉积，间接免疫荧光检查约有70%可查见抗基底细胞膜带的抗体，后者直接免疫荧光可查见抗棘细胞间黏合物质抗体在上皮细胞间沉积，间接免疫荧光检查可检测到血清中抗棘细胞层抗体。

知识点6：大疱性类天疱疮与良性黏膜类天疱疮鉴别 副高：熟练掌握 正高：熟练掌握

（1）前者皮肤损害多发于易受摩擦部位，口腔黏膜较少累及，后者皮肤病损少见，多见于眼、鼻、外生殖器等处，口内病损多为剥脱性龈炎表现。

（2）前者预后良好，后者慢性迁延，眼部瘢痕可致失明。

知识点7：大疱性类天疱疮的全身药物治疗 副高：熟练掌握 正高：熟练掌握

（1）醋酸泼尼松 10~30mg/d，一般可控制病情。应注意服药期间每天监测血压，定期监测血糖、肝肾功能和电解质。

（2）可试用氨苯砜或四环素联合烟酰胺治疗该病。

知识点8：大疱性类天疱疮的局部药物治疗 副高：熟练掌握 正高：熟练掌握

（1）消毒防腐制剂：0.02%氯己定溶液、复方硼砂溶液或聚维酮碘溶液，交替含漱，每日3次。

（2）糖皮质激素制药：可选用曲安奈德口腔软膏、地塞米松糊剂或金霉素倍他米松糊剂，涂患处，每日3次。

（3）对于糜烂面局限或愈合较慢的病损，可用4%曲安奈德注射液与等量2%盐酸利多卡因注射液混合于病损基底部行软组织局部封闭治疗。

知识点9：大疱性类天疱疮的预后 副高：熟练掌握 正高：熟练掌握

（1）病程较长，易反复发作。
（2）早期合理用药，预后较好。
（3）少数皮损严重患者，可因继发感染导致死亡。

第六章　口腔黏膜斑纹类疾病

第一节　口腔白色角化病

| 知识点1：口腔白色角化病的定义 | 副高：熟练掌握　正高：熟练掌握 |

口腔白色角化病又称良性过角化病、前白斑等，为长期机械性或化学性刺激所造成的口腔黏膜局部白色角化斑块或斑片，属良性病损。

| 知识点2：口腔白色角化病的病因 | 副高：熟练掌握　正高：熟练掌握 |

口腔内残根、残冠、不良修复体或吸烟等为常见的局部刺激因素。刺激因素去除后，病损在1~2周内变薄，最后逐渐消退。

| 知识点3：口腔白色角化病的病理 | 副高：熟练掌握　正高：熟练掌握 |

上皮过度角化或部分不全角化，上皮层有轻度增厚，棘层增厚，或不增厚，上皮钉突伸长，固有层无炎细胞浸润或轻度炎细胞浸润，包括浆细胞、淋巴细胞。

| 知识点4：口腔白色角化病的临床表现 | 副高：熟练掌握　正高：熟练掌握 |

白色角化病可发生在口内与刺激因素有关的任何部位，以颊、唇和腭部多见。为灰白色、浅白或乳白色的边界不清的斑块或斑片，不高出于或微高于黏膜表面，平滑、柔软而无自觉症状，表面光滑无结节，基底柔软。白色角化病位于颊部损害，以颊线区域为中心前后分布的白色斑片；位于唇部损害，为位于吸烟者衔烟卷的位置，白色斑块似棉絮状；位于上腭部损害，因吸烟的关系常见灰白色或浅白色病损，其间见有腭腺开口面呈小红点状，稍凹陷，呈肚脐状，又称烟碱性白色角化病或烟碱性口炎；位于舌部损害，往往与牙源性刺激有关，与刺激因子契合。

| 知识点5：口腔白色角化病的诊断 | 副高：熟练掌握　正高：熟练掌握 |

白色斑块或斑片与局部刺激因素有明显关系，去除刺激因素2~4周后，白色损害颜色

变浅，范围明显缩小，甚至消失。

重度吸烟者腭部可出现广泛灰白色过角化损害，软硬腭交界处黏液腺丰富区呈肚脐状损害，硬腭前部病变均匀、弥散、边界不清晰。停止吸烟后，症状逐渐减轻或消失。

知识点6：口腔白色角化病的鉴别诊断	副高：熟练掌握　正高：熟练掌握

（1）白色水肿：白色水肿多见于双颊黏膜咬合线附近，弥散性半透明灰白色或乳白色薄膜；检查时拉展口腔黏膜，白膜可暂时消除，可见牙痕；局部扪之柔软，无压痛；患者无自觉症状；组织病理检查，表层无角化，上皮细胞有显著细胞水肿，基底层无明显改变。

（2）颊白线：是由于咀嚼时牙齿持续不断的刺激所引起的组织角化；位于双颊部与双侧后牙咬合线相对应的黏膜上；表现为连续的白色或灰白色线条，与牙列外形相吻合，呈水平状纵向延伸，明显高出黏膜面，光滑；在成年人中常见，患者无自觉症状；组织病理主要为上皮正角化。

（3）灼伤：由于具有腐蚀性药物不慎接触口腔黏膜，造成黏膜灼伤，腐蚀性药物常见如碘酚、硝酸银、三氧化二砷糊剂、根管塑化液等；病损上有灰白色假膜，去除假膜后，露出出血创面，而不是灰白色弥散性白色损害，边界清楚；组织病理为上皮层凝固坏死及表层剥脱，浅层血管充血。

知识点7：口腔白色角化病的治疗	副高：熟练掌握　正高：熟练掌握

主要为去除刺激因素，角化严重者局部可用维 A 酸制剂涂擦。

第二节　口腔白斑病

知识点1：口腔白斑病的概述	副高：熟练掌握　正高：熟练掌握

口腔白斑病（OLK）是发生在口腔黏膜上以白色为主的损害，不能擦去，也不能以临床和组织病理学的方法诊断为其他可定义的损害，属于癌前病变或潜在恶性疾病范畴，不包括吸烟、局部摩擦等局部因素去除后可以消退的单纯性过角化病。

临床上可将白斑分为以下几个阶段：发现白色的黏膜斑块，又不能诊断为其他疾病时，即可做临床印象诊断，此种临时性白斑的诊断可能包括前述白色角化病一部分病例；如果去除某些局部刺激因素，经2~4周的观察后，损害无改善，则可做临床观察诊断；结合切取组织病理检查未发现其他可定义病损，符合白斑病的损害特征，即可做切取组织病理学的诊断；外科切除所有临床可见的损害，并通过组织病理检查而做出的诊断。

知识点 2：口腔白斑病的病因–局部因素　　　　副高：熟练掌握　正高：熟练掌握

（1）吸烟：吸烟既可引起白色角化病，又可引起白斑。戒烟 2~4 周有明显好转者则为前者；戒烟后仍无变化的则为后者。

（2）牙源性刺激：不良修复体、残根、残冠、磨损的尖锐边缘嵴等均可引起摩擦性白色角化病和白斑。如去除刺激因素愈合者则为前者；不能完全愈合者则为后者。

（3）白色念珠菌感染：白色念珠菌感染本身就可引起慢性增生型念珠菌病，这种口腔损害与白斑鉴别较困难，如经抗真菌治疗仍无好转，即为白斑。

（4）其他理化刺激，如咀嚼槟榔、酒、醋、辣、烫等也可能在白斑的形成中起到促进作用。

知识点 3：口腔白斑病的病因–全身因素　　　　副高：熟练掌握　正高：熟练掌握

无明显局部刺激因素的白斑通常解释为"特发性"，可能与全身因素有关。

（1）遗传因素：由于遗传物质上的某些缺陷，这类患者染色体脆性增高，对白斑有易感性。

（2）免疫因素：全身或局部免疫反应的缺陷，使其对异物的侵入或对突变细胞不能有效清除。如白斑上皮常发生抗原性和凝集素受体的改变，朗格汉斯细胞和浆细胞也有变化。

（3）局部的微循环障碍，直接影响局部组织的防御能力和修复能力。

（4）其他因素：如缺铁性贫血、某些微量元素的减少，如锶、锰和钙、维生素 B_{12} 和叶酸缺乏、梅毒等均可作为全身因素考虑。

知识点 4：口腔白斑病的病理　　　　副高：熟练掌握　正高：熟练掌握

均质型白斑病主要表现为过度正角化和棘层增生，无上皮异常增生；非均质型白斑病可有上皮异常增生、原位癌或鳞状细胞癌等 3 种组织病理表现。

上皮异常增生表现在上皮组织分层不规则，排列紊乱，上皮钉突呈滴状或藕节状；核分裂象增加，核质比率增加，核染色质增加，核浓染，核仁增大；基底细胞极向改变，基底层增生，出现多层基底细胞；细胞多形性、异形性，棘层内出现单个细胞或细胞团角化，细胞间黏合性丧失。

WHO 建议在口腔白斑病的病理诊断报告中，必须注明是否伴有上皮异常增生，因此，建议病理学术语可采用两种方式描述，即符合口腔白斑病的临床诊断；伴有或不伴有轻、中、重度异常增生。

知识点5：口腔白斑病的发病情况　　　　　　副高：熟练掌握　正高：熟练掌握

（1）年龄和性别：白斑多在中年后发病，40岁以上为好发年龄，而且随年龄的增加而增加，本病多发于男性，男女之比约为2∶1。但近年女性有增高的趋势。

（2）发病部位：白斑病可发生于口腔黏膜的任何部位，其中以颊黏膜里最多，其次为唇部、腭部、牙龈及舌部等。

（3）症状：患者可无症状或自觉局部粗糙、木涩，较周围黏膜硬。伴有溃疡或癌变时，可出现刺激痛或自发痛。

知识点6：口腔白斑病的临床分型　　　　　　副高：熟练掌握　正高：熟练掌握

口腔白斑病分为均质型和非均质型两大类：均质型有斑块状、皱纸状两种表现；非均质型有颗粒状、疣状和溃疡状3种表现。

（1）斑块状：口腔黏膜上出现白色或灰白色均质型斑块，斑块表面可有皲裂，平或稍高出黏膜表面，边界清楚，触之柔软，无粗糙感或略粗糙，周围黏膜多正常。患者多无症状或有粗糙感。

（2）皱纹纸状：多见于口底和舌腹，损害有时可累及舌侧牙龈，其他部位较少发生。损害面积不等，表面高低起伏如白色皱纹纸，基底柔软；除粗糙不适感外，初起无明显自觉症状；女性多于男性。为了明确诊断，需进行活体组织检查，凡位于口底、舌腹、软腭、牙槽黏膜等区域的损害，常具有肉眼所见的皱纹纸状的"峰状突起"，镜下所见亦同。

（3）颗粒状：亦称颗粒-结节状白斑，多见于颊部口角区黏膜，损害常如三角形，底边位于口角。损害的色泽为红白间杂，红色区域为萎缩性红斑，红斑表面"点缀"着结节样或颗粒状白色斑点，所以有不少同义名（结节颗粒状白斑、颗粒状红斑或非均质型红斑等）。除颊部口角区黏膜外，舌腹、舌侧缘也常发生，多位于后磨牙相对舌侧缘及腹部区域，常伴有糜烂或溃疡，故有时称之为溃疡型。本型白斑多数可查出白色念珠菌感染。

（4）疣状：多发生于牙槽嵴、口底、唇、腭等部位。损害呈灰白色，表面粗糙呈刺状或绒毛状突起，高低不平，明显高出黏膜表面，触诊微硬。除位于牙龈或上腭外，基底无明显硬结。增生型疣状白斑是疣状白斑的一个亚型，多发生于老年女性，呈多病灶，易复发，且持续进展，癌变风险高。

（5）溃疡状：在以上各型损害的基础上发生溃疡时，可称为"溃疡型"，患者感觉疼痛。发生溃疡实质是白斑已有了进一步发展的标志。

知识点7：口腔白斑病的诊断　　　　　　副高：熟练掌握　正高：熟练掌握

口腔白斑病的诊断需根据临床和病理表现做出综合性判断才能完成。根据临床表现和病因可初步诊断为暂时性白斑；去除局部刺激因素后观察2~4周，如明显好转，即可确定其他诊断，如无好转；经病理检查，不具有其他任何疾病的特征，即可确定最后诊断，即肯定性白斑的诊断；如病理有异常增生，即可下非均质型白斑的诊断，反之为均质型白斑。因此，病理检查在白斑的诊断中至关重要。

知识点8：口腔白斑病的鉴别诊断	副高：熟练掌握　正高：熟练掌握

（1）白色角化症：由于长期受明显的机械或化学因素刺激而引起的白色角化斑块，除去上述刺激因素后病损逐渐变薄，最后完全消退，组织病理变化为上皮过度角化。

（2）白色水肿：多见于前磨牙和磨牙的咬合线部位，表现为透明的灰白色光滑"面纱样"膜，可以部分刮去，但晚期则表面粗糙有皱纹，病理变化为上皮增厚，上皮细胞内水肿，胞核固缩或消失，出现空泡性变。

（3）迷脂症：是皮脂腺异位，错生在唇颊黏膜上。患者常在青春期前后发现在唇部、颊部黏膜上有针头大小，孤立或聚集成簇的淡黄色或淡白色的斑点；触诊无明显高出，柔软性、弹性正常；有的舌舔有颗粒感，一般无自觉症状。

（4）口腔扁平苔藓：斑片状扁平苔藓与白斑有时难以鉴别，特别是舌背和咬合线的白斑与斑片状扁平苔藓鉴别较困难，有时需要依据组织病理检查确诊。通常情况下扁平苔藓多部位发病，常对称、变化快，边界不清，常有充血、糜烂，伴有白色条纹。

（5）梅毒黏膜斑：Ⅱ期梅毒黏膜斑可与皮肤梅毒疹同时存在，初期为圆形或椭圆形红斑，随后表面糜烂，呈棉絮状乳白色，稍高出黏膜表面，中间凹陷，边缘稍隆起，表面软，下面较硬，假膜不易揭去。做血浆反应素环状快速试验（RPP）及梅毒螺旋体凝素试验（TPHA）可确诊。

知识点9：口腔白斑病的癌变倾向问题	副高：熟练掌握　正高：熟练掌握

口腔白斑病属于癌前病变，据WHO发表的资料，口腔白斑病患者3%~5%发生癌变。病理检查有无异常增生及异常增生程度是目前预测白斑癌变风险的重要指标。下列情况需严密随访。

（1）年龄：年龄60岁以上者。

（2）性别：女性，特别是不吸烟的年轻女性。

（3）吸烟：不吸烟患者。

（4）部位：白斑位于舌缘、舌腹、口底以及口角部位等危险区。

（5）类型：疣状、颗粒型、溃疡或糜烂型及伴有念珠菌感染、HPV感染者。

（6）病理：具有上皮异常增生者，程度越重者越易恶变。

（7）时间：病程较长者。

（8）面积：白斑病损面积大于$200mm^2$者。

知识点 10：口腔白斑病的防治   副高：熟练掌握   正高：熟练掌握

目前尚无根治的方法，治疗原则是：卫生宣教、消除局部刺激因素、检测和预防癌变。

（1）卫生宣教：是口腔黏膜白斑早期预防的重点。开展流行病学调查，早期发现"白斑"患者，进行卫生宣传及必要的健康保健，包括去除刺激因素、检查免疫状况、进行治疗等。凡有癌变的倾向者，应定期复查。

（2）去除刺激因素：如戒烟、禁酒，少吃烫、辣食物；去除残根、残冠、不良修复体；避免不同金属修复体的电流刺激等。

（3）维生素 A 和维生素 A 酸（维甲酸）：防止上皮过角化，保持上皮组织的正常功能。可采用口服药物，如维生素 A 成人每日 3 万~5 万 U，分 2~3 次口服，症状改善后减量；也可用 0.1%~0.3% 维 A 酸软膏局部涂擦，但充血、糜烂的病损不适宜；还可用 50% 蜂胶复合药膜或含维生素 A、维生素 E 口腔消斑膜局部敷贴。

（4）维生素 E：维生素 E 属于抗氧化剂，与维生素 A 有协同作用，还可延长维生素 A 在肝内的储存时间，可单用或配合维生素 A 酸类药物使用，每次 10~100mg，每日 3 次，口服，也可采用局部敷贴。

（5）严密观察：对有癌变倾向的病损类型、部位，应定期严密复查，建议每 3~6 个月复查一次。在治疗过程中如有增生、硬结、溃疡等改变时，应及时手术切除活检。

（6）手术治疗：对溃疡型、疣状、颗粒型白斑应尽量手术切除全部病变活检；对于重度异常增生的白斑应同原位癌的手术切除一样；也可采用微波治疗，但不宜冷冻治疗。

（7）中医辨证治疗：中草药绞股蓝制剂和复方绞股蓝制剂对阻止白斑癌变有一定作用，可较长时间使用。

第三节　口腔红斑病

知识点 1：口腔红斑病的概述   副高：熟练掌握   正高：熟练掌握

口腔红斑病又称增殖性红斑、红色增殖性病变等，是指口腔黏膜上鲜红色斑片，似天鹅绒样，边界清晰，在临床和病理上不能诊断为其他疾病者。口腔红斑不包括局部感染性炎症所致的充血面，如结核及真菌感染等。

口腔红斑比口腔白斑少见，发病率为 0.02%~0.1%。红斑属于癌前病变。口腔红斑的恶变风险是所有口腔癌前病变中最高的，恶变率为 20%~68%。

知识点 2：口腔红斑病的病因   副高：熟练掌握   正高：熟练掌握

口腔红斑病因不明。目前研究认为，口腔红斑的发生与烟酒的摄入以及在此过程中发生的遗传事件有关。

知识点3：口腔红斑病的临床表现　　　副高：熟练掌握　正高：熟练掌握

口腔红斑多见于中年患者，男性略多于女性。以舌缘部最好发，龈、龈颊沟、口底及舌腹、腭部次之。通常无症状，有些患者有灼烧感或疼痛。临床上分为3种类型。

（1）均质性红斑：天鹅绒样鲜红色表面，光滑、发亮，状似"上皮缺失"，质软，边界清楚，为0.5~2cm大小，平伏或微隆起。红斑区内有时也可看到外观正常的黏膜。

（2）间杂型红斑：病损内散在白色斑点，红白相间。

（3）颗粒型红斑：病损内有红色或白色颗粒样微小结节，似桑葚状或颗粒肉芽状，稍高于黏膜表面。有时其外周亦可见散在的点状或斑块状白色角化区（有学者认为，此型即颗粒型白斑），此型往往是原位癌或早期鳞癌。

知识点4：口腔红斑病的病理　　　副高：熟练掌握　正高：熟练掌握

上皮不全角化或混合角化。上皮萎缩，角化层极薄甚至缺乏。上皮钉突增大伸长。钉突之间的乳头区棘细胞萎缩变薄，使乳头层非常接近上皮表面，结缔组织乳头内的毛细血管明显扩张，故使病损表现为鲜红色。

颗粒形成的机制就是钉突增大处的表面形成凹陷，而高突的结缔组织乳头形成红色颗粒。上皮异常增生。有时可见角化珠形成。固有层内炎细胞浸润明显，主要为淋巴细胞和浆细胞。

知识点5：口腔红斑病的诊断　　　副高：熟练掌握　正高：熟练掌握

去除可能的致病因素并观察1~2周。如果病损无明显改善则进行活检术以明确诊断。可采用甲苯胺蓝染色来判断上皮细胞状态及指导临床确定组织活检部位。

知识点6：口腔红斑病的鉴别诊断　　　副高：熟练掌握　正高：熟练掌握

（1）糜烂型扁平苔藓：中年女性多见，病损多左右对称。在充血糜烂区周围有白色条纹组成的病损，稍高于黏膜表面，边界不清。充血糜烂病损经常发生变化。红斑病损相对稳定，不易愈合。病理检查可做鉴别。

（2）白斑：稍高出黏膜表面的白色斑块。颗粒状病损往往需与红斑相鉴别。红斑为鲜红色的病损上出现白色斑点。病理检查可做鉴别。

知识点7：口腔红斑病的治疗　　　　　　　　副高：熟练掌握　正高：熟练掌握

一旦确诊后，立即做根治术。手术切除较冷冻治疗更为可靠。

第四节　口腔扁平苔藓

知识点1：口腔扁平苔藓的定义　　　　　　　副高：熟练掌握　正高：熟练掌握

口腔扁平苔藓（OLP）是一种常见于口腔黏膜的、原因不明的、非感染性的慢性炎性疾病。

知识点2：口腔扁平苔藓的病因　　　　　　　副高：熟练掌握　正高：熟练掌握

OLP 的病因和发病机制目前尚不明确，临床和基础研究结果显示，可能与下列因素有关。

（1）免疫因素：OLP 固有层内有大量淋巴细胞呈密集带状浸润，浸润的淋巴细胞以 T 淋巴细胞为主，表明该病是一种以 T 淋巴细胞介导的炎症疾病，故该病呈慢性病程，用肾上腺糖皮质激素和氯喹治疗有一定疗效。

（2）精神因素：OLP 患者中，许多有精神创伤史或情绪不稳定，易生气、多焦虑；治疗时采取一定的精神治疗措施，可收到较好效果。因此，心理因素在疾病的发生、发展中的作用越来越受到重视。

（3）内分泌因素：流行病调查发现，中年女性 OLP 发病率较高。一些女性 LOP 患者在妊娠期间病情缓解，哺乳期过后月经恢复时，病损复发。

（4）遗传因素：曾有人报道该病有家族发病倾向，研究证实，该病患者体细胞的染色体脆性较高，如染色体畸变率和姊妹染色单体交换率较高。表明口腔扁平苔藓具有遗传易感性。

（5）其他因素：某些感染因素，如真菌感染、幽门螺杆菌（HP）感染，微循环因素等对该病的反复迁延均有一定作用。有学者报道，糖尿病、肝炎、高血压、消化功能紊乱与 OLP 发病有关。

知识点3：口腔扁平苔藓的病理　　　　　　　副高：熟练掌握　正高：熟练掌握

OLP 的典型病理表现为上皮过度不全角化、基底层液化变性以及固有层有密集的淋巴细胞呈带状浸润。

知识点4：口腔扁平苔藓——口腔黏膜病损的概述　　副高：熟练掌握　正高：熟练掌握

口腔黏膜病损 OLP 可发生在口腔黏膜任何部位，以颊部最多见，其次为舌、龈、唇、腭、口底等处，大多左右或上下对称。

病损表现为小丘疹连成的线状白色或灰白色条纹（或花纹），类似皮肤损害的威肯姆线。白色花纹呈网状、树枝状、环状或半环状，黏膜可发生红斑、充血、糜烂、溃疡、萎缩和水疱等。临床表现虽多种多样，但仍以白色条纹为本病临床上最主要的表现。OLP 病损在口腔黏膜消退后，黏膜上可留有色素沉着。

患者自觉黏膜粗糙、木涩感、烧灼感、口干、偶有虫爬痒感。黏膜充血糜烂时，遇辛辣、热、酸、咸味刺激时，局部敏感灼痛。病情反复波动，可同时出现多样病损，并可相互重叠和相互转变。

知识点5：口腔扁平苔藓——口腔黏膜病损的分型　　副高：熟练掌握　正高：熟练掌握

根据病损基部黏膜状况分型：

（1）糜烂型：除白色病损外，线纹间及病损周围黏膜发生充血、糜烂、溃疡。糜烂周围常有白色花纹或丘疹，疼痛明显。常发生于唇、颊、颊沟、磨牙后区、舌腹等部位。

（2）非糜烂型：白色线纹间及病损周围黏膜正常，无充血、糜烂。多无症状，或偶有刺激痛。黏膜上白色、灰白色线状花纹组成网状、环状、斑块、水疱多种病损。

知识点6：口腔扁平苔藓——口腔黏膜病损的表现特征
**　　　　　　　　　　　　　　　　　副高：熟练掌握　正高：熟练掌握**

口腔黏膜不同部位 OLP 病损的表现特征如下：

（1）颊部：颊部病损以磨牙前庭沟为好发部位，其次为颊线区域，向后波及磨牙后垫翼下颌韧带，前方可延伸到口角处。多为树枝状、网状白色条纹并可有丘疹、红斑、糜烂等不同类型损害。

（2）舌部：一般认为发生率仅次于颊部，多发生在舌前 2/3 区域，舌部常见斑片和萎缩损害。舌背部病损出现单个或多个为圆形或椭圆形灰白斑片损害，舌背丝状及菌状乳头萎缩，上皮变薄呈光滑红亮，易形成糜烂，糜烂愈合后，遗留一平滑而缺乏乳头的表面，易与白斑混淆。舌腹及颌舌沟处病损常为网状、线条状的斑纹，可同时有充血、糜烂。

（3）唇部：下唇唇红多于上唇，病损多为网状或环状，白色条纹可延伸到口角，伴有秕糠状鳞屑，有时花纹模糊不清，用水涂擦后透明度增加，花纹较为清晰。唇红黏膜乳头层接近上皮表浅部分，基底层炎症水肿常发生水疱，导致糜烂、结痂。病损累及部分唇红或波及整个唇红黏膜，但通常不会超出唇红缘而涉及皮肤，该特征是与慢性盘状红斑狼疮的鉴别要点。

（4）牙龈：附着龈充血，接近前庭沟处可见白色花纹，由于龈上皮萎缩，牙龈表面发生糜烂，呈剥脱性龈炎表现，四周细的白色花纹能与良性黏膜类天疱疮相区别。

（5）腭部：较为少见，病损常由移行皱襞或缺牙区黏膜蔓延而来，中央萎缩发红似红斑损害，边缘色白稍显隆起。

知识点7：口腔扁平苔藓——皮肤病损及其他损害的表现特征

副高：熟练掌握　　正高：熟练掌握

微高出表面的扁平多角形丘疹，呈粟粒至绿豆大，边界清楚，多为紫红色，有的小丘疹可见到白色小斑点或浅的网状白色条纹，称为 Wickharm 纹。可以石蜡油涂于丘疹表面，放大镜下观察更加清晰。以四肢较躯干多见，瘙痒见抓痕，指（趾）甲发生变形。

知识点8：口腔扁平苔藓的诊断

副高：熟练掌握　　正高：熟练掌握

中年女性患者多见，损害常为对称性；以白色条纹组成的各种形状损害为主，也可呈斑块、糜烂或水疱等；慢性病程，静止与发作交替进行，有减轻和加重的表现；有其特征的病理表现，活检可帮助诊断。

知识点9：口腔扁平苔藓的鉴别诊断

副高：熟练掌握　　正高：熟练掌握

（1）盘状红斑狼疮：下唇的唇红为口腔黏膜的多发部位，唇红与皮肤交界不清，损害的黏膜侧有栅栏状的细白条纹，呈放射排列；皮肤侧有墨浸状的黑色围线，面部呈蝶形红斑；病理检查对两者鉴别有帮助。

（2）白斑：白斑与扁平苔藓是口腔黏膜常见的白色病变，舌背和颊咬合线的白斑与舌背和颊部的斑片状扁平苔藓难以鉴别。可根据白色斑块的易变性、柔软度、是否高出黏膜面，边界清楚与否加以鉴别。另外，病理检查对鉴别有重要意义。

（3）口腔红斑病：口腔红斑病间杂型红斑有时与 OLP 很易混淆。表现为红白间杂，即在红斑的基础上有散在白色斑点，常需依靠组织病理检查确诊。镜下红斑上皮萎缩，角化层消失，棘细胞萎缩仅有 2~3 层，常有上皮异常增生或已是原位癌。对舌腹、舌缘、口底、口角区黏膜上的病损应提高警惕，注意鉴别。

（4）黏膜天疱疮、类天疱疮、剥脱性龈炎：OLP 表现为糜烂、溃疡或疱时，缺少明显白色条纹，易与天疱疮、类天疱疮、剥脱性龈炎相混淆。

天疱疮：临床检查可见尼氏征阳性，镜下可见棘细胞松解，上皮内疱形成，脱落细胞检查可见天疱疮细胞。

类天疱疮：上皮完整，棘层无松解，上皮下疱形成。免疫荧光检查类天疱疮基底膜处可见均匀细线状翠绿色荧光带，有助于鉴别。

剥脱性龈炎：牙龈充血、水肿发亮，上皮剥脱形成糜烂出血，轻微触及有明显的疼痛等敏感症状，上皮下有散在炎细胞浸润，而非密集的带状。

知识点 10：口腔扁平苔藓的治疗　　　副高：熟练掌握　正高：熟练掌握

（1）镇静治疗：应详细询问病史，了解身心健康状况，如心理有无压力和焦虑，精神状态、睡眠、月经状况，消化及大便等情况。根据情况可辅以镇静剂治疗，并进行适当的心理治疗和调节自主神经的治疗。

（2）肾上腺糖皮质激素：以局部应用为安全且疗效好，可采用肾上腺糖皮质激素制成的软蒂、凝胶和油膏，或药膜、含片、气雾剂等。也可选用 $10 \sim 25mg$ 泼尼松龙、$5 \sim 10mg$ 曲安西龙、曲安奈德等加入 2% 普鲁卡因等量做病损区基底部注射，$7 \sim 10$ 天一次。口服肾上腺糖皮质激素应慎重，对大面积严重的糜烂型扁平苔藓，可试用小剂量和短程方案，每日泼尼松 $15 \sim 20mg$，口服 $1 \sim 2$ 周，并逐渐减量。

（3）昆明山海棠和雷公藤：昆明山海棠副作用小，可长期服用，每次 0.5g，每日 3 次；雷公藤多苷片 $0.5 \sim 1mg/(kg \cdot d)$。未生育的男性患者禁用。

（4）氯喹：每次 125mg，每日 2 次，服 5 天停 2 天（每周服药 5 天），注意血象变化。还可选用左旋咪唑、转移因子、聚肌胞、多抗甲素等。

（5）抗真菌治疗：3% $NaHCO_3$ 含漱应作为常规治疗，局部可选用制霉菌素药膜：糊剂或含片治疗。

（6）中医中药治疗：①阴虚有热型：以养阴清热佐以祛风利湿治疗；②脾虚夹湿型：以清热利湿佐以祛风解毒治疗；③血瘀型：以理气活血祛瘀治疗。

第五节　盘状红斑狼疮

知识点 1：盘状红斑狼疮的定义　　　副高：熟练掌握　正高：熟练掌握

盘状红斑狼疮（DLE）是一种慢性皮肤-黏膜结缔组织疾病，病损特点为持久性红斑，中央萎缩凹下呈盘状。主要累及头面部皮肤及口腔黏膜，皮肤病损表面有黏着性鳞屑，黏膜病损周边有呈放射状排列的细短白纹。

知识点 2：盘状红斑狼疮的病因　　　副高：熟练掌握　正高：熟练掌握

DLE 病因尚未明确，多认为是一种自身免疫性疾病，其发病可能与免疫学改变、紫外线、创伤、感染、药物等多因素相关。

（1）免疫学改变：DLE 显著的特点是在活动期可出现各种免疫调节失常。B 细胞反应性过高。免疫球蛋白生成增多，伴有可与多种物质（特别是核蛋白）起反应的自身抗体。除体液免疫功能改变外，细胞免疫也有损害。

（2）紫外线、创伤：紫外线主要通过直接损伤角质形成细胞，导致"隐蔽抗原"释放或者诱导"新抗原"表达等机制诱发 DLE。此外，创伤（包括较大的外科手术）等亦可诱发 DLE。

（3）感染因素：在真皮血管内皮细胞、血管周围成纤维细胞中，发现直径为 20nm、类似于副黏病毒状结构，但其意义尚不清楚。此外，有的患者在 DLE 发病前曾有结核菌、链球菌等感染或其体内存在某种感染病灶。

（4）其他因素：某些药物、食物（如苜蓿芽）、寒冷刺激、精神紧张等因素均可诱发 DLE。

知识点 3：盘状红斑狼疮的病理　　　　　　　副高：熟练掌握　　正高：熟练掌握

上皮过度角化或不全角化，角化层可有剥脱，粒层明显。皮肤病损有时可见角质栓。上皮棘层萎缩变薄，有时也可见上皮钉突增生、伸长。基底细胞显著液化变性，上皮与固有层之间可形成裂隙和小水疱，基底膜不清晰。

固有层毛细血管扩张，血管内可见玻璃样血栓。血管周围有密集淋巴细胞（T 细胞为主）及少量浆细胞浸润，血管周围可见到类纤维蛋白沉积，苏木素伊红染色标本上呈粉红色，过碘酸雪夫反应（PAS）染成红色。结缔组织内胶原纤维玻璃样变、水肿、断裂。

直接免疫荧光检查，在上皮基底膜区有一连续的、粗细不均匀的翠绿色荧光带，呈颗粒状、块状，称为"狼疮带"。

知识点 4：盘状红斑狼疮的临床表现　　　　　副高：熟练掌握　　正高：熟练掌握

临床上，DLE 可分为局限型和播散型。局限型损害仅限于颈部以上的皮肤黏膜，而播散型则可累及颈部以下部位。

（1）黏膜损害：下唇唇红黏膜是 DLE 的好发部位。初起为暗红色丘疹或斑块，随后形成红斑样病损，片状糜烂，中心凹下呈盘状，周边有红晕或可见毛细血管扩张，在红晕外围是呈放射状排列的白色短条纹。病变区亦可超出唇红缘而累及皮肤，唇红与皮肤界限消失，此为 DLE 病损的特征性表现。

唇红糜烂易发生溢血而形成血痂，常继发细菌感染而合并有灰褐色脓痂，导致局部炎症加剧，掩盖了病损的特征。长期慢性病损可导致唇红及唇周皮肤色素沉着或有状似"白癜风"的脱色斑。唇红病损自觉症状少，有时有微痒、刺痛和烧灼感。

口腔黏膜损害易累及颊黏膜，亦可发生在舌背舌腹（缘）、牙龈及软、硬腭。多不对称，边界较清晰，较周围黏膜稍凹下，其典型病损四周有放射状细短白纹。另外，约 5% 的患者在阴道和肛周发生红斑性损害。

（2）皮肤损害：好发头面部等暴露部位，初始为皮疹，呈持久性圆形或不规则的红色斑，稍隆起，边界清楚，表面有毛细血管扩张和灰褐色附着性鳞屑覆盖。去除鳞屑可见扩张的毛囊孔，而取下的鳞屑状似"图钉"，即"角质栓"。其典型病损常发生在鼻梁和鼻侧以及双侧颧部皮肤所构成的、状似蝴蝶形的区域，故称为"蝴蝶斑"。除面部外，头皮、耳郭、颈部、胸背部以及四肢皮肤亦常累及，耳郭病损酷似冻疮，手部病损似皮癣。病程发展缓慢，中心部位逐渐萎缩呈盘状，常伴有色素减退，而四周有色素沉着。

（3）全身症状：部分患者伴有全身症状，如胃肠道症状、关节酸痛或关节炎、不规则发热、淋巴结肿大、肾病变、心脏病变、肝脾大等。

（4）儿童DLE：不常见，其临床特征与成人相似，但无女性发病较高的趋势，光敏感性不明显，发展成SLE的可能性较高。

知识点5：盘状红斑狼疮的实验室检查 副高：熟练掌握 正高：熟练掌握

（1）常规检查：有55%的患者出现红细胞沉降率加快、血清γ-球蛋白升高等。有时Coombs试验可为阳性，血清中可检出冷球蛋白和冷凝集素。

（2）抗核抗体及其他免疫指标：20%~35%的患者出现抗核抗体，其中均质型抗核抗体出现的频率是斑点型的2倍。抗双链DNA抗体的发生率低于5%，这些患者无任何系统受累的证据，但更有可能发展为SLE。20%的患者检查见抗单链DNA抗体，经氯喹治疗后，其抗体滴度可下降。42%的患者检查见抗RNA抗体。1%~10%的患者检查见低滴度的抗Ro（SS-A）抗体。低于5%的患者检查见抗Sm抗体。

在DLE患者尤其女性中，抗甲状腺抗体的发生率高。

知识点6：盘状红斑狼疮的诊断 副高：熟练掌握 正高：熟练掌握

一般根据皮肤黏膜的病损特点和实验室检查即可做出诊断。

黏膜病损好发下唇唇红，呈圆形或椭圆形红斑或糜烂，中央凹陷，边缘暗红稍隆，病损四周有白色放射状细纹。唇部病损常超出唇红边缘而累及皮肤，使黏膜-皮肤界限模糊。病损区周围有色素沉着或色素减退。

皮肤病损好发于头面部，特征为红斑、鳞屑、毛细血管扩张、毛囊角质栓、色素沉着和（或）色素减退和瘢痕形成。鼻部周围"蝴蝶斑"为其典型表现。

实验室检查表现为血沉加快、γ-球蛋白增高、类风湿因子阳性、抗核抗体阳性、CD4/CD8比率增加等。抗双链DNA抗体是SLE患者的标志性抗体，其抗体平均结合率>30%，最高可达65%，对SLE的诊断有一定特异性。有学者报道，DLE患者该抗体平均结合率最高为10%（正常值<5%），对诊断有一定参考价值。

组织活检具有重要意义。取病变组织应选择时间在糜烂愈合后2周左右较为适宜。

免疫荧光检查虽不是100%阳性，但对诊断及鉴别诊断有意义。

知识点7：盘状红斑狼疮的鉴别诊断　　　　副高：熟练掌握　正高：熟练掌握

DLE 应注意与以下几种疾病相鉴别：

（1）慢性唇炎：特别是慢性糜烂型唇炎也好发于下唇，与唇红部位的 DLE 易混淆。DLE 在唇红部的损害可超过唇红缘，四周有白色放射状细纹。慢性唇炎有时也有白色纹，但不呈放射状排列，病损不超出唇红缘。DLE 有皮肤损害，而唇炎无皮肤损害。必要时可行病理检查。

（2）扁平苔藓：皮肤损害呈对称性，发生于四肢伸侧或躯干，为紫色多角形扁平丘疹，患者自觉瘙痒。口腔黏膜损害为呈不规则形状的白色条纹或斑块，唇红部病损不会超出唇红缘。DLE 的皮肤损害多发生在头面部、耳郭等，可表现为"蝴蝶斑"，唇红部病损往往超过唇红缘。病理检查对鉴别有重要意义。

（3）多形性红斑：依据多形性红斑的唇部厚血痂、皮肤"虹膜"或"靶环"红斑等可做鉴别。必要时可行病理检查。

（4）良性淋巴组织增生性唇炎：为好发于下唇的以淡黄色痂皮覆盖的局限性损害，其典型症状为阵发性剧烈瘙痒。组织病理表现为黏膜固有层淋巴细胞增生。

知识点8：盘状红斑狼疮的局部治疗　　　　副高：熟练掌握　正高：熟练掌握

（1）局部使用糖皮质激素：可单独或联合用药，对 DLE 的疗效较肯定。①下唇唇红有血痂或脓痂时，首先用 0.2% 呋喃西林液湿敷，去除痂皮后，外涂糖皮质激素局部制剂。如单纯糜烂无明显感染时，可用局部麻醉药物（如 2% 利多卡因）与曲安奈德等体积混合，行病损局灶封闭；②口内黏膜病损处可涂敷含糖皮质激素、抗生素、局部麻醉药、中药等的各种口内制剂。对局灶性的充血糜烂，也可考虑采用糖皮质激素的局部封闭疗法。对广泛的糜烂性损害，可辅以超声雾化治疗。

（2）环孢素、他克莫司等免疫抑制药：有报道采用环孢素或他克莫司局部治疗顽固、难治性 DLE，有一定疗效。可使用他克莫司含漱液或复方环孢素含漱液。

知识点9：盘状红斑狼疮的全身治疗　　　　副高：熟练掌握　正高：熟练掌握

（1）羟氯喹：是治疗 DLE 的一线药物。推荐治疗剂量为 1 次 100~200mg，每日 2 次。

（2）雷公藤和昆明山海棠：昆明山海棠片不良反应小，可较长期服用，每次 0.5g，每日 3 次。雷公藤多苷片，0.5~1mg/（kg·d），分 3 次服用。

（3）糖皮质激素：在服用氯喹、雷公藤效果不明显时，如无糖皮质激素禁忌证，可联合使用泼尼松，每日 10mg。

（4）沙利度胺：可用于羟氯喹、糖皮质激素等常规治疗无效的难治性或复发加重的

DLE。每日 100mg，可加大剂量达每日 400mg。沙利度胺的不良反应除使胎儿致畸外，总量达 40~50g 时，可能出现神经损害、感觉异常或丧失，有些患者停药后不能恢复。孕妇禁用。

（5）细胞毒药物：常用药物有环磷酰胺、硫唑嘌呤、甲氨蝶呤等，对于常规药物治疗效果不佳的病例可选用，但由于该类药物的毒性不良反应较大，应用受到限制。

（6）中医中药：①心脾积热型：予以养阴凉血，祛风解毒通便。②脾虚夹湿型：则清利湿热、健脾和胃。③血瘀型：则活血化瘀，清利湿热。

知识点 10：盘状红斑狼疮的预后	副高：熟练掌握　正高：熟练掌握

通常 DLE 的预后较好，全身系统受累者较少见。

（1）病程：未治疗的 DLE 皮损倾向于持续存在。经过治疗，伴有少许鳞屑的损害可在 1 个月或 2 个月内完全消失，伴有较多鳞屑的慢性损害和一些瘢痕消退较慢。

（2）转型：DLE 发展成 SLE 的危险性约有 6.5%，而播散型 DLE 的患者发展成 SLE 的危险性（22%）高于局限型 DLE（1.2%）。在 40 岁以前罹患 DLE 的女性，若伴组织相容性类型为 HLA-B8 者，其向 SLE 发展的危险性增高。

（3）癌变：有报道 DLE 可能发生癌变，但其癌变率低，为 0.5%~4.83%。因此，WHO 也将 DLE 归入癌前状态。癌变部位多位于下唇唇红边缘，男性多于女性。如怀疑有恶变倾向时，应及时取病理活检，如发现异常增生应及时手术切除，并长期追踪观察。

第六节　口腔黏膜下纤维化

知识点 1：口腔黏膜下纤维化的概述	副高：熟练掌握　正高：熟练掌握

口腔黏膜下纤维性变或称口腔黏膜下纤维化（OSF）是一种慢性进行性具有癌变倾向的口腔黏膜疾病。临床上常表现为口干、灼痛、进食刺激性食物疼痛、进行性张口受限、吞咽困难等症状。主要病理表现为结缔组织胶原纤维变性。OSF 被列为癌前状态，可伴有口腔白斑、口腔扁平苔藓等多发性口腔癌前病损。OSF 主要发生于印度、巴基斯坦等东南亚国家与地区，我国主要见于湖南、台湾两省。该病好发于中年人。

知识点 2：口腔黏膜下纤维化的病因	副高：熟练掌握　正高：熟练掌握

病因不明，与下列因素关系密切：

（1）咀嚼槟榔：是 OSF 主要的致病因素，OSF 患者都有咀嚼槟榔习惯。槟榔提取物可通过刺激口腔角质形成细胞、血管内皮细胞等分泌产生与纤维化有关的细胞因子，促进成纤维细胞（FB）的增殖等，胶原合成增加。同时槟榔碱能减少 FB 对胶原的吞噬作用，使胶原降解减少。以上研究提示槟榔提取物或槟榔碱在 OSF 的发病机制中起重要作用。

（2）免疫因素：部分 OSF 患者血清免疫球蛋白、抗核抗体等自身抗体明显高于正常人。OSF 结缔组织中 T 淋巴细胞、巨噬细胞和肥大细胞明显增加。OSF 血清中促纤维化细胞因子 IL-1α、IL-1β 等水平明显增高，抗纤维化的细胞因子明显减少。

（3）刺激性食物：进食辣椒、吸烟、饮酒等因素可以加重黏膜下纤维化。

（4）营养因素：维生素 A、维生素 B、维生素 C 的缺乏，低血清铁、硒与高血清锌、铜是 OSF 易感性增高的重要因素。

（5）遗传因素：研究发现，OSF 患者中 HLA-A10、DR3、DR7、B76 表型，外周血淋巴细胞姐妹染色体交换频率显著高于对照组。

（6）其他因素：部分患者存在微循环障碍及血液流变学异常等。

知识点 3：口腔黏膜下纤维化的临床表现 　　副高：熟练掌握　正高：熟练掌握

（1）口腔黏膜渐进性出现苍白或灰白色病损，患者逐渐感到口腔黏膜僵硬、进行性张口受限、吞咽困难等。最常见的症状为口腔黏膜灼痛感，遇刺激性食物时加重，也可表现为口干、唇舌麻木、味觉减退等。颊、软腭、唇、舌、翼下颌韧带、牙龈等处黏膜皆可发病。

（2）颊部常对称性发生，黏膜苍白，可扪及垂直向纤维条索。

（3）腭部主要累及软腭，黏膜出现板块状苍白或灰白色病损，严重者软腭缩短、腭垂变小，舌、咽腭弓出现瘢痕样条索，常伴有水疱、溃疡与吞咽困难。

（4）唇部可累及上下唇黏膜，表面苍白，沿口裂可扪及环形、僵硬的纤维条索。

（5）舌背、舌腹、口底黏膜出现苍白，舌乳头消失，严重时舌系带变短、舌活动度减低。

（6）病损累及咽鼓管时可出现耳鸣、耳聋，咽部声带受累时可产生音调改变。

（7）部分患者口腔黏膜可并存有扁平苔藓、白斑、良性黏膜过角化、癌性溃疡等。

知识点 4：口腔黏膜下纤维化的病理 　　副高：熟练掌握　正高：熟练掌握

主要表现为结缔组织胶原纤维出现变性，包括上皮组织萎缩、胶原纤维堆积、变性和血管闭塞、减少。上皮各层内出现细胞空泡变性，以棘细胞层中较为密集。部分患者伴有上皮异常增生。

知识点 5：口腔黏膜下纤维化的诊断 　　副高：熟练掌握　正高：熟练掌握

患者一般有咀嚼槟榔史。

口内可见黏膜苍白或灰白色病损，颊部、唇部或翼下颌韧带等处可触及瘢痕样纤维条索，舌乳头萎缩，可伴有水疱、溃疡。患者有口腔黏膜烧灼痛，遇刺激性食物时加重，可伴有口干、味觉减退、唇舌麻木等自觉症状，严重时出现张口受限、吞咽困难、舌运动障碍。

病理检查胶原纤维变性，上皮萎缩或增生，上皮层出现细胞空泡变性。

知识点 6：口腔黏膜下纤维化的鉴别诊断   副高：熟练掌握   正高：熟练掌握

（1）扁平苔藓：斑块型扁平苔藓触之柔软，无板块状或纤维条索。可有充血、糜烂，伴刺激性疼痛。有时因咽部病损溃疡、糜烂而影响吞咽，但不会出现张口受限、牙关紧闭、吞咽困难等严重症状。病理检查有助于诊断。

（2）白斑：口腔白斑为白色或灰白色斑块，触之柔软，无板块或纤维条索。白斑可无症状或轻度不适，不伴有牙关紧闭、张口受限、吞咽困难等症状。病理检查有助于鉴别诊断。

（3）白色角化病：为灰白色、浅白色或白色斑块，平滑、柔软。不会触之有板块状或纤维条索，更不会有张口受限、吞咽困难等。局部有明显的机械或化学因素刺激，去除刺激因素后，病损可减轻甚或消失。

知识点 7：口腔黏膜下纤维化的防治   副高：熟练掌握   正高：熟练掌握

（1）卫生宣教：加强人们对咀嚼槟榔危害性的认识，对出现临床症状者，应尽早去专科医院检查。

（2）去除致病因素：戒除嚼槟榔习惯，戒烟、酒，避免辛辣食物刺激。

（3）糖皮质激素联合丹参局部注射：激素具有抑制炎性反应和增加炎性细胞的凋亡来发挥抗纤维化作用；丹参能扩张血管，诱导病变区毛细血管增生，抑制 FB 增殖和胶原合成，促进 FB 凋亡和胶原降解。可使用黏膜下注射糖皮质激素加丹参注射液。

（4）中药治疗：活血化瘀，主药为丹参、玄参、当归、生地黄、黄芪、红花等。

（5）透明质酸酶：通过降解透明质酸基质来溶解纤维团块，从而减轻张口受限，可局部注射透明质酸酶。若将透明质酸酶与曲安奈德等中长效糖皮质激素联合局部注射，疗效更快、更好。

（6）高压氧治疗：高压氧能提高血氧含量，促进病损区新生血管形成和侧支循环建立。

（7）干扰素治疗：干扰素-γ 能抑制 FB 增殖和胶原合成。可使用黏膜下注射干扰素-γ。

（8）手术治疗：适用于严重张口受限者。手术切除纤维条索，创面用带蒂颊脂垫、前臂游离皮瓣或人工生物膜修复，可取得较好疗效。

（9）其他：口服维生素 A、维生素 B、维生素 C、维生素 E、铁剂、锌剂、叶酸等。

第七章 韦格纳肉芽肿病

知识点1：韦格纳肉芽肿病的定义　　　　　副高：熟练掌握　　正高：熟练掌握

　　韦格纳肉芽肿病（WG）是一种坏死性肉芽肿性血管炎，病因不明。病变累及小动脉、静脉及毛细血管，偶尔累及大动脉，主要侵犯上、下呼吸道和肾。开始为局限于上、下呼吸道黏膜的肉芽肿性炎症，但往往发展成全身坏死性肉芽肿性炎症、恶性脉管炎，最后导致肾衰竭而死亡。

知识点2：韦格纳肉芽肿病的病因　　　　　副高：熟练掌握　　正高：熟练掌握

　　病因不明，可能与下列因素有关。
　　（1）免疫介导损伤机制：患者产生自身抗中性粒细胞胞质抗体（ANCA），作用于中性粒细胞嗜天青颗粒中蛋白酶3（PR3），两者结合后可能诱发血管炎的产生。
　　（2）遗传易感性：有研究表明，人类白细胞抗原基因与本病的发生有一定关联；转化生长因子B1基因上第25位密码子的多态性是具有遗传危害的一个因素。
　　（3）其他：有人认为，可能是链球菌伴过敏样紫癜导致脉管炎，也可能是药物超敏反应。也有报道，金黄色葡萄球菌是本病的促进因素。

知识点3：韦格纳肉芽肿病的病理　　　　　副高：熟练掌握　　正高：熟练掌握

　　以血管壁的炎症为特征，表现为坏死性肉芽肿。病损由中性粒细胞、单核细胞、淋巴细胞及上皮样细胞组成；血管呈现以坏死为主的炎症，血管壁类纤维蛋白性变，基层及弹力纤维破坏，管腔中血栓形成，大片组织坏死。直接免疫荧光检查可见补体和免疫球蛋白IgG散在沉积，电镜下可见上皮基底膜处有上皮下沉积物存在。

知识点4：韦格纳肉芽肿病的临床表现　　　　　副高：熟练掌握　　正高：熟练掌握

　　（1）该病男性略多于女性，发病年龄在5~91岁，40~50岁是本病的高发年龄。
　　（2）典型的韦格纳肉芽肿病有三联征：上呼吸道、肺和肾病变。无肾受累者被称为局限性WG。

（3）可以起病缓慢，也可表现为快速进展性发病。病初症状包括发热、疲劳、抑郁、纳差、体重下降、关节痛、盗汗、尿色改变和虚弱，其中发热最常见。

（4）临床常表现为鼻和鼻窦炎、肺病变和进行性肾衰竭。还可累及关节、眼、耳、皮肤等。起初为呼吸道感染症状，出现鼻出血、脓性鼻涕、鼻孔痂皮与肉芽肿、鼻窦炎症状、咳嗽、咯血等肺部感染症状，可因鼻中隔、咽喉和气管处病变而有呼吸困难。数周或数月后病损可发展到全身各个器官，肾发生肾小球肾炎，出现蛋白尿、血尿等。最后形成尿毒症、肾衰竭致死。

（5）口腔黏膜出现坏死性肉芽肿性溃疡，好发于软腭及咽部，牙龈和其他部位也可发生。溃疡深大，扩展较快，有特异性口臭，无明显疼痛。溃疡坏死组织脱落后骨面暴露，并继续破坏骨组织使口鼻穿通，抵达颜面；破坏牙槽骨，使牙齿松动、拔牙创面不愈合。

（6）皮肤可有淤点、红斑、坏死性结节、丘疹、浸润块及溃疡等。

（7）头部 X 线检查可见骨组织破坏；胸部 X 线检查可见双肺广泛浸润，有时有空洞形成。

知识点 5：韦格纳肉芽肿病的诊断　　　　　副高：熟练掌握　正高：熟练掌握

目前 WG 的诊断标准采用 1990 年美国风湿病学会（ACR）分类标准，符合以下 2 条或 2 条以上时可诊断为 WG，诊断的敏感性和特异性分别为 88.2% 和 92.0%。

（1）鼻或口腔炎症：痛性或无痛性口腔溃疡，脓性或血性鼻腔分泌物。

（2）胸部 X 线片异常：胸部 X 线片示结节、固定浸润病灶或空洞。

（3）尿沉渣异常：镜下血尿（红细胞 >5，高倍视野）或出现红细胞管型。

（4）病理性肉芽肿性炎性改变：动脉壁或动脉周围，或血管（动脉或微动脉）外区域有中性粒细胞浸润形成肉芽肿性炎性改变。

知识点 6：韦格纳肉芽肿病的鉴别诊断　　　　副高：熟练掌握　正高：熟练掌握

WG 主要与以下几种疾病鉴别：复发性坏死性黏膜腺周围炎、口腔结核性溃疡、结节病、恶性肉芽肿等。

知识点 7：韦格纳肉芽肿病的治疗　　　　　副高：熟练掌握　正高：熟练掌握

WG 早期诊断和及时治疗至关重要。未经治疗的 WG 病死率可高达 90% 以上，经激素和免疫抑制药治疗后，WG 的预后明显改善。

（1）治疗可分为 3 期即诱导缓解、维持缓解以及控制复发。目前循证医学显示，糖皮质激素与环鳞酰胺联合治疗有显著疗效，特别是肾受累以及具有严重呼吸系统疾病的患者应作为首选治疗方案。此外，硫唑嘌呤、甲氨蝶呤、环孢素、霉酚酸酯等免疫抑制药也常与糖皮质激素联合应用。

（2）其他治疗：丙种球蛋白、复方磺胺甲噁唑（复方新诺明）片、生物制药利妥昔单抗、肿瘤坏死因子-α、受体阻滞药、抗 CD20 单克隆抗体均有治疗本病有效的报道。

局部治疗保持口腔卫生，用氯己定含漱液含漱以减轻和消除炎症。在局部抗感染治疗的基础上，可给予各种剂型的局部促愈合药物，如重组人表皮生长因子（金因肽）等均可。

此外，在应用药物的基础上也可对症使用血浆置换、透析、外科治疗等治疗方法。

第八章　唇舌部疾病

第一节　唇　炎

一、慢性唇炎

知识点 1：慢性唇炎的定义	副高：熟练掌握　正高：熟练掌握

慢性唇炎临床上表现为干裂、脱屑和轻度糜烂，包括干裂性唇炎、脱屑性唇炎、糜烂性唇炎和湿疹性唇炎。

知识点 2：慢性唇炎的病因	副高：熟练掌握　正高：熟练掌握

慢性唇炎病因不明，可能与温度、化学、机械性因素有关。也可能与精神因素有关，例如长期抑郁、烦躁、愤怒及多虑等。其病理变化主要为非特异性炎症表现：黏膜上皮角化不全或过角化，上皮层内细胞水肿，固有层淋巴细胞、浆细胞等浸润，血管扩张充血。

知识点 3：慢性唇炎的病理	副高：熟练掌握　正高：熟练掌握

黏膜上皮角化不全，上皮层内细胞水肿，上皮下见慢性炎症反应。

知识点 4：慢性唇炎的临床表现	副高：熟练掌握　正高：熟练掌握

（1）干裂性唇炎：多发生在寒冷季节，上、下唇可同时患病，往往以唇中部的唇红部易患。唇部轻度肿胀，黏膜干燥、皱缩，上、下唇正中处可同时形成 2~3 条皲裂，有的皲裂深达黏膜下层而导致出血，结血痂，有时可有白色的薄痂，强行撕去易出血。

患者感局部干燥、紧缩感。皲裂较深时，可感觉灼痛，因干裂不适患者反复用舌舔唇，以缓解不适。

（2）脱屑性唇炎：易发生在夏秋季节更替之时，青少年女性多见，下唇较常见，上唇也可受累，可波及整个唇部。损害表面干燥结痂，形成鳞屑，撕剥脱后露出红而发亮的基底面，之后又重新形成新的鳞屑，反复剥脱。

病变初期患者无明显不适，只是由于经常撕去痂皮，或用牙齿咬掉，脱屑处有烧灼痛或刺激痛。

（3）糜烂性唇炎：这种唇炎不同于其他唇炎或其他黏膜病在唇部形成的糜烂，此种糜烂性唇炎损害范围较小。有些是因干裂性唇炎或剥脱性唇炎未得到及时治疗，患者形成了舔唇、咬唇、撕痂习惯后而继发的，也有部分病例是疱疹或局部外伤而使患者形成了舔唇、咬唇习惯所致。还有少数患者一到冬天就发生唇部糜烂。下唇多见，唇部轻度肿胀，糜烂可发生在唇红、唇吻部，周围无白色条纹，瘙痒和疼痛均不明显，有炎性渗出物形成脓性或脓血性痂皮。伴有下颌下淋巴结肿大。

（4）湿疹性唇炎：此病多发生于儿童，青壮年亦可发病，往往发生在季节更替或寒冷季节，由于患者感唇部干燥，经常舔唇，导致上、下唇红黏膜发白，略显潮红，轻度肿大，黏膜表面皱缩。唇红周围的皮肤呈暗红色，色素沉着，有细小的皲裂，好像唇周长了一圈胡须，俗称"洋胡子"，皮肤侧瘙痒感明显。

知识点5：慢性唇炎的诊断　　副高：熟练掌握　正高：熟练掌握

（1）具有明显的发病季节，常有不良嗜好和病程反复等特点。
（2）典型的临床表现：如唇红反复干燥、脱屑、痛胀痒、渗出结痂以及口周出血"洋胡子"等体征。

知识点6：慢性唇炎的鉴别诊断　　副高：熟练掌握　正高：熟练掌握

（1）干燥综合征：也可出现唇红干燥、皲裂及不同程度的脱屑，但有口干、眼干、合并结缔组织病等典型症状。
（2）慢性光化性唇炎：好发于日照强烈的季节，与暴晒程度有关，脱屑呈秕糠状，痒感不明显。
（3）念珠菌感染性口炎：有时表现为唇部干燥脱屑，但常伴有念珠菌口炎和口角炎，实验室检查可发现白色念珠菌。

知识点7：慢性唇炎的治疗　　副高：熟练掌握　正高：熟练掌握

（1）避免一切外界刺激，纠正不良习惯，如舔唇、咬唇、撕痂等。
（2）湿敷对于结痂较多和糜烂者可用1:1000雷弗奴尔或其他抗菌的药水湿敷，然后涂擦抗生素类软膏或皮质激素类软膏，复方康纳乐霜可供选用。
（3）有时用抗过敏类药物可取得一定疗效。
（4）对于糜烂和湿疹型的可每天使用10~15mg泼尼松口服，1周左右减量，逐渐停药。

二、腺性唇炎

知识点1：腺性唇炎的定义	副高：熟练掌握 正高：熟练掌握

　　腺性唇炎是以唇腺增生肥大、下唇肿胀为特征，上唇或上下唇同时发病的较少见。病损主要累及唇口缘及唇部内侧的小唾液腺，是唇炎中少见的一种。

知识点2：腺性唇炎的病因	副高：熟练掌握 正高：熟练掌握

　　该病病因尚不明了，先天性因素可能与常染色体显性遗传有关。后天因素可能与牙源性病灶、吸烟、化妆品、含漱品或情绪变化等有关。其病理变化表现各异，单纯性腺性唇炎镜下见腺体明显增生，导管扩张，呈低度炎症性变化；化脓性腺性唇炎镜下可见非特异性炎症，有明显的局限性炎症细胞浸润，且有部分纤维化。

知识点3：腺性唇炎的病理	副高：熟练掌握 正高：熟练掌握

　　单纯性腺性唇炎镜下见腺体明显增生，导管扩张，呈低度炎症性变化。化脓性腺性唇炎镜下可见非特异性炎症，有明显的局限性炎症细胞浸润，且有部分纤维化。

知识点4：腺性唇炎的临床表现	副高：熟练掌握 正高：熟练掌握

多发于青春期之后，男多于女，一般分为两型。

　　（1）单纯性腺性唇炎：是腺性唇炎中最常见的一种型。表现为唇部浸润肥厚，有明显的肿胀感，并可扪及大小不等的颗粒状小结节，为肿大的唇腺。唇部黏膜面有针头大深红色颗粒状突起，此为小唾液腺导管口，挤压时可溢出透明黏液，呈露水珠状。重症者整个下唇肿胀，而形成巨唇。

　　（2）化脓性腺性唇炎：分为浅表和深在两种，浅表型是由单纯性腺性唇炎合并葡萄球菌感染所致，疼痛明显，在挤压时，都有脓性渗出物，可伴有溃烂、出血和痂皮。深在型是由浅表型反复脓肿引起深部感染而致，深部黏液腺化脓并发生瘘管，唇红表面糜烂、结痂以致形成瘢痕，呈慢性病程，逐渐成为巨唇。

知识点5：腺性唇炎的诊断	副高：熟练掌握 正高：熟练掌握

　　（1）唇肿大，以下唇多见，明显肿胀感。

　　（2）唇部黏膜面可见针头大小紫红色中央凹陷的导管开口，扪及大小不等的颗粒状小结节，扪压下唇时可见一颗颗的露珠状或脓性分泌物。

（3）化脓性腺性唇炎可见唇部慢性肥厚增大、瘘管及瘢痕。

知识点6：腺性唇炎的鉴别诊断　　　　　副高：熟练掌握　正高：熟练掌握

本病应与肉芽肿性唇炎相鉴别。肉芽肿性唇炎也可出现唇部肿胀、颗粒状结节。但该病发病多位于上唇，唇明显肿大外翻，表面有纵横沟裂，呈瓦楞状，扪压无黏液流出。

知识点7：腺性唇炎的治疗　　　　　　　　副高：熟练掌握　正高：熟练掌握

（1）要注意去除局部刺激因素。如洁牙、治疗患牙等。

（2）局部注射泼尼松龙混悬液、曲安奈德注射液等皮质激素制剂。

（3）放射治疗，如用放射性核素^{32}P贴敷。

（4）内服可用10%碘化钾溶液，每次10ml，每日2次。应注意碘过敏者禁用。

（5）对化脓性损害可以给大量的抗生素治疗，如青霉素类、先锋霉素类等，同时口服激素。

三、光化性唇炎

知识点1：光化性唇炎的定义　　　　　　　副高：熟练掌握　正高：熟练掌握

光化性唇炎又称日光性唇炎是由于反复持久的日光暴晒，尤其是夏日，引起唇部的糜烂、结痂等损害，分急性和慢性两种。该病病因为少数人对日光具有特异的敏感性，称为光敏感。

知识点2：光化性唇炎的病因　　　　　　　副高：熟练掌握　正高：熟练掌握

该病为日光中紫外线过敏所致。症状轻重与个体对光线的敏感程度以及日光光线强弱、照射时间长短、光照范围大小有关。正常人体经暴晒后产生黑色素沉积反应，出现皮肤变黑，可自行消退。而日光敏感者，在超过一定剂量的日光照射后，除黑色素生成外，还会发生细胞内和细胞外水肿、结缔组织纤维变性、细胞增生活跃等变化，引发该病。光敏感的发生，可能有如下因素：

（1）摄入含卟啉多的蔬菜（菠菜、油菜等），以及药物如磺胺、氯丙嗪、异烟肼等，中药有当归、补骨脂等可使卟啉代谢紊乱，经阳光曝晒后，对光敏感而诱发损害。

（2）对光敏感也可能与肝病有关，肝病引起卟啉代谢障碍，而卟啉对紫外线具高度敏感性。

知识点 3：光化性唇炎的病理　　　　　　　副高：熟练掌握　　正高：熟练掌握

急性者表现为细胞内与细胞间水肿和水疱形成。慢性损害可见角化不全，棘层肥厚，萎缩少见，基底细胞空泡变性。突出的表现是结缔组织纤维嗜碱性变，地衣红染色呈弹力纤维状结构，称日光变性。少数慢性光化性唇炎标本可出现上皮异常增生的癌前病变构象。

知识点 4：光化性唇炎的临床表现　　　　　　副高：熟练掌握　　正高：熟练掌握

该病有明显的季节性，往往春末发病，夏季加重，秋季减轻或消退。多见于农民、渔民及户外工作者。以 50 岁以上男性多发。临床上分急性和慢性两种。

（1）急性光化性唇炎：此型起病急，发作前常有暴晒史。表现为唇部发生急性炎症，损害为深红斑、肿胀、小水疱、糜烂或脓血痂皮，灼热感明显，伴有剧烈的瘙痒。往往累及整个下唇，偶见上唇，严重者影响说话和进食。一般全身症状较轻，2~4 周内可自愈，也可转成亚急性和慢性。

（2）慢性光化性唇炎：发病者常为海员、农民、电焊工人及长期野外工作者。常常是反复持久的日光照射后的结果。本病起病慢，下唇多见。表现为广泛唇红黏膜增厚与口周皮肤脱色，唇红区不断发生黄白色秕糠状鳞屑或脱屑，鳞屑潮湿，油腻性，撕去鳞屑基底潮红、不出血。

慢性光化性唇炎长期不愈者易演变成鳞癌，因而该病被视为癌前状态。

知识点 5：光化性唇炎的诊断　　　　　　　　副高：熟练掌握　　正高：熟练掌握

（1）具有明显的季节性、职业性特点。

（2）以下唇常见，急性型有日光暴晒史，唇部肿胀、水疱、糜烂、脓血、痂皮等，下唇损害较重。慢性型主要为此起彼伏的秕糠状、潮湿性油腻性鳞屑，有反复日光照射史。

知识点 6：光化性唇炎的鉴别诊断　　　　　　副高：熟练掌握　　正高：熟练掌握

（1）口唇单纯疱疹：急性型应与唇疱疹鉴别，后者常有病毒感染史，水疱成簇、易破，有自愈倾向。

（2）慢性脱屑唇炎：慢性型应与慢性脱屑唇炎鉴别，后者主要为痂皮，白色而菲薄，强行撕去痂皮，可出血，有灼痛或刺激痛。

知识点 7：光化性唇炎的治疗　　　　　　　　副高：熟练掌握　　正高：熟练掌握

（1）避免日光直接照射，停用可疑的唇膏及某些致敏性药物与食物。

（2）患部涂擦防光剂，如5%奎宁霜涂擦、5%二氧化钛软膏或1∶1000雷弗奴尔湿敷。

（3）轻型者不必剥除痂皮及鳞屑，可外涂蜂蜜、甘油、凡士林等。也可涂擦皮质类固醇激素软膏。

（4）全身治疗可口服硫酸羟氯喹，每日0.1~0.2g，每日2次。

（5）手术治疗对怀疑癌变或已经癌变患者应及时手术切除。

四、肉芽肿性唇炎

| 知识点1：肉芽肿性唇炎的定义 | 副高：熟练掌握　正高：熟练掌握 |

肉芽肿性唇炎又称米舍尔肉芽肿性唇炎，以唇肥厚肿胀为其特征。上、下唇可同时患病，以上唇多见。

| 知识点2：肉芽肿性唇炎的病因 | 副高：熟练掌握　正高：熟练掌握 |

病因不明。可能与牙源性病灶、变态反应有关。目前一般认为该病与链球菌、分歧杆菌、单纯疱疹病毒等细菌或病毒感染、遗传因素等有关。其病理变化为上皮层变薄，表面有不全角化，固有层为非特异性炎症，黏膜下层可见肉芽肿形成，也可见有上皮样细胞和多核巨细胞。可见淋巴细胞、组织细胞、浆细胞。

| 知识点3：肉芽肿性唇炎的病理 | 副高：熟练掌握　正高：熟练掌握 |

上皮层变薄，表面有不全角化；固有层为非特异性炎症；黏膜下层可见肉芽肿形成，也可见有上皮样细胞和多核巨细胞。此外可见淋巴细胞、组织细胞和浆细胞。

| 知识点4：肉芽肿性唇炎的临床表现 | 副高：熟练掌握　正高：熟练掌握 |

该病多见于20~40岁，男女均可发病，主要表现为上、下唇肿胀，但以上唇多见，唇部肿胀发展较快，但病程缓慢持久呈反复及进行性病程，自一侧口角至另一侧口角呈弥散肿胀，肥厚结实而有弹性，状似"褥垫"。触诊时无压痛，亦无水肿性凹陷，厚胀感为主要自觉症状。早期的肉芽肿性唇炎呈淡红色，唇黏膜色泽正常，唇红常伴有纵形沟裂2~6条，左右对称呈瓦楞状，且在较深的沟裂中可见渗出液并形成薄痂。治疗后容易消退，但不久复发，多次复发后便不能恢复正常，终至发展为不同程度的巨唇。对于肉芽肿性唇炎的病例，应同时观察舌有无沟裂，面神经有无瘫痪，如三者均有，便称为梅-罗综合征；若有其中两个症状者称梅-罗综合征不全型。

知识点5：肉芽肿性唇炎的诊断　　　　　副高：熟练掌握　正高：熟练掌握

（1）发病隐匿，进程缓慢，无唇部创伤感染史。
（2）口唇弥漫性反复肿胀，唇红常伴有纵形沟裂左右对称呈瓦楞状。
（3）扪诊唇部肥厚结实而有弹性，状似"褥垫"，无疼痛。
（4）组织病理学检查以非干酪化类上皮细胞肉芽肿为特征。

知识点6：肉芽肿性唇炎的鉴别诊断　　　　副高：熟练掌握　正高：熟练掌握

本病应与血管神经性水肿相鉴别。血管神经性水肿是一种急性、暂时性、局限性无痛的皮下或黏膜下水肿，也是一种特殊类型的荨麻疹，能突然起病，但也比较容易消散而痊愈。好发于唇部，唇部肿胀，无指压性凹陷，淡红色、无压痛。亦可累及胃肠道及咽喉部黏膜。

知识点7：肉芽肿性唇炎的治疗　　　　　　副高：熟练掌握　正高：熟练掌握

以皮质激素类药物为主，辅助抗炎、抗过敏类药物，恢复唇部外形。
（1）皮质激素治疗：口服皮质激素如泼尼松，可有较好的疗效，局部注射泼尼松龙混悬液、醋酸氢化可的松或曲安奈德，效果明显，但是停药后常复发。建议局部封闭取得疗效后，要口服泼尼松10mg半个月左右，巩固疗效后逐渐减量。
（2）抗感染治疗：氯法齐明100mg，每日一次口服，10天后减量为每周100~200mg，持续2个月后停药；甲硝唑200~400mg，每日3次口服，连服5~7天。
（3）抗过敏治疗：常用药物有特非那定、氯苯那敏及氯雷他定等。
（4）手术治疗：反复发作形成巨唇者，可以手术切除，使唇部尽可能恢复正常形态。

五、良性淋巴增生性唇炎

知识点1：良性淋巴增生性唇炎的定义　　　副高：熟练掌握　正高：熟练掌握

良性淋巴增生性唇炎又称为淋巴滤泡性唇炎，是多见于下唇的良性黏膜淋巴组织增生病。

知识点2：良性淋巴增生性唇炎的病因　　　副高：熟练掌握　正高：熟练掌握

该病病因不明，可能为胚胎发育过程中残留的原始淋巴组织在光辐射下引起增生有关。其病理变化为部分上皮变薄，其表面有不全角化。在结缔组织中可见淋巴滤泡样结构，滤泡中央为网织细胞和组织细胞，周围有密集的淋巴细胞。

知识点3：良性淋巴增生性唇炎的病理　　　　副高：熟练掌握　正高：熟练掌握

部分上皮变薄，其表面有不全角化。在结缔组织中可见淋巴滤泡样结构，滤泡中央为网织细胞和组织细胞，周围有密集的淋巴细胞。

知识点4：良性淋巴增生性唇炎的临床表现　　　　副高：熟练掌握　正高：熟练掌握

本病多见于青壮年，可发生在唇、颊及腭部黏膜，多见于下唇。其表现与慢性非特异性唇炎的糜烂型相似，反复发作，唇部红肿、脱屑和糜烂。周围无明显炎症反应，基底柔软。最突出的症状是剧烈瘙痒，有时达到难以忍受的程度，迫使患者用力揉搓、咬唇，痂皮破裂，流出淡黄色液体后2~3分钟，瘙痒才能暂时缓解，每天可发作1~2次，发作时间比较固定。

知识点5：良性淋巴增生性唇炎的诊断　　　　副高：熟练掌握　正高：熟练掌握

（1）好发于青壮年，以下唇常见。

（2）反复发作的剧烈瘙痒，淡黄色黏液流出，糜烂或结痂的唇部局限性损害特征。

（3）病理组织检查可见到淋巴滤泡样结构。

知识点6：良性淋巴增生性唇炎的鉴别诊断　　　　副高：熟练掌握　正高：熟练掌握

（1）慢性糜烂性唇炎：慢性糜烂性唇炎虽发生糜烂，但表浅，微痒或不痒。

（2）唇部糜烂型扁平苔藓：糜烂型扁平苔藓，周围非糜烂区有白色网纹，易出血，不痒。

（3）盘状红斑狼疮：盘状红斑狼疮糜烂的黏膜侧有栅栏状白色细纹，皮肤侧有黑色围线。

知识点7：良性淋巴增生性唇炎的治疗　　　　副高：熟练掌握　正高：熟练掌握

（1）避免日光暴晒。

（2）本病对放疗敏感，可用放射性核素^{32}P贴敷治疗。

（3）0.1%依沙吖啶溶液湿敷。

（4）局部用肾上腺糖皮质激素封闭有一定疗效。

第二节　口角炎

一、营养不良性口角炎

知识点 1：营养不良性口角炎的病因	副高：熟练掌握　正高：熟练掌握

由营养不良或 B 族维生素缺乏引起，或由糖尿病、贫血、免疫功能异常等全身因素引起。尤其是维生素 B_2（核黄素）缺乏，可造成体内生物氧化过程不正常或脂肪、蛋白代谢障碍，短期缺乏可引起口角炎、口腔溃疡。长期缺乏，有可能发生以口角炎、眼部球结膜炎、阴囊对称性红斑为特征的综合征。

知识点 2：营养不良性口角炎的临床表现	副高：熟练掌握　正高：熟练掌握

可单侧或双侧同时发病。表现为上下唇联合处水平状浅表皲裂，由黏膜连至皮肤，裂口大小、深浅、长短不等，多数为单条，亦可有两条或两条以上的皲裂，皲裂区可有渗出液和渗血，结有黄色痂皮或血痂。口角区皮肤因沿口角溢出和唾液浸渍而发白，有时伴糜烂。无继发感染时疼痛不明显，但张口稍大时皲裂处受到牵拉扩张而疼痛加重。维生素 B 缺乏引起的口角炎尚可伴发唇炎和内外眦、鼻翼、鼻唇沟等处的脂溢性皮炎等。

知识点 3：营养不良性口角炎的诊断	副高：熟练掌握　正高：熟练掌握

根据口角区非特异性炎症的临床表现，结合其他症状，如舌部、唇部损害和全身症状可以做出诊断。但确诊需要进行维生素水平的实验室检查。

知识点 4：营养不良性口角炎的治疗	副高：熟练掌握　正高：熟练掌握

补充维生素 B 族、维生素 B_2 和叶酸等。

二、创伤性口角炎

知识点 1：创伤性口角炎的病因	副高：熟练掌握　正高：熟练掌握

由口角区医源性创伤、物理刺激或不良习惯引起。

| 知识点 2：创伤性口角炎的临床表现 | 副高：熟练掌握 | 正高：熟练掌握 |

创伤性口角炎临床不多见，常为单侧口角区损害，为长短不一的新鲜创口，裂口常有渗血、血痂。陈旧创口则有痂皮、水肿、糜烂。

| 知识点 3：创伤性口角炎的诊断 | 副高：熟练掌握 | 正高：熟练掌握 |

可依据明确的外伤史或不规范的口腔治疗经历，且发病突然、常单侧发生等确诊。

| 知识点 4：创伤性口角炎的治疗 | 副高：熟练掌握 | 正高：熟练掌握 |

以局部处理为主。可用复方硼酸液、过氧化氢溶液、生理盐水、依沙吖啶溶液、氯己定液等局部冲洗或湿敷，局部涂聚维酮碘。必要时清创缝合。

三、接触性口角炎

| 知识点 1：接触性口角炎的病因 | 副高：熟练掌握 | 正高：熟练掌握 |

患者常为过敏体质，一旦接触变应原或毒性物质即可发生，故又称变应性或毒物性口角炎。

| 知识点 2：接触性口角炎的临床表现 | 副高：熟练掌握 | 正高：熟练掌握 |

接触变应原或毒物后迅速发作。口角区局部充血、水肿、糜烂、皲裂、渗出液明显增多、剧烈疼痛。常伴有唇红部水肿、糜烂、皲裂或口腔黏膜广泛性糜烂等其他过敏反应症状。

| 知识点 3：接触性口角炎的诊断 | 副高：熟练掌握 | 正高：熟练掌握 |

有明确的过敏史，本次有可疑物品接触或服用食物药物可以做出诊断。

| 知识点 4：接触性口角炎的治疗 | 副高：熟练掌握 | 正高：熟练掌握 |

首要去除过敏原，停止服用可疑药物及食物，其次应合理使用抗过敏药物。

四、感染性口角炎

知识点1：感染性口角炎的病因　　　副高：熟练掌握　正高：熟练掌握

由病毒、真菌、细菌等病原微生物引起。下列情况容易引起：如老年无牙，因颌间距离过短而造成口角区皱褶加深的情况下，唾液集中并浸渍口角，为白色念珠菌等感染提供了有利条件；长期慢性病，或放射治疗、化学治疗后体质虚弱患者，其口角区易感染念珠菌；疱疹病毒感染者引起口角区的疱疹伴发口角炎；其他如梅毒感染、艾滋病等性病也可有口角炎表现等。

知识点2：感染性口角炎的临床表现　　　副高：熟练掌握　正高：熟练掌握

临床上感染性口角炎可以单侧发病，也可双侧同时发病。疱疹性口角炎有急性发病特征，如红肿、疼痛、起疱、疱破后出现糜烂，不久合并继发感染，出现较厚的橘黄色痂皮，有自限性，1~2周自愈，而真菌性口角炎常呈慢性发病，局部皮肤黏膜稍增厚，呈湿白色，伴细小横纹或放射状裂纹，疼痛不明显。

知识点3：感染性口角炎的诊断　　　副高：熟练掌握　正高：熟练掌握

根据口角区炎症的临床表现和细菌培养、念珠菌直接镜检等微生物学检查结果可以明确诊断。真菌性口角炎常同时发生真菌性唇炎。

知识点4：感染性口角炎的治疗　　　副高：熟练掌握　正高：熟练掌握

治疗可按照病因不同给予不同治疗，疱疹性口角炎必须行抗病毒治疗，真菌性口角炎行抗真菌治疗。具体用药可参照单纯疱疹和念珠菌口炎的治疗。

第三节　舌疾病

一、舌乳头炎

知识点1：舌乳头炎的定义　　　副高：熟练掌握　正高：熟练掌握

舌乳头炎包括丝状乳头炎、菌状乳头炎、轮廓乳头炎、叶状乳头炎4种。除丝状乳头炎以萎缩性损害为主外，其他乳头炎均以充血、红肿、疼痛为主。

知识点2：舌乳头炎的病因　　　　　　　副高：熟练掌握　　正高：熟练掌握

其以全身因素多见，包括营养不良、贫血、血液性疾病、真菌感染、滥用抗生素、内分泌失调、维生素缺乏等。局部因素有牙尖过锐、牙结石、不良修复体、进食辛辣或过烫食物等创伤刺激及咽部感染（叶状乳头炎）。

知识点3：舌乳头炎的临床表现　　　　　　副高：熟练掌握　　正高：熟练掌握

（1）丝状乳头炎主要表现为萎缩性舌炎，即丝状乳头变薄或脱落，舌背呈火红色，有浅沟裂隙。

（2）菌状乳头炎表现为菌状乳头数目较少，色红，分布于舌前部和舌尖部。炎症时乳头肿胀、充血、灼热、疼痛不适感，肿胀的乳头凸起明显。

（3）轮廓乳头炎轮廓乳头于舌后1/3处，一般为7~9个，呈"人"字形排列，其侧壁上皮内含味蕾。炎症时乳头肿大凸起，轮廓清晰，发红。疼痛感不明显，少数患者有味觉迟钝。也有患者无意间发现而感到恐惧。

（4）叶状乳头炎叶状乳头位于舌缘后部，靠近咽部，为5~8条上下并列皱襞，富于淋巴样组织。炎症时乳头红肿，乳头间皱更显凹陷，患者常有明显的刺激痛或不适感，担心其会发展为肿瘤，是引起患者恐惧的主要原因。

知识点4：舌乳头炎的诊断　　　　　　　　副高：熟练掌握　　正高：熟练掌握

丝状乳头炎萎缩为主时可诊断为萎缩性舌炎。其他各种舌炎均以其特殊位置和乳头红肿明确诊断，常可发现与其相对应的过锐牙尖、不良修复体等刺激因素存在。患者常有患癌症的疑虑，因而频频伸舌自检。

知识点5：舌乳头炎的鉴别诊断　　　　　　副高：熟练掌握　　正高：熟练掌握

叶状乳头炎、轮廓乳头炎应与肿瘤鉴别。后者有癌前病变或长期慢性不良刺激史，常伴发溃疡，触诊局部有浸润发硬，且经久不愈，病理切片有典型的肿瘤表现。

知识点6：舌乳头炎的治疗　　　　　　　　副高：熟练掌握　　正高：熟练掌握

有贫血、维生素缺乏等明确病因者应给予纠正贫血、补充维生素等全身治疗。局部可用抗菌含漱液。

二、游走性舌炎

知识点1：游走性舌炎的概述　　　　副高：熟练掌握　　正高：熟练掌握

游走性舌炎又称地图舌，是一种浅表性非感染性的舌部炎症。病损形态和位置迁移不定，常昼夜改变形态和位置，形似地图。儿童多见，尤以6个月至3岁多见，也可发生于中青年，成人中女性多于男性。

知识点2：游走性舌炎的病因　　　　副高：熟练掌握　　正高：熟练掌握

该病病因不明，可能与遗传、免疫、营养缺乏、肠寄生虫病、内分泌失调、精神心理因素、乳牙萌出的局部刺激及精神因素有关，也可能是脓疱型银屑病、脂溢性皮炎、贫血等全身病的局部表现。

知识点3：游走性舌炎的临床表现　　　　副高：熟练掌握　　正高：熟练掌握

病损多见舌背，偶见舌侧缘、舌腹、口底及其他口腔黏膜，其特征为舌背丝状乳头萎缩消失，形成不规则红色剥脱区，红斑区周边常有白或淡黄色弧形曲线，似地图标示的蜿蜒围界。无自觉症状，偶有灼痛。

知识点4：游走性舌炎的诊断　　　　副高：熟练掌握　　正高：熟练掌握

儿童多见，舌背、舌尖、舌缘等病损好发部位，地图样形态和游走特征性表现不难做出诊断。

知识点5：游走性舌炎的鉴别诊断　　　　副高：熟练掌握　　正高：熟练掌握

本病应与舌部扁平苔藓、舌部萎缩性念珠菌感染相鉴别。扁平苔藓以白色斑块或条纹损害为主。萎缩性念珠菌感染多发生在舌背中、后方，周边无明显高起的舌乳头。后两者皆无游走变位特征。

知识点6：游走性舌炎的治疗　　　　副高：熟练掌握　　正高：熟练掌握

该病预后良好，且无明显不适感，故一般无需治疗。如有疼痛或伴念珠菌感染者可用复合维生素B或维生素B_2、葡萄糖酸锌，常规服用1个月。也可用2%~4%碳酸氢钠溶液或

0.1%氯己定溶液含漱，连用1~2周。

三、正中菱形舌炎

知识点1：正中菱形舌炎的定义	副高：熟练掌握 正高：熟练掌握

正中菱形舌炎指发生在舌背人字沟前方类似菱形的炎性病变。

知识点2：正中菱形舌炎的病因	副高：熟练掌握 正高：熟练掌握

其病因可能为舌背遗留的先天性发育异常，现认为可能与念珠菌感染、内分泌失调有关。也有报道大量应用抗生素或激素可引起本病的发生。

知识点3：正中菱形舌炎的临床表现	副高：熟练掌握 正高：熟练掌握

正中菱形舌炎多见中年以上男性，临床分光滑型与结节型二型。

（1）光滑型位于舌中、后1/3交界处中央，即人字沟中央区，呈菱形或圆形的无舌乳头区，面积1.5~2.0cm，表面光滑，色泽深红或鲜红，质软，无压痛，周围区色泽及舌乳头正常。患者多无自觉症状。

（2）结节型病损部位及大小同光滑型，但舌乳头剥脱区内出现大小不等的暗红色凸起，表面可见散在性白色角化点，不易擦去，扪之有结节，粗糙感，稍硬，无压痛，患者多无自觉症状和功能障碍。

知识点4：正中菱形舌炎的诊断	副高：熟练掌握 正高：熟练掌握

根据病损的特定部位和菱状乳头缺失的特殊表现不难做出诊断。

知识点5：正中菱形舌炎的鉴别诊断	副高：熟练掌握 正高：熟练掌握

结节型正中菱形舌炎应与慢性增殖型念珠菌病相鉴别。后者除舌背结节状增生外，还可出现在腭、颊等口腔黏膜其他部位，可有白色绒毛及红斑症状出现。

知识点6：正中菱形舌炎的治疗	副高：熟练掌握 正高：熟练掌握

对无症状者，正中菱形舌炎可不治疗，但应嘱患者勿过度伸舌自检，消除恐惧心理，保持口腔清洁。如有念珠菌感染，可给局部抗真菌药物。对质地变硬的结节型病损，应尽早活

检，排除恶变可能。

四、沟纹舌

| 知识点1：沟纹舌的定义 | 副高：熟练掌握　正高：熟练掌握 |

沟纹舌指舌背出现纵横或不规则沟裂，其走向、深浅和长短因人而异，可随着年龄增长而加重。常与游走性舌炎并发。

| 知识点2：沟纹舌的病因 | 副高：熟练掌握　正高：熟练掌握 |

病因未明，可能与先天性舌发育异常、遗传、环境、营养缺乏及系统性疾病有关。

| 知识点3：沟纹舌的临床表现 | 副高：熟练掌握　正高：熟练掌握 |

多见于成人，特征为舌背出现不同形态的裂纹，其大小、数目和深度不一，常无症状，合并感染可有刺激痛、灼痛。临床上分3型，即叶脉型、脑纹型和横纹型。

| 知识点4：沟纹舌的诊断与鉴别诊断 | 副高：熟练掌握　正高：熟练掌握 |

本病根据舌部的裂纹不难诊断。较深的沟纹舌应与舌开裂性创伤相鉴别。后者常有创伤史、疼痛明显，舌黏膜连续性中断，有渗血。

| 知识点5：沟纹舌的治疗 | 副高：熟练掌握　正高：熟练掌握 |

无症状者一般不需治疗，但应向患者解释该病为良性，消除患者恐惧心理。保持口腔清洁，避免继发感染。如合并感染而出现刺痛，可对症治疗，适当补充维生素类药。对沟纹较深常有疼痛者，如患者要求，也可沿沟做V形切口，切除沟内上皮、缝合，以消除沟裂。

五、毛舌

| 知识点1：毛舌的概述 | 副高：熟练掌握　正高：熟练掌握 |

毛舌指舌背丝状乳头过度伸长和延缓脱落形成的毛发状损害，可呈黑、褐、白、黄、绿等多种颜色。

知识点2：毛舌的病因　　　　　　　　　　副高：熟练掌握　　正高：熟练掌握

该病病因常与口腔内环境改变（如口腔卫生不良、过度吸烟、局部长时间使用含肾上腺糖皮质激素与抗生素漱口液）、化学刺激、全身疾病（如放线菌病、糖尿病）及放疗后有关。黑毛舌由过度吸烟、真菌感染、食物或药物等引起。白毛舌可能与胃肠疾病或白色念珠菌感染有关。

知识点3：毛舌的临床表现　　　　　　　　副高：熟练掌握　　正高：熟练掌握

多见于30岁后成人，常发生于舌背人字沟前方丝状乳头密集区，丝状乳头伸长呈丛毛状，毛长数毫米不等，用探针拨之有如麦波倒状。过长的丛毛可刺激软腭或腭垂，引起恶心。通常无自觉症状，少数患者可有口臭、口干或口内苦涩感。

知识点4：毛舌的诊断与诊断鉴别　　　　　副高：熟练掌握　　正高：熟练掌握

本病根据舌背部毛发状病损及各种色泽不难诊断，但应与黑苔相鉴别，后者无丝状乳头增生生长，多见于食用某些食物或药物。

知识点5：毛舌的治疗　　　　　　　　　　副高：熟练掌握　　正高：熟练掌握

寻找和去除诱因，修剪或采用化学或机械法去除过长丛毛，或先后涂擦1%~5%苯酚和酒精，2~3次/日，连用3日。或用制霉菌素片50万U含服，每日3次，每次1片。

六、口腔灼痛综合征

知识点1：口腔灼痛综合征的定义　　　　　副高：熟练掌握　　正高：熟练掌握

口腔灼痛综合征（BMS）指发生在舌部及其他口腔黏膜，以烧灼样疼痛为主要表现的一组综合征，常无明显体征，组织学上也无实质性变化。

知识点2：口腔灼痛综合征的病因　　　　　副高：熟练掌握　　正高：熟练掌握

（1）局部刺激因素：不良修复体、锐利的牙尖和边缘嵴、残冠和残根、义齿中易挥发的化学成分、刺激性食物等均可成为创伤因子，导致黏膜损伤或引起局部变态反应，易继发感染（尤其是真菌感染），并致口腔黏膜出现烧灼样痛。另外，口腔内不同金属修复体间可产生微弱电流，也可引发异样感。频繁的伸舌、磨牙等不良习惯，有可能导致舌肌、咀嚼肌和相关肌筋膜紧张及疼痛。

（2）系统因素：更年期患者雌激素水平下降、节段性自律神经调节功能紊乱，导致的局部血液循环障碍，胰岛素缺乏使口腔黏膜的分解代谢增强，进而使组织耐磨性降低、B族维生素和叶酸缺乏、血清铁和锌水平低下，均可能导致口腔黏膜上皮变薄或发育不良，血管改变，外周感觉神经敏感性增高，易出现口腔灼痛症状。

（3）精神因素：异常的精神社会背景，敏感多疑的特征性人格及恐癌、焦虑、抑郁、紧张等情绪障碍与口腔灼痛的发生有密切的关系。

知识点 3：口腔灼痛综合征的临床表现　　副高：熟练掌握　正高：熟练掌握

舌灼痛多见更年期女性，表现为口腔内烧灼痛、麻木胀痛、刺痛、瘙痒、异物感，有的患者还伴味觉异常、口干等表现，程度不一；好发舌部、颊、唇、腭及咽部黏膜；晨起较轻，午后加重。活动时注意力分散时较轻，静止时，注意力集中于病灶时加重，呈持续性疼痛，多数不影响睡眠；这些表现可持续几个月或几年。但灼痛区组织的色泽、形态和功能都正常，无器质性病变。服用止痛药无效。除口腔表现外，部分患者有神经衰弱或神经症，产生失眠、多梦、烦躁、疲乏等症状。

知识点 4：口腔灼痛综合征的诊断　　副高：熟练掌握　正高：熟练掌握

（1）好发更年期妇女。
（2）浅在性灼痛，常发生在舌尖，灼痛区组织的色泽、形态与功能正常，无器质性病变。
（3）注意力转移时疼痛减轻或消失。
（4）无全身器质病（如缺铁性贫血、糖尿病），也无长期服药史。

知识点 5：口腔灼痛综合征的鉴别诊断　　副高：熟练掌握　正高：熟练掌握

本病应与舌部溃疡、舌癌、舌淀粉样变性、三叉神经痛、舌乳头炎等相鉴别。以上病损均有明显特征，且与临床症状相符。

知识点 6：口腔灼痛综合征的治疗　　副高：熟练掌握　正高：熟练掌握

主要应对因、对症治疗，去除局部因素，全身治疗主要针对心理和药物治疗相结合，强调针对可能的病因用药，局部宜用无刺激药物，尤应解除患者的心理负担。某些综合征的了解思维十分重要。在治疗上应强调局部与全身相结合，局部治疗中应避免乱用激素和抗生素软膏。舌部疾病不是孤立的，它不仅是许多口腔黏膜病好发的部位，而且许多全身性疾病会有特殊的征兆反映于舌黏膜，因此在诊治舌部疾病时，要关注系统因素。许多舌部疾病常伴有心理因素，因此治疗时不能仅从药物着手，还要配合心理治疗。

第九章　性传播疾病

一、淋病

知识点1：淋病的定义　　　　　　　　　　　副高：熟练掌握　　正高：熟练掌握

淋病是由淋病奈瑟菌，俗称淋球菌所致的泌尿生殖系统感染，其潜伏期短，传染性强。

知识点2：淋病的病因　　　　　　　　　　　副高：熟练掌握　　正高：熟练掌握

淋病奈瑟菌是一种革兰阴性双球菌，卵圆形或圆形，常成双排列，直径 0.5~1.0μm。淋病奈瑟菌常位于中性粒细胞内，慢性期则在细胞外。最适生长温度为 35~36℃，最适 pH 为 7.5。淋病奈瑟菌抵抗力弱，不耐干热，干燥环境中 1~2 小时死亡，55℃ 5 分钟即死亡，一般消毒剂很易将它杀灭。

人是淋病奈瑟菌的唯一自然宿主，淋病奈瑟菌主要侵犯黏膜。淋病主要通过性接触传播，也可因接触含淋球菌的分泌物或被污染的用具，如衣裤、被褥、毛巾、浴盆、坐便器等而间接被传染，产道感染可引起新生儿淋菌性结膜炎。

知识点3：淋病的临床表现　　　　　　　　　副高：熟练掌握　　正高：熟练掌握

潜伏期一般为 1~10 天，平均 3~5 天，主要发生在性活跃的中青年人。

男性淋病主要表现为淋菌性尿道炎，90% 的感染者有症状。初起尿道口充血、肿胀，轻微刺痛及发痒，并有稀薄黏液流出。约 2 天后分泌物变得黏稠，尿道口溢脓，为深黄色或黄绿色脓液，并有尿痛、排尿困难等刺激症状。淋球菌侵犯后尿道表现为尿频、尿痛、急性尿潴留。慢性淋病多为前、后尿道炎联合发生。

女性淋病最常受累的部位是宫颈内膜、尿道，症状较轻。常见的症状是阴道分泌物增多，尿痛，非经期子宫出血等。常见淋菌性宫颈炎、急性尿道炎、急性输卵管炎、前庭大腺炎、盆腔炎等。

淋菌性口炎：主要发生在有口交史的患者。表现为口腔黏膜充血、发红，可有糜烂或浅表溃疡，覆有黄白色假膜，假膜易于擦去，呈现出血性创面。

淋菌性咽炎：多见于口交者。咽部淋球菌的感染率约为 20%，但此类感染中有 80% 无症状，只有少数患者有轻微咽痛和红肿，咽后壁或扁桃体隐窝淋菌培养阳性。

知识点4：淋病的诊断　　　　　　　　　副高：熟练掌握　　正高：熟练掌握

依据病史、临床表现和实验室检查来进行诊断。

实验室检查有以下两种方法：

（1）直接涂片：取尿道或宫颈分泌物涂片，革兰染色，镜下可见大量中性粒细胞，细胞内可见革兰阴性双球菌。涂片对女性检出率低，有假阴性，必要时应做培养。

（2）细菌培养：目前确诊淋病的唯一推荐方法。可出现典型菌落，氧化酶试验阳性。镜检可见到革兰阴性双球菌，必要时可做糖发酵及荧光抗体检查加以确诊。对淋球菌培养阴性，可用聚合酶链反应检测淋球菌DNA，还可用直接免疫荧光试验协助确诊。

知识点5：淋病的鉴别诊断　　　　　　　副高：熟练掌握　　正高：熟练掌握

（1）急性球菌性口炎：是由金黄色葡萄球菌、溶血性链球菌、肺炎双球菌等为主的球菌感染所引起的急性炎症。临床上以形成假膜为特征，亦称膜性口炎。可发生于口腔黏膜任何部位，患区充血、水肿，有灰黄色或灰白色假膜覆盖，假膜较厚，易拭去，而遗留溢血糜烂面。局部疼痛明显，区域淋巴结肿大，可伴有全身症状。通过涂片检查和细菌培养可明确诊断。

（2）急性坏死性龈口炎：本病可发生于营养不良或免疫力明显低下的儿童和成年人。早期龈缘组织坏死，形成溃疡，上覆灰白色假膜，疼痛，易出血，口臭。急性期如未能控制病情，坏死可蔓延到深层牙周组织或邻近的黏膜，而形成坏死性龈口炎。坏死区涂片和革兰染色可见大量螺旋体和梭形杆菌。

知识点6：淋病的治疗　　　　　　　　　副高：熟练掌握　　正高：熟练掌握

做到早期诊断，及时治疗。用药要规则，药物剂量要足够，同时在治疗时还要注意有无其他性病及支原体、衣原体感染等。

由于耐药菌株的产生，青霉素已不再作为首选药物，可选用头孢曲松250mg/d，1次肌内注射；氧氟沙星400mg/d，1次口服；环丙沙星500mg/d，1次口服；头孢噻肟钠1.0g，1次肌内注射。口腔局部可选用消炎含漱剂、抗生素擦剂等。

愈合标准：治疗结束后2周内，在无性接触史情况下症状体征全部消失。在治疗结束后4~7天，淋球菌涂片和培养阴性。

二、尖锐湿疣

知识点1：尖锐湿疣的定义　　　　　　　副高：熟练掌握　　正高：熟练掌握

尖锐湿疣又称生殖器疣，是由人乳头瘤病毒（HPV）所致的皮肤黏膜良性赘生物。

知识点 2：尖锐湿疣的病因　　　　　　　　　　　　副高：熟练掌握　　正高：熟练掌握

HPV 呈球形，直径 52~55nm，衣壳 20 面体立体对称，由 72 个壳微粒组成，无包膜，病毒基因组为一双链环状 DNA，7.2~8.0kb，可分为 120 多种亚型。主要感染上皮，人是唯一自然宿主。主要通过性接触传染，少数通过间接接触传染。HPV 具有特殊嗜上皮性，主要侵犯人的皮肤和黏膜，导致不同程度的增生性病变。

知识点 3：尖锐湿疣的临床表现　　　　　　　　　　副高：熟练掌握　　正高：熟练掌握

潜伏期为 1~8 个月，平均 3 个月。

好发部位在外生殖器及肛门周围的皮肤黏膜湿润区，男性多见于龟头、冠状沟、包皮系带、尿道口及阴茎体；同性恋者好发于肛门及直肠。女性多见于大小阴唇、阴道口、阴道、尿道、宫颈、会阴、阴阜、腹股沟等。

尖锐湿疣初起时，为单个或多个散在的淡红色的丘疹，顶端稍尖，质地柔软，逐渐增大增多，表面凹凸不平，呈乳头状、菜花状、鸡冠状等。根部多有蒂，易发生糜烂。由于分泌物的浸渍，疣体表面呈白色、粉红色或暗灰色，易出血。位于干燥部位的尖锐湿疣较小，呈扁平疣状。

口腔尖锐湿疣多由口交感染引起，好发于舌背、唇、牙龈、颊、腭等。表现为单个或多个小的结节，有蒂或无蒂，可逐渐增大或融合，形成菜花状、乳头状赘生物，颜色呈肉色或苍白色。

知识点 4：尖锐湿疣的组织病理　　　　　　　　　　副高：熟练掌握　　正高：熟练掌握

棘层肥厚，表皮突增厚、延长呈乳头瘤样增生，表皮角化不全。颗粒层和棘层上部细胞有明显的空泡形成，空泡细胞大，胞质着色淡、中央有大而圆深染的核，为特征性病理改变。真皮水肿，血管扩张，周围有慢性炎性细胞浸润。

知识点 5：尖锐湿疣的诊断　　　　　　　　　　　　副高：熟练掌握　　正高：熟练掌握

依据病史、临床表现和实验室检查进行诊断。醋酸白试验阳性。活检具有 HPV 感染特征性空泡细胞的病理学特点。

知识点 6：尖锐湿疣的鉴别诊断　　　　　　　　　　副高：熟练掌握　　正高：熟练掌握

（1）乳头状增生：亦称炎性乳头状增生，患者常有不良修复体和口腔卫生不良。病损表现为红色多个乳头状增生。最常发生于腭部和义齿边缘的龈颊沟内。组织学上为多个乳头状突起，表面覆以复层鳞状上皮，上皮呈不全角化或正角化。

（2）乳头状瘤：好发于唇、舌、腭、龈及颊，为外突的带蒂的肿块，外观如同乳头状或菜花状，边界清楚，大多为孤立的单个病损。组织学可见棘细胞增生成乳头状，表层过度角化。

（3）鳞状细胞癌：溃疡可为菜花状，基底硬结，边缘不齐。淋巴结转移表现为固定、坚硬、粘连。通过活体组织检查可明确诊断。

知识点7：尖锐湿疣的治疗　　　　　　　　副高：熟练掌握　　正高：熟练掌握

目前还没有根除 HPV 感染的方法，治疗主要以去除外生性疣为主。去除外生疣可用激光、冷冻、微波和手术切除等方法。局部药物治疗主要为 0.5% 足叶草毒素酊、10%~25% 足叶草酯酊、50% 三氯醋酸溶液、5% 氟尿嘧啶软膏。全身可用干扰素和抗病毒药物。

三、梅毒

知识点1：梅毒的定义　　　　　　　　　　副高：熟练掌握　　正高：熟练掌握

梅毒是由梅毒螺旋体引起的一种慢性性传播疾病，主要经性接触传播，也可经胎盘传给胎儿。早期主要侵犯皮肤与黏膜，晚期梅毒可侵犯人体几乎所有器官，因此梅毒的临床表现复杂多样。

知识点2：梅毒的病因　　　　　　　　　　副高：熟练掌握　　正高：熟练掌握

梅毒螺旋体又称苍白密螺旋体苍白亚种，繁殖缓慢，需 30~33 小时才能分裂一次，属厌氧微生物，离开人体不易生存。梅毒螺旋体的抵抗力极弱，对温度和干燥特别敏感，离体后干燥 1~2 小时或 50℃ 加热 5 分钟即死亡，100℃ 立即死亡，但耐寒力强，0℃ 可存活 48 小时。对化学消毒敏感，对青霉素、四环素、红霉素、砷剂敏感。

人是梅毒的唯一传染源，后天性梅毒约 95% 以上通过性接触传染，先天性梅毒通过胎盘传染。少数患者可因接触带梅毒螺旋体的内衣、被褥、毛巾、剃刀、医疗器械以及哺乳、输血而间接被感染。

知识点3：梅毒的病理　　　　　　　　　　副高：熟练掌握　　正高：熟练掌握

梅毒的基本病变主要有血管内膜炎、血管周围炎，晚期还有上皮样细胞和巨噬细胞肉芽肿性浸润。

知识点 4：梅毒的临床表现——先天性梅毒　　　　副高：熟练掌握　正高：熟练掌握

先天性梅毒系母体怀孕 4 周左右，经胎盘传播给胎儿。

（1）早期先天性梅毒：患儿可出现口周及肛周特异性放射性皲裂及瘢痕，患儿营养状况不佳，呈脱水、老人貌，可出现褐色皮肤斑疹、斑丘疹或扁平湿疣，患儿常有鼻炎、鞍状鼻，可伴全身骨损害。

（2）晚期先天性梅毒：患儿有上腭和鼻中隔穿孔，上中切牙切缘呈半月形凹陷（即Hutchinson 门牙），下颌第一磨牙呈桑葚状，称桑葚牙，皮肤出现树胶肿，可伴神经性耳聋、角膜炎及骨损害。

知识点 5：梅毒的临床表现——后天性梅毒　　　　副高：熟练掌握　正高：熟练掌握

（1）一期梅毒：主要表现为硬下疳和淋巴结肿大，一般无全身症状。一般于感染后 3 周左右在受侵部位发生。口腔表现以下唇最多见，且较其他处大，硬下疳也可发生在龈、舌、腭及扁桃体。初期为小片红斑，以后发展为丘疹或结节，表面发生坏死，形成圆形或椭圆形的单个无痛性溃疡，边界清，周围微隆起，基地平坦，呈肉红色，触之有软骨样硬度，下方常有炎性红晕。在感染 1~2 周后，病损区周围相关淋巴结逐渐肿大、变硬，但不融合，也无红、肿、热、痛等炎症表现。如从硬下疳或受累淋巴结吸取组织涂片，暗视野显微镜下观察可见大量梅毒螺旋体。

（2）二期梅毒：一期梅毒未经治疗或治疗不彻底，梅毒螺旋体由淋巴系统进入血液循环，大量繁殖扩散，引起的组织损害为二期梅毒。常表现为皮肤、黏膜、骨骼及其他组织器官的多发性损害。常先有类上呼吸道感染症状，继而出现皮肤、黏膜损害。此期传染性最强，引起口腔损害最多。

（3）三期梅毒：即晚期梅毒。早期梅毒未经治疗或治疗不充分，经过一定潜伏期，一般 3~4 年，最长可达 20 年，约 40% 梅毒患者发生三期梅毒。三期梅毒累及范围广，病情较严重。主要特点：损害发生时间晚，病程长；症状复杂；组织破坏性大。损害内梅毒螺旋体少，传染性弱，梅毒血清阳性率低。

知识点 6：梅毒的临床表现——潜伏梅毒　　　　副高：熟练掌握　正高：熟练掌握

凡有梅毒感染史，无临床表现或临床表现已消失，除梅毒血清学阳性外无任何阳性体征，且脑脊液检查正常者称为潜伏梅毒，其发生与机体免疫力较强或治疗暂时抑制梅毒螺旋体有关。

知识点 7：梅毒的诊断　　　　　　　　　　　副高：熟练掌握　正高：熟练掌握

（1）不洁性交史：应询问时间，确定潜伏期。

（2）家族史及现病史：如怀疑为先天性梅毒，应询问父母有无梅毒史，确定现有病损（黏膜斑、皮疹）的临床表现。

（3）实验室检查：①梅毒螺旋体检查：如暗视野显微镜检查，涂片银染色或吉姆萨染色，均易找到梅毒螺旋体，也可用特异荧光抗体法检查；②梅毒血清学试验：常用快速血浆反应素环状卡片试验、血清不加热反应素试验、梅毒螺旋体血凝试验、荧光梅毒密螺旋体吸收试验等。

知识点 8：梅毒的鉴别诊断　　　　　　　　　副高：熟练掌握　正高：熟练掌握

（1）鳞癌：发生在唇、舌部的一期梅毒应与鳞癌相鉴别。唇、舌部鳞癌早期表现为黏膜白斑，表面粗糙；以后发展为乳头状或溃疡型，或两者混合出现，其中溃疡型鳞癌呈菜花状，边缘外翻，常向区域淋巴结转移。梅毒血清学试验阴性，活组织检查呈癌性病变。

（2）白色角化症：二期梅毒的梅毒黏膜斑应与白色角化症相鉴别，白色角化症的原因是长期受到机械或化学因素的刺激而引起的黏膜白色角化斑块。表现为灰白色或白色的边界不清的斑块或斑片，不高于或微高于黏膜表面，平滑、柔软。去除刺激因素后，病损逐渐变薄，最后可完全消退。梅毒血清学试验阴性，组织病理为上皮过度角化。

另外，二期梅毒黏膜斑还应与白斑、盘状红斑狼疮、药疹、扁平苔藓等疾病相鉴别，可从病史、皮肤和黏膜的临床表现、梅毒血清学检查、抗生素治疗效果等方面进行区分。

知识点 9：梅毒的治疗　　　　　　　　　　　副高：熟练掌握　正高：熟练掌握

首选青霉素，如一、二期梅毒可用青霉素 240 万 U 两侧臀部肌内注射，每侧 120 万 U，每周一次，共用 3 周。也可用普鲁卡因青霉素 G，每日 80 万 U 肌内注射，连用 7～10 天。如青霉素过敏，可改用红霉素口服，每日 2g，分 4 次服，连用 15 日。或用阿奇霉素，每日口服 0.5g，连用 10 天。三期梅毒可用普鲁卡因青霉素 G 80 万 U 肌内注射，每日一次，共用 10 天。先天性梅毒可用普鲁卡因青霉素 G 5 万 U/（kg·d），肌内注射，连用 10～14 天。

一般应对梅毒患者进行跟踪观察，必要时应补充治疗。

第十章　艾滋病

艾滋病（AIDS）又称获得性免疫缺陷综合征。由人类免疫缺陷病毒（HIV）感染引起的以 $CD4^+T$ 淋巴细胞减少为特征的进行性免疫功能缺陷，并继发各种机会性感染、恶性肿瘤和中枢神经系统病变。

AIDS 主要通过性接触及血液传播，具有传播速度快、波及范围广及死亡率高等特点。病毒可侵犯并破坏辅助性 T 淋巴细胞，导致机体细胞免疫功能低下，进而并发各种严重的机会性感染及恶性肿瘤。该病进展较慢，病程较长。HIV 感染者在发展为 AIDS 之前的很长一段时期内可无明显的全身症状，但大多数感染者出现各种口腔损害，所以感染者可能首先就诊于口腔科，因此，AIDS 的防治已成为口腔医生的一项重要任务，口腔医务人员必须具备这方面的知识，以便早发现、早诊断、早治疗，以利于疾病的控制，减少传播，提高患者生存质量。

AIDS 患者、HIV 携带者是本病的传染源，特别是后者因病情隐匿，具有更大的传播危险性。HIV 可存在于患者的血液、精液、子宫和阴道分泌物、唾液、泪液、乳汁、尿液、脑脊液及羊水中。但日常生活的一般接触如握手、共同进餐、在同一房间生活、办公、接触电话、便具，被蚊虫叮咬不造成传播，但在口腔黏膜有炎症、出血、破溃状态下的接吻具有危险性。其传播途径主要是性接触传播，其次是血液传播和母婴传播。

从感染 HIV 到发展成 AIDS 要经历一个长期、复杂的过程，感染者可有不同的临床表现。按我国的国家标准分为三个阶段。

（1）急性感染期：HIV 感染可能是无症状，或者仅引起短暂非特异性症状（急性反转录病毒综合征）。急性反转录病毒综合征通常在感染后 1~4 周内出现，持续 3~14 天，大多数患者临床症状轻微。临床表现以发热最为常见，可伴有咽痛、盗汗、恶心、呕吐、腹泻、皮疹、关节痛、淋巴结肿大及神经系统症状。

（2）无症状感染期：可从急性期进入此期，或无明显的急性期症状而直接进入此期。此期持续时间一般为 6~8 年。时间长短与感染病毒的数量、型别、感染途径以及机体免疫状况的个体差异、营养条件及生活习惯等因素有关。在无症状期，由于 HIV 在感染者体内不断复制，免疫系统受损，$CD4^+T$ 细胞计数逐渐下降，同时具有传染性。

（3）艾滋病期：此期为感染 HIV 后的最终阶段。患者 $CD4^+T$ 细胞计数明显下降，多<200×10^6/L，血浆 HIV 病毒载量明显升高。此期主要临床表现为 HIV 相关症状、各种机会性感染及肿瘤，主要表现为持续 1 个月以上的发热、盗汗、腹泻；体重减轻常超过 10%。部分患者表现为神经精神症状，如记忆力减退、精神淡漠、性格改变、头痛、癫痫及痴呆等。另外还可出现持续性全身淋巴结肿大，其特点为：①除腹股沟以外有 2 个或者 2 个以上部位的淋巴结肿大；②淋巴结直径≥1cm，无压痛，无粘连；③持续时间 3 个月以上。

知识点 3：与 HIV 感染有关的口腔病变——白色念珠菌病口腔念珠菌病

副高：熟练掌握 正高：熟练掌握

在 HIV 感染者的口腔损害中最常见，而且常在疾病的早期就表现出来，是免疫抑制的早期征象。其特点：

（1）发生于无任何诱因的健康年轻人或成人（指无放疗、化疗史，无长期应用激素、抗生素史以及无其他免疫功能低下疾病史）。

（2）常表现为假膜型、红斑型口腔念珠菌病和口角炎，以假膜型最常见，病情反复或严重。

（3）假膜型表现为黏膜上白色的膜状物，可擦去，常累及咽部、软腭、腭垂、舌、口底等部位。红斑型多发生于舌背和上腭，颊黏膜也见，表现为弥散的红斑，严重时伴有舌乳头萎缩。

知识点 4：与 HIV 感染有关的口腔病变——毛状黏膜白斑

副高：熟练掌握 正高：熟练掌握

毛状黏膜白斑被认为是患者全身免疫严重抑制的征象之一，主要见于 HIV 感染者，少数患者见于骨髓或器官移植后患者，其发生与 Epstein-Barr 病毒感染有关，最初多见于男性同性恋者。双侧舌缘呈白色或灰白斑块，有的可蔓延至舌背和舌腹，在舌缘呈垂直皱褶外观，如过度增生则成毛茸状，不能被擦去。

知识点 5：与 HIV 感染有关的口腔病变——卡波西肉瘤

副高：熟练掌握 正高：熟练掌握

最早在 1872 年由匈牙利皮肤病医生 Moritz Kaposi 报道。本病是一种罕见的恶性肿瘤，其发生与人类疱疹病毒 8 型（HIV-8）有关。卡波西肉瘤是 HIV 感染中最常见的口腔恶性肿瘤，是艾滋病的临床诊断指征之一，它在非洲和欧洲人群中有更高的患病率。在口腔中好发于腭部和牙龈，其发展阶段分为斑块期和结节期，呈单个或多个褐色或紫色的斑块或结节，初期病变平伏，逐渐发展高出黏膜，可有分叶、溃烂或出血。组织病理学表现为交织在一起的丛状，梭形细胞，血管增生，有淋巴细胞、浆细胞浸润。

知识点 6：与 HIV 感染有关的口腔病变——HIV 相关性牙周病
　　　　　　　　　　　　　　　　　　　　副高：熟练掌握　　正高：熟练掌握

（1）牙龈线性红斑：又称 HIV 相关性龈炎，表现为游离龈界限清楚火红色的充血带，宽 2~3mm。无牙周袋及牙周附着丧失，常规治疗疗效不佳，其发生与口腔卫生状况关系不大，可能与念珠菌感染有关。

（2）HIV 相关性牙周炎：牙周附着丧失，进展快，但牙周袋不深，主要是由于牙周硬软组织破坏所致，牙松动甚至脱落。

（3）急性坏死性溃疡性牙龈炎：口腔恶臭，牙龈红肿，龈缘及龈乳头有灰黄色坏死组织，极易出血。

（4）坏死性牙周炎：以牙周软组织的坏死和缺损为特点，疼痛明显，牙槽骨破坏，牙齿松动。

知识点 7：与 HIV 感染有关的口腔病变——非霍奇金淋巴瘤
　　　　　　　　　　　　　　　　　　　　副高：熟练掌握　　正高：熟练掌握

非霍奇金淋巴瘤常以无痛性颈、锁骨上淋巴结肿大为首要表现，病情发展迅速，易发生远处扩散。口内好发于软腭、牙龈、舌根等部位，表现为固定而有弹性的红色或紫色肿块、伴有或不伴有溃疡。

知识点 8：与 HIV 感染有关的口腔病变——其他情况
　　　　　　　　　　　　　　　　　　　　副高：熟练掌握　　正高：熟练掌握

与 HIV 感染有关的口腔病变常见：非特异性口腔溃疡、唾液腺病、口干症、唾液腺肿大、血小板减少性紫癜、单纯疱疹、尖锐湿疣、寻常疣、带状疱疹、上皮血管瘤病、猫抓病、药物反应、面瘫、三叉神经痛、复发性口疮等。

知识点 9：艾滋病的诊断
　　　　　　　　　　　　　　　　　　　　副高：熟练掌握　　正高：熟练掌握

（1）问诊：应仔细询问有无不安全的性接触史；孕产妇 HIV 感染史；输注血液史。发病时间、有无发热、盗汗或腹泻等症状。

（2）视诊：观察口腔黏膜的假膜、斑块或溃疡的形态；有无牙龈线性红斑、急性坏死性溃疡性牙龈炎、坏死性牙周炎等。

（3）触诊：口腔黏膜的斑块、溃疡的质地；相应区域淋巴结是否肿大等。

实验室检查：HIV 检测包括抗体、抗原、病毒核酸、病毒载量检测及病毒分离培养等。

（4）HIV 感染：受检者血清初筛试验阳性，确证试验阳性者。

（5）艾滋病确诊患者：HIV 抗体阳性，又具有下述任何一项者：①近期内（3~6 个月）体重减轻 10% 以上，且持续发热达 38℃1 个月以上；②近期内（3~6 个月）体重减轻 10% 以上，且持续腹泻（每日达 3~5 次）一个月以上；③卡氏肺孢子菌肺炎；④卡波西肉瘤；⑤明显的真菌或其他致病菌感染。

知识点 10：艾滋病的鉴别诊断　　　　副高：熟练掌握　　正高：熟练掌握

（1）边缘性龈炎：边缘性龈炎的龈边缘充血由牙菌斑和牙结石引起，除去牙菌斑和牙结石后充血消退，而 HIV 感染患者的牙龈线性红斑对局部洁治常无效，HIV 抗体检测阳性。

（2）口腔白斑、斑块型扁平苔藓：口腔白斑常表现为皱纸型、疣状、结节型及颗粒型白色斑块，病理检查有不同程度的上皮异常增生。斑块型扁平苔藓表现为灰白色，不高出黏膜，常伴有舌乳头萎缩，病理检查可见固有层内淋巴细胞带状浸润、基底细胞液化变性。而毛状白斑好发于舌外侧缘，双侧发生，病理检查很少见到上皮异常增生。

（3）口腔念珠菌病：普通人群口腔念珠菌病一般多见于老年人和婴幼儿，有一定诱因。而 HIV 感染者发生的口腔念珠菌病多见于中年人，无明显诱因，病情常严重而反复，常累及附着龈、咽部、软腭、悬雍垂的假膜型和累及颊、舌的红斑型口腔念珠菌病具有高度提示性。

知识点 11：艾滋病的治疗　　　　　　　副高：熟练掌握　　正高：熟练掌握

（1）抗 HIV 治疗：核苷类反转录酶抑制剂：包括齐多夫定、去羟肌苷、扎西他滨、拉米夫定等；非核苷类反转录酶抑制剂：奈韦拉平、地拉韦定等；蛋白酶抑制剂：沙奎那韦、茚地那韦、利托那韦等。

（2）免疫调节治疗。

（3）支持和对症治疗：输血、静脉高营养及多种维生素等对症治疗。

（4）心理治疗。

（5）HIV 感染口腔疾病的治疗：①白色念珠菌病：常规治疗仍以全身及局部应用抗真菌药物为主。如氟康唑 100mg，或酮康唑 200mg 日服，每日 1 次，连用 5~10 日；制霉菌素局部涂抹或 4% 碳酸氢钠液漱口；②毛状白斑：可试用抗真菌与抗病毒治疗，如严重者可用阿昔洛韦 2~3g/d，疗程 2~3 周。对无症状者应随访；③卡波西肉瘤：尚无有效治疗方法，可采用化疗、放疗及生物诱导疗法，也可用激光治疗或手术切除；④非霍奇金淋巴瘤：主要采用放疗及联合化疗，也可采用造血干细胞移植及干扰素治疗；⑤HIV 相关牙周炎：进行常规洁刮治术，术后用 0.1% 氯己定溶液冲洗或含漱。病情严重者，同时口服甲硝唑或替硝唑及阿莫西林。

附录一　高级卫生专业技术资格考试大纲
（口腔内科专业——副高级）

一、专业知识

（一）本专业知识

1. 熟练掌握口腔内科专业知识，包括牙体牙髓病学、牙周病学、儿童口腔医学、口腔黏膜病学和预防口腔医学等基本知识。

2. 掌握牙及口腔颌面部解剖生理学、口腔组织病理学、口腔颌面医学影像诊断学、口腔生物学、口腔临床药物学和口腔材料学等基本知识和专业技术知识。

（二）相关专业知识

1. 掌握口腔颌面外科学、口腔修复学和口腔正畸学等相关知识。

2. 熟悉与本专业密切相关学科的理论知识，如内科学、外科学、儿科学、耳鼻喉科学、皮肤病学、免疫学、分子生物学、医学统计学等。

二、学科新进展

1. 熟悉本专业国内外现状及发展趋势，不断吸取新理论、新知识、新技术，如牙体牙髓病学、牙周病学、口腔黏膜病学、儿童口腔医学和预防口腔医学的研究进展，并用于医疗实践和科学研究。

2. 了解口腔颌面外科学、口腔修复学和口腔正畸学等相关学科近年来的进展。

三、专业实践能力

1. 熟练掌握牙体牙髓病学的常见病和多发病的病因、发病机制、检查、诊断、鉴别诊断及治疗方法。掌握复杂疑难病例的诊断、鉴别诊断和治疗技术，如非典型性牙颌面部疼痛、猖獗龋、牙咬合病、牙髓治疗失败病例的再治疗、龋易感患者的管理、根尖手术等。

2. 熟练掌握牙周病学的常见病和多发病的病因、发病机制、检查、诊断、鉴别诊断、全面的治疗计划及治疗方法。掌握复杂疑难病例的诊断、鉴别诊断、非手术和手术治疗技术，如侵袭性牙周炎、牙周牙髓联合病变，以及反映全身疾病的牙周炎等。

3. 熟练掌握儿童口腔医学的常见病和多发病的病因、发病机制、检查、诊断、鉴别诊断及治疗方法。掌握复杂疑难的儿童牙病的诊治，如乳牙与年轻恒牙复杂疾病的处理等；了解儿童预防性矫治的治疗设计。

4. 熟练掌握口腔黏膜病学的常见病和多发病的病因、发病机制、检查、诊断、鉴别诊断及治疗方法。掌握复杂疑难黏膜疾病的诊断、鉴别诊断和综合治疗。

5. 熟悉不同年龄组的口腔保健的程序与特点，以及临床与群体的口腔预防、口腔健康调查和口腔健康教育项目的计划与实施。

6. 熟悉口腔内科常用药物的作用、不良反应、药理学及药动学知识，在临床实践中合理用药。

附本专业病种：

1. 龋病
2. 氟牙症
3. 四环素牙
4. 釉质发育不全
5. 先天性梅毒牙
6. 畸形中央尖和牙内陷
7. 牙振荡
8. 牙脱位
9. 牙折
10. 磨损
11. 楔状缺损
12. 酸蚀症
13. 牙隐裂
14. 牙根纵折
15. 牙本质过敏症
16. 可复性牙髓炎
17. 急性牙髓炎
18. 慢性牙髓炎
19. 残髓炎
20. 逆行性牙髓炎
21. 牙髓坏死
22. 牙髓钙化
23. 牙内吸收及牙外吸收
24. 急性根尖炎
25. 慢性根尖炎
26. 慢性龈缘炎
27. 增生性龈炎

28. 青春期龈炎
29. 妊娠期龈炎
30. 药物性牙龈增生
31. 牙龈瘤
32. 急性坏死性溃疡性龈炎
33. 急性龈乳头炎
34. 急性多发性龈脓肿
35. 慢性牙周炎
36. 侵袭性牙周炎
37. 牙周-牙髓联合病变
38. 根分叉病变
39. 牙周脓肿
40. 牙龈退缩
41. 口腔单纯性疱疹
42. 带状疱疹
43. 手-足-口病
44. 口腔念珠菌病
45. 口腔结核
46. 球菌性口炎
47. 药物过敏性口炎
48. 血管神经性水肿
49. 多形性红斑
50. 复发性阿弗他溃疡
51. 贝赫切特综合征（白塞病）
52. 创伤性溃疡
53. 天疱疮
54. 类天疱疮

55. 口腔白色角化病

56. 口腔白斑病

57. 口腔红斑病

58. 口腔扁平苔藓

59. 盘状红斑狼疮

60. 慢性唇炎

61. 口角炎

62. 舌疾病

63. 性传播疾病

64. 艾滋病

65. 其他

附录二　高级卫生专业技术资格考试大纲
（口腔内科专业——正高级）

一、专业知识

（一）本专业知识

1. 熟练掌握口腔内科专业知识，包括牙体牙髓病学、牙周病学、儿童口腔医学、口腔黏膜病学和预防口腔医学等基本知识。

2. 掌握牙及口腔颌面部解剖生理学、口腔组织病理学、口腔颌面医学影像诊断学、口腔生物学、口腔临床药物学和口腔材料学等基本知识和专业技术知识。

（二）相关专业知识

1. 掌握口腔颌面外科学、口腔修复学和口腔正畸学等相关知识。

2. 熟悉与本专业密切相关学科的理论知识，如内科学、外科学、儿科学、耳鼻喉科学、皮肤病学、免疫学、分子生物学、医学统计学等。

二、学科新进展

1. 掌握本专业国内外现状及发展趋势，不断吸取新理论、新知识、新技术，如牙体牙髓病学、牙周病学、口腔黏膜病学、儿童口腔医学和预防口腔医学的研究进展，并用于医疗实践和科学研究。

2. 熟悉口腔颌面外科学、口腔修复学和口腔正畸学等相关学科近年来的进展。

三、专业实践能力

1. 熟练掌握牙体牙髓病学的常见病和多发病的病因、发病机制、检查、诊断、鉴别诊断及治疗方法。掌握复杂疑难病例的诊断、鉴别诊断和治疗技术，如非典型性牙颌面部疼痛、猖獗龋、牙咬合病、牙髓治疗失败病例的再治疗、龋易感患者的管理、根尖手术等。

2. 熟练掌握牙周病学的常见病和多发病的病因、发病机制、检查、诊断、鉴别诊断、全面的治疗计划及治疗方法。掌握复杂疑难病例的诊断、鉴别诊断、非手术和手术治疗技术，如侵袭性牙周炎、牙周牙髓联合病变，以及反映全身疾病的牙周炎等。

3. 熟练掌握儿童口腔医学的常见病和多发病的病因、发病机制、检查、诊断、鉴别诊断及治疗方法。掌握复杂疑难的儿童牙病的诊治，如乳牙与年轻恒牙复杂疾病的处理等；了解儿童预防性矫治的治疗设计。

4. 熟练掌握口腔黏膜病学的常见病和多发病的病因、发病机制、检查、诊断、鉴别诊断及治疗方法。掌握复杂疑难黏膜疾病的诊断、鉴别诊断和综合治疗。

5. 熟悉不同年龄组的口腔保健的程序与特点，以及临床与群体的口腔预防、口腔健康调查和口腔健康教育项目的计划与实施。

6. 熟悉口腔内科常用药物的作用、不良反应、药理学及药动学知识，在临床实践中合理用药。

附本专业病种：

1. 龋病
2. 氟牙症
3. 四环素牙
4. 釉质发育不全
5. 遗传性牙本质发育不全
6. 先天性梅毒牙
7. 畸形中央尖和牙内陷
8. 牙振荡
9. 牙脱位
10. 牙折
11. 磨损
12. 楔状缺损
13. 酸蚀症
14. 牙隐裂
15. 牙根纵折
16. 牙本质过敏症
17. 可复性牙髓炎
18. 急性牙髓炎
19. 慢性牙髓炎
20. 残髓炎
21. 逆行性牙髓炎
22. 牙髓坏死
23. 牙髓钙化
24. 牙内吸收及牙外吸收
25. 急性根尖炎
26. 慢性根尖炎
27. 慢性龈缘炎
28. 增生性龈炎
29. 青春期龈炎
30. 妊娠期龈炎
31. 药物性牙龈增生
32. 牙龈纤维瘤病
33. 牙龈瘤
34. 急性坏死性溃疡性龈炎
35. 急性龈乳头炎
36. 急性多发性龈脓肿
37. 慢性牙周炎
38. 侵袭性牙周炎
39. 反映全身疾病的牙周炎
40. 牙周-牙髓联合病变
41. 根分叉病变
42. 牙周脓肿
43. 牙龈退缩
44. 口腔单纯性疱疹
45. 带状疱疹
46. 手-足-口病
47. 口腔念珠菌病
48. 口腔结核
49. 球菌性口炎
50. 坏疽性口炎
51. 深部真菌病
52. 药物过敏性口炎
53. 过敏性接触性口炎
54. 血管神经性水肿

55. 多形性红斑

56. 复发性阿弗他溃疡

57. 贝赫切特综合征（白塞病）

58. 创伤性溃疡

59. 放射性口炎

60. 天疱疮

61. 类天疱疮

62. 大疱类天疱疮

63. 口腔白色角化病

64. 口腔白斑病

65. 口腔红斑病

66. 口腔扁平苔藓

67. 盘状红斑狼疮

68. 口腔黏膜下纤维化

69. 韦格纳肉芽肿病

70. 慢性唇炎

71. 口角炎

72. 舌疾病

73. 性传播疾病

74. 艾滋病

75. 其他

附录三　全国高级卫生专业技术资格考试介绍

为进一步深化卫生专业技术职称改革工作，不断完善卫生专业技术职务聘任制，根据中共中央组织部、人事部、卫生部《关于深化卫生事业单位人事制度改革的实施意见》（人发〔2000〕31号）文件精神和国家有关职称改革的规定，人事部下发《加强卫生专业技术职务评聘工作的通知》（人发〔2000〕114号），高级专业技术资格采取考试和评审结合的办法取得。

一、考试形式和题型

全部采用人机对话形式，考试时间为2个小时（卫生管理知识单独加试时间为1时）。考试题型为单选题、多选题和案例分析题3种，试卷总分为100分。

二、考试总分数及分数线

总分数450~500分，没有合格分数线，排名前60%为合格。其中的40%为优秀。

三、考试效用

评审卫生高级专业技术资格的考试，是申报评审卫生高级专业技术资格的必经程序，作为评审卫生高级专业技术资格的重要参考依据之一，考试成绩当年有效。

四、人机对话考试题型说明

副高：单选题、多选题和案例分析题3种题型。

正高：多选题和案例分析题2种题型。

以实际考试题型为准。

五、考试报名条件

（一）正高申报条件

1. 取得大学本科以上学历后，受聘副高职务5年以上。

2. 大学普通班毕业以后，受聘副高职务7年以上。

（二）副高申报条件

1. 获得博士学位后，受聘中级技术职务2年以上。

2. 取得大学本科以上学历后，受聘中级职务5年以上。

3. 大学普通班毕业后，受聘中级职务5年以上。

4. 大学专科毕业后，取得本科以上学历（专业一致或接近专业），受聘中级职务 7 年以上。

5. 大专毕业，受聘中级职务 5 年以上。

6. 中专毕业，受聘中级职务 7 年以上。

7. 护理专业中专毕业，从事临床护理工作 25 年以上，取得护理专业的专科以上学历，受聘中级职务 5 年以上，可申报副主任护师任职资格。